临床常用中药炮制研究与应用

主　编　马传江

副主编　辛义周　孙洪胜　宋钦兰　张长林　张铁峰

编　委（按姓氏笔画排序）

王　信　王　徽　朱日然　曲远均　朱宗敏
刘静静　杨田义　谷民举　李　健　陈鑫堂
罗贤仁　单娇娇　赵金娟　郭长达　曹广尚
魏永利　鞠建峰

人民卫生出版社

图书在版编目（CIP）数据

临床常用中药炮制研究与应用 / 马传江主编. —— 北京：人民卫生出版社，2018

ISBN 978-7-117-27432-6

Ⅰ.①临⋯　Ⅱ.①马⋯　Ⅲ.①中药炮制学 – 研究　Ⅳ.①R283

中国版本图书馆 CIP 数据核字（2018）第 211149 号

| 人卫智网 | www.ipmph.com | 医学教育、学术、考试、健康，购书智慧智能综合服务平台 |
| 人卫官网 | www.pmph.com | 人卫官方资讯发布平台 |

临床常用中药炮制研究与应用

主　　编：马传江
出版发行：人民卫生出版社（中继线 010-59780011）
地　　址：北京市朝阳区潘家园南里 19 号
邮　　编：100021
E - mail: pmph @ pmph.com
购书热线：010-59787592　010-59787584　010-65264830
印　　刷：北京画中画印刷有限公司
经　　销：新华书店
开　　本：787×1092　1/16　印张：19
字　　数：462 千字
版　　次：2018 年 10 月第 1 版　2018 年 10 月第 1 版第 1 次印刷
标准书号：ISBN 978-7-117-27432-6
定　　价：120.00 元

打击盗版举报电话：010-59787491　E-mail: WQ @ pmph.com
（凡属印装质量问题请与本社市场营销中心联系退换）

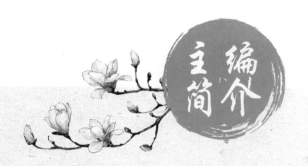
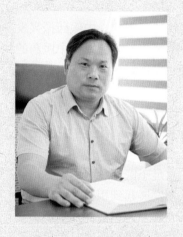

马传江，山东中医药大学附属医院、山东省中医院药学部主任，副主任药师、副教授，山东省中药炮制技术传承基地、山东省中药临方炮制研究所、山东省医疗机构中药制剂研发中心、山东省中药饮片质量控制中心主任，山东省五级中医药师承教育中药学继承人，2018年全国中药特色技术传承人才。兼任山东省中医药学会中药分会副主任委员、山东省中医药学会医院药学专业委员会副主任委员、山东省执业药师协会用药安全评价专业委员会副主任委员、山东药理学会临床药学专业委员会副主任委员、中国中医药研究促进会骨质疏松分会常务理事、山东省健康管理协会医院药学分会副主任委员、世界中医药学会联合会李时珍医药研究与应用专业委员会委员、中华中医药学会中成药分会委员，山东省中药材行业协会副秘书长等。

多年来致力于中药炮制、中药质量控制、中药制剂等研究，重点研究方向为中药临方炮制的规范化，中药饮片传统经验鉴别与应用，医疗机构中药制剂研究与开发研究。参与主持国家"十一五"重大新药创制专项、国家自然科学基金、国家中医药公益性行业专项、山东省自然科学基金、山东省重点研发计划、山东省中医药科技发展计划等课题10余项，在《中草药》《中国实验方剂学杂志》等中文核心杂志发表论文20余篇，主编、副主编学术著作4部。获山东省优秀青年知识分子、山东省"两好一满意"质量明星等称号。

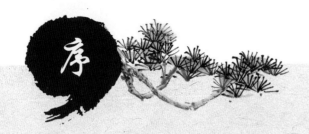

序

中医药学是中国古代科学的瑰宝，是打开中华文明宝库的钥匙。当前，中医药振兴发展迎来天时、地利、人和的大好时机，深入发掘中医药宝库中的精华，充分发挥中医药的独特优势，切实把中医药这一祖先留给我们的宝贵财富继承好、发展好、利用好，是中医药同仁共同的历史使命。

中药炮制凝结着我国古人的智慧，是中医用药特点所在，在历经千年发展形成的中医药学理论体系中，有着丰富的炮制理论，对传统炮制理论进行系统整理、深入挖掘，对保障中医临床用药安全有效，传承和振兴中医药事业意义重大。

本书由山东中医药大学附属医院药学部马传江团队编著，立足于医院悠久的临方炮制历史和丰富的中药炮制经验，系统归纳总结，对中药炮制传承和发展起到积极推动作用。本书选用临床常用中药饮片，系统总结归纳了各饮片的炮制研究成果，包括饮片炮制历史沿革、炮制工艺、炮制机制、方剂应用等内容，同时采用图文并茂的表现形式，形象地呈现了饮片的不同炮制规格，对饮片炮制加工有一定的参考价值。该著作标注了传统方剂中饮片的炮制规格，有利于强化临床中医师饮片炮制观念，提升饮片炮制品的运用能力。

金世元

2018. 1. 10.

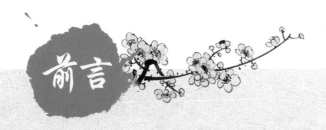

前言

　　中药炮制是我国历代医药学家在长期医疗活动中逐步积累和发展起来的一项独特的制药技术，是数千年来中华民族用药经验的总结和理论升华，有悠久的历史和丰富的内容，是中医用药特点所在，是祖国医学的瑰宝之一。古人云："制药如练兵，率未练之兵不能克敌制胜，用未制之药难得药到病除"，由此可知炮制对中药的重要性。

　　为了适应目前中医药事业的发展，加强中药炮制与中医临床的联系，我们在遵循中医药理论体系，在继承中药传统炮制技术和理论的基础上，组织了《临床常用中药炮制研究与应用》编写委员会，系统、全面地总结了目前中药炮制理论、临床常用中药炮制与应用研究成果，全书分为上下两篇，并附有药名中文笔画索引。

　　本书上篇为总论，主要介绍中药炮制基本理论、常用辅料及炮制方法。本篇首次全面概述了"生熟异用""炭药止血""焦香健脾""盐制走肾"等传统中药炮制理论的现代研究，集中展示了中药炮制理论研究领域所取得的新成果和新进展。下篇为各论，炮制品种以《中华人民共和国药典》2015 版一部收载的为主，同时参考蔡宝昌等主编的《中药炮制学》（中国中医药出版社，2013 年版），以图文并茂的形式，对临床常用 110 余中药品种的最新现代炮制研究成果及方剂应用进行了全面详尽的论述。内容涉及药味炮制沿革、炮制工艺、炮制作用、炮制机制、方剂应用等，书中所附所有照片均为专业摄影师为本书特约拍摄，便于读者识别特征、正确鉴定。

　　本书对目前中药炮制研究内容进行了完善和更新，避免了目前炮制书籍知识陈旧、内容缺憾的缺点，同时有力推动了目前中药炮制与中医临床的协同发展，填补了我国中医药高等教育在中药炮制与临床的空白，具有教学研究的创新性和适应高层次大学生知识结构发展的现实意义。

　　本书适用于各级医院医护人员，医学院校师生，中药科研人员，中药饮片炮制加工厂等参考使用。本书的出版，有利于广大中医药人员加深对中药炮制的了解，从而重视炮制，研究炮制，把中药炮制技术进一步推进，并发扬广大。

　　本书在编写过程中得到人民卫生出版社的大力支持，在此谨致谢忱。

　　由于水平所限，文中不足之处在所难免，望广大读者指正。

编　者

2018 年 5 月

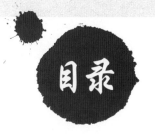

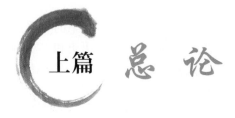

上篇 总论

第一章　中药炮制基本理论

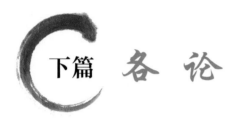

下篇 各 论

第一章　根与根茎类药

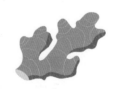

第二章　果实种子类药

第三章　动物类药

第四章　矿物类药

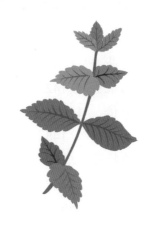

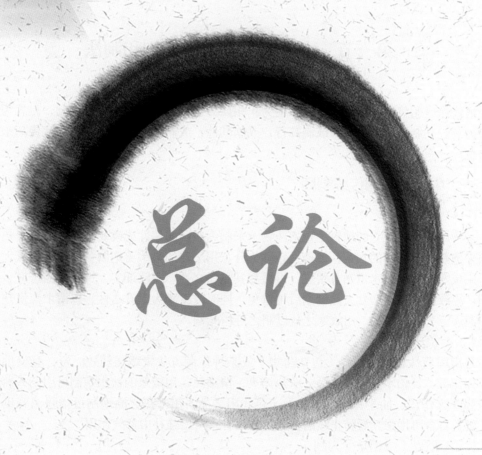

上篇

总论

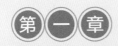

中药炮制基本理论

中药炮制是一门传统的制药技术，是传统中医药学的重要组成部分，它随着中药的应用而产生，又随中医临床的不断发展而形成。中药炮制理论是在历代中医药人员通过临床应用和加工生产反复实践总结逐步形成和建立起来的，是创立炮制方法，阐述炮制作用，指导炮制品临床应用，扩大炮制品种的理论基础。

第一节　中药炮制的传统制则和制法

清代徐灵胎将传统的制药原则归纳为：相反为制，相资为制，相畏为制，相恶为制，相喜为制。其制法又复不同，或制其行，或制其性，或制其味，或制其质，此皆巧于用药之法也。

一、中药炮制的传统制则

（一）相反为制

是指用药性相对立的辅料（包括药物）来制约中药的偏性或改变药性。如用辛热升提的酒来炮制苦寒沉降的大黄，使药性转降为升。用辛热的吴茱萸炮制黄连，可杀其大寒之性。用咸寒润燥的盐水炮制益智仁，可缓和其温燥之性。实践证实，大黄生品苦寒，易伤脾阳，导致腹痛，用辛甘大热酒制后可避免，同时改沉降为上升之性，以清上焦实热；益智仁温燥，久服易伤阴，用咸寒之盐以制之可纠此偏。

（二）相资为制

是指用药性相似的辅料（包括药物）或某种炮制方法来增强药效。资，有资助的意思。如知母、黄柏本为苦寒之品，清热泻火，清虚热，用咸寒的盐水炮制可引药入肾，增强滋阴降火作用。仙茅、阳起石本为辛热壮阳之品，用辛热之酒炮制可增强温肾助阳作用。蜜炙百合可增强其润肺止咳的功效。蜜炙甘草可增强补中益气作用。

（三）相畏（或相杀）为制

是指利用某种辅料（包括药物）来炮制药物，以制约该药物的毒副作用。如生姜能杀半夏、天南星毒（即半夏、天南星畏生姜），故用生姜来炮制半夏、天南星。熟地黄畏砂仁，用砂仁拌蒸熟地黄，砂仁可以减轻熟地黄滋腻碍胃而影响消化的副作用。

（四）相恶为制

是中药配伍中"相恶"内容在炮制中的延伸应用。即炮制时利用某种辅料或某种方法来减弱药物的烈性，以免损伤正气。如麸炒枳实可缓和其破气作用；米泔水制苍术，可缓和苍术的燥性。煨木香无走散之性，能实大肠，止泻痢。

（五）相喜为制

是指用某种辅料（包括药物）炮制药物，改善中药的形色气味，提高患者的信任感和接受度，利于服用，发挥疗效，增加商品价值。如蕲蛇、五灵脂、乳香、没药等有特殊不良气味的药物，服用困难，服后易有恶心呕吐、心烦等不良反应，用酒炙、醋制、漂洗等方法炮制后，可矫臭娇味，利于服用。

二、中药炮制的传统制法

（一）制其形

是指改变药物的外观形态和分开药用部位。"形"，指形状、部位。如白芍切薄片后，由圆柱形变成薄片形；茯苓个大体实，切片后亦改变了外形；种子类炒后体质膨大；矿石、贝壳类煅后捣碎等。中药因形态各异，体积较大，不利于配方和煎药，所以在配方前都要加工成饮片，煎熬时才能达到"药力共出"的要求。常常通过碾、捣或切片等处理方法来达到目的。

（二）制其性

是指通过炮制纠正或改变药物的性能。生甘草制成炙甘草；生地黄制成熟地黄；生大黄酒炙；苍术麸炒；莱菔子炒黄；栀子炒焦等。如通过炮制，抑制过偏之性，免伤正气；或改变药物寒、热、温、凉或升、降、浮、沉的性质，满足临床灵活用药的要求。

（三）制其味

是指通过炮制，调整中药的五味偏胜或偏衰或矫正劣味。乌梅、山楂有过酸损齿伤筋之虑，炒焦可缓之；黄连味苦恐伤胃，酒或姜制可缓之；麻黄辛味太甚恐发散太过，蜜制可缓之等。根据临床用药要求，用不同的方法炮制，特别是用辅料炮制，能改变中药固有的味，使某些味得以增强或减弱，达到"制其太过，扶其不足"之目的。

（四）制其质

即通过炮制，改变药物的性质或质地，或制其毒性。如穿山甲砂炒至酥泡，龟板、鳖甲砂炒至酥脆，矿物药煅或淬，川乌、草乌加水煮等，均有利于煎出有效成分或易于粉碎或降低毒性。毒剧药多以蒸、煮等法加热透心而有余味。煨或制霜，既要求保留原有性质，又能纠偏。加入它药共制，或发酵，或复制等，都是在无损或少损固有药效的前提下，增加新的作用，扩大治疗范围或抑制其偏性，更好地适应临床用药的需要。

第二节 中药炮制的传统理论

一、"生熟异用"理论

中药生熟概念的提出最早见于《神农本草经》，在"序列"中就有"药有酸咸甘苦辛五味，又有寒热温凉四气，及有毒无毒，阴干曝干，采造时月，生熟，土地所出，真伪陈新，并各有法"的陈述。汉代名医张仲景在《金匮玉函经》卷一"证治总例"中也明确指出："有须烧炼炮炙，生熟有定"。明代傅仁宇在《审视瑶函》中进一步明确用药生熟各宜："药之生熟，补泻在焉。剂之补泻，利害存焉。盖生者性悍而味重，其攻也急，其性也刚，主乎泻。熟者性淳而味轻，其攻也缓，其性也柔，主乎补。补泻一差，毫厘千里，则药之利人害人判然明矣……殊不知补汤宜用熟，泻药不嫌生"，形成了中药"生熟异用"理论（图上 -1-1）。

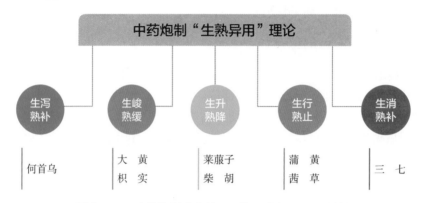

图上 -1-1　中药炮制"生熟异用"理论内涵及代表药物

（一）生泻熟补

有些中药生品具有泻下作用，经过炮制后泻下作用缓和，能够产生滋补的功效。如何首乌，生品味苦涩性平兼发散，有润肠通便、解毒消肿的功效，用于治疗肠燥便秘，风疹瘙痒，高脂血症；经黑豆汁拌蒸后，为制何首乌，其味转甘厚而性转温，有乌须发，强筋骨，补肾益精功效，用于治疗须发早白，血虚乏力，腰膝酸软，眩晕耳鸣（图上 -1-2）。

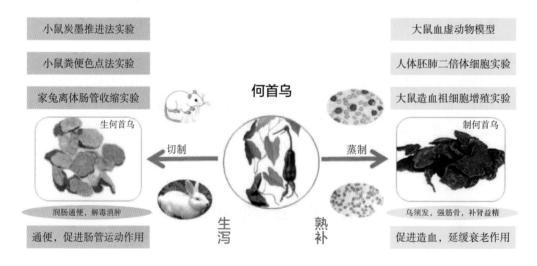

图上 -1-2　何首乌"生泻熟补"药效对比研究

依据小鼠粪便色点法与炭墨推进实验表明，何首乌生品较 2、3、4h 制品有显著泻下作用，4h 制品无显著泻下作用，基本消除了生品的致泻作用。家兔离体肠管收缩张力实验表明，何首乌生品、1、2h 制品有显著的肌松弛作用，3h 制品无显著作用，提示 3h 后的何首乌制品基本不存在致泻作用。通过对大鼠血虚模型的补血作用的实验表明，何首乌不同炮制品均能显著增加血虚大鼠模型的红细胞数量和血红蛋白数量，其中黑豆汁制何首乌高压蒸制 8h 组红细胞和血红蛋白数增加效果最佳。通过人体胚肺二倍体细胞（HEL）抗衰老实验表明，4h 制品何首乌有延缓人胚肺细胞衰亡的作用，提高 HEL 细胞中超氧化物歧化酶的活性；制何首乌能明显促进大鼠骨髓造血祖细胞的增殖，促进血虚模型大鼠造血功能的恢复，提示具有一定补益功效。

（二）生峻熟缓

"生峻熟缓"是指某些中药生品作用猛烈，制熟后作用缓和。

生大黄苦寒沉降，气味重浊，走而不守，直达下焦，泻下作用峻烈，长于攻积导滞，泻火解毒，用于实热便秘，积滞腹痛，泻痢不爽等。熟大黄为大黄以蒸或炖法炮制而成，泻下力缓，可缓和生大黄苦寒泻下作用，减轻生大黄腹痛之副作用，并能增强其活血祛瘀之功，用于瘀血内停，月经停闭等。通过小鼠排便频度实验表明，熟大黄组排稀便数、排黑便总数与生大黄组比较有明显差异，熟大黄促进小鼠排便效果弱于生大黄。通过小鼠小肠推进运动实验表明，熟大黄组小鼠小肠推进率与生大黄组比较有明显差异，熟大黄加速小鼠小肠推进作用明显弱于生大黄。

枳实味苦、辛、酸，性微寒，归脾胃经，生枳实长于破气化痰，经麸炒后可缓和其峻烈之性，免伤正气。传统理论认为枳实挥发油可使离体肠管蠕动频率增加，麸炒后挥发油含量降低，减弱了枳实对胃肠道的刺激，是缓和其峻烈之性的主要原因。现代研究表明枳实具有明显的升压作用，血压升高，血流量变大，血能载气，气赖血之运转能运达全身，故从对血压的影响可解释枳实峻烈破气之性，通过枳实及其麸炒品对大鼠血压的影响实验表明，枳实生品的升压作用明显高于枳实制品，说明枳实麸炒后对血液的作用降低，对气的作用降低，可解释其生峻熟缓的原理（图上 -1-3）。

中药炮制"生峻熟缓"代表药物

图上 -1-3　大黄、枳实"生峻熟缓"炮制药效差异研究

（三）生升熟降

"生升熟降"是指某些药物尤其是具有双向性能的药物，经过炮制后，由于性味和质

地的变化，可以改变其作用趋势。

莱菔子辛、甘，生用性主升散，长于涌吐风痰；炒莱菔子性主降，长于消食除胀，降气化痰。采用家兔在体试验，十二指肠给药，比较莱菔子不同炮制品的功效差异，结果表明，炒莱菔子能显著增加家兔在体肠蠕动，效果优于生品。有研究从成分转化角度研究了莱菔子"生升熟降"的炮制机制：生莱菔子研末冲服或温水调服，其挥发油类成分被直接服入体内，在胃酸和分解酶的作用下，分解产生异硫氰酸-4-甲基乙酯、异硫氰酸乙酯等成分，对胃产生刺激性或致呕作用。经过炒制，生品莱菔子中特有的二甲基二硫醚、棕榈酸等气味成分消失，同时破坏了莱菔子硫苷分解酶的活性，抑制了挥发油成分的酶解转化，减弱了对胃肠道的刺激性，使性转沉降，发挥消食除胀，降气化痰作用。

生柴胡轻清升散，多用于解表退热、升举阳气，醋制柴胡降低了生柴胡的升浮之性，增强了疏肝解郁、养肝护肝之功。柴胡挥发油具有解热、抗炎等作用，通过对柴胡醋制前后挥发油成分进行 GC-MS 分析，表明柴胡醋制后正己醛、正庚醛、2，4-癸二烯醛等挥发油成分含量降低，从成分变化角度证明了柴胡"生用升散解表"理论的科学意义。以慢性肝损伤大鼠血清生化指标及大鼠胆汁流出量为客观指标，对北柴胡不同炮制品疏肝利胆药效作用进行评价，结果表明北柴胡醋制品疏肝利胆作用最强。柴胡生品及醋制品均能改善肝脏损伤程度，回调 ALT、AST 生化指标，醋制柴胡作用优于生品柴胡（图上 -1-4）。

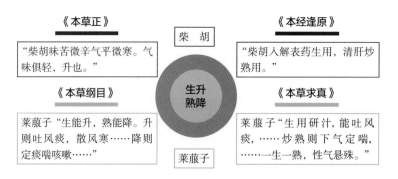

图上 -1-4　柴胡、莱菔子"生升熟降"部分古籍记载

（四）生行熟止

所谓"生行熟止"是指有些药物生品具有行血、活血的作用，制熟后则止血或补血。

蒲黄味甘、微辛，性平，归肝、心包经，为"手足厥阴血分"之药，有凉血止血，活血祛瘀，止痛，利尿等功效。蒲黄生品性滑，重在活血祛瘀，止痛，利尿，用于治疗瘀血停滞、心腹剧痛、月经不调、产后恶露不绝等；蒲黄炭品性涩，主要取其收敛止血之效，用于各种血证，崩漏、带下、泄精等。《本草汇言》云："蒲黄，血分行止之药也……凡生用则性凉，行血而兼消；炒用则味涩，调血而兼止也。"通过 ADP（5-腺苷二磷酸二钠盐）诱导的家兔血小板聚集和凝血酶时间的影响实验表明，生蒲黄抑制血小板聚集作用强于炭品，而炭品的促凝作用强于生品。

茜草味苦，性寒，归肝经。具有凉血，止血，祛瘀，通经的功效。茜草生品以活血祛瘀，清热凉血为主，亦能止血，用于气滞血凝，月经闭塞等证；炒炭后寒性减弱，性变收涩，以止血为主。通过 ADP 诱导的血小板聚集作用实验表明，茜草、茜草炭的水提物对于 ADP 诱导的血小板聚集均有促进作用，表现为止血，且茜草炭品水提物止血效果显著优于茜草生品水提物。通过大鼠急性血瘀模型凝血实验研究表明，茜草、茜草炭均能不同程度的改善凝血出血时间，茜草炭在凝血活酶时间、凝血酶原时间、凝血酶时间及全血黏度、血浆黏度指标中变现为凝血作用优于茜草生品。

（五）生消熟补

三七为"生消熟补"的典型药物代表。三七用于治疗疾病已有悠久的历史，在明代以前已应用于临床，明清时期应用不断扩大，目前能查证到其最早记载于杨清叟的《仙传外科方集》，距今已有 600 多年。三七有生三七与熟三七之分，且在几百年的使用历史中，素来有"生消熟补"之说，即生三七散瘀止血，消肿定痛；熟三七补血、补气。

现代药学研究表明，三七总皂苷是三七的主要有效成分，关于生、熟三七的化学成分变化研究主要集中在皂苷类成分，三七经炮制后皂苷类成分变化差异较大，三七皂苷 R_1 和人参皂苷 Rg_1、Re、Rb_1、Rd 的含量下降较大，可能是由于三七皂苷的糖苷键裂解和侧链脱水反应，产生新的皂苷类成分（如 Rh_4、Rg_3、Rk_1、Rg_5、Rh_2 等），总黄酮、三七氨酸类成分含量减少明显，而总多糖含量明显上升（图上 -1-5）。

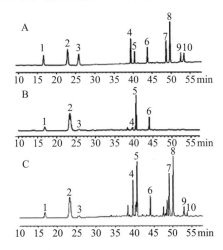

图上 -1-5　三七皂苷类成分对照品（A）、生三七（B）、蒸制三七（C）的 HPLC 图
（1. 三七皂苷 R_1；2. 人参皂苷 Rg；3. 人参皂苷 Re；4. 人参皂苷 Rh_1；
5. 人参皂苷 Rb_1；6. 人参皂苷 Rd；7. 人参皂苷 Rk_5；8. 人参皂苷
Rh_4；9. 人参皂苷 20（S）-Rg_5；10. 人参皂苷 20（R）-Rg_5）

三七"生消"药理作用主要体现在"活血"与"止血"方面，研究表明生熟三七均能显著缩短小鼠出血时间，生三七能显著缩短小鼠凝血时间，熟三七则对凝血时间有缩短趋势，但影响不显著；生三七较熟三七对采用以尾静脉注射高分子右旋糖酐造成微循环障碍和冰水浸泡模拟"寒凝血瘀"制备的"气滞血瘀"小鼠模型有较好的改善耳廓微循环作用，熟三七仅高剂量有一定作用，而且起效较慢（表上 -1-1）。

三七"熟补"药理作用主要体现在"补血""补虚"，熟三七较生三七能够显著升高环磷酰胺所致再障贫血的外周血细胞数量、胸腺及脾脏指数，还能够显著增加骨髓 DNA 及 CD34 含量，对造血祖细胞的集落具有显著促进作用；熟三七有增加动物体重和延长其负重游泳时间的趋势，并能够增加动物脾脏指数；熟三七能显著提高由放血、游泳疲劳及限食共同所致的气虚小鼠模型的游泳力竭时间，生三七无效。

表上 -1-1　三七炮制前后"生消熟补"药理作用差异及化学成分变化

	药理作用	炮制前后成分变化			
		含量提高成分	含量降低成分	新增成分	
生三七	抗血小板聚集	总多糖类成分	三七皂苷 R_1	Rh_4	消
	减少凝血因子含量		人参皂苷 Rg_1	Rg_3	
	改善纤溶活性		人参皂苷 Re	Rk_1	
	降低血液黏度		人参皂苷 Rb_1	Rg_5	
	预防血栓形成		人参皂苷 Rd	Rh_2	
熟三七	升高环磷酰胺所致再障贫血的外周血细胞数量、胸腺脾脏指数		总黄铜类成分		补
	增加骨髓 DNA、CD34 含量		三七氨酸类成分		
	促进造血祖细胞集落				

二、"炭药止血"理论

中药炒炭止血的理论，最早见于葛可久的《十药神书》，用"十灰散"治疗吐血，并说："大抵血热则行，血冷则凝，见黑则止……"。古人认为红属火，黑属水。根据五行相克规律，水克火，即黑克红，因此有"以黑胜红""红见黑则止"的论述。明代李时珍认为"烧灰诸黑药皆能止血"。清代汪昂在其《本草备要》中论述到："凡血药用山栀、干姜、地榆、棕榈、五灵脂等，皆应炒黑者，以黑胜红也。"这种理论是在当时历史条件下对炭药止血的一种朴素的解释。

炒炭技术是饮片炮制中最常用、最具特色的炮制方法之一。中药"炒炭"炮制的关键在于"存性"。所谓"存性"，就是指将中药外部制成炭状，而内部又能保留固有性能而言。如明代陈嘉谟在《本草蒙筌》中"不及则功效难求，太过则性味反失"阐述了炭药炮制程度的重要性。炒炭要求"存性"，既要保存药物的"本来之真性"，又具有止血、止痢、止带或减缓其刺激性等方面的炮制作用，充分体现了传统炮制技术的辩证法则。

荷叶具有清暑化湿、升发清阳、凉血止血的功效，荷叶炒炭后增强收涩化瘀止血功效。研究表明荷叶炭可明显缩短正常大鼠血浆活化部分凝血活酶时间和凝血酶原时间，增加大鼠血浆纤维蛋白原水平，其止血作用明显强于生荷叶。有研究通过比较荷叶生、炭饮片总黄酮、总生物碱及金丝桃苷、异槲皮苷、槲皮素、荷叶碱 4 种化合物对兔体外凝血功能的影响，推断了荷叶炭止血的原因：荷叶制炭后抗凝血成分荷叶碱、甲基莲心碱、莲心碱等生物碱量显著降低，而具有止血作用的金丝桃苷、异槲皮苷转化为止血作用更强的槲皮素，因此荷叶制炭之后具有较强的止血作用。

栀子味苦、性寒，善清三焦之火，生栀子泻火解毒、利胆退黄，炒炭后清热除烦、凉血止血。研究表明栀子经炒炭后，鞣质含量明显升高，具有明显的止血作用，较其他炮制品，能显著缩短小鼠出血时间和凝血时间，对血小板有良好的促凝作用，同时炒炭后仍有较好的解热、抗炎作用，能明显缩短凝血酶原时间，增加血栓长度，说明栀子炒炭后止血作用增强的同时，仍具有与生栀子类似的解热、抗炎作用，揭示了栀子炒炭存性、炒炭止血作用增强的科学内涵（图上 -1-6）。

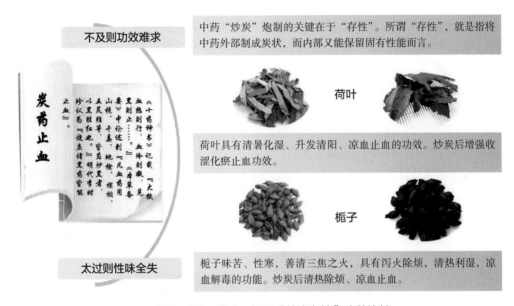

图上 -1-6 荷叶、栀子"炒炭存性"功效比较

三、"焦香健脾"理论

中医一般认为炒制后的中药能产生焦香味，对于促进食欲具有明显作用，具有健脾功效，谓之"焦香健脾"。产生"焦香健脾"作用的炮制方法主要有清炒炒焦法和麸炒法。

中药经过炒焦，首先会产生独特的焦香气味，中医认为"脾为土脏，与胃相表里，脾胃健运，自能消化饮食水谷""土爱暖而喜芳香""芳香药善入脾胃经，有增强运化，增进食欲，悦脾开胃的功效""脾常为湿困""芳香化湿"，因此，炒焦类中药与生品相比，因其独特的焦香气改善脾的机能，从而增强了健脾消食的作用。

从化学成分方面来看，目前认为产生焦香气味的原因与美拉德（Maillard）反应有关，Maillard 反应是发生在氨基和羰基间的酶褐变现象，它能为食品添加独特的风味进而引起人们的食欲，中药材中复杂的化学成分为 Maillard 反应的发生提供了物质基础，而炒焦时的温度为 Maillard 反应发生提供了外界条件。

在"基于 Maillard 反应研究麸炒增加"焦香健脾"作用共性物质"研究中，该研究以白术、山药、薏苡仁、苍术为代表性药物，以麦麸炒制药物，在炒制的温度下麦麸中的糖和氨基酸等可产生 Maillard 反应，反应产物经过缩合形成的产物（2- 甲基丁醛、3- 甲基丁醛、5- 羟甲基糠醛、糠醛、半胱氨酸、胱氨酸及半胱氨酸葡萄糖苷）具有焦香味，利用麦麸炒制后产生的 Maillard 反应产物的比例进行健脾效应验证，实验结果表明，反应产物可使脾虚大鼠 D- 木糖的排泄率下降、唾液淀粉酶的活性增强及离体回肠的运动增加，具有一定的健脾作用，推测药物在麸炒过程中产生的焦香味物质，是麸炒"焦香健脾"的物质基础。

山楂始载于《新修本草》，记为"赤爪实"，生山楂味酸、甘，性微温，归脾胃、肝经。擅活血化瘀，消食作用亦强。焦山楂酸味减弱，苦味增加，长于消食止渴，或导而不峻下，多用于食积腹泻。通过正常小鼠胃排空和小肠推进实验及有阿托品负荷的小鼠胃排空和小肠推进实验及胃液分泌实验考察生山楂、焦山楂对消化系统的影响。实验表明，生山楂及焦山楂对胃肠运动及胃排空均有明显促进作用，且焦山楂的作用优于生山楂。生山楂、焦山楂对番泻叶所致腹泻小鼠的止泻及肠道菌群影响实验表明，焦山楂能有效降低小鼠排便次数、稀便程度，有一定的提高小鼠肠道乳酸菌等菌群数量，改善小鼠肠道菌群环境的作用。

苍术始载于《神农本草经》，列为上品，其性味辛、苦、温，归脾、胃、肝经，生苍术温燥而辛烈，燥湿、祛风、散寒能力强，焦苍术辛燥之性大减，以固肠止泻为主，主治脾虚泄泻。以大鼠脾虚泄泻模型考察生苍术、焦苍术水提物健脾止泻作用，结果在同等剂量下生品的胃残留率、肿瘤坏死因子-α高于焦品，小肠推进率、胃动素、胃泌素、白介素-10低于焦品，表明苍术焦品健脾止泻作用强于生品。以大鼠湿阻中焦模型考察生苍术和焦苍术燥湿作用，结果同等剂量下焦品的尿液水通道蛋白2、结肠黏膜中水通道蛋白3含量均高于生品，表明苍术生品的燥湿作用强于焦品，同时也证明了焦品的止泻作用强于生品（图上-1-7）。

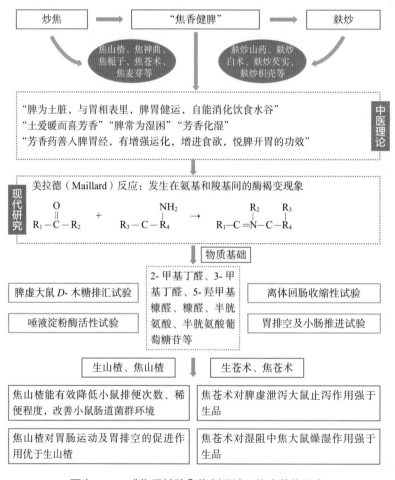

图上-1-7 "焦香健脾"炮制理论及代表药物研究

四、"酒制升提"理论

所谓"酒制升提"是指药物酒制后，增加或增强其上行、行散的作用。酒制的目的和作用是多方面的，除"升提"外，酒制还有祛寒、去毒副作用、去腥、助溶等作用。

中药酒制技术是在中医药理论指导下，将净药材或中药生饮片，加入定量的黄酒（个别药材用白酒）作辅料，经炙制、炖制、蒸制、淬制等方法处理，使其达到临床用药要求的一类炮制技术。中药酒炙技术应用范围广泛，临床常用的苦寒清热药、养血活血药、祛风通络药、温补肝肾药等多用酒制法炮制。

生大黄苦寒沉降，泻下作用峻烈，酒制后缓其苦寒，泻下作用亦稍缓，并借酒升提之性引药上行，善清上焦血分热毒。通过生大黄、酒大黄提取液对血脑屏障通透性的影响实验表明，以伊文思蓝为血脑屏障通透性改变为指示剂，生大黄、酒大黄组小鼠脑组织均有不同程度的蓝染现象，且酒大黄高剂量组作用明显强于生大黄高剂量组；通过酒制对大黄中游离蒽醌成分在大鼠体内组织分布影响的实验表明，大黄酒制能明显改变芦荟大黄素、大黄酸和大黄素在大鼠体内的分布，其中各成分在心与肺组织中的分布增加，验证了酒大黄善于治疗上焦病症的传统中医理论；同样另有研究表明酒大黄可显著降低醋酸灼烧创伤性口腔溃疡大鼠炎症评分（$P<0.05$），对黏膜组织修复有更好的促进作用，说明大黄酒制后增强了对机体上焦病症的治疗作用。

《本草纲目》中记载"黄檗性寒贰臣，生用则降实火，熟用则不伤胃，酒炙则治上，盐制则治下，蜜炙则治中"，意在黄柏可以通过酒制升提治疗上焦湿热，而盐制可治疗下焦湿热的症状。通过体内组织分布的药动学研究，发现黄柏的不同炮制品中盐酸小檗碱分布在上焦、下焦比例发生了变化：酒制品中的盐酸小檗碱分布在心、肺脏器高于生品，酒制黄柏在上焦脏器的盐酸小檗碱分布增加，说明了黄柏酒制品的升提作用。

酒制黄连借酒力引药上行，缓其寒性，善清头目之火。通过生品或酒制黄连组成的交泰丸镇静催眠活性实验表明，酒制黄连组成的交泰丸在抑制小鼠自发活动、缩短阈上剂量戊巴比妥钠诱导小鼠入睡潜伏期和延长其睡眠时间方面，活性均强于生品黄连组成的交泰丸。

五、"盐制入肾"理论

"盐制入肾"是中药炮制的传统理论之一，明代陈嘉谟在《本草蒙筌》中指出："……入盐走肾脏，仍仗软坚……"；《本草纲目》记载："盐为百病之主，百病无不用之。故服补肾药用盐汤者，咸归肾，引药气入本脏也"，"盐制入肾"的理论已为历代医家所认可。

杜仲性味甘、微辛、温、无毒，具有补肝肾、强筋骨、益腰膝、除酸痛的功效，经过盐水制后，引药入肾治下，增强补肝肾作用。"肾主骨生髓"，杜仲中含有以京尼平苷酸为主的环烯醚萜类成分，其能够调节骨代谢，可促进成骨细胞增殖、分化促进骨形成，同时抑制破骨细胞的活性，抑制骨吸收，研究表明杜仲经盐制后环烯醚萜苷类成分有升高趋势，且经盐制后京尼平苷酸血药浓度－时间曲线下面积（AUC）增加，能促进京尼平苷酸的吸收，增加其生物利用度，杜仲盐制后调节骨代谢能力增强；脾、肾阳虚证的形成与自由基的脂质过氧化作用有关，研究表明盐制杜仲清除自由基活性大于生品，杜仲盐制后抗氧化活性增强，从抗氧化角度说明了杜仲"盐制入肾"的炮制理论。

韭菜子辛、甘、温，归肝、肾经，功能为温补肝肾，壮阳固精，用于阳痿遗精，腰膝酸痛，遗尿尿频，白浊带下，盐制后可引药下行，增强补肾固精作用。韭菜子具有降低肾阳虚小鼠肾上腺中维生素 C 含量和延长肾阳虚小鼠耐寒死亡时间的作用，韭菜子经盐制后其降低肾阳虚小鼠肾上腺中维生素 C 含量作用和延长肾阳虚小鼠耐寒死亡时间的作用均进一步增强；韭菜子生品和盐制品均可显著提高肾阳虚小鼠血浆促肾上腺皮质激素和血清睾酮的含量，并能提高肾阳虚小鼠交配能力，其中盐制品提高血浆促肾上腺皮质激素含量的作用强于生品；韭菜子生品和盐制品均可显著提高肾阳虚大鼠睾丸脏重系数，并能提高各级生精细胞数量，其中盐制品提高初级精母细胞、次级精母细胞和精子细胞数量的作用强于生品。

益智仁生品辛温而燥，主要归脾经，以温脾止泻、收摄涎唾力胜，多用于腹痛吐泻、口涎自流，盐制可缓和辛燥之性，主要归肾经，专行下焦，长于固精、缩尿，用于肾气虚寒的遗精、早泄、尿频、遗尿。益智仁盐制前后的"缩尿"作用具有明显的差异，小鼠实验中生品的起效剂量为临床成人日服剂量的 120 倍，而盐制后可将起效剂量降低到 80 倍，说明益智仁临床用于治疗尿频、尿多疾病需盐制的科学合理性；益智仁盐制品能显著增加水负荷小鼠血浆抗利尿激素浓度，且盐制品拮抗乙酰胆碱引起的豚鼠离体膀胱平滑肌兴奋作用效果增强。益智仁盐制前后对腺嘌呤所致肾阳虚多尿模型大鼠肾脏指数和病理变化均具较好改善作用，但盐制后作用明显增强（图上 -1-8）。

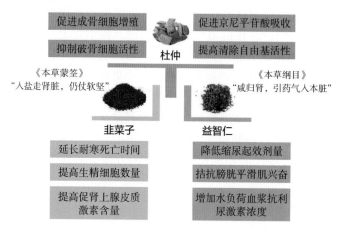

图上 -1-8　杜仲、韭菜子、益智仁"盐制入肾"炮制研究

六、"醋制入肝"理论

药物经醋炮制后，可引药入肝经，增强疏肝解郁、散瘀止痛及行气功效。中医传统理论认为，醋味酸、温，入肝经血分。《素问·至真人论》曰："夫五味入胃，各归所喜，故酸先入肝"；明代陈嘉谟在《本草蒙筌》中所述"用醋注肝经且资住痛"也已明确提出醋制作用；明代李梴《医学入门》："入肝用醋"；都说明五味入五脏，醋可引药入肝之原理。

五味子具有收敛固涩，益气生津，补肾宁心的功效，用于久咳虚喘，津伤口渴，短气脉虚，心悸失眠等。五味子经醋制后，可增强其入肝走肾、保肝护肝的功效。以 CCl_4、

APAP、D-Gal 诱发的肝损伤为模型，通过比较不同炮制品肝细胞坏死程度及测定血清 ALT、AST 表明，五味子生品、醋制品对 CCl_4、APAP、D-Gal 所致小鼠肝损伤均具有保护作用，醋制品效果强于生品。有研究比较了五味子醋制前后对小鼠肝蛋白含量、CYP450 水平以及大鼠肝脏 CYP450 亚型酶的活性的差异，结果表明醋五味子提高肝蛋白含量和 CYP450 活性作用强于生品，抑制 CYP1A2 酶活性，可达到解毒护肝功效，醋五味子抑制 CYP1A2 酶活性强于生品。活性氧自由基引发的氧化应激是多种肝病发病的共同病理生理基础，在各种慢性肝病的形成和发展过程中起重要作用，有研究对不同炮制方法的南五味子体外抗脂质过氧化及免疫作用进行了考察，结果表明以醋制品的抗脂质过氧化及提高免疫作用最为明显，从抗氧化角度阐释了南五味子"醋制入肝"的炮制机制。

"肝气通于目，肝和则目能辨五色矣"，药物在眼部的迁移、选择性富集可作为药物入肝经的依据，醋制延胡索能显著增加小鼠眼底血中 Cu、Zn 及眼球玻璃体中 Zn、Mn 含量，延胡索醋制能提高微量元素在眼组织的分布。醋制延胡索水提物给药后动物血清、肝脏中延胡索乙素（THP）含量高于生品，延胡索醋制能促进 THP 在肝脏和血清的富集，延胡索醋制后可引药入血分，入肝经。

香附性平，味辛，微苦、甘，具有疏肝解郁、理气宽中、调经止痛的功效。经醋制以后，可引药入肝，增强疏肝解郁、活血散瘀之功效。研究表明，香附醋制后可增强肝细胞膜的通透性，香附"醋制入肝"的作用机制可能与影响肝细胞膜通透性有关。有研究从大鼠体表特征变化、行为学活动和血液流变学 3 个方面评价了香附醋制前后对肝郁气滞大鼠模型的作用，结果表明同等剂量下，醋香附组整体上各指标优于生香附组。

七、"蜜炙补润"理论

中医认为蜂蜜性味甘、平，具滋补润肺、润肠通便的功效，中药经蜜炙后能增强润肺止咳、补脾益气的作用，并能缓和药性、矫味和消除副作用等。

前胡性味苦、辛，微寒，归肺经，具有散风清热、降气化痰等功效，蜜炙后可增加润肺、止咳、祛痰的功效。有研究以小鼠气管酚红祛痰法、氨水喷雾致咳法、豚鼠磷酸组胺喷雾致喘法观察白花前胡蜜炙前后的祛痰、镇咳和平喘作用，结果表明蜜前胡高剂量（10.0g 生药 /kg）镇咳效果较佳，中剂量（5.0g 生药 /kg）祛痰作用最强，蜜前胡和生前胡低剂量（2.5g 生药 /kg）平喘作用明显，前胡蜜炙后润肺、化痰、止咳作用较生品略有增强。

生黄芪具有补气升阳、固表止汗、生津养血、托毒排脓等功效，炙黄芪则可益气补中。以小鼠游泳时间、耐缺氧时间以及乳酸、尿素氮的含量等为指标，通过常压耐缺氧和抗疲劳试验表明：各项指标炙黄芪作用均强于生黄芪，并以补中益气丸炙黄芪组抗疲劳和耐缺氧作用最强，黄芪蜜炙后可增强小鼠抗疲劳和耐缺氧能力；采用环磷酰胺所致小鼠白细胞减少模型，以白细胞、红细胞、免疫器官、体重等为考察指标，比较黄芪生品和蜜炙品的干预作用，研究表明黄芪对环磷酰胺所致的白细胞减少和免疫器官萎缩有拮抗作用，能增加红细胞的数量和升高血红蛋白的浓度，改善小鼠的免疫能力，且蜜炙品的效果优于生品。

紫菀为镇咳、祛痰之要药，具有润肺下气、止咳祛痰之功效，蜜炙后增强润肺、祛痰的功效。研究表明，紫菀生品及酒洗、蜜炙、清炒、蒸制、醋制等不同炮制品均能增加小鼠气管酚红排泌量，增加大鼠气管排痰量，且以蜜炙品作用最明显，呈一定的量效关系。

枇杷叶有清肺止咳、降逆止呕的功效，蜜炙后能增强润肺止咳的作用，多用于肺燥咳嗽。以小鼠氨水引咳法和豚鼠枸橼酸引咳法观察枇杷叶不同提取物的镇咳作用，研究表明枇杷叶蜜炙品水提物能显著延长小鼠和豚鼠咳嗽潜伏期、减少小鼠咳嗽次数、增加小鼠呼吸道排泌量、延长豚鼠喘息潜伏期、明显减少豚鼠咳嗽次数，与同剂量的生品水提物比较有明显差异，说明蜜炙枇杷叶的止咳化痰平喘总体效果明显优于生枇杷叶（图上 -1-9）。

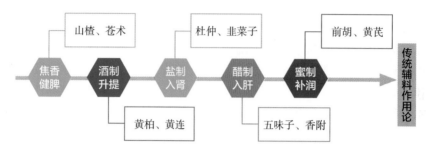

图上 -1-9 中药传统炮制辅料作用理论内涵及代表药物

第三节 中药炮制的目的

中药来源于自然界中的动植物和矿物等，这些未经加工的物质或体积巨大，或质地坚硬，或是具有较强的毒副作用，很难直接加以利用，需要经过特殊的炮制加工后变为可直接利用的中药饮片。中药成分复杂多样，为保证药物有效成分发挥最大的作用，炮制的方法也有多种多样，即使是同一种药物，也会因炮制加工的方法不同而变为具有不同功效的中药饮片。

一、降低或消除药物的毒副作用

部分中药虽有较好的疗效，但因其毒性或副作用太大，临床应用不安全。为了达到医疗上用药安全，历代对有毒药物的炮制都非常重视，各代都有较好的除毒方法，如：草乌有浸、漂、煮、蒸、加辅料等炮制方法，以降低毒性。

二、改变或缓和药性，适合病情需要

中医采用寒、热、温、凉及辛、甘、酸、苦、咸来表达中药的性能。性和味偏盛的药物在临床应用时会带来一定的副作用。通过炮制改变或缓和了药物的性能使临床应用各有所长。如地黄生用滋阴凉血，制成熟地黄则性转微温而以补血见长，何首乌生用能泻下通便，制熟后则失去泻下作用而专补肝肾等。

中药可用温凉寒热和辛甘酸苦咸来表示其药性。若药物性温味道偏盛，则在应用中往往副作用较大，如过酸害齿，大寒伤阳等。炮制的方法就可以改变或缓和某些药物的药性。如生甘草性凉味甘，可解毒清肺火，蜜炙甘草则性温味甘，用以益气止痛，补脾缓急。

三、增强药物疗效

在炮制加工的过程中有时需加入其他材料,用来增强原有药物的药效。例如用醋炮制延胡索,可加强其镇痛,疏肝解郁的作用;用蛤粉烫制阿胶,可使阿胶原有润肺化痰的作用得到增强。

四、改变或增强药物作用的趋势

中药通过炮制,可以改变其升、降、浮、沉作用趋势。大黄苦寒为纯阴之品,其性沉而不浮,其用走而不守,酒制后能引药上行,先升后降。李杲曰:"大黄苦峻下走,用之于下必生用,若邪气在上,非酒不至,必用酒浸引上至高之分,驱热而下。若用生品则遗至高之邪热,病愈后或目赤喉痹,头肿,膈上热痰"。

五、改变药物作用的部位或增强对某部位的作用

中医体系中常用脏腑或相关的经络表示药物的归经,意为药物对某些脏腑有趋向性选择作用,所谓五味入五脏即为此。许多作用于多条经络的药物经过炮制后可增强其药物的专一性,只针对某一条经络起作用,例如,生小茴香可和胃理气,归入肝肾脾经络,经过盐制炮制后可温肾止痛,专门作用于肾经;柴胡本可归入肝胆,心包和三焦经,经过醋制炮制后,可更有效的发挥养肝的作用,因为经过炮制的柴胡专门作用于肝经。

六、便于调剂和制剂

天然药物多体积巨大,或质地坚硬含有杂质较多,无法直接利用。植物的根、茎、果实若经过炮制后加工成片或段块或丝,既方便了药物配伍时使用剂量准确,又利于药物的投料。矿石类药物多质地坚硬,形状不规则,如牡蛎、磁石、穿山甲等,既不利于药剂的准确配伍,在使用时也很难充分利用其有效成分,因此需经过煅淬、砂烫或轧捣等方式炮制,使质地变得疏松,既有利于粉碎更使其有效成分得以充分利用。

七、保持有效成分,便于贮藏

药物经过干燥处理,使药物含水量降低,避免霉烂变质,有利于贮存。昆虫类、动物类药物经过热处理,如蒸、炒等能杀死虫卵,防止孵化,便于贮存,如桑螵蛸等;植物种子类药物经过蒸、炒、燀等加热处理,能终止种子发芽,便于贮存而不变质,如紫苏子、莱菔子等;加热处理可"杀酶保苷",如黄芩、苦杏仁等。

所谓"杀酶保苷"是指某些中草药含有苷类物质,经过炮制后可去除分解苷类物质的酶,增强苷类物质的稳定性,便于长途运输和长时间贮藏。如苦杏仁本身有毒,使用时需经过炮制,现代研究证明苦杏仁的有效成分为苦杏仁苷,服用后在胃酸作用下可分解出微量的氢氰酸,发挥镇咳的功效,苦杏仁用煮和炒的方法进行炮制,其目的都是为了破坏其分解苦杏仁苷的酶,防止有效成分变为苯甲醛或葡萄糖等无效成分。黄芩含有黄芩苷和黄芩素,都具有利尿降压的作用,炮制时用蒸或煮的方法加工,其目的也是破坏水解黄芩苷的酶,防止有效成分被分解。

八、矫味矫臭，利于患者服用

动物类药物多数含有特殊的气味，使人不愿接受，难以直接口服或强行服用后出现呕吐恶心等不良反应，除此外，树脂类药物也具有相同缺点。因此此类药物需经过醋制、蜜制或酒制等炮制方法，以达到祛除异味的作用。如地龙、没药、乳香等药材。

九、改变药物性能，扩大用药范围

中药的药性决定了其临床应用中的效应，而炮制加工可以改变原有药性，减弱毒副作用同时增加了新的功效，扩大了药物的临床应用范围。例如生地黄药性寒凉，可以养阴祛热，是犀角地黄汤的一味君药，但经过蒸制成熟地黄药性变得温和，可用以养血补肾，是六味地黄丸的主药。再如天南星，用牛胆汁炮制之后，药性寒凉，若用姜矾腌制后药性则变为温和，前者可清热豁痰，治疗痰热惊风，后者可祛风化痰，是导痰汤中的一味主药。

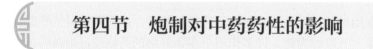

第四节 炮制对中药药性的影响

一、炮制对中药四气五味的影响

四气五味是中药的基本性能之一，它是按照中医理论体系，将临床实践中所得到的经验进行系统的归纳，以说明各种药物的性能。四气，亦称四性，指中药的寒、热、温、凉四种特性，是根据药物作用于机体所表现出来的反应归纳得到的，是从性质上对药物多种医疗作用的高度概括，用来反映中药对人体感受寒邪或热邪的影响。一般能治疗热证的中药，大多属于寒性或凉性；能治疗寒证的中药，大多属于热性或温性。五味，即辛、苦、甘、酸、咸五种味道，每种中药都有一定的味与气以及其他方面性能，构成中药错综复杂的性能特性。炮制常常通过对药物性味的影响，从而达到调整药物治疗作用的目的。

炮制对中药性味的影响大致有三种情况：

1. **炮制可纠正中药过偏之性味** 性和味都是每个药物所固有的，并且各有所偏，中医就是借助中药的偏性治疗阴阳偏胜偏衰的病变。性和味是一个不可分割的整体，不同的性和味相配合，就造成了药物作用的差异，既能反映某些药物的共性，又能反映各药的个性。采用与药性相对立的辅料或中药的炮制方法，可使药性缓和，称为"相反为制"，亦称反制或逆制。如栀子苦寒之性甚强，经过辛温的姜汁炙后，能降低苦寒之性，以免伤中，即所谓"以热制寒"。

2. **炮制可增强中药不足之性味** 采用与药性相似的辅料或某种炮制方法来增强药效，称为"相资为制"，亦称从制。临床上使用寒性药如不能拮抗热邪，或使用热性药不能克制寒邪时，可采用"以寒制寒"或"以热制热"的炮制方法，扶其不足，起协同作用，使药性增强而药效提高。如以苦寒的胆汁制黄连，增强了黄连的苦寒之性，所谓寒者益寒；以辛热的酒炙仙茅，增强了仙茅的温肾壮阳作用，所谓热者益热，称为"从制"。

3. **炮制可改变中药固有之性味** 中药经过炮制后可改变其药性。如生地黄甘寒，具有清热凉血、养阴生津作用；制成熟地黄后，则转为甘温之品，具有滋阴补血的功效，即一者性寒，主清；一者性温，主补。天南星辛温，善于燥湿化痰，祛风止痉，加胆汁制成胆南星后，则性味转为苦凉，具有清热化痰、息风定惊的功效。

二、炮制对中药升降浮沉的影响

升降浮沉是指中药作用于机体上下表里的趋向，也是中医临床用药应当遵循的规律之一。升是上升，降是下降，浮是外行发散，沉是内行泻利。升降浮沉与中药的气味有密切的关系。清代《本草备要》云："气厚味薄者浮而升，味厚气薄者沉而降，气味俱厚者能浮能沉，气味俱薄者可升可降。酸寒无升，辛甘无降，寒无浮，热无沉。"对性味与升降浮沉的关系作了高度的概括。就四气而言，通常是温升、热浮、凉降、寒沉，就五味而言，辛甘为阳，主升浮；气味俱弱或气味俱胜者，则作用趋向具有双向性（可升可降，可浮可沉）。炮制可增强或改变药物的作用趋向，更好地适应临床辨证施治的需要。

1. 炮制可增强中药的作用趋向 药物生、熟（生、熟炮制品）与药物升降浮沉有一定的关系，辅料的影响尤其明显。明代《医学入门》云："凡病在头面及手梢皮肤者，须用酒炒，欲其上腾也。病在咽下脐上，须用酒浸洗。病在下者生用。欲升降皆行者，半生半熟。"。如川芎生用，气厚味薄，辛温走窜，能升能散，上行头目，旁达四肢，下行血海，为血中气药，酒炙后能起协同作用，增强活血行气、祛风止痛的功效，专治上焦头痛。黄芩既能清肺热，又能清大肠之热，酒炙后专于清肺热、头目之热。知母生品苦寒滑利，泻火之力较强，能清肺凉胃，泻火通便，盐制可导药下行，专于入肾，能增强滋阴降相火的功效，多用于肾虚火旺等证。

2. 炮制可改变中药的作用趋向 中药经炮制后，由于性味的变化，作用趋向也发生改变。《本草纲目》云："升者引之以咸寒，则沉而直达下焦；沉者引之以酒，则浮而上至巅顶。"辅料对药物升降浮沉的影响古今认识基本一致，一般规律是酒制升提、姜制发散，醋制收敛，盐制下行。如黄柏苦寒，主沉降，原系清下焦湿热之品，经辛热升散的酒炙后则苦寒之性减，借酒升腾之力，引药上行，清上焦头面之热，主升浮，黄芩、大黄酒炒亦有类似作用。砂仁为行气开胃、化湿醒脾之品，主要作用于中焦，经咸寒的盐制后，以下行温肾为主，治小便频数。莱菔子生用性升，涌吐风痰，炒熟后其功效则变为降气化痰，消食除胀，主降。由此可见，药物通过炮制可以使其升降浮沉的性能发生变化。

三、炮制对中药归经的影响

归经是指药物对机体某些脏腑或者经络的选择性作用。所谓某药归某经就是指药物有选择性地对某些脏腑或经络表现出明显的作用，而对其他脏腑或经络的作用不明显或无作用。归经理论是建立在药物治疗作用的基础之上的，而且归经也有主次之分。如生姜具有发汗解表、温肺止咳的功效，归肺经，又能温中止呕，故又归脾、胃经，所以生姜归肺、脾、胃经。苦杏仁可止咳平喘，应归肺经，又能润肠通便，故归大肠经，所以苦杏仁归肺、大肠经。很多中药都能归几经，可治几个脏腑或经络的疾病，临床为了更准确地针对主证，作用于患病的脏腑，发挥其疗效，就须通过炮制以达到此目的。

1. 净制可使中药归经明确 同一药用植物，入药部位不同，各部位的归经往往不甚相同，应当分开入药，使其归经明确，疗效突出。如莲子心入心经，以清心经之热，莲子肉入脾、肾、心经，以补脾胃，养心益肾为主。白茯苓生用以渗湿利水、益脾和胃为主，茯苓皮以利水消肿为主，茯苓木以平肝安神为主，茯神以宁心安神为主，赤茯苓则以渗利湿热为主。

2. 炮制可改变中药的归经 同一中药经不同方法炮制，归经亦可发生改变，所谓"生熟异用"。如生黄连主归心经，以清心火，解热毒为主，姜黄连主归胃经，则以清胃和胃止呕为主，萸黄连主入肝、胆经，清气分湿热，散肝胆郁火，一味黄连的三种炮制品，对心、脾、胃、肝、胆五个不同部位具有选择性，从而发挥各自的治疗作用。又如柴胡生用能升能散，解表退热为主，经醋制后可引药入肝，达到疏肝解郁的功效。

3. 加辅料炮制可引药归经 用不同性味的辅料炮制中药，可起到引药归经的作用。如醋制归肝经，蜜炙归脾经，盐制归肾经等。小茴香归肝、肾、脾、胃经，能散寒止痛，理气和胃，用于疝气疼痛、痛经及脘腹冷痛、少食吐泻等，盐制后则主归肝肾经，专用于寒疝疼痛。知母归肺、胃、肾经，具有清肺、凉胃、泻肾火的作用，盐制后主要入肾经，增强滋阴降火的作用。柴胡归肝、胆、心包经，用醋制后可增强对肝经的作用。生地黄可入心经，清营凉血，制成熟地黄后则主归肾经，以养血滋阴、益精补髓见长。

总之，炮制对中药药性的影响是多方面的，如在上述例子中，生地黄制成熟地黄后不但性味发生改变，归经、功效也发生了明显的变化，但因脏腑、经络的病变可以互相影响，在临床应用时，又不能过于受归经的限制，必须和整个药性结合起来考虑。

四、炮制对中药毒性的影响

有毒中药，必须经过炮制，以降低毒性，才能保证中医临床用药安全有效。炮制去毒的途径通常包括除去或减少有毒成分、辅料去毒和转化毒性成分等。

1. 净制去毒 净制去毒适于某一部位含有毒成分的药物，除去有毒部位即可达到去毒目的，如蕲蛇、乌梢蛇等蛇类药物去头部。

2. 水制去毒 水制去毒适于有毒成分能溶于水的中药，去毒效果与所含有毒成分在水中的溶解度有关。如水飞雄黄可去除剧毒的三氧化二砷。水泡漂去毒虽然古代应用广泛，但在去毒的同时，有效成分损失很大，若有毒成分难溶于水则去毒效果也并不好。

3. 加热去毒 将毒性成分转化为毒性较小或无毒物质是较理想的炮制方法。转化毒性成分常采用加热或辅料与加热相结合等多种处理方法。此法对有毒成分转化后又是有效成分者，只要方法得当，效果甚为满意，比减少有毒成分含量的方法优越得多。如马钱子经砂烫后，其士的宁及马钱子碱转化为相应的异构体及氮氧化物，其毒性远远低于原生物碱，但仍然保持了原有的生物活性，有些作用的强度还超过了原有成分。川乌、草乌的毒性成分主要是以乌头碱为代表的双酯型生物碱，经加热炮制后则水解为毒性较小的乌头次碱或进一步水解为几乎无毒的乌头原碱，而水解产物仍保持了抗炎、镇痛等作用。

4. 辅料去毒 辅料去毒常需与加热的方法相结合。此法不仅应用广泛，且去毒效果好，有的辅料还能增强药物某些方面的作用。如半夏的毒性主要表现为对胃、肠、黏膜的强烈刺激作用，用白矾、生姜、石灰等辅料炮制，就能减弱或消除刺激性，同时辅料白矾还能增强半夏的祛痰作用，生姜能增强半夏和胃止呕的功效，石灰能增强半夏温化寒痰的作用。醋制芫花、甘遂，米炒斑蝥等均能使其毒性降低。

总之，炮制有毒药物时一定要注意去毒与存效并重，并且应根据药物的性质和毒性表现，选用恰当的炮制方法，以保证临床用药安全有效。炮制失当可导致毒去效失或效失毒存，均达不到理想的炮制目的。

五、炮制对中药补泻的影响

补泻是针对虚实病情起作用的两种药性，能够改善虚实病情，减轻或消除虚实症状的药性作用。补性药物的作用主要是补益人体亏损，增强机体抗病机能，改善虚弱症状。如益气、补血、滋阴、壮阳、填精、益髓等类药物，都属于补性药物。泻性药物的作用主要是祛除外邪与致病因子，调整机体和脏腑功能，以制止病势的发展。如解表、泻下、行气、活血祛瘀、消导等类药物，都属于泻性药物。一种药物往往具有补泻双重作用，如桂枝，发汗解肌属于泻性作用，而温阳、通脉则属于补性作用。为了使中药能满足临床灵活用药需要，中药的补泻作用亦可通过炮制加以改变和调整。正如《审视瑶函》所载："盖生者，性悍而味重，其功也急，其性也刚，主乎泻；熟者性淳而味轻，其功也缓，其性也柔，主乎补……如补药之用制熟者，欲得其醇厚，所以成其资助之功。泻药制熟者欲去其悍烈，所以成其功伐之力。用生用熟各有其益。实取其补泻得中，毋损于正气耳。"

1. **突出或增强中药补益作用** 某些泻中寓补中药，生品补益作用不突出，偏于主泻，经炮制后可由主泻转为偏于主补。如何首乌，生品苦寒主泻，可以通大便、解疮毒，经黑豆汁制后，则性变甘温主补，以补肝肾、益精血、乌须发为主。再如甘草蜜炙后，由清热解毒变为补中益气等。具有补益作用的中药经炮制后可增强其补益之效。如党参炒后增强其健脾止泻作用，蜜炙后增强补中益气作用；黄芪蜜炙后可增强其补中益气作用；补骨脂经盐制后增强温肾助阳、纳气、止泻作用。

2. **缓和中药的泻下作用** 泻药经炮制可使泻下作用缓和。如大黄生品苦寒峻泻，可以祛肠胃积滞，泻血分实热，经蒸制成熟大黄后苦寒泻下作用缓和，更适于年老体弱的实证患者，泻而不伤正。大戟、芫花经醋制后，可降低毒性，缓和泻下，避免腹痛的副作用。

第五节 炮制对临床疗效的影响

一、满足中医临床用药特点

中药炮制作为一门传统制药技术，是中医药特色和优势的具体体现，已经成为中医药不可缺少的组成部分。从某种意义上说，中药炮制的理论、方法工艺以及临床应用是由我国劳动人民以生命为代价，历经几千年的临床实践和反复验证的经验总结，保证了中医临床用药的安全有效。

（一）中药来源于自然界，经炮制后方能达到临床用药要求

中药绝大多数来源于自然界的原植物、原动物和原矿物，原药材中常常含有泥沙杂质、霉败品和非药用部位，因此，多数不能直接入药，经加工炮制后，可去除杂质，选出规定的药用部位。对于体积、质地不同的原药材，尤其是具有毒性与刺激性的中药材，无

法直接用于调剂和制剂，必须通过一定的加工炮制处理，制成各种规格的饮片，方可用于临床配方和中成药生产。

（二）中药炮制是中医辨证施治、灵活用药的基本保障

中医理、法、方、药的治疗体系，落脚于药这个最终环节上。中医临床用药主要依靠炮制和配伍这两个手段，来调整药性，协同药力，使有限的药物适应错综复杂的疾病需要。

1. **中药药性皆偏，炮制可调整药性**　中医理论认为，"药以治病，因毒为能，所谓毒者，以气味之有偏也"。偏则利害相随，不能完全满足临床治疗的要求，甚至产生毒性和副作用，如太寒伤阳，太热伤阴，过酸损齿伤筋，过苦伤胃耗液，过辛伤津耗气，过咸助生痰湿等。通过炮制可改善药性，引导药性直达病所，使其升降有序，补泻调畅，解毒纠偏，保证临床用药的安全有效。

2. **中药一药多效，炮制可增强其用药的针对性**　中药成分复杂，常常是一药多效，但治病用药时往往又不需要利用药物的所有作用，而是根据病情有所选择，这就需要通过炮制对药物原有的性能予以取舍，权衡损益，使某些作用突出，某些作用减弱，力求符合疾病治疗的实际要求。如用地黄养阴清热、凉血生津的功效，可选用生地黄；若用其凉血止血的功效需制成生地炭使用；若用其滋阴补血、益精填髓的功效，就需要制成熟地黄；若用其补血止血则需要制成熟地炭。

3. **随方炮制，可适应疾病不同病因、病机和证候的需要**　疾病发生的病因、病机不同，其症候也有差异。法随证立，方随法出，药物炮制也要随之改变。如同样是白虎汤，《伤寒论》以之治疗寒邪入阳明、由寒化热之证，方中甘草炙用，因为伤寒发病伊始感受寒邪，寒邪最易损阳伤中，而方中石膏、知母大寒清泄的同时易损伤阳气，采用炙甘草可以顾护脾胃，保存阳气；而《温病条辨》以之治疗太阴温病，方中甘草生用，因温病发病伊始感受热邪，热邪上受，首先犯肺，肺胃经脉相通，可顺传于胃，致使肺胃同病，其热势颇盛，用生甘草既可增强泻热作用，又能甘凉生津，兼和脾胃，避免伤阴。

4. **脏腑的属性和生理功能不同，炮制可顾护其生理特点**　例如脾胃同居中焦，互为表里，同为后天之本，气血生化之源。但脾气主升，胃气宜降；脾为湿土，喜燥恶湿，胃为燥土，喜湿恶燥；脾为阴脏，喜温恶寒，胃为阳腑，喜凉恶热；脾病多虚寒，故健脾药多温燥，胃病多亢燥，故养胃药多凉润。由于脾胃互为表里，但又因其生理、病理、喜恶，治疗原则都有一定的区别，所以治脾病的同时，也应考虑胃腑的特点，治胃病的同时，也应考虑脾脏的特点，才能使脾健胃和，共同完成腐熟水谷和运化水谷精微的任务。苍术是中医临床治疗脾虚湿困的常用药，但多制用。主要因为湿为阴邪，其性黏腻，难以速除，需长时间用药，而苍术温燥之性甚烈，长期使用易伤胃阴、助胃热，苍术麸炒后燥性缓和，健脾运土作用增强，能达到慢病缓治的用药要求。

5. **炮制可满足中医"三因制宜"的用药需求**　中医用药强调因时制宜、因地制宜、因人制宜。通过炮制可调整药物性能以适应不同气候、环境、患者不同体质的临床用药需求。春季气候转暖，夏季气候炎热，腠理疏松，用药不宜过于燥热和辛散。秋季气候转凉，空气干燥，用药不宜过燥。冬季气候寒冷，阳气潜藏，气血多趋于里，腠理致密，水液不能外泄为汗，因而小便增多，故用药不宜过于寒凉和渗利。由于地域不同，气候环境和体质也有差异。北方气候干燥，用药偏润；南方气候炎热潮湿，用药不宜过于滋腻。北

方人一般禀赋较强，要求药力较猛，若药力太弱，则药不胜病；南方人一般禀赋较弱，用药较清淡，若药力太猛，则易伤正气。为了适应气候、环境及体质的差异，就需通过炮制，调整中药的性能。如麻黄治疗外感风寒时，冬季宜用生麻黄，夏季宜用麻黄绒；身体强壮者宜用生麻黄，老人、幼儿及体虚者宜用麻黄绒。如紫苏秋冬季宜用紫苏叶，取其发汗解表力强，夏季宜用紫苏梗，取其发散力弱，以免过汗，同时夏季多挟湿邪，湿阻则气滞，用紫苏梗又能理气化湿。

二、增强临床方剂疗效

中药是中医治病的物质基础，而中医运用中药又常常是组成复方应用，药物的炮制方法通常又是根据组方的需求而定的。饮片质量的好坏对方剂的疗效和适应证有直接的影响。由于方剂对方中药物的炮制要求以炮制品命名的，或在用法中予以说明，这样就把炮制与方剂的疗效紧密结合在一起。

在成方中，各药应选用什么炮制品由方剂的功效而定。中医在临床治病时，遣方用药和炮制品的选用又是由病人的具体情况而定的。为了确保临床疗效，通常可以从下述几个方面着手。

（一）增强方剂中药物的作用

要达到此目的，就需将方中药物进行炮制，使有效物质易于溶出或利于保存，并调整其药性，发挥各自的长处。如三子养亲汤中的紫苏子、白芥子、莱菔子均需用炒品。中医认为，治痰以顺气治标，健脾燥湿治本，但气实而喘者，以顺气降逆治本，治痰为标。三子养亲汤的适应证恰好是气实而喘，痰盛懒食，故本方的功效是降气平喘、化痰消食。紫苏子炒后辛散之性减弱，而温肺降气作用增强，其降气化痰、温肺平喘之功明显；白芥子炒后过于辛散耗气的作用有所缓和，温肺化痰作用增强；莱菔子炒后由升转降，功效由涌吐风痰而变为降气化痰、消食除胀。方药均与病证相符，可使全方降气平喘、化痰消食作用增强。又如痛泻要方（白术、白芍、陈皮、防风）主治肝旺脾虚的腹痛泄泻，由于脾虚运化失常，故腹痛肠鸣泄泻，泻必腹痛而脉弦是其主症。方中白术健脾补中为主药，但生品健脾燥湿力强，并有滞气而致腹胀，尤其脾虚患者更易如此，故原方要求土炒，以增强补脾止泻之能，以土炒之，又可避免气滞脾胀，更适合该方病机；白芍泻肝缓急以止痛，本来用其酸寒泻肝恰好，但又恐其酸寒伤其脾阳，故白芍原方要求炒用，以缓其酸寒，使其泻肝而不伤脾阳；陈皮原方要求炒，根据《本草蒙筌》，"炒者取芳香之性"，陈皮炒后香气更浓，取其芳香醒脾，疏利气机，以达理气和中之效；防风原方生用，取其散肝疏脾，能生脾阳之效，但久泻不止或肠风下血，可用炒防风或防风炭，防风经炒或炒炭后，降低了祛风之能而增强了止泻或止血效果。由此可见，在方剂中药物炮制能突出中医治病优势，提高方剂疗效。

（二）保证方中各药比例准确，充分发挥配伍后的综合疗效

这主要是通过净制工序来解决。如山茱萸的核、金樱子的毛核、巴戟天的木心、关黄柏的粗皮，均为非药用部分，而且占药材的比例较大，若不除去，则势必使该药在方中的实际比例大为减小，不能很好发挥全方作用。如二妙散，具有清热燥湿的功效，是治疗湿热下注的基础方。方中黄柏苦寒，清热燥湿，是主药；苍术苦温，燥湿健脾，既祛已成之湿，又杜湿邪之源。方中苍术要求制用，黄柏原方要求炒，现多生用。若方中苍术生用，

则过于辛温而燥；黄柏若不除去粗皮，就等于减少了黄柏的实际用量。这样，全方燥湿之力虽然甚强，但清热之力不足，不但收不到预期效果，还恐有湿热未去，热邪反增，并有化燥伤阴之虞。

（三）增强方剂对病变部位的作用

由于组成方剂的中药常常对多个脏腑、经络有作用，为了使药物集中在病变部位发挥疗效，常常加入辅料炮制，使其对病变部位的作用增强，而对无关部位的作用减弱。这样既能突出方剂对主脏主腑的治疗作用，又不至于影响其他无关的脏腑。如缩泉丸，方中的益智仁主入脾经，兼入肾经；山药主入脾经，兼入肺、肾经；乌药主入肾经，兼入脾、肺、膀胱经。益智仁盐制后则主入肾经，为方中君药，具有温肾纳气、固涩小便的作用。三药合用，温肾祛寒，健脾运湿，使全方作用侧重于肾，兼能顾脾。故该方的主要功效是温肾缩尿，常用于下元虚冷，小便频数及小儿遗尿。

（四）突出临床需要的药效，提高全方的临床疗效

由于中药通常是一药多效，但在方剂中并不需要发挥该药的全部作用，特别是在不同方剂中，同一药物所起的作用并不一样。如柴胡在小柴胡汤中宜生用，且用量较大，取其生品气味俱薄，轻清升散，和解退热之力胜；在补中益气汤中，柴胡升阳举陷，不但用量宜小，且宜生用，取其轻扬而升或助它药升提；在柴胡疏肝散中，柴胡以醋制为宜，取其升散之力减弱，而疏肝止痛之力增强。由此可见，组成方剂的药物通过恰当的炮制，因作用重点的变化，使全方的功用有所侧重，对病人的针对性更强，有利于提高方剂的疗效。

三、消减方中某些药物的不良反应，利于治疗

由于方中有的药物某一作用不利于治疗，往往影响全方疗效的发挥，就需要通过炮制调整药性，使其更好地适应病情的要求。

（一）消除药物本身不利于治疗的因素

有的药物在治病的同时，也会因药物某一作用与证不符，给治疗带来不利影响。因此，需要通过炮制，调整药效，趋利避害，或扬长避短。如干姜，其性辛热而燥，长于温中回阳，温肺化饮。在四逆汤中用干姜，取其能守能走，力猛而速，功专温脾阳而散里寒，助附子破阴回阳，以迅速挽救衰微的肾阳。在小青龙汤中，用干姜是取其温肺化饮，且能温中燥湿，使脾能散精，以杜饮邪之源。在生化汤中则需用炮姜，这是因为生化汤主要用于产后受寒，恶露不行，小腹冷痛等病症，因产后失血，血气大虚，炮姜微辛而苦温，既无辛散耗气、燥湿伤阴之弊，又善于温中止痛，且能入营血助当归、炙甘草通脉生新，佐川芎、桃仁化瘀除旧，臻其全方生化之妙，若用生品，则因辛燥，耗气伤阴，于病不利。

（二）调整辅助药物的药性，制约方中主药对机体的不利影响

有的方剂中的主药在发挥治疗作用的同时也会产生不良反应，为了趋利避害，组方时就在方中加入某种辅助药物，但它并不直接起明显的治疗作用，而是制约主药的不良反应。如调胃承气汤，为治热结阳明的缓下剂，然而芒硝、大黄均系大寒之品，易伤脾阳，又因二物下行甚速，足以泄热，方中用甘草是为了缓和大黄、芒硝速下之性，兼顾脾胃，所以原方甘草要求炙用，取其甘温，善于缓急益脾。

四、调整方剂部分适应证，扩大应用范围

若组成方剂的药物不变，仅在药物炮制加工方面不同，也会使方剂的功用发生变化，改变部分适应证。如四物汤，若血虚而兼血热者，宜以生地黄代替熟地黄；血虚而兼瘀者，除了加重当归、川芎的用量外，二药还可酒炙。知柏地黄丸为滋阴降火之剂，若阴虚而下焦兼有湿热者，宜以生地黄代替熟地黄，以免过于滋腻恋湿，知母生用，存其苦味，虽然质润，不致恋湿；黄柏生用，全其苦寒之性，能清热降火而燥湿，还可适当加重茯苓、泽泻用量，若纯属阴虚火旺者，则知母、黄柏宜用盐制，缓和苦燥之性，增强滋阴降火作用，泽泻也宜盐制，取其泻热力增强，且利尿而不易伤阴，并宜减轻茯苓、泽泻用量。理中汤为温中益脾要方，凡中焦虚寒者均可应用，但不同情况应选用不同炮制品才能提高疗效。若中焦虚寒而兼有内湿者，除了可加炒苍术之类以外，宜用干姜，取其辛热而燥，能祛寒燥湿；若中焦虚寒，胃失和降，呕吐腹痛，或者阳虚出血，除了可加吴茱萸之类散寒止痛或者加阿胶、黄芪益气补血之外，则应以炮姜代替干姜，取其炮姜苦温而守，善于温中、止呕、止痛和温经止血，作用缓和而持久；若腹泻明显，方中白术宜土炒，增强健脾止泻的作用；若腹胀恶食，白术又宜炒焦，既可避免其壅滞之弊，又可开胃进食。甘草均宜炙用，取其甘温，补中益脾力强。

五、符合临床制剂的特殊要求

中药制剂是根据规定的处方，将中药制备成一定剂型，能用于防病治病的一类药品。中药制剂一般在复方的基础上进行，它是依据不同证候、对象，组方遣药发挥群效的。其剂型有多种，包括丸、散、膏、丹、片、胶囊、注射剂等。中成药剂型颇多，因与汤剂制作工艺不同，故对饮片的炮制也有不同的要求，各有特色。

（一）制剂对饮片选择的要求

饮片是中药制剂的基本原料，其质量应达到饮片质量的相关要求。由于中药制剂剂型多，制备工艺不同，对饮片的要求也不同。

1. **炮制品的选择** 中药制剂有规定的处方，方中中药的炮制方法均有明确的要求。一般中药制剂的炮制品的选择主要与处方功能主治有关，有时则需要结合制剂的类别、剂型等。

2. **饮片规格的选择** 中药制备过程中，应尽可能使有效成分提取出来，或能更好地适应临床用药的需要。饮片常见形式为片、段、丝、块等，在中药制剂的制备中，需要根据临床需要、药物性质、剂型以及制备方法等选择适宜的饮片规格。

中药制剂中，丸剂、散剂常以粉末直接入药，也有部分性质特殊的药物也可能打粉入药，如三七、人参等，均需要考虑粉末的粒度以及卫生学要求。如果没有特殊要求，粉末多以细粉入药；若散剂用于特殊部位，如眼科用药，则要求用极细粉等。中药制剂的有些制备工艺对饮片也有要求，如处方中的中药提取方法为渗漉法，中药应粉碎成粗颗粒等。中药制剂在选择饮片时，需综合考虑，既保证临床效果，又能方便生产，提高效益。

（二）饮片质量对中药制剂的影响

饮片炮制质量的高低，与中药制剂的生产工艺、疗效、安全性以及稳定性均有影响。

1. **饮片质量对中药制剂质量的影响** 中药制剂的制备，除特殊要求外，均以饮片形

式配方，要求有一定的形状、大小、规格。过于粗大会明显影响煎提效果，或给粉碎带来困难；过小过细，往往容易成糊状，煎提效果不佳。

在制剂的工艺中，有的中药需要粉碎后入药，而中药有易碎、难碎、出粉率高或低等实际问题，通过炮制可使难粉碎的中药易于粉碎，使粉末粒度能适应制剂需要，或提高制剂质量，如全粉末制成丸剂，粒度越细，丸剂表面光洁度越好。依方炮制，保证制剂的质量和疗效。如清宁丸中的大黄需用黄酒多次蒸制以后，才能制丸，否则药力猛峻，易产生服后腹痛的不良反应。健胃消食片中的山楂要求去核，莱菔子、六神曲、麦芽要求炒焦，以增加疗效。炉甘石散中的炉甘石经过煅淬，使其碳酸锌生成氧化锌增效，并且易于使药粉细腻。

2. 饮片质量对中药制剂安全性的影响 有毒中药应严格炮制，特别是毒性极强的中药，如川乌、草乌、马钱子、附子、巴豆、砒石、半夏、天南星等，炮制主要可以减毒增效，若炮制不当，能引起中毒，甚至会使人死亡。毒性中药需要根据制剂研究结果建立更加严格的质量标准。如"小金丹"是中医治疗痈疡的著名方剂，方中主要有麝香、木鳖子、草乌、五灵脂、乳香、没药等药，主治流注、痰核、瘰疬、瘿瘤、乳岩等，其剂型为糊丸，可使中药在体内缓缓释放，以免药力峻猛，或影响用药的安全性。方中要求草乌炮制减毒，木鳖子去油成霜，以降低毒性又可得松散药末利于制丸；乳香、没药醋制后，油分减少，质变酥脆，可有效克服乳香、没药对胃的刺激性，制剂时便于粉碎，增强其止痛效果。

因此，在制剂中须根据处方的主治功能，用药意图，严格其炮制工艺，否则都将影响制剂的质量。

3. 饮片质量对中药制剂稳定性的影响 中成药的稳定性，也直接关系着中药制剂的有效性与安全性，是保证中成药制剂质量的重要环节。合理的中药炮制可以增加中成药制剂的稳定性。如辅料蜂蜜要求炼制去其杂质及蒸发水分；某些含有苦杏仁的丸、散剂型的中成药，在贮藏保管过程中，为保证有效成分苦杏仁苷的稳定，避免被与其共存的酶所酶解，可采用焯杏仁或炒杏仁入药，破坏酶的活性以"杀酶保苷"，从而保证药效。

综上所述，在中成药生产中，其处方中涉及众多的炮制方法，决不能轻率简化或改变。否则，都将直接影响临床疗效。中药制剂应当按照具体方剂的不同要求，严格工艺，随方炮制，保证其安全和有效。

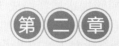

第二章
中药炮制常用辅料和方法

第一节　中药炮制常用辅料

中药必须经过炮制才能入药，这一过程需要使用各种辅料，因此，辅料的用量和质量直接影响炮制品的质量及临床应用效果。炮制所用辅料对主药可以起到协调作用，或增强疗效，或降低毒性，或减轻副作用，或影响主药的理化性质。

一、酒

中药炮制所用的酒，自古以来用曲酿米酒，古代称"清酒""无灰酒"等，现代称黄酒。唐代《新修本草》中始作出"药之用酒，惟米酒入药"的规定。烧酒即白酒、蒸馏酒，自元朝时才有用于制药的记载，《本草纲目》中也记载："烧酒非古法也，自元时始创其法。"

黄酒与白酒的制法不同，其成分也不完全相同，作用亦有所异。黄酒是以米、麦、黍等和曲酿制而成的发酵酒，含乙醇15%～20%，尚富含糖类、酯类、氨基酸、矿物质等成分，味厚，能入血分，主行药势，通血脉，和血行气，自酒制有文献记载以来，米酒用于炮制沿用至今。白酒是以米、麦、黍、高粱等和曲酿制经蒸馏而成，含乙醇50%～65%，尚含微量酯类、酸类、醛类等成分，气厚，行气分，主消冷积寒气，有散寒破结的作用，始见于金，用于炮制见于清代。

黄酒作为中药酒炙炮制辅料应符合最新中华人民共和国国家标准GB/T 13662—2008的有关各项规定，包括感官检查、总糖、非糖固形物、酒精度、pH、总酸、氨基酸态氮、氧化钙、β-苯乙醇、净含量等。

酒味甘、辛，性大热；有毒。能引药上行，温补肝肾、祛风散寒，活血通络，矫臭矫味。如中药常用的一些苦寒清热药黄连、黄柏、大黄等经酒制后可缓和其寒性，并借助酒的性能引药上行；中医常用的地黄、山萸肉、女贞子等补益药，经酒制后可缓和其酸涩性，使其味转厚，起增强温补肝肾的作用；胆南星、乌蛇等有腥气的动物药，经酒制后可起到矫臭作用。

二、醋

醋是中药炮制常用液体辅料之一，古称酢、醯、苦酒、米醋，习称苦酒。目前主要分为食用醋和化学醋两大类。食用醋是以米、麦、高粱等酿制而成，主要成分为醋酸，约占

4%～6%，尚有维生素、有机酸、糖分等。化学醋是由冰醋酸加水稀释而成 3%～4% 的溶液，不含醋的其他成分。一般认为，炮制用醋为食用醋（米醋或其他发酵醋），且以存放时间长的"陈醋"为好，醋的总酸度不得低于 3.5%。化学合成醋不能用于中药炮制。

炮制用醋应澄明，不浑浊，无悬浮物及沉淀物，无霉花浮膜，无"醋鳗""醋虱"，具醋特异气味，无其他不良气味与异味，应符合 SB/T 10303—1999 老陈醋质量标准有关要求。

醋能引药入肝，解毒消痈肿，多用于制入肝经及有毒药物，如：醋炒五灵脂、醋炒芫花；具酸性，使游离生物碱等成分结合成盐，增强溶解度而易煎出，提高疗效；可除去药物的腥膻气味，与具腥膻气味的二甲胺类结合成盐而无臭气。

三、蜂蜜

蜂蜜原名石蜜，始载于《神农本草经》，列为上品。苏恭谓："此蜜既蜂作，宜去石字"。蜂蜜作为中药的炮制辅料应用可追溯到一千七百多年前的汉代，张仲景所著《金匮要略》就有蜜水炮制乌头的记载。我国的第一部炮制专著，由雷敩所著的《雷公炮制论》中也有关于蜂蜜炮制的论述。

蜂蜜为蜜蜂科昆虫中华蜜蜂 *Apis cerana* Fabricius 或意大利蜂 *Apis mellifera* Linnaeus 所酿的蜜。为蜜蜂采集花粉酿制而成。品种比较复杂，除非经过特殊训练的蜜蜂能采得专门的蜂蜜外，一般多为混合蜜。

本品为半透明、带光泽、浓稠的液体，白色至淡黄色或橘黄色至黄褐色，放久或遇冷渐有白色颗粒状结晶析出。气芳香，味极甜。蜂蜜中成分复杂，现已知的成分有 20 多种。蜂蜜中糖类成分占了 3/4，其他成分还包括蛋白质、氨基酸、维生素、有机酸、色素、蜂花粉、激素、微量元素等，中药炮制用蜂蜜应符合《中国药典》2015 年版蜂蜜项下的有关各项规定。

中医认为蜂蜜性味甘平，归肺、脾、大肠经，有补中益气、缓急止痛，润燥止咳，滑肠通便及解毒之功能。用于脾胃虚弱、倦怠食少，脘腹作痛，肺虚干咳，久咳；体虚津亏便秘；外治疮疡，水火烫伤等。蜂蜜不能直接用于中药饮片的炮制，中药炮制常用的是炼蜜，即将生蜂蜜加适量水煮沸，滤过，去沫及杂质，稍浓缩而成。用炼蜜炮制药物，能与药物起协同作用，增强药物疗效、缓和药物性能、矫味矫臭等作用。常用蜂蜜炮制的药物有甘草、黄芪、紫菀、百部、枇杷叶等。

蜂蜜春夏季易发酵，易起泡沫而溢出或挤破容器，要注意储藏条件；有些植物花粉的蜜是有毒的，应注意蜂蜜的来源，避免出现中毒反应。

四、食盐水

为食盐的结晶体加适量水溶化，经过滤而得的澄明液体。主含氯化钠，尚含少量的氯化镁、硫酸镁、硫酸钙等。

食盐应为白色，味咸，无可见的外来杂物，无苦味、涩味，无异臭、氯化钠含量 ≥ 96%，硫酸盐（以 SO_4^{2-} 计）≤ 2%，钡、氟、砷、铅等应符合 GB 5461—2000 食用盐国家标准。

食盐咸，寒。能强筋骨，软坚散结，清热，凉血，解毒，防腐，并能矫味。常以食盐水炮制的药物有杜仲、巴戟天、小茴香、车前子、砂仁、菟丝子等。

五、甘草汁

系甘草切片加水煎煮而得，为黄棕色至深棕色液体，目前甘草汁的质量控制尚没有系统的国家标准或地方标准，有研究对中药炮制辅料甘草汁的质量标准进行研究，以保证甘草汁和甘草汁所炮制饮片的质量稳定，其建立了以甘草酸铵和甘草苷作为对照品的 TLC 鉴别方法，对甘草汁中灰分、可溶性固形物进行了检测，HPLC 测定了药汁中甘草酸和甘草苷含量。

甘草汁气微香，性味甘平，能补脾、泻火、解毒、缓和药性。多用于制毒性药物，如：吴茱萸、远志、半夏等。

六、黑豆汁

为黑豆加适量水煎煮去渣而制得的黑色浑浊液体。黑豆为豆科植物大豆 *Glycine max* (L.) Merr. 的干燥成熟种子，含蛋白质、脂肪、维生素、色素、淀粉等物质，应符合《中国药典》2015 年版黑豆项下的有关各项规定。

《中国药典》2015 年版规定黑豆汁制备条件为："取黑豆 10kg，加水适量，煮约 4h，熬汁约 15kg，豆渣再加水煮约 3h，熬汁约 10kg，合并得黑豆汁约 25kg"。

黑豆味甘性平，能活血利水，滋补肝肾，养血祛风，解毒，药物经黑豆汁制后能增强药物的疗效，降低药物毒性或副作用等。主要用于补肝肾和养血明目药的炮制，如何首乌。

七、生姜汁

为生姜经捣碎取得的黄白色液体，表面可见悬浮的油珠，有香气。生姜为姜科植物姜 *Zingiber officinale* Rosc. 的新鲜根茎，含挥发油、姜辣素、多种氨基酸等，应符合《中国药典》2015 年版生姜项下的有关各项规定。

生姜汁的制备方法为取生姜洗净泥土，捣烂，用布包好，压榨取汁，剩下的姜渣，加入同量清水，再捣烂压榨取汁，并入第一次的净汁中和匀备用。

生姜汁性味辛微温，能止呕、散寒、发汗、解毒，经姜汁制后能抑制药物的寒性，增加疗效，降低毒性，适于止咳化痰、有毒等药材的炮制。常以姜汁炮制的中药有半夏、厚朴、竹茹等。

八、羊脂油

羊脂油来源于牛科动物山羊 *Capra hircus* linnaeus 或绵羊 *Ovis aries* linnaeus 的脂肪油，经低温炼制而成，主要成分为甘油酯，皂化值 192～195，含饱和与不饱和的脂肪酸。

羊脂油味甘、性温，具有补虚、润燥、祛风、解毒的功效，主要治疗虚劳羸瘦、久痢、口干便秘、肌肤皲裂等症。常用羊脂油炮制的药物有淫羊藿。

九、麦麸

麦麸为禾本科植物小麦的种皮，呈褐黄色。主含淀粉、蛋白质及维生素等。

目前有实验对炮制辅料麦麸的质量标准进行了研究，规定麦麸含水量应低于13.84%，总灰分含量应低于3.16%，酸不溶性灰分含量应低于0.52%，总黄酮含量应不低于0.31%，砷盐和重金属盐含量应符合限量标准，作为炮制辅料应采用粗粉。

本品性味甘平，具和中作用。明代陈嘉谟在《本草蒙筌》中记载："麦麸皮制抑酷性勿伤上膈"，意指麸炒可以降低药物的燥性，增强健脾和中的作用。现代通常认为麦麸在炮制过程中起到传递热量，使饮片受热均匀的作用，并且可以吸附饮片中的刺激性成分，从而缓和药物的烈性。麦麸常用于炮制健脾胃及有刺激性、腥臭气味的药物，如：白术、僵蚕、肉豆蔻等。

十、土

中药炮制常用的土为灶心土。灶心土系土灶中的焦土，以久经火炼者为佳，为紫色或黑褐色块状物，坚硬如石，主含硅酸盐、钙盐及多种碱性氧化物。

灶心土性味辛，微温，能温中和胃，止血止呕，多用于制补脾胃药物，如：白术、山药等。

十一、滑石粉

为滑石经精选净制、粉碎、干燥制成，应符合《中国药典》2015 年版滑石粉项下的有关规定。

本品性味甘寒，利水通淋，清热解暑，作中间体制药，能使药物受热均匀，多用于炒制韧性强的动物药，如：刺猬皮、鱼鳔等。

十二、河砂

筛去粒度均匀适中的河砂，淘净泥土，除尽杂质，晒干备用。中药炮制常用河砂做中间传热体拌炒药物，其温度高、传热快，可使坚硬的药物受热均匀。经砂炒后药物质地变松脆，易于粉碎并利于检出有效成分。砂烫炒还可以破坏药物毒性成分，易于除去非药用部位。

常用河砂烫炒的药物有穿山甲、骨碎补、狗脊、马钱子等。

第二节　中药炮制常用方法

一、净制

净制是中药炮制的第一道工序，中药绝大部分都是来源于动物、植物、矿物。这些原生药材，有的采来即可应用，但大部分还要进行选取、切削等简单的加工，以选取药物的有用部分，削除非药用部分，清除灰土杂质，使药物纯净。净制的目的有二：①有些药物经净制后便可直接配方。②为进一步炮制做好准备。

1. **筛**　利用不同孔径的竹筛或铁丝制成的筛，除去药物中的灰砂、渣末，使药物纯净。或对大小、粗细不等的药物进行分档，以便炮制。浮小麦、海金沙、茵陈、寻骨风、桑叶、蛇床子、鹤虱、芫蔚子、地骨皮、青葙子、莱菔子、火麻仁、小茴香、花椒等种子类药材，均用本法筛去灰砂、石屑，除去杂质及其他杂物，筛去空壳。

2. **簸** 根据药材和杂质轻重的不同，利用簸箕或风车扬去药物中的灰渣或碎皮等轻浮的物质，也称为扬。目的在于保持药物的纯净。如王不留行、蒺藜等簸去空壳；百合也可用本法簸去杂质。

3. **拣** 亦称挑，用手或利用一定工具除去药材的非药用部分及其杂质，或将药材按大小、粗细分类挑选，为以后的炮制提供条件，如菊花、金银花、红花、连翘等。

4. **刷** 利用刷子或适宜工具刷去药材表面附生的绒毛或杂质、灰尘，使其清洁、纯净，如枇杷叶刷去毛等。

5. **刮** 利用刮刀或具刃的金属工具，刮去植物药材表面或内里的非药用部分粗皮、绒毛或附生的杂物，以及动物药材表面的筋肉等，如肉桂、厚朴、黄柏、杜仲等刮去粗皮；金樱子劈开，刮去带毛的种仁等。

6. **去壳** 将某些种子类药物捣破或擦破去壳，使其纯净、增强疗效，如榧子、石莲子、鸦胆子、大风子、木鳖子、蓖麻子等。

7. **去核、去心** 某些果实、种子类药物的核、胚芽，有的作用不同，有的不宜入药，故应去掉，保持纯净，增强疗效。如大枣去核，诃子去核，莲子去心，巴戟天去心等。

8. **去头足** 某些动物药的头和足不宜入药，故应去掉。蛤蚧去头足，切成小块，砂炒微黄，研末备用，如蝉蜕、红娘子、斑蝥、虻虫、蜈蚣等。

9. **剪切** 利用剪或刀，以除去药材残留的非药用部分，如玄参去芦等。

10. **压碾** 利用铁碾或石碾，将药材表面附生的非药用部分碾去，如蒺藜经炒焦后，压碾去刺，琥珀等碾研入药。

11. **淘** 是将体积细小的种子类药材放在数倍于药的清水中淘去泥土、砂粒。附有泥土的药材，需放在箩筐或笪箕内，再放入清水中，边搓擦，边搅动，淘去泥土，并利用水的悬浮作用，漂去轻浮的皮壳及杂物。夹有砂粒的药材，需放在瓢内再放入清水中舀动，通过舀动操作，倾出上浮的药材，将沉降瓢底的砂粒弃去。最后将淘净的药材滤水晒干。药材经过淘洗，达到清洁纯净的目的，如：菟丝子、王不留行等。

12. **洗** 是将药材放在数倍于药的清水中或液体辅料中翻动擦洗。质地轻松或富含纤维的药材，要求动作迅速，进行抢洗。质地稍硬或表面粘附泥砂杂质的药材，洗时可用一般速度，或进行充分洗涤。有些药材为了改变性能，需用液体辅料洗。药材经过洗涤，达到清洁纯净，吸水变软，便于切制和改变性能的目的，如柴胡、香薷、车前草、蒲公英、马齿苋、陈皮、地龙、鱼腥草、白花蛇舌草、半边莲、铁苋菜、海藻、昆布、土鳖虫、蜂房等。

13. **浸** 是将药材放在宽水中或液体辅料中，浸泡至一定程度取出。含有大量淀粉及质地坚硬的药材，洗净后，放在清水中浸泡至软取出。动物的甲、骨放在清水中浸泡至皮、甲、肉、骨分离时取出。有些药材为了改变性能，用相适应的液体辅料浸泡至透取出。药材经过浸泡，使水分或液体辅料渗透到药材内部，达到吸水变软便于切制、除去非药用部分、改变药物性能等目的。但必须浸的才浸，浸泡的时间应根据具体情况而定。如根与茎一般浸 1～4h，皮类一般 1～2h，草类 30～60min。

14. **漂** 是将药材放在宽水中或液体辅料中漂去药材的某些内含物质。漂时须根据季节气候和药物的体积、质量，适当地掌握漂的时间、换水次数，并选择漂药的位置。漂药目的是利用水的溶出作用，除去药物的杂质以及部分挥发性、毒性物质，使药物纯净，药性缓和，毒性减低。如海螵蛸、半夏、天南星、川乌、草乌、附子等。

15. **水飞** 是利用水的悬浮作用和粗细粉末在水中的悬浮性不同，分离出细粉的方法。操作方法按下述几道工序进行：①粉碎：将不溶于水的矿物或动物药材用碾槽或粉碎机粉碎。②过筛：用 100 目筛或 120 目筛过筛。③加水研磨：置乳钵内加适量清水研磨，停研时如有膜状沫浮于液面，须用皮纸掠去，研至钵底无粗糙响声，手捻或舌舐无碜时取出。④悬浮分离：置缸内加多量清水搅拌，搅匀后静置片刻，则细粉悬浮于水中的上、中部，粗粉下沉底部，即时倾出上浮的混悬液；下沉的粗粉再行研磨、分离，反复操作，最后将不能悬浮的粗粉弃去。⑤干燥：将所得混悬液合并，静置沉淀，用橡皮管或皮纸条、灯芯吸去水分，置垫有皮纸的篦器内滤水，再置日光下盖纸晒干，乳细即得。有些药物可以不经悬浮分离这道工序。水飞的目的是为了制出极细粉，除去水溶性杂质，避免研磨时的飞扬损耗，如朱砂、雄黄、玛瑙等。

二、切制

切制在中药炮制中，应用最为广泛。一般的中药都需用刀切成片、段、丝、块，使药物达到配方的要求。切制要求饮片清洁卫生，无尘土灰渣，无霉变，无虫蛀，无其他杂物。

（一）切制的目的

1. 增大药材与溶剂的接触面积。药物经切制后，随表面积的增大，增加了与溶剂的接触面积，使有效成分易于溶出。

2. 便于炮制。因药材表面积增大，可使药材充分受热和接触辅料，达到炮制的目的。

3. 便于配方称量，易于粉碎。

4. 便于保管贮藏。

（二）切制规格

饮片切制规格，根据药材的不同情况，分为下列几种类型的切制品，根据药物的特点进行切制：

1. **根及根茎类** 质地坚硬的切薄片（1～2mm），如白芍；质地疏松的切厚片（2～4mm），如沙参；形体细长的切段（5～10mm），如茅根。

2. **全草类** 茎较粗硬的切较短的段（5～10mm），如藿香；茎叶细软的切较长的段（10～15mm），如蒲公英。

3. **茎及树枝类** 质地坚硬的切较薄的斜片（1～2mm），如桂枝；质地较疏松的切较厚的斜片（2～4mm），如藿香梗。

4. **叶类** 叶片大有韧性的切较宽的丝（5～10mm），如竹叶、枇杷叶；叶片短小或易碎的不需切，或揉碎，如番泻叶、冬桑叶。

5. **果实种子类** 质硬体大的切薄片（1～2mm），如槟榔；体积小的捣碎，如紫苏子。

6. **树皮、果皮类** 质硬而厚的切较细的丝（2～3mm），如厚朴；质地疏松的切块（8～12mm），如橘红；体薄的切较粗的丝（5～10mm），如瓜蒌皮。

7. 花类 药材一般不切。

（三）切制方法

切制饮片，首先要把刀具调理好，要求刀刃锋利，以适应切制需要。刀具调理好以后，还要掌握好切制的方法。切药时坐位和姿势要适当，应侧着身子坐，右手持刀，左手握药，向刀刃方向运送，左右手要互相配合。切药根据药材特点，分把切与单切两种。把切适合切制长条形药材，一般切成片、丝、段的形状；单切适合切制块状或球形的药材，多切成片或块的形状。在切制过程中，还必须注意以下几点：①每切完手中药材时，必须把刀关上，以防发生刀伤事故。②切含纤维、淀粉较多的药材时，必须经常用油帚擦刀刃，使其滑利；切含黏液质、糖类较多的药材时，须经常用水帚擦刀刃，以防黏腻。③经常检查刀栓，当刀栓上磨有深痕时，即应更换，同时，刀栓的小头须用木块嵌紧，以防刀栓磨断和滑落。

机器切制可代替体力劳动，同时效率高。切制方法除切片以外，还有劈片、捣碎、碾粉、锉末、研乳等几种，现分别介绍如下：

1. 劈 将大块木质类药材用刀劈成小块或薄片，便于配方和煎出有效成分，如苏木、降香、檀香、松节等。

2. 捣 有些体小结实的药物，不能切片，不易煎出有效成分，须用碾槽碾碎，或用石臼捣碎入药；芳香性或富有油质的药物，宜临用时捣碎，以免挥发、走油影响疗效，如砂仁、草豆蔻、毕澄茄、火麻仁、郁李仁、荔枝核等。

3. 碾 矿物药材、部分树脂、木质及其他坚硬药材，须用碾槽碾成细粉，过80目或100目筛，便于制剂和服用，如血竭、赤石脂、琥珀、沉香、三七等。

4. 锉 角类药材以及其他坚韧的动、植物药材，不易切片的，用锉锉成粉末，便于制剂，如：犀角、羚羊角、马宝等。

5. 研乳 将少量的贵重药物置乳钵内研细，便于制剂，减少损耗，增强疗效，如猴枣、牛黄等。

（四）切制操作注意事项

中药的切制操作是依据药物的性质来决定的，因为药物的质地有软有硬，操作处理也就不同。一般要经过如下步骤，即"整理""洗""浸泡""润""干燥"。这几个步骤中以"润"较为重要。润得太软或太硬都不能切好。切药是"七分润工""三分切工"。另外，操作时还应注意，如切猪苓时，若不拣去石子就要损坏刀片；黄芪切片后不宜晒干，要用木炭火烘干，则可保持色、香、味，晒干即会变色、失香与差味。

（五）干燥

药物切片后，要注意干燥，保持色、香、味。因为色、香、味是否俱存与药物的质量好坏有密切的关系。所以烘、焙、摊、晒是否适宜，是保证色、香、味齐备，提高药物质量的关键。由于各种药物的性质大不相同，又各有其特点，现将不同性质的药物及干燥方法，归纳分述如下：

1. 黏性类 黏性类的药物如天冬、玉竹等含有黏性液质，这类药物饮片不易干燥、极易发黏，如用微火焙烘，原汁不断外渗，会降低质量，故宜用中火烘焙，促使外皮迅速硬结，内部所含原汁不向外渗。烘焙时的颜色会随着时间的延长，而逐渐加深，过久过干都会使色变枯黄，原汁走失，影响质量，故一般的药物烘至九成即可。掌握干燥的程度，只要用手摸之觉得烫不粘手为度。中火干燥要注意勤翻，防止枯焦，如有烈日可晒干到九成即可。

2. 芳香类 芳香类药物如荆芥、薄荷、香薷等，保持香味十分重要。因为香与质量有密切的关系，香味浓质量好。为了不使香味走散，切后宜薄摊阴凉通风干燥处。如太阳光不太强烈，也可晒干，但不宜烈日曝晒，否则温度过高会挥发香气，色也随之变黑。如遇阴雨连绵天气，药物快要发霉，也只能是用微火烘焙，决不能用大火，以免温度过高香散色变，降低药物的效能。

3. 粉质类 粉质类就是含有淀粉质的药物，如山药、浙贝母等。这些药物的饮片若不干燥，极易发滑、发黏、发霉、发馊而变质，必须随切随晒。由于这些药物易脆易碎，故在日晒操作中，动作要轻。如天气不好，也只能用微火烘焙。若火力过大，会烘成外色焦黄。

4. 油质类 油质类药物如当归、牛膝等，这类药物极易走油，如烘焙，油质就会溢出表面，色也随之变黄。火力过火，更会先油后枯影响质量，故宜日晒。若遇阴雨连绵，也只能用微火烘焙，同时要防焦防黑。

5. 色泽类 色泽类药物如桔梗、浙贝母、泽泻、黄芪等。这些药物色泽很重要，含水量也不宜过多。白色类的桔梗、浙贝母宜用日晒，越晒越白；黄色类的泽泻、黄芪，如日晒则会毁色，故宜用木炭微火烘焙，且可保持黄色，增加香味，但不宜用大火，以防焦黄。

6. 须根类 须根类药物如白薇、龙胆、紫菀等，此类药物饮片短小、水分足、不透气、容易结成团块，宜切后即时摊晒，注意薄摊勤翻，使之空气流通，挥发水分，以防霉变。如遇阴雨天气，可用中火烘焙，力求快干，但要专人注意翻动，以防燃烧。

7. 根皮类 根皮类药物如黄柏、厚朴等，此类药物不易霉变，遇阴雨天气，宜多摊、多晾，可晒，可烘。

8. 草叶类 草叶类药物如仙鹤草、泽兰、竹叶、苦地丁等。此类药物一般叶多梗少，浸润后含水量多，容易结饼，最好叶梗分开，薄摊曝晒勤翻，不宜火烘，以防燃烧。

三、炒法

药物经过修制或加工切制、干燥后的饮片置锅内用火加热，不断翻动至一定程度，称为炒。炒在炮制中是比较常用的方法，是根据医疗的要求，结合药物的性质，对药物进行不同的加工处理。因此，在操作时，加热的程度也有所不同，故炒药时应着重掌握火候。火候即药物加热所变化的程度，在炒制时，应根据药物的性质、饮片的厚薄、坚实、软硬，掌握一定的火候、火力，才能做到"制药贵在适中"的程度。药物经过加热后，使其干燥，易于粉碎，便于制剂，减低毒性，增强药物的疗效，改变药物的性能，并能起到矫臭矫味的作用。炒法可分为清炒、固体辅料炒、液体辅料炒等不同的制法。

（一）清炒

即药物不加辅料，置锅内以不同的火力并勤加翻动，使药物均匀受热至所需程度。根据炒的时间和温度，清炒又可分为：炒黄、炒焦、炒炭等。

1. 炒黄 用小火加热，将药物炒至外表颜色微黄，或比原药颜色加深，并透出固有气味，或炒至药物有爆炸声，表皮炸裂。经炒后可达到矫臭矫味，增强健脾和胃的功能，易于煎出有效成分。如牵牛子、酸枣仁、苍耳子、蔓荆子、莱菔子、紫苏子、白芥子等。

2. 炒焦 加热程度比炒黄要高，炒至外表焦黄色或焦褐色，内部淡黄，并有焦香气味。本法多用于炮制健胃助消化及刺激性等药物。如苦杏仁、山楂、栀子、苍术等。

3. 炒炭 药物炒至外表焦黑，里面焦黄，炒后部分炭化，但仍存有原来的气味，其温度比炒焦要高，时间要长。炒时因火力较强，药料易燃，如有火星，喷洒适量的清水灭熄火星，取出置铁盘或瓷盘内，摊冷后收藏。有的药物在炒炭中产生刺激性浓烟，应迅速翻动，使其消散。有的药物质地轻松易于炭化，应以小火炒至微黑色为宜。

（二）固体辅料炒

根据药物各自的特性和治疗需要，用各种不同的固体辅料同炒，称为固体辅料炒。常用的固体辅料炒有麸炒、砂炒、米炒、滑石粉炒、蛤粉炒、土炒等几种。

1. 麸炒 药物用麦麸拌炒，称为麸炒，用未经处理的麦麸炒称净麸炒或清麸炒，用经蜂蜜或红糖制过的麦麸炒称蜜麸炒或糖麸炒。麸炒多用于炮制健脾和胃的药物。麸炒的目的是利用药物与麸皮共同加热，除去药物的部分油脂，减低偏性或借麸皮在加热过程中放出的香气以矫正药物的不良气味，增强健脾和胃的作用。

<u>操作方法</u> 先将铁锅烧热，然后撒下麸皮，待黄白色烟冒出时，投入药料，用筅帚不断翻动，炒至药物呈黄色取出，筛去麸皮，待冷收藏。麸炒最好用斜锅、竹帚之类工具因为这样出锅方便，保证色泽均匀一致，炒时火力要大，动作要迅速，锅要热到撒下麸皮立即起浓烟为宜。如枳壳、枳实、白芍、僵蚕、广木香。

2. 砂炒 药物用砂作中间体进行加热的方法，称砂炒。砂炒主要是使药物均匀受热，使其酥脆易碎，有效成分易于煎出、减低毒性、缓和药性以及便于除毛、去壳。如狗脊、龟板、鳖甲、穿山甲、鸡内金、象皮、水蛭、马钱子等。

<u>操作方法</u> 取黄砂，筛去粗石杂质，洗净晒干，置锅内，炒至轻松容易翻动时，加少许食油同炒。待砂和油炒匀后，投入药料，翻炒。一般火力不宜过猛，以免药物炒成焦黑，应炒至药物表面发生变化，达到膨大、疏松。

3. 米炒 药物用大米作辅料进行加热的方法，称为米炒。米炒的目的是利用大米的润燥和滋养作用，经炒后发出的焦香气味，增强药物的健胃作用，减低药物的毒性，同时米也是炒时的指示剂。如斑蝥、虻虫、北沙参。

<u>操作方法</u> 先将锅烧热，撒上浸湿的大米，使其平贴锅上，加热至大米冒烟时投入药料，轻轻翻动，炒至大米呈焦黄色取出，筛去大米。

4. 滑石粉炒 药物用滑石粉作中间体进行加热的炒法，称滑石粉炒。滑石粉为一种极细粉末，受热传热比砂土慢，有"焖烫"意义，更能使药物缓缓均匀受热，以拌炒动物类药料比较适宜。炒时火力不宜过大，以免药物炒成焦黑色，炒至药物形体膨胀、松疏即可。使药物酥脆易碎，便于制剂和服用，从而增强疗效。如玳瑁。

<u>操作方法</u> 先将滑石粉放锅内，加热至滑石粉轻松，容易翻动时，投入药料，炒至一定火候，筛去滑石粉。一般以滑石粉能淹没药料即可。

5. 蛤粉炒 药物用蛤粉作中间体进行加热的炒法，称蛤粉炒。蛤粉为一种细粉，受热、传热与滑石粉相似，能使药物缓缓均匀受热，以拌炒胶类药物为适宜。火力不宜过大，以免药物焦化。炒至药物形体发生变化，内部尚未炒焦时取出，筛去蛤粉。筛下的蛤粉可以继续使用，炒至变成灰色时更换。蛤粉炒使药物酥脆易碎，易于煎出有效成分，增

强疗效。如阿胶。

操作方法 先将蛤粉放锅内，加热至蛤粉轻松易翻动时投入药料，一般以蛤粉能淹没药料为宜。

6. 土炒 药物用灶心土作为中间体加强同炒的方法，称为土炒。按古时所用之土应为东壁上，即向阳的墙壁上，后来又用灶心土。灶心土经多次烧炼，所含杂质较少，且含有碱性氧化物。由于具有碱性，可起到中和胃酸的作用。另外，土炒后可使部分成分变质，以缓和药性，同时可与药物起协同作用，以达到健脾和胃的目的。土炒受热、传热作用与滑石粉炒、蛤粉炒相似，能使药物均匀受热。本法常用于健脾和胃药物。

操作方法 将碾细的灶心土置铁锅内炒热，再将药物加入，以灶心土能淹没药物为度，用锅铲炒至表面微显焦黄色，并放出焦香气味，即可取出，筛去灶心土，冷后收藏，土炒火力不宜过大，以免药物焦化，如白术。

四、炙法

药物加液体辅料拌炒，称为液体辅料炒。药物经过炒后，在性质上发生了某些变化，能起到解毒、矫味、矫臭，增强疗效，缓和药性，便于制剂和有效成分易于溶出等作用。液体辅料炒与固体辅料炒在意义上和操作上都有所相似，但液体辅料能渗透入药物内部而产生其作用。由于所加的辅料不同，可分为蜜炙、盐水炒、醋炒、酒炒及姜汁炒等。

（一）蜜炙

药物用蜂蜜拌炒，称为蜜炙。蜂蜜性味甘平，能补脾润肺，解毒矫味，多用于制补脾润肺止咳的药物。蜜炙后能缓和药物的偏性，并与药物起到协同作用，增强疗效，以达到治疗目的。

操作方法 先将锅洗净烧热，投入拌蜜后的药物，小火拌炒至药物呈金黄色，取出摊冷后，以不粘手为佳。如甘草、党参、黄芪等。

（二）盐炙

药物加盐水拌炒的方法，称为盐炙。盐性味咸寒，有下行走肾的作用，多用于制补肾、固精、治疝、利尿、泻肾火的药物。盐炙后与药物起到协同作用，能增强疗效。

操作方法 分为先拌盐水后炒和先炒药后加盐水法。先拌盐水后炒法是将食盐加 4～5 倍量水溶解，与药物拌匀，放置闷润，待盐水被吸尽后，置预热适度的炒制容器内，用文火加热，炒至一定程度，取出晾凉。先炒药后加盐水法是先将药物置预热适度的炒制容器内，用文火炒至一定程度，再喷淋盐水，炒干，取出晾凉。大多数药物采用先拌盐水后炒法，少数含黏液质较多的药物采用先炒药后加盐水法。

（三）酒炙

药物加酒拌炒，称为酒炙。酒，甘、辛、大热，穿透力强，有活血通络、引药上行及降低药物寒性的作用，并为一种良好的有机溶媒。一般来说，生物碱、挥发油等物质都易溶于酒中。某些药物用酒制后，有效成分易于溶出，有利于疗效的提高，有的可降低寒性，有的可增强活血通络或具升提作用。

操作方法 将药物与酒拌匀，稍闷至酒被吸收，置预热适度的炒制容器内，用文火炒干，取出晾凉。如黄连，川芎。

（四）醋炙

药物加醋拌炒，称为醋炙。醋味酸、苦性温，具有散瘀血、消痈肿、解毒等作用，大多用于炮制行血和有毒药物，可减低药物毒性，增强散瘀止痛的作用，能充分发挥药物的效用，并具矫臭作用。

操作方法 分为先拌醋后炒和先炒药后加醋法。先拌醋后炒法是将食醋与药物拌匀，加盖闷润，待醋被吸尽后，置预热适度的炒制容器内，用文火炒干，取出晾凉。先炒药后加醋法是先将药物置预热适度的炒制容器内，用文火炒至一定程度，再喷淋一定量食醋，炒干，取出晾凉。一般药物采用先拌醋后炒法，树脂类和动物粪便类药物采用先炒药后加醋法，如乳香、没药、五灵脂。

（五）姜炙

药物加生姜汁拌炒，称为姜炙。生姜辛温，能散寒止呕。某些药物用姜制后，能增强散寒除满，降逆止呕的功效。

操作方法 将药物与定量的姜汁拌匀，放置闷润，使姜汁逐渐深入药物内部，置预热适度的炒制容器内，用文火炒至一定程度，取出晾凉。如厚朴、竹茹。

五、煅法

药物直接或间接用高温加热，使其在结构上或成分上有所改变的方法，称为煅。煅的温度一般在 300～700℃，煅的目的是使药物减少刺激性，改变药物的性能，增强疗效或缓和药性。经煅后，质地酥松易碎，易于煎出有效成分，使药物发挥应有作用。有些药物经煅后失去结晶水或生成炭素。根据药物性质，煅可分明煅、暗煅、煅淬。

（一）明煅

药物放在铁锅或罐内煅烧的方法，称为明煅。本法适用于加热能熔化的矿物药，其目的主要是失去结晶水减少刺激性，增强疗效或产生新的作用。

操作方法 将药物置锅内或罐内加热，使其熔化，至水分完全逸出，无气体放出，药物全部呈酥松或干燥的状态，取出摊冷。如明矾、胆矾、硼砂。

（二）暗煅

暗煅是在高温缺氧情况下，使药物炭化的一种煅法，又称闷煅。适用于煅制质地疏松，炒炭时易于灰化的药物。

操作方法 将药物置铁锅内，上扣小铁锅，接口处用盐泥或赤石脂用水调成泥状封固，留一筷头大的小孔，扣锅上压重物，置炉火上煅烧。小孔烟少时用筷头塞住，至小孔无烟时离火。亦有将药物置小口釉罐内，用盐泥或赤石脂封固罐口，置粗糠火中或小火上煅烧，罐上放大米数粒，至大米成焦黄色时离火，待锅或罐冷却取出药物，以免药物遇空气燃烧而灰化。在煅制过程中，由于加热而锅内气体膨胀，药物受热炭化，有大量气体及浓烟产生，从接口处喷出。应随即用湿泥堵住，或用细砂掩盖填塞，以免空气进入，使药物灰化。如血余、棕榈。

（三）煅淬

将煅透的药物趁热倾入冷的液体辅料中，使其吸收，称为淬。淬适用于经过高温仍不能酥松的矿物药。淬在煅后进行，以弥补煅法的不足。煅与淬结合称为煅淬法。煅淬是使坚硬的药物经过高热骤冷，促使疏松崩解，易于粉碎，以便煎出有效成分。并利用不同的液体辅料缓和药性，且与药物起到协同作用，以增强疗效。液体辅料多用醋、酒、药汁、水等。

操作方法 将煅至红透的药物趁热倾入冷的液体辅料中浸淬，稍冷后取出。有煅淬一次的，也有煅淬多次的，以药物疏松为度。如代赭石、磁石、阳起石、自然铜、禹粮石、花蕊石、紫石英等。

六、蒸煮法

（一）蒸

利用蒸汽进行加热的方法称为蒸。根据药物的特点和治疗的需要，分清蒸、辅料蒸两种：

1. 清蒸 药物经过清洁处理后，用蒸汽进行加热，不加任何辅料的制法，称清蒸。清蒸的目的主要是改变药物的性能，使坚硬的药物变软，便于切制。

操作方法 先将药物去掉杂质和非药用部分，用清水洗净，装笼屉或铜罐等蒸制容器内，隔水进行加热。

2. 辅料蒸 将药物拌入液体辅料，用蒸汽进行加热的方法，称辅料蒸。辅料蒸的目的主要是缓和药性，或增强疗效。

操作方法 药物处理后，将所需的辅料拌在药物上面待吸尽后，装笼屉或铜罐等蒸制容器内，隔水进行加热。

蒸制时间一般视药物性质而定，短者 1～2h，长者数十小时，有的要求反复蒸制。

（二）煮

药物加辅料，或不加辅料，加适量水同煮的方法，称为煮。本法可分醋煮、豆腐煮、精提三种。

1. 醋煮 药物用水与醋同煮，称醋煮。醋煮的目的主要是减低药物的毒性或使有效成分易于溶出，增强疗效。如延胡索、大戟、莪术。

2. 豆腐煮 药物与豆腐同煮称豆腐煮。豆腐煮的目的主要是减低药物的毒性，使其疏松易碎，便于制剂。

操作方法 将清洁的药物敲成小块，用纱布包好，在豆腐中间挖一不透底的方槽，将药物放于豆腐槽中，上盖一层豆腐，加水没过豆腐，进行加热，至豆腐呈蜂窝状取出。如硫黄、珍珠、藤黄。

3. 精提 药物加水加热，使其溶化，滤去杂质，通过冷却或蒸发的方法，称精提。精提的目的，主要是使药物纯净，提高药品质量。

操作方法 将药物放于锅中，加入清水，进行加热，使其溶化，滤去杂质，将清洁滤液装入盆中，置阴凉处，使其冷却结晶。如芒硝、硇砂。

七、其他制法

既有用水处理，又有进行加热或多种制法配合进行的一种炮制方法，属于其他方法。目的是为了使药物减低或消除毒性，缓和药性，增强疗效，保存固有性能或产生新的作用，和便于贮藏与服用。其他制法包括复制、发酵、煨制、制霜取汁等几种。

（一）复制

是根据药物的性质和炮制目的的不同，采用相应的辅料和工序进行炮制。一般将净选后的药物置一定容器内，加入一种或数种辅料，按法定的工艺程序，或浸、泡、漂或蒸。煮或数法共用，反复炮制达规定的质量要求。复制的目的主要是减低或消除药物的毒性，增强疗效，使鲜品易于干燥。如半夏、天南星、白附子、川乌、草乌等。

（二）发酵

药物在一定的温度和湿度下，利用霉菌使其发泡、生霉的方法，称发酵法。发酵的目的为药物经发酵处理，改变原有性能，产生新的作用，以适应临床治疗需要。

发酵的方法是将含有一定量水分或进行过一定程度加热的药物，铺在容器内用稻草或鲜药草或麻袋盖在上面，或垫在下面，放在温度、湿度适宜的环境进行。温度和湿度对发酵的影响极大，温度过低，或湿度过小，则不能进行发酵，或发酵进行得很慢。而温度过高，湿度过大，不适应霉菌生长，发酵亦难以进行。一般以温度 30～37℃，相对湿度70%～80% 为宜。由于微生物的繁殖、产生发酵，使药物表面呈现黄白色的霉衣，内部发生斑点，气味芳香。

（三）煨

将药物用湿面或湿纸包裹，置于加热的滑石粉或热砂中，或将药物与麦麸一同缓缓加热，并适当翻动，或将药物铺摊于吸油纸上，层层隔纸加热，以除去部分油纸的炮制方法称为煨。煨法的目的在于除去部分挥发性及刺激性物质，以缓和药性，降低副作用。

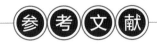

参 考 文 献

[1] 贾天柱. 中药炮制传统理论概述 [A]. 中药药效提高与中药饮片质量控制交流研讨会论文集 [C]. 中药药效提高与中药饮片质量控制交流研讨会，2009.

[2] 蔡宝昌. 中药炮制学 [M]. 北京：中国中医药出版社，2013.

[3] 赵紫伟. 何首乌生熟异用作用机理的研究 [D]. 昆明：云南中医学院，2012.

[4] 陈有军，向飞军，金嘉文，等. 何首乌不同炮制品对大鼠血虚模型的补血作用 [J]. 世界科学技术，2013，15（4）：659-662.

[5] 卓丽红，陈庆堂，危建安，等. 制何首乌对大鼠造血祖细胞增殖及骨髓细胞黏附分子表达的影响 [J]. 时珍国医国药，2012，23（1）：5-6.

[6] 杨涛. 大黄生熟异用相关研究 [D]. 成都：成都中医药大学，2012.

[7] 吴晓青. 生、熟大黄"生泻熟缓、生熟异治"炮制机理研究 [D]. 成都：成都中医药大学，2015.

[8] 尹丽波，林桂梅，侯影，等. 枳实及其炮制品升压作用的研究 [A]. 中华中医药学会中药炮制分会2011 年学术年会论文集 [C]. 中华中医药学会中药炮制分会 2011 年学术年会，2011.

[9] 薛玲，谭鹏，吕文海. 莱菔子不同炮制品对消化系统作用及其急性毒性研究 [J]. 山东中医药大学学报，2006，30（1）：74-75.

[10] 吕文海. 莱菔子炮制研究的主要结果与体会 [A]. 中华中医药学会中药炮制分会 2011 年学术年会论文集 [C]. 中华中医药学会中药炮制分会 2011 年学术年会，2011.

[11] 白宗利，王岩，贾天柱. 柴胡醋制前后挥发油成分的 GC-MS 分析 [J]. 中成药，2009，31（9）：1397-1398.

[12] 赵晶丽, 高红梅. 北柴胡不同炮制品疏肝利胆药效作用初探 [J]. 中国实验方剂学杂志, 2013, 19 (16): 235-238.

[13] 孙慧敏. 柴胡醋制前后的化学及药理比较研究 [D]. 太原: 山西大学, 2015.

[14] 黄一峰. 基于文献、临床及实验的蒲黄生熟异用合理化的探讨 [D]. 南京: 南京中医药大学, 2012.

[15] 王侃. 茜草生熟异用的初步探讨 [D]. 南京: 南京中医药大学, 2012.

[16] 单鸣秋, 陈星, 李娟, 等. 茜草与茜草炭对大鼠急性血瘀模型的影响比较研究 [J]. 中国中药杂志, 2014, 39 (3): 493-497.

[17] 陈斌, 许慧琳, 贾晓斌. 三七炮制的研究进展与研究思路 [J]. 中草药, 2013, 44 (4): 482-487.

[18] 黎江华, 李涛, 黄永亮. 三七"生消熟补"的炮制机制研究现状和思考 [J]. 西南民族大学学报, 2016, 42 (6): 654-659.

[19] 胡启蒙, 陈朝银, 樊启猛, 等. 三七的炮制研究与规范 [J]. 中国当代医药, 2015, 22 (5): 12-16.

[20] 秦宇芬. 三七不同炮制品中总黄酮的含量分析 [J]. 中国基层医药, 2012, 19 (11): 1664-1666.

[21] Qiao CF, Liu XM, Cui XM, et al. High-performance anion-exchange chromatography coupled with diodearray detection for the determination of dencichine in Panax notoginseng and related species[J]. Journal of Separation Science, 2013, 36 (15): 2401-2406.

[22] 王先友, 杨浩, 刘蕾. 生、熟三七中多糖含量的比较 [J]. 河南大学学报 (医学版), 2010, 29 (4): 235-236.

[23] 周新惠. 生熟三七炮制及其部分药理评价研究 [D]. 昆明: 昆明医科大学, 2014.

[24] 何宜航, 桑文涛, 杨桂燕, 等. 基于"生消熟补"理论的三七补血作用及其机理研究 [J]. 世界中医药, 2015, 10 (5): 647-651.

[25] 何宜航. 熟三七粉炮制及"熟补"的药理作用研究 [D]. 成都: 成都中医药大学, 2016.

[26] 彭凯, 张学兰, 王莉, 等. 荷叶不同炮制品提取物对正常大鼠凝血功能影响的比较研究 [J]. 中成药, 2013, 35 (1): 146-149.

[27] 刘洋, 张学兰, 李慧芬, 等. 荷叶不同饮片黄酮和生物碱类成分对兔体外凝血功能影响的比较 [J]. 中成药, 2014, 36 (4): 842-845.

[28] 姚蓝. 基于栀子炒炭存性的物质基础内涵研究 [D]. 北京: 中国中医科学院, 2014.

[29] 崔小兵. 基于 Maillard 反应研究麸炒增加"焦香健脾"作用的共性物质 [D]. 南京: 南京中医药大学, 2013.

[30] 景亚凤. 基于传统功效的山楂炒焦物质基础及相关药效学研究 [D]. 成都: 成都中医药大学, 2012.

[31] 孙雄杰. 苍术炒焦工艺及炒焦前后药效学与化学成分对比研究 [D]. 武汉: 湖北中医药大学, 2016.

[32] 付伟, 孙雄杰, 李水清, 等. 苍术炒焦前后对湿阻中焦模型大鼠 AQP2, AQP3 含量的影响 [J]. 中国实验方剂学杂志, 2016, 22 (19): 19-22.

[33] 谢锋, 胡昌江, 李文兵, 等. 大黄酒炙前后对血脑屏障的影响 [J]. 中国药业, 2010 (22): 29-30.

[34] 吴育, 彭晓清, 姜晓燕, 等. 酒制对大黄中游离蒽醌在大鼠体内组织分布的影响 [J]. 中国中药杂志, 2017, 42 (8): 1603-1608.

[35] 王亚, 芮天奇, 杨军辉, 等. 酒炙对大黄作用于上焦炎症及肝脏能量代谢的影响 [J]. 中药材,

2015，38（1）：53-57.

[36] 张凡，林桂梅，沈晓庆，等．黄柏不同炮制品中盐酸小檗碱在大鼠体内组织分布的研究 [J]．中华中医药学刊，2013，31（7）：1547-1549.

[37] 寇俊萍，吴彦，王清正，等．生黄连或酒制黄连对交泰丸镇静催眠作用的影响 [J]．中药药理与临床，2007，23（5）：15-17.

[38] 林芳．杜仲治疗骨质疏松的有效成分筛选及质量控制的研究 [D]．成都：成都中医药大学，2012.

[39] 高倩倩，翁泽斌，赵根华，等．盐炙对杜仲中京尼平苷酸体内药代动力学的影响 [J]．南京中医药大学学报，2015，31（5）：453-456.

[40] 董媛媛，石智华，邓翀，等．从抗氧化角度评价杜仲"盐制入肾"的炮制机理 [J]．现代中医药，2013，33（1）：77-79.

[41] 刘俊达．韭菜子盐炙前后温补肾阳的机理研究 [D]．成都：成都中医药大学，2011.

[42] 黄勤挽．益智仁盐炙"缩尿"作用的研究 [D]．成都：成都中医药大学，2008.

[43] 李文兵，胡昌江，吴珊珊，等．益智仁盐炙前后对肾阳虚多尿大鼠肾脏改善作用研究 [J]．中成药，2012，34（9）：1767-1769.

[44] 马莉莎．五味子炮制品对急性肝损伤的治疗作用研究 [J]．中国民族民间医药，2009，18（3）：6-7.

[45] 胡芳．醋制对五味子成分及 CYP450 酶效应研究 [D]．南京：南京中医药大学，2011.

[46] 郑洁，张萌，邓翀，等．从抗氧化角度评价南五味子"醋制入肝"的炮制机制 [J]．中国实验方剂学杂志，2012，18（20）：189-192.

[47] 蒋濛．醋制对延胡索主要活性成分含量及药效学影响研究 [D]．武汉：湖北中医药大学，2016.

[48] 季光琼．醋制延胡索对其入肝经作用的影响研究 [D]．武汉：湖北中医药大学，2014.

[49] 李淑雯，胡志方．香附醋制前后对肝细胞膜通透性的影响 [J]．时珍国医国药，2012，23（6）：1395-1396.

[50] 盛菲亚，周莉江，严鑫，等．香附醋制前后对肝气郁滞模型大鼠的影响 [J]．中成药，2016，38（1）：156-159.

[51] 张村，殷小杰，李丽，等．白花前胡蜜炙前后的药效学比较研究 [J]．中国实验方剂学杂志，2010，16（15）：146-148.

[52] 沈秀娟，周倩，孙立立，等．黄芪蜜炙及配伍对小鼠抗疲劳和耐缺氧作用影响的比较 [J]．山东中医杂志，2014，33（6）：475-477+480.

[53] 蔡金坊．蜜炙黄芪的质量评价及其蜜炙机理的初步探究 [D]．太远：山西大学，2016.

[54] 吴彧，陈子珺，胡月娟，等．不同炮制方法的紫菀饮片祛痰作用的实验研究 [J]．上海中医药大学报，2006，20（3）：55-57.

[55] 叶广亿，李书渊，陈艳芬，等．枇杷叶不同提取物的止咳化痰平喘作用比较研究 [J]．中药药理与临床，2013，29（2）：100-102.

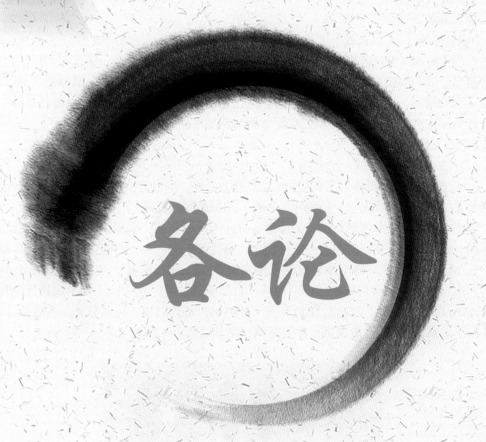

下篇

各论

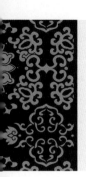

第一章
根与根茎类药

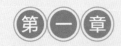

人参

Renshen
GINSENG RADIX ET RHIZOMA

【药材基原】 本品为五加科植物人参 *Panax ginseng* C.A.Mey. 的干燥根和根茎。多于秋季采挖，洗净经晒干或烘干。栽培的俗称"园参"；播种在山林野生状态下自然生长的称"林下山参"，习称"籽海"。

【炮制沿革】 人参首载于《神农本草经》，列为上品。人参最早的加工方法可上溯至汉代，历代的加工方法各有不同。南北朝时采用去四边芦头并黑法，唐代用切焙法，宋代主张制炭、焙、微炒，至元代又用蜜制法，明代则用湿纸裹煨、盐炒、酒浸法，到了清代还用过五灵脂制、川乌制等特殊炮制法。现代加工炮制方法主要有晒干和蒸制 2 种，《中国药典》2015 年版收载人参片和红参片 2 种炮制规格。

【炮制工艺】

1. **人参片** 取原药材，除去芦头，洗净，润透，切薄片，干燥，或用时粉碎、捣碎。

2. **红参片** 传统方法 将净制后的人参瓣去支根、须根等，上笼屉蒸 2～3h，至参根呈红色，皮呈半透明状为宜，切薄片，干燥，用时粉碎或捣碎。

现代工艺 以人参总皂苷以及活性皂苷 Rg_3 为考察指标，采用正交试验法，对红参蒸制时间、烘干温度、烘干时间进行条件优选，最优加工工艺为：蒸制 4h，70℃下烘 8h。

3. **糖参** 取鲜参洗刷干净，置沸水中浸泡 3～7 min，捞出，再入凉水中浸泡 10min 左右，取出晒干。然后用特制的针沿参体平行及垂直的方向扎小孔，浸于浓糖汁（100ml 水溶 135g 冰糖）中 2h。取出后曝晒 1 天，再用 40℃温水打潮，使其软化，进行第 2 次扎孔，浸于浓糖汁中 24h。取出后，冲去浮糖，晒干或烤干（图下 -1-1）。

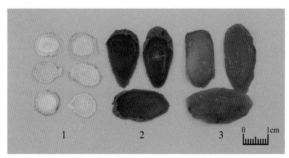

图下 -1-1 人参不同炮制品对比图

1. 人参片 2. 红参片 3. 糖参

【炮制作用】 人参味甘、微苦，性微温。归脾、肺、心、肾经。具有大补元气，复脉固脱，补脾益肺，生津养血，安神益智的功效。生晒参偏于补气生津，复脉固脱，补脾益肺，多用于气阴不足、津伤口渴、消渴等证，以清补为主。红参性偏温，以温补见长，具有大补元气，复脉固脱，益气摄血的功效，用于体虚欲脱，肢冷脉微，气不摄血，崩漏下血，心力衰竭，心源性休克等证。糖参功用同生晒参而力稍弱。

人参中含有多种水解酶，在水的作用下将皂苷类成分水解，从而使人参失去原有的作用。人参炮制成红参后不但能使水分减少，还可以杀灭酶的活性，起到"杀酶保苷"的作用。人参经蒸制干燥后，质地坚硬，角质透明，既隔绝空气又隔绝水分，对人参皂苷具有机械保护作用。传统认为人参芦头有催吐作用，用时须除去芦头。

现代药理学研究表明，人参具有调节中枢神经系统、调节血压、保护心肌、降血糖、保肝护肝、抗肿瘤、抗衰老、改善造血功能等作用。人参炮制成红参后，抗肿瘤、抗衰老、降血糖等药理活性均有所改变。同时，由于红参中的稀有皂苷的增加，其生物利用度更高。

【炮制机制】 人参的化学成分十分复杂，迄今为止，已分离到人参的化学成分主要包括皂苷类、挥发油、有机酸及其酯、甾醇及其苷、蛋白质、多肽、氨基酸、精胺等其他含氮化合物，还有维生素类、微量元素、木质素、黄酮类、糖类、糖蛋白等成分。因所含成分多而杂，炮制过程中的化学反应就比较复杂，会出现多种成分的转化，同时伴有新物质的生成。

皂苷类成分是人参中最主要的有效成分，具有抗疲劳，增加免疫力，抗休克，镇静安神以及抑制癌细胞等作用。人参皂苷类成分在加工过程中会发生酯键和糖苷键的降解，经过炮制后，红参含有的人参皂苷种类和相对含量要多于生晒参，但共有成分含量差异不大。研究表明在红参加工过程中丙二酸单酰人参皂苷酯键水解产生相应的人参皂苷，脱羧产生相应的糖乙酰化人参皂苷。人参加工炮制成红参的过程中，人参皂苷转化成极性适中的少糖基皂苷，可以显著提高其吸收性，增强生物利用度，生晒参与红参在临床疗效上的差异与这个特性相关，这也从另一个角度揭示人参炮制的机制。

人参中的糖类物质占人参干重的 80%，大部分为淀粉，其余为多糖、低聚糖、还原糖、单糖等，具有增强抵抗力，抗衰老，抗氧化，抗癌等作用。生晒参因为水分的流失，其糖类含量高于红参。研究发现人参中的麦芽糖和氨基酸发生美拉德反应，生成麦芽酚。麦芽酚及其葡萄糖苷是红参特有成分，麦芽酚能有效地清除自由基，减少脂质过氧化物的形成。

经炮制后的红参相较于人参具有"增效减毒"的作用。田七素是存在于人参中的一种特殊氨基酸，有一定的神经毒副作用。炮制后人参中的田七素含量降低，田七素受热脱羧降解，生成 1-醛基-二氨基丙酸以及 CO_2 和 H_2O，从而减小了毒性。

【方剂应用】

1. 生晒参

（1）小柴胡汤（《伤寒论》），由柴胡、黄芩、生晒参、蜜甘草、姜半夏、生姜、大枣组成，具有和解少阳的功效，用于伤寒少阳证，妇人中风，热入血室及疟疾、黄疸等病而见少阳证者。

（2）四君子汤（《太平惠民合剂局方》），由生晒参、麸炒白术、茯苓、蜜甘草组成，具有益气健脾的功效，用于脾胃气虚证。

（3）参苓白术散（《太平惠民和剂局方》），由莲子肉、薏苡仁、缩砂仁、桔梗、炒白扁豆、白茯苓、生晒参、蜜甘草等组成，具有益气健脾，渗湿止泻的功效，用于脾虚湿盛证和肺脾气虚痰湿咳嗽证。

（4）独参汤（《医方类聚》），由人参单味药组成，具有补气固脱的功效，用于诸般失血与疮疡溃后，气血俱虚，面色苍白，恶寒发热，手足清冷，自汗或出冷汗，脉微细欲绝者。

2. 红参

（1）败毒散（《小儿药证直诀》），由柴胡、前胡、川芎、枳壳、羌活、独活、红参、甘草等组成，具有散寒祛湿，益气解表的功效。用于气虚外感风寒湿证。症见憎寒壮热，头项强痛，肢体酸痛，无汗，鼻塞声重，咳嗽有痰，胸膈痞满，舌淡苔白，脉浮而按之无力。

（2）温脾汤（《备急千金要方》），由大黄、附子、干姜、红参、蜜甘草组成，具有泻下寒积，温补脾阳的功效。用于寒积腹痛证，症见便秘腹痛，脐周绞痛，手足不温，苔白不渴，脉沉弦而迟。

（3）半夏泻心汤（《伤寒论》），由姜半夏、黄芩、干姜、红参、黄连、大枣、炙甘草组成，具有寒热平调，消结散痞的功效，用于寒热互结之痞证，症见心下痞，但满而不痛，或呕吐，肠鸣下利，舌苔腻而微黄。

（4）生脉散（《医学启源》），由红参、麦冬、五味子组成，具有益气养阴，敛汗生脉的功效。用于湿热、暑热伤气耗阴证和久咳肺虚，气阴两虚证。

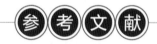

[1] 李卓艳，李德坤，周大铮，等. 正交试验法优选红参加工工艺 [J]. 中成药，2011，33（6）：1005-1007.

[2] 蔡宝昌. 中药炮制学［M］. 北京：中国中医药出版社，2008.

[3] 黎阳，张铁军，刘素香，等. 人参化学成分和药理研究进展 [J]. 中草药，2009，40（1）：164.

[4] 金鑫，张振海，孙娥，等. 炮制、体内转化过程与人参皂苷潜在构效关系相关性的探讨 [J]. 中国中药杂志，2013，38（3）：307-313.

[5] 肖盛元，罗国安. 红参加工过程中人参皂苷化学反应 HPLC /MS/MS 研究 [J]. 中草药，2005，36（1）：40-43.

[6] 吴锦忠，易骏，林如辉，等. 鲜人参与红参总挥发油含量和糖类含量比较研究 [J]. 贵阳医学院学报，1992，17（1）：58-60.

[7] 李向高，郑毅男. 红参加工中梅拉德反应及其产物的研究 [J]. 中国中药杂志，1999，24（5）：274.

[8] 赵日秋，舒斌，林娜，等. 注射用三七素对 SD 大鼠神经系统的影响 [J]. 中国实验方剂学，2013，19（1）：252.

三七

Sanqi

NOTOGINSENG RADIX ET RHIZOMA

【药材基原】 本品为五加科植物三七 *Panax notoginseng*（Burk.）F.H.Chen 的干燥根和根茎。秋季花开前采挖，洗净，分开主根、支根及根茎，干燥。支根习称"筋条"，根茎习称"剪口"。

【炮制沿革】 三七目前能查证到其最早记载于杨清叟的《仙传外科方集》。三七的炮制始载于《万氏女科》（明），其炮制方法为"末"，后《本草求真》载"研用良"，《外科大成》（清）载有"焙"。现行炮制方法颇多，除常用生品切片、碾细粉外，还有蒸、炸、酒制等多种方法。《中国药典》2015 年版仅收载三七粉 1 种炮制规格。

【炮制工艺】

1. **三七** 取原药材，去除杂质，用时捣碎。

2. **三七粉** 取净三七，碾成细粉。

3. **熟三七** 传统方法 取净三七，打碎，大小分档，用食用植物油炸至表面棕黄色，取出，沥去油，研细粉；或取三七，洗净，蒸透，取出，及时切片，干燥。

现代工艺 以炮制后三七中人参皂苷 Rg_1 为含量指标，改进三七炮制工艺为：三七洗净后直接高压蒸 45min，缩短操作时间，饮片外观色泽好。以浸出物、三七皂苷 R_1、人参皂苷 Rg_1 和人参皂苷 Rb_1 的质量分数为评价指标，采用正交试验法，优选油炸三七最佳炮制工艺为：药材与油量比值 20：40，油炸时间为 7min，油炸温度为 120~130℃（图下 -1-2）。

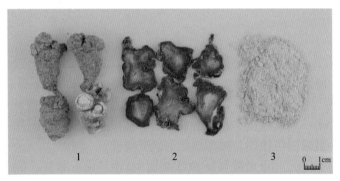

图下 -1-2 三七不同炮制品对比图

1. 三七 2. 熟三七 3. 三七粉

【炮制作用】 三七味甘、微苦，性温。归肝、胃经。有散瘀止血，消肿定痛的功效。用于咯血，吐血，衄血，便血，崩漏，外伤出血，胸腹刺痛，跌扑肿痛。生品散瘀止血，消肿定痛，为临床上常用的化瘀止痛药，止血而不留瘀，化瘀而不会导致出血。多用于治疗各种出血证及跌打损伤，瘀滞肿痛等。熟三七的止血化瘀作用减弱，以滋补力胜，临床使用则与其补血、补气等"熟补"功效有关，多用于身体虚弱、气血不足的患者。据报道，熟三七粉能够辅助治疗血虚证，癌性贫血，改善术后贫血和化疗引起白细胞减少症等。近年来，三七还用于冠心病、糖尿病、心绞痛、血栓等病的治疗，被认定为"外伤科之圣药、止血之神药、理血之妙品"，可治一切血症。

现代药理学研究表明，三七具有止血，散瘀，消肿，止痛，强壮，生肌，增强免疫功能，抑制肿瘤等多种作用。三七总皂苷是三七的主要活性成分，可保护心肌细胞，抗血栓，抗心律失常，降血脂，延缓衰老，提高记忆等；挥发油成分具有镇静、安神的作用；黄酮成分可扩张冠状动脉，增加冠脉流量，抗炎，抗过敏；三七多糖和部分挥发油类成分可提高人体免疫功能，具有抗癌活性。

【炮制机制】 三七主要成分有三七总皂苷、三七素、黄酮、挥发油、氨基酸、糖类及各种微量元素等。加工方法不同导致三七有不同的功效，与三七炮制前后药效成分的种类及含量的变化密切相关。三七发挥止血作用的有效成分为三七素，活血、补血作用均与三七总皂苷有关，生三七在炮制过程中，化学成分的含量及组成发生变化，尤其是皂苷，易发生水解或降解，加之产生新的成分，致使消肿活血化瘀功效减弱，补血功效增强。

现代药学研究表明，三七炮制后皂苷类成分变化差异大，总黄酮、三七氨酸类成分含量减少明显，而总多糖含量明显上升。可能是由于三七皂苷的糖苷键裂解和侧链脱水反应，产生新的皂苷类成分，这些成分大多具有提升免疫、抗肿瘤活性的作用。生三七粉蒸制后总皂苷及人参皂苷 Rg_1、人参皂苷 Rb_1 和三七皂苷 R_1 的含量均有不同程度的降低，降低程度依次为 $Rg_1 > R_1 > Rb_1$。采用 HPLC 法分析三七蒸制过程中皂苷成分量的变化，5 种主要皂苷类成分的含量逐渐减少，有 8 种新的皂苷成分生成。因此，三七不同炮制品中三七皂苷 R_1 和人参皂苷 Rg_1、Rb_1、Re 的含量存在差异，炮制对三七皂苷类成分的含量有影响。

熟三七与生三七比较，功用发生了很大的变化，"生消熟补"是古人对三七的朴素认识，但未进行熟三七补血作用以及导致生、熟三七功效变化的作用机制方面的探讨和研究。

【方剂应用】

1. 三七片（《中国药典》2015 年版），由三七单方组成，具有散瘀止血，消肿止痛的功效。用于咯血，吐血，衄血，便血，崩漏，外伤出血，胸腹刺痛，跌扑肿痛。

2. 三七伤药片（《中国药典》2015 年版），由三七、制草乌、雪上一枝蒿、冰片、骨碎补、红花、接骨木、赤芍组成，具有舒筋活血，散瘀止痛的功效。用于跌打损伤，风湿瘀阻，关节痹痛；急慢性扭挫伤、神经痛见上述证候者。

3. 三七血伤宁胶囊（《中国药典》2015 年版），由三七、重楼、制草乌、大叶紫珠、山药、黑紫藜芦、冰片组成，具有止血镇痛，祛瘀生新的功效。用于瘀血阻滞、血不归经之各种血证及瘀血肿痛。

4. 羊藿三七胶囊（《中国药典》2015 年版），由淫羊藿和三七组成，具有温阳通脉，化瘀止痛的功效。用于阳虚血瘀所致的胸痹，症见胸痛，胸闷，心悸，乏力，气短等；冠心病，心绞痛属上述证候者。

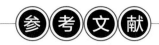

[1] 盖雪，刘波．熟三七炮制方法的改进 [J].齐鲁药事，2005，24（5）：304-305.

[2] 林桂梅，鞠成国，贾天柱，等．正交实验优选油炸三七炮制工艺 [J].中华中医药学刊，2016，34（10）：2403-2406.

[3] 龙桂宁，于礼建，崔建东，等．熟三七破壁粉粒与常规饮片对血虚模型小鼠的影响 [J].中药材，2012，35（2）：291-293.

[4] 吴哲，廖伟，邱云，等．熟三七粉对癌性贫血的临床疗效观察 [J].世界中医药，2015，10（5）：655-657.

[5] 肖根桢．熟三七治疗股骨近端髓内钉内固定术后失血性贫血及预防深静脉血栓形成的疗效 [J].临床合理用药，2015，8（10）：119-120.

[6] 杨强．熟三七粉治疗化疗后白细胞减少症的临床疗效观察 [J].世界中医药，2015，10（5）：658-660.

[7] 孙小玲．三七的研究进展 [J].云南中医中药杂志，2005，26（6）：44-46.

[8] 黎江华，李涛，黄永亮，等.三七"生消熟补"的炮制机制研究现状和思考 [J].西南民族大学学报（自然科学版），2016，42（6）：654-659.

[9] 秦宇芬．三七不同炮制品中总黄酮的含量分析 [J].中国基层医药，2012，19（11）：1664-1666.

[10] 王先友，杨浩，刘蕾，等.生熟三七中多糖含量的比较 [J].河南大学学报（医学版），2010，29（4）：235-236.

[11] 柯金虎，孙玉琴，陈中坚，等.蒸制法炮制熟三七粉对皂苷含量的影响 [J].时珍国医国药，2003，14（8）：475-476.

[12] 万晓青，夏伯侯，楼招欢，等.三七不同炮制品中皂苷类成分的含量比较 [J].中华中医药杂志，2011，26（4）：841-843.

三棱 Sanleng
SPARGANII RHIZOMA

【药材基原】 本品为黑三棱科植物黑三棱 *Sparganium stoloniferum* Buch.-Ham. 的干燥块根。冬季至次年春采挖，洗净，削去外皮，晒干。

【炮制沿革】 三棱始载于唐代的《本草拾遗》。历代医书古籍记载三棱的炮制方法约有 20 种，以切片、剉块、醋制、醋煮、酒炒、酒煮常见。现代三棱的炮制方法主要是切片和醋制。《中国药典》2015 年版收载三棱和醋三棱 2 种炮制规格。

【炮制工艺】

1. **三棱** 除去杂质，浸泡，润透，切薄片，干燥。

2. **醋三棱** 传统方法 取净三棱片，用米醋拌匀，闷透，置炒制容器内，炒至色变深，取出，放凉。每 100kg 三棱，用醋 15kg。

现代工艺 以水溶性浸出物和总黄酮含量为指标，采用正交试验法，优选最佳工艺参数为：每 100kg 三棱，用水稀释后的米醋 [米醋（100：15），米醋：水（1：1）]15kg，拌匀，闷润时间 30min，炒制时间 14min，放凉，过筛（图下 -1-3）。

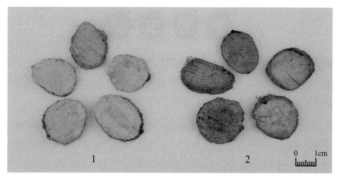

图下 -1-3 三棱不同炮制品对比图

1. 三棱　2. 醋三棱

【炮制作用】　三棱味辛、苦，性平。归肝、脾经。具有破血行气，消积止痛的功效。三棱生品为血中气药，辛散苦泄破瘀消积之力颇强，用于血瘀气滞所致癥瘕痞块及食积脘腹胀痛有良效。古人认为三棱醋制后主入血分，增强破瘀、散结、止痛的作用，如《本草纲目》有"入药须炮熟。消积须用醋浸一日，炒或煮熟焙干，入药乃良"；《景岳全书》有"制宜醋浸，炒熟入药"；《得配本草》有"欲其入血，醋炒"。

现代药理学研究表明，三棱具有抗肿瘤、保肝、镇痛消炎、堕胎、杀精、抑制血管形成及雌激素拮抗等作用，同时对血液系统有一定作用。在临床上，三棱主要用于治疗气血凝滞、经闭、产后瘀血腹痛、饮食积滞、跌打损伤等作用。醋三棱则对于气血凝滞和淤血等症状效果更佳。

【炮制机制】　三棱可以破血行气、消积止痛，醋制以后，破瘀、散结、止痛的作用增强。有研究表明：与生品相比，醋炒可以有效提高醋三棱的总黄酮、总生物碱与有效 Al^{3+} 的提取率与提取比率，总黄酮的提取率与提取比率受炒制温度影响显著，而总生物碱的提取率与提取比率则受醋酸质量浓度的影响显著。有实验对三棱不同炮制品中总黄酮进行镇痛作用研究，结果表明，三棱中总黄酮具显著的镇痛作用。比较炮制对三棱镇痛作用影响，炮制后作用有所增强，这与传统的中医药理论认为醋制后增强散瘀止痛作用相吻合。以上实验结果为进一步筛选三棱有效成分以及炮制机制研究提供了科学理论依据。

【方剂应用】

1. **三棱**　三棱汤（《普济方》），由三棱、莪术、益智仁、青皮、炙甘草、陈皮组成，具有和脾胃、消积滞的功效，用于脾胃积滞、心腹爆疼。

2. **醋三棱**　三棱丸（《景岳全书》），由三棱、莪术、青皮、半夏和麦芽组成，用醋煮干，焙为细末醋糊为丸。用于妇人血症、血瘕、食积、痰滞等。

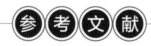

[1] 邓世容 . 三棱饮片炮制工艺及质量标准研究 [D]. 成都：成都中医药大学，2005.

[2] 孙杰，王芍，郭斌，等 . 三棱黄酮抗 HeLa 宫颈癌：降低分裂期细胞比率诱导细胞凋亡 [J]. 食品科学，2011，32（1）：210-214.

[3] 孙杰，王芍，马丁，等 . 三棱黄酮提取及其抗 HeLa 宫颈癌成分的 HPLC 分析 [J]. 西北植物学报，

2010，30（12）：2530-2535.

[4] 李学臣，张涛，魏晓东.三棱提取物对 H22 荷瘤小鼠的抑瘤作用 [J].黑龙江医药科学，2010，33（5）：78.

[5] 张瑾峰，王吉吉，刘欣，等.莪术、三棱和白介素 -6 对人乳腺癌细胞凋亡的诱导作用 [J].首都医科大学学报，2006，27（4）：492-493.

[6] 徐立春，孙振华，陈志琳，等.三棱、莪术提取物修饰的肿瘤细胞疫苗的非特异性抗瘤实验研究 [J]. 2001，20（12）：1380-1382.

[7] 李娟，单长民，赵永德.三棱、莪术抗大鼠肝纤维化的作用机理探讨 [J].山东医药，2010，50（37）：25-27.

[8] 毛春芹，陆兔林，邱鲁婴.三棱不同炮制品总黄酮镇痛作用研究 [J].南京中医药大学学报：自然科学版，2001，17（5）：299-300.

[9] 苗晓玲，曹东，母昌敏，等.部分破血活血中药对妊娠早期小鼠流产及死胎的影响 [J].云南中医中药杂志，2005，26（1）：31-32.

[10] 任淑君，朱淑英，杨长虹.中药益母草及三棱杀精作用的研究 [J].黑龙江医药，1999，12（2）：83.

[11] Sun J，Wang S，Wei YH.Reproductive toxicity of Rhizoma sparganii（Sparganium stoloniferumBuch.-Ham.）in mice：Mechanisms of anti-angiogenesis and anti-estrogen pharmacologic activities[J]. Journal of Ethnopharmacology，2011，137（3）：1498-1503.

[12] 李傲，况刚，汪莹，等.加味三棱丸对人子宫内膜异位症内膜雌激素分泌及血管生成的影响 [J].中国新药与临床杂志，2009，28（11）：831-836.

[13] 和岚，张秀梅，毛腾敏.三棱、丹参对血液流变学影响的比较研究 [J].山东中医药大学学报，2007，31（5）：434-435.

[14] 陆兔林，叶定江，毛春芹，等.三棱总黄酮抗血小板聚集及抗血栓作用研究 [J].中草药，1999，30（6）：388-389.

[15] 孙杰，吴艺舟，王芍，等.不同醋炙工艺对三棱有效成分群溶出的影响 [J].中草药，2013，12（44）：1593-1598.

[16] 毛春芹，陆兔林，邱鲁婴，等.三棱不同炮制品总黄酮镇痛作用研究 [J].南京中医药大学学报，2001，17（5）：299-300.

干姜 Ganjiang
ZINGIBERIS RHIZOMA

【药材基原】 本品为姜科植物姜 *Zingiber officinale* Rosc. 的干燥根茎。冬季采挖，除去须根和泥沙，晒干或低温干燥。趁鲜切片晒干或低温干燥者称为"干姜片"。

【炮制沿革】 干姜始载于《神农本草经》，列为中品，其炮制始见于《金匮要略》，曰"炮"。历代医书古籍记载干姜炮制的方法较多，不加辅料的炮制有晒干姜（干姜）、炮干姜（炮姜）、烧干姜、炒干姜、煨干姜、煅干姜（干姜炭）等，加辅料炮制的有盐干姜、巴豆干姜、蜜干姜、麸干姜、土干姜、甘草煮干姜等，各有其特别用途。现代干姜的炮制品主要有干姜、炮姜和干姜炭（姜炭）3 种，《中国药典》2015 年版仅收载干姜和炮姜 2

种炮制规格。

【炮制工艺】

1. **干姜** 除去杂质，略泡，洗净，润透，切厚片或块，干燥。

2. **炮姜** 传统方法 先将净砂置炒制容器内，用武火加热，炒至灵活状态，再加入干姜片或块，不断翻动，炒至鼓起，表面棕褐色，取出，筛去砂，晾凉。

现代工艺 以 UPLC 指纹图谱相似度和 6- 姜酚、8- 姜酚、10- 姜酚量的含量为评价指标，采用单因素试验考察法，确定炮姜砂烫最佳炮制工艺参数为：砂烫温度 195℃，砂烫时间 7min 为宜。

3. **姜炭** 传统方法 取干姜片或块，置炒制容器内，用武火加热，炒至表面焦黑色，内部棕褐色，喷淋少许清水，灭尽火星，略炒，取出，晾干，筛去碎屑。

现代工艺 以浸出物含量、凝血时间为评价指标，结合成品性状，采用正交试验法，优选姜炭的最佳炮制工艺参数为：烘制温度 250℃，烘制时间 15min。以吸附力、鞣质含量、6- 姜辣素含量和 6- 姜烯酚含量的总评"归一值"为评价指标，采用星点设计 - 效应面法，优选最佳炮制工艺参数为：砂烫温度 310℃，药材厚度 0.55cm，砂烫时间 15.5min（图下 -1-4）。

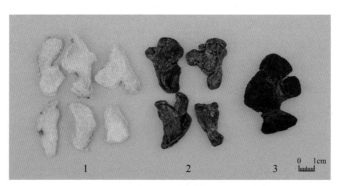

图下 -1-4 干姜不同炮制品对比图

1. 干姜 2. 炮姜 3. 姜炭

【炮制作用】 干姜味辛，性热。归脾、胃、肾、心、肺经。具有温中散寒，回阳通脉，温肺化饮的功效。用于脘腹冷痛，呕吐泄泻，肢冷脉微，寒饮喘咳、风寒湿痹、阳虚吐、衄、下血等。干姜性热而偏燥，以温中散寒、回阳通脉，燥湿化痰为主，能守能走，故对中焦寒邪偏胜而兼湿者以及寒饮伏肺的喘咳尤为适宜；又因力速而作用较强，故用于回阳复脉，其效甚佳。常用于脘腹冷痛、呕吐、泄泻、肢冷脉微、痰饮咳喘等证。炮姜苦、辛，温，其辛燥之性不及干姜，温里之力也不如干姜迅猛，但作用缓和而持久，故长于温中止痛，止泻，温经止血。用于中焦虚寒的腹痛、腹泻和虚寒性的吐血、便血、血崩等症。姜炭苦、涩，温，归脾、肝经，其辛味消失，守而不走，功专止血温经；味苦涩，故固涩止血作用强于炮姜，而温经作用不及炮姜。临床多用于各种虚寒性出血，且出血较急，出血量较多者。

现代药理学研究表明，干姜具有抗氧化作用、解热抗炎、抗病原体、保肝利胆、抗肿瘤、抗溃疡、改善局部血液循环、对消化系统的作用等多种药理作用；在临床上用于治疗头目眩晕吐逆、妊娠呕吐不止、脾胃虚弱、咳嗽、哮喘、阴疽等多方面具有显著疗效。

【炮制机制】 现代研究表明，干姜的化学成分主要为挥发油类（精油），以姜酮及烯醇为主；而干姜的辛辣成分为姜辣醇类。炮制中高温加热处理制成炮姜和姜炭后，其挥发油的组成和含量均有所改变，产生了新的分解物如姜辣酮、姜酚等。炮姜的抗溃疡作用及姜炭的止血作用均显著增强，但是具体的作用机制尚不明确。

实验表明，生姜与干姜均无明显缩短小鼠凝血时间作用，而炮姜、姜炭的醚提出物、水煎液和混悬物均有明显缩短小鼠凝血时间的作用，而且姜炭的凝血作用有随剂量增加而凝血作用增强，时间缩短的趋势，这与临床应用炮姜、姜炭温经止血的经验相吻合。

对大鼠实验性胃溃疡的研究发现，炮姜具有明显的抑制大鼠溃疡的作用，能使溃疡面减小，疮面出血减少，加速溃疡愈合。

【方剂应用】

1. 干姜

（1）理中汤（《伤寒论》），由干姜、人参、白术、炙甘草组成，具有温中祛寒，补气健脾的功效，治脾胃虚寒证，自利不渴，呕吐腹痛，腹满不食及中寒霍乱，阳虚失血，如吐血、便血或崩漏，胸痹虚证，胸痛彻背，倦怠少气，四肢不温。现多用于急、慢性胃炎，胃窦炎、溃疡病、胃下垂、慢性肝炎等属脾胃虚寒者。

（2）半夏干姜散（《金匮要略》），由干姜、半夏等份组成，具有温胃止呕的功效，主要用于胃中有寒，干呕吐逆，吐涎沫。

（3）四逆汤（《伤寒论》），由干姜、制附子和炙甘草组成，具有回阳救逆的功效，治少阴病，四肢厥逆，恶寒蜷卧，呕吐腹痛，下利清谷；神衰欲寐，以及太阳病误汗亡阳，脉沉迟微细者。现多用于心肌梗死，心力衰竭，急性胃肠炎吐泻失水，以及急性病大汗出而见虚脱者。

（4）附子理中丸（《中国药典》2015 年版），由干姜、制附子、党参、炒白术和甘草组成，具有温中健脾的功效，主要用于脾胃虚寒，脘腹冷痛，呕吐泄泻，手足不温等。

2. 炮姜

（1）生化汤（《傅青主女科》），由炮姜、当归、川芎、桃仁和炙甘草等组成，具有化瘀生新，温经止痛的功效。用于血虚寒凝，瘀血阻滞证，产后恶露不行，小腹冷痛。方中选用炮姜，主入血散寒，温经止血。

（2）止痛化癥片（《中国药典》2015 年版），由炮姜、党参、炙黄芪和炒白术等组成，具有益气活血，散结止痛的功效。用于气虚血瘀所致的月经不调、痛经、癥瘕，症见行经后错、经量少、有血块、经行小腹疼痛、腹有癥块；慢性盆腔炎见上述证候者。

（3）附子散（《类证活人书》），由炮姜、制附子、当归和半夏等组成，用于治疗阴毒伤寒，唇青面黑，身背强，四肢冷，妇人血室痼冷沉寒，赤白崩漏，脐腹疗痛。

3. 姜炭

（1）阳和汤（《外科证治全生集》），有姜炭、熟地黄、麻黄、鹿角胶和白芥子等组成，具有温阳补血，散寒通滞的功效。用于阴疽。如贴骨疽、脱疽、流注、痰核、鹤膝风等，患处漫肿无头，肤色不变，酸痛无热，口中不渴，舌淡苔白，脉沉细或迟细。

（2）单用（《姚氏集验方》）（《仙拈集》），单用姜炭，米饮调服，用于治疗血痢不止；单用干姜烧黑存性，米饮送下，用于脾胃有寒，下痢赤白。

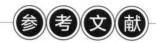

[1] 韩燕全, 洪燕, 高家荣, 等. 基于 UPLC 特征指纹图谱和指标成分定量测定研究炮姜的炮制工艺 [J]. 中草药, 2013, 44（1）: 42-46.

[2] 刘光明. 正交实验优选姜炭炮制工艺的研究 [J]. 中国民族民间医药, 2012, 21（5）: 39-40.

[3] 孟江, 许淑娅, 卢国勇, 等. 星点设计 – 效应面法优化姜炭炮制工艺 [J]. 中国实验方剂学杂志, 2012, 18（2）: 8-11.

[4] 叶定江, 张世臣, 吴皓. 中药炮制学 [M]. 北京: 人民卫生出版社, 2016: 199.

[5] 丁安伟, 丁青龙. 姜不同炮制品的主要成分含量比较 [J]. 中药通报, 1988, 13（11）: 857-860.

[6] 吴皓, 叶定江, 柏玉启, 等. 干姜、炮姜对大鼠实验性胃溃疡的影响 [J]. 中国中药杂志, 1990, 15（5）: 366.

大黄

Dahuang

RHEI RADIX ET RHIZOMA

【药材基原】 本品为蓼科植物掌叶大黄 *Rheum palmatum* L.、唐古特大黄 *Rheum tanguticum* Maxim.ex Balf. 或药用大黄 *Rheum officinale* Baill. 的干燥根和根茎。秋末茎叶枯萎或次春发芽前采挖，除去细根，刮去外皮，切瓣或段，绳穿成串干燥或直接干燥。

【炮制沿革】 大黄始载于《神农本草经》，列为上品。历代医书古籍记载大黄的炮制方法至少有 22 种之多，常见的有蒸制、酒蒸制、酒浸制、制炭、姜汁制、醋制、炒制等。其中酒制大黄始见于汉代，醋制大黄、蜜制大黄、大黄炭始见于唐代。《中国药典》2015 年版收载大黄、酒大黄、熟大黄和大黄炭 4 种炮制规格。

【炮制工艺】

1. 大黄 除去杂质，洗净，润透，切厚片或块，晾干。

2. 酒大黄 传统方法 取净大黄片，加黄酒拌匀、润透，置炒制容器内，用文火炒干。酒炒后表面深棕黄色，有的可见焦斑。微有酒香气。每 100kg 大黄，用黄酒 10kg。

现代工艺 （1）以饮片外观性状、总蒽醌含量为指标，采用正交试验方法，优选最佳工艺参数为：加入 10% 黄酒拌匀，闷透，140℃炒 15min。

（2）以结合蒽醌类化合物含量为指标，采用正交试验方法，优选最佳工艺参数为：净大黄片 100g，用 13% 的黄酒喷淋拌匀，稍闷润，待酒被吸尽后，150℃炒制 10min，取出晾凉。

3. 熟大黄 传统方法 取净大黄块，加黄酒拌匀、润透，置适宜的蒸制容器内，用蒸汽加热至内外均呈黑色，取出，稍晾，拌回蒸液，再晾至六成干，切片或段，干燥。每 100kg 大黄，用黄酒 30kg。

现代工艺 （1）以没食子酸等 7 种化学成分为综合指标，采用 Box-Benhnken 响应面试验设计的方法，优选最佳工艺参数为：每 100g 大黄，加酒量 35ml，闷润时间 2h，蒸制时间 11h。

（2）以芦荟大黄素、大黄酸、大黄素、大黄酚、大黄素甲醚和总蒽醌的量为考察指标，采用单因素与正交设计相结合的方法，优选最佳工艺参数为：大黄加 30% 黄酒，闷润 3.5h，100℃蒸制 1.5h。

4. 大黄炭　传统方法　取净大黄片，置热锅内，用武火炒至表面焦黑色、内部焦褐色，具焦香气时，喷淋清水少许，熄灭火星，取出，晾凉。

现代工艺　以小鼠的出、凝血时间为指标，采用正交试验方法，优选最佳工艺参数为：使用片厚 2～4mm，直径 1.5～2.9cm 的小规格饮片，至平底锅中 220℃炒制 10min（图下 -1-5）。

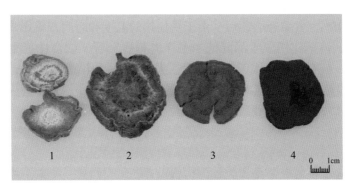

图下 -1-5　大黄不同炮制品对比图
1. 大黄　2. 酒大黄　3. 熟大黄　4. 大黄炭

【炮制作用】 大黄味苦，性寒。归脾、胃、大肠、肝、心包经。具有泻下攻积，清热泻火，凉血解毒，逐瘀通经，利湿退黄的功效。生大黄气味重浊，走而不守，直达下焦，泻下作用竣烈，易伤胃气，元代《汤液本草》就有"大黄须煨，恐寒则损胃气"的说法。用于实热积滞便秘，血热吐衄，目赤咽肿，痈肿疔疮，肠痈腹痛，瘀血经闭，产后瘀阻，跌打损伤，湿热痢疾，黄疸尿赤，淋证，水肿；外治烧烫伤。酒大黄引药上行，善清上焦血分热毒，用于目赤咽肿、齿龈肿痛。熟大黄泻下力缓、泻火解毒，用于火毒疮疡。大黄炭泻下之力极弱，善凉血化瘀止血，用于血热有瘀出血症。

现代药理学研究表明，大黄具有调节胃肠道功能的作用，包括泻下、减少胃出血、增加胆汁排泄、抑制消化酶活性。此外，还具有止血、抗应激、抗肿瘤、抑制病原微生物、抗炎等多种作用。在临床上，大黄除治疗便秘、大便燥结、热毒疮疡以外，还可用于治疗消化道溃疡及出血、肾衰竭、萎缩性胃炎等。

【炮制机制】 大黄的主要化学成分为游离型和结合型的蒽醌类衍生物、鞣质类、二苯乙烯苷类、苯酚苷类和苯丁酮类等，炮制后主要是蒽醌类和鞣质类成分发生变化，药理作用的改变主要集中在泻下、解热、止血等方面。

蒽醌类化合物与大黄泻下作用密切相关，在生大黄中主要为结合型蒽醌衍生物，经过炮制后往往分解为游离型蒽醌衍生物，泻下作用减弱。采用紫外分光光度法，研究结果显示各饮片中游离型蒽醌含量：大黄炭＞熟大黄＞酒大黄＞生大黄片；结合型蒽醌含量：生大黄片＞酒大黄＞熟大黄＞大黄炭，总蒽醌类含量，生大黄片＞酒大黄＞大黄炭＞熟大黄。

鞣质类化合物是大黄泻下的有效成分，采用比色法检测鞣质含量，结果发现大黄炮制后鞣质的含量下降（生大黄＞酒大黄＞熟大黄＞大黄炭），泻下作用减弱。α- 儿茶素和没食子酸促进血小板的黏附和聚积功能，有利血栓形成，使血小板数纤维蛋白原的含量增加，凝血时间缩短，与大黄炮制品的止血作用相关。采用高效液相色谱法，测定大黄不同炮制品中没食子酸和儿茶素的含量，结果发现大黄酒、熟、炭饮片中没食子酸的含量与生品比较均有不同程度的增加，其中以熟大黄的增加幅度最为显著。大黄生、酒饮片中儿茶素的含量接近，而熟片和大黄炭中未检测到。

生大黄结合型蒽醌衍生物、鞣质类物质含量最高，其泻下作用最强。熟大黄结合型和游离型蒽醌衍生物含量显著降低，番茄苷仅余微量，鞣质部分减少，导致其泻下作用极弱，较生品降低 95%。大黄经酒制后，由于受加热的温度和时间双重影响，其结合型蒽醌衍生物有所减少，泻下作用较生品降低 30%。大黄炒炭后，结合性蒽醌苷类成分大量破坏，可减少 95%，具有促血凝作用的大黄酚、大黄素 -6- 甲醚含量增加；鞣质仅部分被破坏，没食子酸含量增加；加之炭的吸附作用，使大黄炭泻下作用几乎消失，增强了吸附、止血作用。炮制对大黄解热作用无明显影响。

【方剂应用】

1. 大黄

（1）温脾汤（《备急千金要方》），由大黄、附子、干姜、人参、甘草组成，具有泻下寒积，温补脾阳的功效，用于治疗寒积腹痛证，症见便秘腹痛，脐周绞痛，手足不温，苔白不渴，脉沉弦而迟。其中大黄生用，主泄下积滞。

（2）麻子仁丸（《伤寒论》），由大黄、麻子仁、芍药、枳实、厚朴、杏仁组成，具有润肠通便的功效，用于治疗脾约证，症见大便干结，小便频数，脘腹胀痛，舌红苔黄干，脉细涩。其中大黄以生用为宜，主泻下，清热。

（3）大黄牡丹汤（《金匮要略》），由大黄、牡丹皮、桃仁、冬瓜、芒硝组成，具有泄热破瘀，散结消肿的功效，主治肠痈初起，湿热瘀滞证。其中大黄生用，用其泄热逐瘀之力，清泻汤中湿热瘀毒。

2. 酒大黄

（1）黄连上清丸（《中国药典》2015 年版），由酒大黄、黄连、栀子（姜制）、连翘、甘草等组成，具有散风清热，泻火止痛的功效，用于治疗头晕脑涨，牙龈肿痛，口舌生疮，咽喉肿痛。

（2）复元活血汤（《医学发明》），由酒大黄、柴胡、瓜蒌根、当归、桃仁等组成，具有活血祛瘀，疏肝通络的功效，用于治疗跌打损伤，胁下瘀血证。其中酒大黄可荡涤留瘀败血，引瘀血下行。

3. 熟大黄

（1）九制大黄丸（《中国药典》2015 年版），大黄单用，具有泻下导滞的功效，治疗胃肠积滞所致的便秘、湿热下痢、口渴不休、停食停水、胸热心烦、小便赤黄。

（2）滚痰丸（《玉机微义》引《泰定养生主论》），由熟大黄、煅青礞石、酒黄芩、沉香组成，具有泻火逐痰的功效，用于治疗实热老痰证，症见癫狂昏迷，或惊悸怔忡，或咳喘痰稠，或不寐，或梦寐奇怪之状，或骨节卒痛难以名状，或嗳息烦闷，大便秘结，舌苔黄腻，脉滑数有力。其中熟大黄活血祛瘀，清血分热毒，荡涤实热，并开痰火下行之路。

4. 大黄炭

（1）双炭饮（《十药神书》），由大黄炭、金银花炭组成，用于治疗大肠积滞的便血，下痢脓血。

（2）十灰散（《十药神书》），由大蓟、小蓟、荷叶、侧柏叶、茅根、茜根、山栀、大黄、牡丹皮、棕榈皮组成，具有凉血止血的功效，用于治疗呕血、吐血、咯血、嗽血、衄血等，血色鲜红，来势急暴，舌红，脉数。其中大黄炭使气火降而助血止。

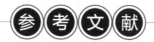

[1] 刘峰，张伟，马存德，等.酒炙大黄工业化生产工艺实验研究[J].中国药业，2011，20（14）：44-46.

[2] 刘志坚，徐建伟.酒炙大黄的炮制工艺研究[J].浙江中医杂志，2012，47（10）：766-767.

[3] 崔春利，王蓓，邓翀，等.响应面法优化熟大黄炮制工艺[J].中国中医药信息杂志，2014，21（09）：98-102.

[4] 肖井雷，刘玉翠，刘媛媛，等.熟大黄炮制工艺优选及判定标准量化研究[J].中草药，2017，48（8）：1571-1576.

[5] 李昭，杜星，郭东艳，等.正交试验优选大黄炭的炮制工艺[J].现代中医药，2013，33（3）：117-119.

[6] 谢明.不同炮制方法大黄中的蒽醌含量比较[J].海峡药学，2014，26（4）：80-82.

[7] 李会芳，孙琴，王伽伯，等.大黄炮制后化学组分转移规律研究[J].山西中医学院学报，2011，12（6）：14-17.

[8] 王云，李丽，张村，等.大黄5种饮片中没食子酸和儿茶素的含量比较研究[J].中国中药杂志，2010，35（17）：2267-2269.

山药
Shanyao
DIOSCOREAE RHIZOMA

【药材基原】 本品为薯蓣科植物薯蓣 *Dioscorea opposita* Thunb. 的干燥根茎。冬季茎叶枯萎后采挖，切去根头，洗净，除去外皮和须根，干燥，习称"毛山药片"；或除去外皮，趁鲜切厚片，干燥，称为"山药片"；也有选择肥大顺直的干燥山药，置清水中，浸至无干心，闷透，切齐两端，用木板搓成圆柱状，晒干，打光，习称"光山药"。

【炮制沿革】 山药始载于《神农本草经》，列为上品。历代医书古籍记载的炮制方法约有14种，主要有酒浸、盐炒、蒸制、姜制、蜜制等。近代以来，山药的炮制方法主要有麸炒、土炒、米炒、清炒、蜜麸炒等。《中国药典》2015年版收载山药和麸炒山药2种炮制规格。

【炮制工艺】

1. **山药** 取毛山药或光山药除去杂质，分开大小个，泡润至透，切厚片，干燥。

2. **土炒山药** 传统方法 先将土粉置锅内，加热至灵活状态，再投入山药片拌炒，至表面均匀挂土粉，山药片由软向硬转化时取出，筛去土粉，放凉。每100kg 山药，用灶心土 30kg。

现代工艺 以外观性状为依据，启动自控温鼓式炒药机，加热至 260℃。加入灶心土，炒 3min 至滑利状态，加入山药片炒 10min，炒至山药表面均匀挂土，有香气，筛去多余的土，放凉。

3. 麸炒山药 将锅烧热，撒入麦麸，待其冒烟时，投入净山药片用中火加热，不断翻动，至黄色时，取出，筛去麦麸，放凉，备用。每 100kg 山药，用麦麸 10kg（图下 -1-6）。

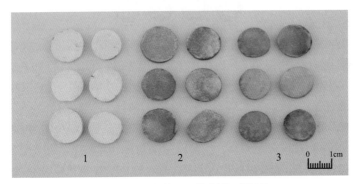

图下 -1-6 山药不同炮制品对比图

1. 山药 2. 土炒山药 3. 麸炒山药

【炮制作用】 山药味甘，性平。归脾、胃、肾经。具有补脾养胃，生津益肺，补肾涩精的功效。用于脾虚食少，久泻不止，肺虚喘咳，肾虚遗精，带下，尿频，虚热消渴。生品以补肾生精，益脾肺之阴为主。用于肾虚遗精、尿频，肺虚喘咳，阴虚消渴。土炒山药以补脾止泻为主，用于脾虚久泻，或大便泄泻。麸炒山药以补脾健胃为主，用于脾虚食少，泄泻便溏，白带过多。

现代药理学研究表明，山药能刺激小肠运动，促进肠道排空，具有助消化作用；可降低血糖，预防和治疗糖尿病；增强机体免疫力；有显著的常压耐缺氧作用；有滋补和延缓衰老的作用。

【炮制机制】 山药含有多种蛋白质、氨基酸、多糖、薯蓣皂苷、尿囊素及微量元素等。尿囊素是山药活性成分之一，具有生肌作用，能修复上皮组织，促进皮肤溃疡和伤口愈合，可用于胃及十二指肠溃疡。麸炒品尿囊素的含量较生山药均有所上升，可能麸炒有利于山药中尿囊素的溶出。山药多糖具有调节免疫、抗衰老、抗突变、抗肿瘤和抗氧化的功效。通过实验表明山药及其麸炒品粗多糖均能显著抑制模型小鼠的胃排空率及小肠推进率，且脾脏指数和胸腺指数均显著增加，提示山药多糖有一定的补脾健胃作用，而调节免疫可能是其作用机制之一。用苯酚 - 硫酸法测定怀山药不同炮制品中多糖的含量，结果山药麸炒后多糖成分增加，补脾健胃作用增强。

【方剂应用】

1. 山药

（1）六味地黄丸（《小儿药证直诀》），由熟地黄、酒萸肉、牡丹皮、山药、茯苓、泽泻组成，具有滋阴补肾的功效，用于肾阴损，头晕耳鸣，腰膝酸软，骨蒸潮热，盗汗遗精，消渴。

（2）左归丸（《景岳全书》），由熟地黄、山药、枸杞子、酒萸肉、酒川牛膝、鹿角胶、龟甲胶、盐菟丝子组成，具有滋阴补肾，填精益髓的功效，用于真阴不足证，症见头晕目眩，腰酸腿软，遗精滑泄，自汗盗汗，口燥舌干，舌红少苔，脉细。

2. 麸炒山药

（1）参苓白术散（《太平惠民和剂局方》），由炒白扁豆、麸炒白术、茯苓、甘草、桔梗、莲子、人参、砂仁、麸炒山药、薏苡仁组成，具有补脾胃，益肺气的功效。用于脾胃虚弱，食少便溏，气短咳嗽，肢倦乏力。

（2）完带汤（《傅青主女科》），由土炒白术、麸炒山药、生晒参、酒白芍等组成，用于脾虚肝郁，湿浊带下证。症见带下色白，清稀无臭，面色㿠白，倦怠便溏，舌淡苔白，脉缓或濡弱。

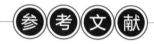

[1] 沈建涛.中药土炒炮制技术规范研究[D].河南中医学院，2014.

[2] 张云芳，蒋孟良.山药的药理作用与炮制工艺研究进展[J].实用药物与临床，2012，12（1）：49-51.

[3] 赵宏，谢晓玲，万金志，等.山药的化学成分及药理研究进展[J].今日药学，2009，19（3）：49-52.

[4] 顾文珍，秦万章.尿囊素的作用及其临床应用[J].新药与临床，1990，9（4）：323.

[5] 王海波，蔡宝昌，李伟东，等.山药麸炒前后尿囊素含量的比较[J].南京中医药大学学报，2004，20（3）：165-166.

[6] 熊平，蒋灵芝，余俊龙，等.山药多糖研究述评[J].中医药学刊，2003，21（11）：1847-1848.

[7] 傅紫琴.山药及其数炒品多糖成分的化学及药效研究[D].南京：南京中医药大学，2008.

[8] 杜绍亮，李晓坤，张振凌，等.不同炮制方法对怀山药中多糖含量的影响[J].中药材，2010，12（33）：1858-1861.

天南星
Tiannanxing
ARISAEMATIS RHIZOMA

【药材基原】本品为天南星科植物天南星 *Arisaema erubescens* (Wall.) Schott. 异叶天南星 *Arisaema heterophyllum* Bl. 或东北天南星 *Arisaema amurense* Maxim. 的干燥块茎。秋、冬二季茎叶枯萎时采挖，除去须根及外皮，干燥。

【炮制沿革】天南星炮制始见于唐代《仙授理伤续断秘方》，天南星经历代医家试制试用创立的炮制方法庞杂，见于文献的有70种之多，其中加辅料和中药制有50余种，如姜汁、胆汁、甘草水、皂角水、酒、醋、黑豆、黄泥、白矾、牛乳等，不加辅料和净制有近20种，如去皮、水煮、九蒸九晒等。首创于唐代有5种，继后历代均有沿用和发展，宋代新增加近40种，元、明代又新增20余种，清代仅增加5种。而今除矾水煮制法、姜、矾淹（浸）制和姜、矾煮制法有沿用外，其余诸方法均未见有沿用。现代个别地区沿用的方法多在古代姜汁浸制法，姜、甘草浸制法，姜、矾、皂角浸制法基础上演变发展为姜汁拌蒸制,姜、甘草共煮制,姜、矾、皂角、甘草共制等制法。现代制法中,以姜、矾煮制法,姜、矾煮制后与胆汁共制最多见,《中国药典》2015 年版收载生天南星、制天南星和胆南星 3 个炮制规格。

【炮制工艺】

1. **生天南星** 洗去杂质,洗净,干燥。

2. **制天南星** 传统方法 取净天南星,按大小分别用水浸泡,每日换水 2～3 次,如起白沫时,换水后加白矾(每 100kg 天南星,加白矾 2kg),泡一日后,再进行换水,至切开口尝微有麻舌感时取出。将生姜片、白矾置锅内加适量水煮沸后,倒入天南星共煮至无干心时取出,除去姜片,晾至四至六成干,切薄片,干燥。每 100kg 天南星,用生姜、白矾各 12.5kg。

现代工艺 以炮制品的刺激性、浸出物量及紫外吸收光谱为指标,采用正交试验法,优选出最佳炮制工艺参数为天南星生品 100kg,清水漂制 8 天(每日换水 2～3 次),加入适量水煮沸的生姜片和白矾的水液(每 100kg 生品用生姜 12.5kg,白矾 6kg),煮制时间 2h,晾至四至六成干,切薄片,晾干。

3. **胆南星** 传统方法 制天南星的细粉与牛、羊或猪胆汁经加工而成,或为生天南星细粉与牛、羊或猪胆汁经发酵加工而成。

现代工艺 (1)生南星粉加入净胆汁(或胆膏粉及适量清水)拌匀,放温暖处,发酵 7～15 天后,再连续蒸或隔水炖 9 昼夜,每隔 2h 搅拌 1 次,除去腥臭气,至呈黑色浸膏状,口尝无麻舌为度,晾干,再蒸软。也有将生南星研成细粉后,置釉缸内,胆汁分 3 次放入,第 1 次加入后蒸制,第 2 次加入后日晒夜露发酵,再次进行蒸制,第 3 次加入胆汁,再发酵至色泽变黑,无腥臭气。每 100kg 南星粉,用胆汁 640kg。

(2)制天南星细粉,加入净胆汁(或胆膏粉及适量清水)拌匀,蒸 60min 至透(图下 -1-7)。

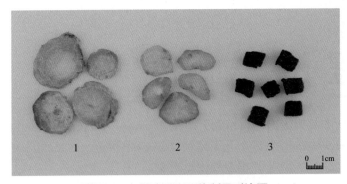

图下 -1-7 天南星不同炮制品对比图
1. 生南星 2. 制南星 3. 胆南星

【炮制作用】天南星味苦、辛,性温,有毒。归肺、肝、脾经。具有散结消肿、燥湿化痰、祛风止痉、息风定惊的功效。生天南星,多作外用,长于散结消肿,祛风止痉,多用于破伤风、癫痫、中风,外用治痈肿疮疖,蛇虫咬伤。制天南星长于燥湿化痰,多用于顽痰咳嗽,风痰眩晕,中风痰壅,口眼㖞斜,半身不遂,癫痫,惊风,破伤风。胆南星缓和燥烈之性，降低毒性，药性发生转变，性由温转凉，味由辛转苦，功能由温化寒痰转为清化热痰。长于清化热痰、息风定惊，多用于痰热咳喘，咳痰黄稠，中风痰迷，癫狂惊痫，急惊风等症。

现代药理学研究表明，天南星有很好的镇静、镇痛、抗惊厥、抗炎、祛痰等作用，既能延缓心律失常的出现，又能缩短心律失常持续的时间，配合其他药物可以治疗冠心病、腮腺炎、痰喘、牙周炎、肋软管炎等各类疾病。特别是天南星在治疗肿瘤方面存在的巨大潜力，鲜天南星提取液能够抑制肿瘤细胞活性，天南星复方对多种肿瘤细胞的体外培养有抑制和杀伤作用。

【炮制机制】 天南星用明矾炮制后，能降低或消除其毒性，其机制是明矾具有加速破坏草酸钙针晶形态的功能。当天南星药材在明矾水溶液中浸泡时，由于明矾的作用，使草酸钙针晶断裂、破碎、黏连、锈蚀，完全改变了原来针晶的形态（图下 -1-8），从而失去刺激黏膜的作用，达到减毒的目的。明矾对天南星针晶的作用，并不是其中的钾离子和硫酸根离子产生的，而是铝离子产生的，由于铝离子的作用使草酸钙针晶形态发生了改变，失去了原有功能（图下 -1-9），从而达到减毒的目的（图下 -1-10）。

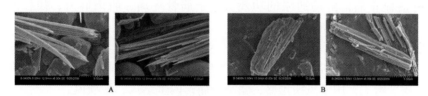

图下 -1-8 天南星炮制前后针晶形态变化（×6000）

A. 炮制前 B. 炮制后

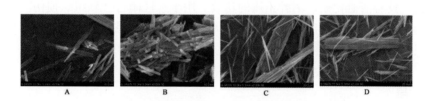

图下 -1-9 明矾相关离子对天南星针晶形态的影响

A.$KAl(SO_4)_2 \cdot 12H_2O$ 溶液浸泡（5000 倍） B.$AlCl_3$ 溶液浸泡（5000 倍）

C.Na_2SO_4 溶液浸泡（2000 倍） D.KCl 溶液浸泡（2000 倍）

$$KAl(SO_4)_2 \cdot 12H_2O \longrightarrow K^+ + Al^{3+} + SO_4^{2-} \quad (1)$$

$$CaC_2O_4 \rightleftharpoons Ca^{2+} + C_2O_4^{2-} \quad (2)$$

$$Al^{3+} + C_2O_4^{2+} + 4H_2O \longrightarrow Al(C_2O_4 \cdot 4H_2O)^+ \quad (3)$$

A   B

图下 -1-10 明矾中铝离子对针晶的作用机制

A. 草酸铝络合离子的结构 B. 溶液中明矾与针晶间的化学反应动力学方程

【方剂应用】

1. 生天南星

（1）玉真散（《中国药典》2015年版），由生天南星、生白附子、防风、白芷、天麻、羌活组成，具有息风，镇痉，解痛的功效。用于金创受风所致的破伤风，症见筋脉拘急、手足抽搐，亦可治跌扑损伤。

（2）玉真散（《外科正宗》），由生天南星、生白附子、防风、白芷、天麻、羌活组成，具有祛风解痉，止痛的功效。用于破伤风，牙关紧急，角弓反张，甚则咬牙缩舌。亦治疯犬咬伤。外治跌打损伤，金疮出血。

（3）玉真散（《普济本事方》），由天南星、防风组成，具有祛风化痰解痉的功效。用于破伤风，牙关紧急，口撮唇紧，角弓反张，脉弦者。亦治打扑伤损。

（4）如意金黄散（《中国药典》2015年版），由天南星、姜黄、大黄、黄柏、苍术、厚朴、陈皮、甘草、白芷、天花粉组成，具有清热解毒，消肿止痛的功效。用于热毒瘀滞肌肤所致的疮疡肿痛、丹毒流注，症见肌肤红、肿、热、痛，亦可用于跌打损伤。

（5）活血止痛膏（《中国药典》2015年版），由天南星、细辛、辣椒、颠茄流浸膏等组成，具有活血止痛，舒筋通络的功效。用于筋骨疼痛，肌肉麻痹，痰核流注，关节酸痛。

2. 制天南星

（1）南星防风散（《百一选方》），由当归、天麻、白僵蚕、制天南星、防风、猪牙皂角（去黑皮）组成，用于风痰壅盛，腮颔肿痛，内生结核，缠喉风。

（2）姜桂丸（《洁古家珍》），由制天南星、半夏、官桂、生姜组成，用于寒痰咳嗽，脉沉，面鳌黑，小便急痛，足寒而逆，心多恐怖。

（3）筋痛消酊（《中国药典》2015年版），由制天南星、制乳香、制没药、三七、制草乌等组成，具有活血化瘀，消肿止痛的功效。用于急性闭合性软组织损伤。

（4）追风透骨丸（《中国药典》2015年版），由制天南星、制川乌、制草乌、制香附等组成，具有祛风除湿，通经活络，散寒止痛的功效。用于风湿寒痹，肢节疼痛，肢体麻木。

3. 胆南星

（1）牛黄天南星丸（《奇效良方》），由胆南星、天麻、独活、制白附子、炒僵蚕、人参、羚羊角、犀角、麝香、牛黄、雄黄、片脑、丹砂等组成，用于风热相搏，肌肉瞤动，头目旋眩，筋脉拘急，涎潮发搐，精神昏昧，舌强语涩，肢节烦疼，心胸不利，凡病风气，悉皆治之。

（2）牛黄凉膈丸（《太平惠民和剂局方》），由牛黄、胆南星、甘草、紫石英、麝香、龙脑、牙消、煅寒水石粉、石膏组成，用于风壅痰实，蕴结不散，头痛面赤，心烦口干，痰涎壅塞，咽膈不利，精神恍惚，睡卧不安，颔颊赤肿，口舌生疮。

（3）小儿至宝丸（《中国药典》2015年版），配伍紫苏叶、广藿香、冰片、人工牛黄、朱砂等，疏风镇惊，化痰导滞。用于小儿风寒感冒，停食停乳，发热鼻塞，咳嗽痰多，呕吐泄泻。

（4）清气化痰丸（《中国药典》2015年版），配伍陈皮、杏仁、枳实、黄芩、瓜蒌仁、茯苓、胆南星、制半夏，清肺化痰。用于痰热阻肺所所致的咳嗽痰多、痰黄稠黏、胸腹满闷。

（5）牛黄抱龙丸（《中国药典》2015年版），配伍牛黄、天竺黄、茯苓、琥珀、麝香、全蝎、僵蚕（炒）、雄黄、朱砂，清热镇惊，祛风化痰。用于小儿风痰壅盛所致的惊风，症见高热神昏、惊风抽搐。

（6）小活络丸（《中国药典》2015年版），配伍制川乌、制草乌、地龙、制乳香、制没药，祛风散寒、化痰除湿、活血止痛，用于风寒湿邪闭阻、痰瘀阻络所致的痹病，症见肢体关节疼痛，或冷痛，或刺痛，或疼痛夜甚、关节屈伸不利、麻木拘挛。

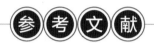

[1] 赫炎，刘峘，王祝举，等.天南星炮制历史沿革研究 [J].中国中药杂志，2007，32（23）：2577-2519.

[2] 韦英杰，杨中林，杜慧，等.正交设计优选东北南星炮制工艺 [J].中成药，2002，24（11）：846-848.

[3] 黄玉秋，范亚楠，贾天柱，等.胆南星炮制现代研究进展 [J].综述与进展，2016，45（2）：150-152.

[4] 湖南省食品药品监督管理局.湖南省中药饮片管理规范 [S].长沙：湖南科学技术出版社，2010：499.

[5] 杜潇.天南星药理作用和临床应用研究概况 [J].中西医汇讲及综述，2011，7：3408-3409.

[6] 唐力英，吴宏伟，王祝举，等.天南星炮制减毒机制探讨 [J].中国实验方剂学杂志，2012，18（24）：29-31.

天麻

Tianma

GASTRODIAE RHIZOMA

【药材基原】本品为兰科植物天麻 *Gastrodia elata* Bl. 的干燥块茎。立冬后至次年清明前采挖，立即洗净，蒸透，敞开低温干燥。

【炮制沿革】天麻始载于《神农本草经》，列为上品。历代医书古籍记载天麻的炮制方法庞杂，以去芦头、去蒂、刨、切、刮皮、酒浸、炙黄、麸炒黄、蒺藜子同煮等常见。近代以来，天麻的炮制方法主要沿用酒制、蒸软切片、姜制、麸炒、煨制等。目前天麻的炮制方法主要是润透或蒸软切薄片，另"建昌帮"提出特色制法姜制天麻，并建立起独特的炮制工艺技术，《中国药典》2015年版收载天麻1种炮制规格。

【炮制工艺】天麻

传统方法 取天麻洗净，润透或蒸软，切薄片，干燥。

现代工艺 以炮制品的性状、浸出物、多糖、天麻素、对羟基苯甲醇等的含量为指标，采用均匀设计法，考察浸泡程度、浸泡温度、蒸制时间、干燥温度等因素对天麻片炮制工艺的影响，优选最佳炮制工艺参数为：浸泡温度30℃，浸泡至含水量65%，蒸制时间3min，干燥温度65℃（图下-1-11）。

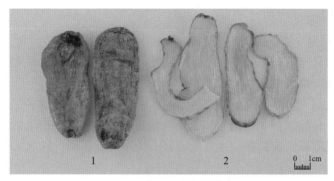

图下 -1-11　天麻不同炮制品对比图
1. 天麻　2. 天麻片

【炮制作用】　天麻味甘，性平。归肝经。具有息风止痉，平抑肝阳，祛风通络的功效。主要用于小儿惊风、癫痫抽搐、破伤风、头痛眩晕、手足不遂、肢体麻木、风湿痹痛等症。

现代药理学研究表明，天麻素是天麻的主要药效成分，是评价天麻质量的重要指标，天麻素具有镇静、镇痛、抗惊厥、抗癫痫等作用，能够增加脑血流量，改善椎基底动脉，改善内耳供血不足，还具有保护神经细胞和促进心肌细胞能量代谢的功能。临床上广泛应用于眩晕、前庭神经元炎、椎基底动脉供血不足、头痛、神经衰弱及高血压等疾病的治疗。天麻中天麻多糖含量平均为13.33%，是天麻重要的活性成分，天麻多糖具有清除自由基、降血压、增强免疫力、抗菌等药理作用。

【炮制机制】　天麻素是天麻的主要药效成分，是评价天麻质量的重要指标，天麻蒸制能杀灭酶解天麻素的酶，起到"杀酶保苷"的作用，同时蒸制能软化药材，便于切片。天麻在炮制过程中天麻素、天麻多糖、浸出物等指标成分均有变化，高压蒸制下指标成分含量最好，但出现焦糖化反应，不宜选择，所以采用常压蒸制，依照优选的最佳工艺蒸制过程中天麻化学成分的变化规律（对比天麻药材）表现为：浸出物、天麻素、对羟基苯甲醇含量均下降，乙醇浸出物下降20%左右，稀乙醇浸出物下降10%左右，天麻素和对羟基苯甲醇含量总和的下降幅度在10%～20%；多糖含量则上升28%左右。

【方剂应用】

1. 天麻

（1）天麻钩藤饮（《中医内科杂病证治新义》），由天麻、钩藤（后下）、石决明（先煎）、山栀、黄芩、川牛膝、杜仲、益母草、桑寄生、夜交藤、朱茯神组成，具有清热平肝，潜阳息风的功效。用于肝经有热，肝阳偏亢，头痛头胀，耳鸣目眩，少寐多梦；或半身不遂，口眼㖞斜，舌红，脉弦数。现用于高血压病。

（2）天麻半夏汤（《卫生宝鉴》），由天麻、半夏、橘皮、柴胡、酒黄芩、甘草、白茯苓、前胡、黄连组成，用于风痰内作，胸膈不利，头眩眼黑，兀兀欲吐，上热下寒，不得安卧。

（3）天麻丸（《中国药典》2015年版），由天麻、羌活、独活、当归，生地、玄参、黑顺片、盐杜仲等组成，具有祛风除湿，通络止痛，补益肝肾的功效。用于风湿瘀阻、肝肾不足所致的痹病，症见肢体拘挛、手足麻木、腰腿酸痛。

2. 姜制天麻

天麻祛风补片（《中国药典》2015 年版），由姜制天麻、当归、羌活、独活、盐杜仲、附片（砂炒黑顺片）等组成，具有温肾养肝，祛风止痛的功效。用于肝肾亏损、风湿入络所致的痹病，症见头晕耳鸣、关节疼痛、腰膝酸软、畏寒肢冷、手足麻木。

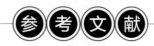

[1] 周劲松，张洪坤，黄玉瑶，等. 天麻不同软化方法的比较及天麻片炮制工艺优化研究 [J]. 时珍国医国药，2016，27（3）：622-624.

[2] 沈消晶. 天麻产地加工炮制工艺及质量评价研究 [D]. 合肥：安徽中医药大学，2015.

[3] 陈维红，罗栋. 天麻素、天麻多糖药理作用研究进展 [J]. 中国药物评价，2013，30（3）：132-141.

木香　Muxiang
AUCKLANDIAE RADIX

【药材基原】　本品为菊科植物木香 *Aucklandia lappa* Decne. 的干燥根。秋、冬二季采挖，除去泥沙和须根，切段，大的再纵剖成瓣，干燥后撞去粗皮。

【炮制沿革】　木香始载于《神农本草经》，列为上品。其炮制始见于《雷公炮炙论》，谓："凡使，其香是芦蔓根条，左盘旋。采得二十九日，方硬如朽骨"，提示木香宜缓缓干燥。历代医书古籍记载木香的炮制方法约有 26 种，以微炒、面裹煨、湿纸裹煨常见。近代以来，木香的炮制方法主要有生切、纸煨、麸煨、面煨、清炒、麸炒、酒制等。现今常用的为生木香和煨木香 2 种，木香的煨制方法主要有麸煨、面裹煨和纸煨 3 种，《中国药典》2015 年版仅收载木香和煨木香（纸煨）2 种炮制规格。

【炮制工艺】

1. **木香**　除去杂质，洗净，闷透，切厚片，干燥。

2. **麸煨木香**　`传统方法`取木香片与麦麸同置炒制容器内，用文火加热，缓缓翻动，至木香呈深黄色，麦麸呈黄色时，取出，筛去麦麸，放凉，备用。每 100kg 木香片，用麦麸 50kg。

`现代工艺`以传统工艺所要求的外观颜色为判断指标，采用单因素试验法，优选最佳工艺参数为：每 100kg 木香，加 50kg 麦麸，在 160～180℃下煨制 12min。以挥发油、木香烃内酯和去氢木香内酯的含量为指标，采用正交试验法，优选最佳炮制工艺参数为：每 100kg 木香，加 30kg 麦麸，在 110～120℃下煨制 10min。

3. **纸煨木香**　`传统方法`取未经干燥的木香片，平铺于吸油纸上，一层木香片一层纸，如此间隔平铺数层，上下用平坦木板夹住，以绳捆扎结实，使木香与吸油纸紧密接触，放烘干室或温度较高处，煨至木香所含挥发油渗透到纸上，取出木香，放凉，备用。

`现代工艺`以挥发油含量和木香烃内酯及去氢木香烃内酯的总含量作为评价指标，采用正交试验法，优选最佳纸煨工艺条件为：将药材加适量的水浸泡，闷润 6h，切成 10mm 左右的薄片，干燥，一层草纸一层木香，120℃条件下煨制 2h（图下 -1-12）。

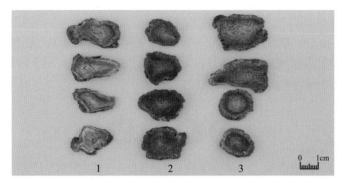

图下 -1-12　木香不同炮制品对比图

1. 木香　2. 麸煨木香　3. 纸煨木香

【炮制作用】木香味辛、苦，性温。归脾、胃、大肠、三焦、胆经。具有行气止痛，健脾消食的功效。用于胸胁、脘腹胀痛，泻痢后重，食积不消，不思饮食，"生用理气煨熟止泻"。生木香气芳香而辛散温通，擅长调中宣滞，行气止痛，尤对脘腹气滞胀痛之证，为常用之品，用于脾胃气滞所致的食欲不振、食积不化、脘腹胀痛，或用于脾运失常，导致肝失疏泄，症见胁肋胀痛等。煨木香，除去部分油质，增强实肠止泻功效，多用于脾虚泄泻、肠鸣腹痛等。麸煨木香，炮制作用同煨木香。

现代药理学研究表明，木香具有改善胃肠功能，促进胆囊收缩，抗炎症，抗溃疡，抗肿瘤，改善心肌梗死及心绞痛等作用。在临床上，生木香主要用于治疗胃溃疡疾病、心血管疾病，同时还具有抗菌、抑制血小板聚集、降血糖等作用。煨木香常用于实肠止泻，且无辛燥伤阴之弊。

【炮制机制】木香煨制前后功效明显改变，木香生品行气止痛，健胃消食，煨制品则实肠止泻功效增强。木香中主要含有倍半萜类化学成分，其中去氢木香内酯和木香烃内酯是木香中最重要的倍半萜类活性成分，现代研究通过对木香炮制前后化学成分及药理作用的研究初步表明：木香炮制后去氢木香内酯和木香烃内酯含量减少，并且两者的损失率有其固定的范围，同时生品和麸煨品中两者含量的比例都存在一定的规律性，木香麸煨品中木香烃内酯与去氢木香内酯含量的比值主要集中在 0.63 左右；生品中两者的比值主要集中在 0.71 左右。由此推断，木香烃内酯和去氢木香内酯是木香对胃肠运动起到双向调节作用的主要有效成分，炮制后起到相反的药理作用是两者共同作用的结果：当两者含量比值在 0.71 左右时，以健胃消食作用为主；当两者含量比值在 0.63 时，又主要起到实肠止泻的作用。

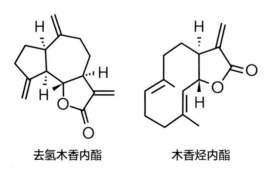

去氢木香内酯　　　　　木香烃内酯

麦麸作为木香炮制时的辅料，可以在炮制过程中吸附木香烃内酯和去氢木香内酯等化学成分。木香炮制前后木香烃内酯和去氢木香内酯的含量存在规律性。两者含量比例有其固定的范围。木香烃内酯和去氢木香内酯是木香对胃肠功能起到双向调节作用的物质基础，也是木香麸煨后功效发生改变的根源，并且是两者相互作用的结果。香烃内酯和去氢木香内酯是木香对胃肠功能起到双向调节作用的物质基础，也是木香麸煨后功效发生改变的根本，并且其药效作用是两者相互作用的结果。

【方剂应用】

1. 木香

（1）木香枳术丸（《内外伤辨》），木香配伍白术、麸炒枳实，具有理气化滞，开胃进食的功效，主要用于治食积气滞，胸闷腹胀，饮食乏味。

（2）木香汤（《太平惠民和剂局方》），木香配伍青皮、炒麦芽、姜黄等，用于治胸膈痞塞，心腹刺痛，胁肋胀满，食欲减少，噫气吞酸，呕逆嗳闷等。

（3）香连丸（《太平惠民和剂局方》），木香配伍萸黄连，具有清热化湿，行气化滞的功效。用于大肠湿热所致的痢疾，症见大便脓血、里急后重、发热腹痛；肠炎、细菌性痢疾见上述证候者。

（4）木香槟榔丸（《中国药典》2015年版），木香配伍槟榔、炒枳壳、陈皮和醋炒青皮等，具有行气导滞，泻热通便的功效。用于湿热内停，赤白痢疾，里急后重，胃肠积滞，脘腹胀痛，大便不通等。

2. 煨木香

（1）泻痢导滞散（《全国中药成药处方集》），煨木香配伍青皮、陈皮和白芍等，主要用于痢疾，腹痛，里急后重等。

（2）四柱散（《太平惠民和剂局方》），煨木香（湿纸裹煨）配伍茯苓、人参和制附子等，主要用于元脏气虚真阳耗败、两耳常鸣，脐腹冷痛，头炫目晕，四肢倦怠，小便滑数，泄泻不止。

（3）固本益肠汤（《中国药典》2015年版），煨木香配伍党参、炒白术、麸炒山药和炙甘草等，具有健脾温肾、涩肠止泻的功效。用于脾肾阳虚所致的泄泻，症见腹痛绵绵、大便清稀或有黏液及黏液血便、食少腹胀、腰酸乏力、形寒肢冷、舌淡苔白、脉虚；慢性肠炎见上述证候者。

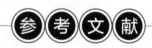

参考文献

[1] 战宏利. 木香炮制前后化学成分研究 [D]. 沈阳：辽宁中医药大学，2010.

[2] 姜潆津子，张旭，贾天柱. 正交试验法优选麸煨木香的炮制工艺 [J]. 中国药房，2010，21（43）：4071-4073.

[3] 胡慧玲，王占国，付超美，等. 正交设计优选川木香纸煨工艺 [J]. 中药材，2009，32（4）：485-498.

[4] 张旭. 木香生用理气煨熟止泻原理研究 [D]. 沈阳：辽宁中医药大学，2011.

升麻

Shengma
CIMICIFUGAE RHIZOMA

【药材基原】 本品为毛茛科植物大三叶升麻 *Cimicifuga heracleifolia* Kom.、兴安升麻 *Cimicifuga dahurica*（Turcz.）Maxim. 或升麻 *Cimicifuga foetida* L. 的干燥根茎。秋季采挖，除去泥沙，晒至须根干时，燎去或除去须根，晒干。

【炮制沿革】 升麻始载于《神农本草经》，列为上品。历代医书古籍记载升麻的炮制方法有蜜制、酒制、醋制、黄精汁制、盐炒、土炒等，现代临床主要使用生片和蜜制片，《全国中药炮制规范》1988 年版收录有升麻炭。《中国药典》2015 年版收载升麻 1 种炮制规格。

【炮制工艺】

1. **升麻** 除去杂质，略泡，洗净，润透，切厚片，干燥。

2. **蜜升麻** 传统方法 取炼蜜用适量开水稀释后，加入升麻片，拌匀，闷透，置炒制锅内，用文火加热，炒至不粘手时，取出放凉，表面呈黄棕色或棕褐色。每 100kg 升麻，用炼蜜 25kg。

现代工艺 （1）采用烘箱烘烤的方法，以总有机酸含量为指标，采用正交试验方法，优选最佳工艺参数为：每 100kg 升麻片加入 25kg 蜂蜜，100℃，烘烤 1.5h。

（2）以传统外观性状、异阿魏酸和总有机酸含量为指标，采用正交试验方法，优选最佳工艺参数为：炼蜜加等体积的水，加入净升麻片，拌匀，闷润 30min，置锅内，180℃炒 25min。

3. **升麻炭** 传统方法 取升麻片置锅内，用武火加热，炒至表面焦黑色，内部棕褐色，喷淋清水少许，灭尽火星，取出晾干。

现代工艺 以外观性状、异阿魏酸含量为指标，采用正交试验方法，优选最佳工艺参数为：净升麻片，400℃炒制 10min，迅速出锅，放凉（图下 -1-13）。

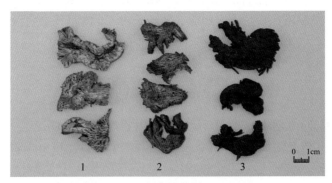

图下 -1-13 升麻不同炮制品对比图
1. 升麻 2. 蜜升麻 3. 升麻炭

【炮制作用】 升麻味辛、微甘，性微寒。归肺、脾、胃、大肠经。具有发表透疹，清热解毒，升举阳气的功效。升麻生品的升散作用较强，以解表透疹，清热解毒之力胜。用于外感风热头痛，麻疹初起，疹出不畅以及热毒发斑，头痛，牙龈肿痛，疮疡肿毒等证。蜜制后，辛散作用减弱，并减轻其对胃的刺激性，以升脾阳为主，用于中气虚弱，短气乏力，倦怠以及中气下陷之久泻、久痢、脱肛、子宫下垂、崩漏等。炒炭后增加止血作用。《得配本草》记载："多用则散，少用则升，蜜炙，使不骤升"。《医学入门》亦曰："发散生用，补中酒炒，止咳汗者蜜炒"。

现代药理学研究表明，升麻具有解热、镇痛、镇静、解痉、抗炎、增强免疫功能、抗肿瘤和抗病毒等多种药理活性。临床上升麻常用于治疗急性细菌性痢疾、肝炎、子宫脱垂、产后尿潴留、急性鼻窦炎、内痔、荨麻疹、带状疱疹等。

【炮制机制】 升麻属植物主要含有三萜苷类、酚酸类等化学成分。

升麻中所含的有机酸是其清热解毒的有效成分，其中阿魏酸和异阿魏酸等咖啡酸衍生物具有较强的抗炎活性。有研究发现，升麻中的有机酸类化合物多以酸酯的形式存在，蜜制引起有机酸酯水解生成有机酸和醇类，使总有机酸含量增加，阿魏酸和异阿魏酸含量也相应增加。但是，药代动力学研究发现，升麻生品中咖啡酸、异阿魏酸、阿魏酸三种酚酸成分的入血量高于炮制品；炮制品中咖啡酸的吸收与消除则快于生品。化学成分含量的变化及药代动力学特点是否与升麻炮制作用相关尚需要进一步研究。

关于升麻炭有效成分的研究较少，升麻炒炭后增加止血作用的物质基础尚不明确。升麻中异阿魏酸含量随升麻炒制程度的加重呈现先升高后降低的趋势，可以指示升麻炒炭的程度。

【方剂应用】

1. 升麻

（1）升麻葛根汤（《太平惠民和剂局方》），由升麻、芍药、甘草（炙）、葛根组成，具有辛凉疏表，解肌透疹的功效，治疗头痛发热，麻疹初起。其中升麻生用，解肌透疹。

（2）升麻散（《太平圣惠方》），由升麻、栀子仁、大青叶、黄芩、甘草（炙微赤，锉）、石膏组成，用于治疗伤寒热毒不解。

2. 蜜升麻

（1）补中益气汤（《脾胃论》），由蜜升麻、蜜黄芪、蜜甘草、红参、当归等组成，具有补中益气，升阳举陷，甘温除热的功效，用于治疗脾胃气虚，气虚发热，中气下陷，如纳差、体倦乏力、脱肛、子宫下垂等。其中升麻蜜炙，主升脾阳。

（2）升陷汤（《医学衷中参西录》），由蜜升麻、黄芪、知母、柴胡、桔梗组成，具有益气升陷的功效，用于治疗大气下陷证，症见气短不足以息，或努力呼吸，有似乎喘，或气息将停，危在顷刻，脉沉迟微弱，或三五不调。

（3）举元煎（《景岳全书》），由蜜升麻、生晒参、蜜黄芪、蜜甘草、麸炒白术组成，具有益气举陷的功效，用于治疗气虚下陷，血崩血脱，亡阳垂危等证，症见崩漏下血，神疲乏力，舌胖质淡，脉微弱等。

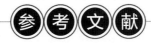

参·考·文·献

[1] 潘瑞乐，陈迪华，斯建勇，等．正交法优选升麻最佳蜜制工艺 [J].中国中药杂志，2007，32（1）：73-74.

[2] 张慧芳，戴衍朋.正交试验设计优选升麻最佳蜜炙工艺[J/OL].中国医院药学杂志，2014，34（7）：520-523.

[3] 于晓，戴衍朋，周倩，等.正交试验设计优选升麻炭最佳炮制工艺[J].中国现代中药，2015，17（8）：844-846，862.

[4] 林玉萍，秋明华，李忠荣，等.升麻属植物的化学成分与生物活性研究[J].天然产物研究与开发，2002，6（14）：58.

[5] 高璟春，张金超，朱国元，等.升麻族植物药理活性研究进展[J].中草药，2006，37（10）：附3.

[6] 于晓，戴衍朋.蜜炙对升麻有机酸类成分的影响[J/OL].山东科学，2015，28（04）：25-29.

[7] 潘瑞乐，陈迪华，斯建勇，等.升麻炮制前后有效成分的比较研究[J].中成药，2007，29（9）：1335-1337.

[8] 沈保家.升麻质量评价及药代动力学研究[D].南京：南京中医药大学，2014.

丹参
Danshen
SALVIAE MILTIORRHIZAE RADIX ET RHIZOMA

【药材基原】　本品为唇形科植物丹参 *Salvia miltiorrhiza* Bge. 的干燥根和根茎。春、秋二季采挖，除去泥沙，干燥。

【炮制沿革】　丹参始载于《神农本草经》，列为上品。历代医书古籍记载丹参的炮制方法近 20 种，梁代有酒渍法，唐代有熬法、捣法，宋代有炒法、炙法、焙法，金代有酒炒，明、清有酒洗、酒浸、酒炒、酒蒸、猪心拌炒，地方炮制规范收载有炒、炒炭、米炒、麸炒、鳖血炙、醋制及猪血制法。《中国药典》2015 年版收载丹参和酒丹参 2 种炮制规格。

【炮制工艺】

1. **丹参**　取原药材，除去杂质和残茎，洗净，润透，切厚片，干燥，筛去碎屑。

2. **酒丹参**　传统方法　取净丹参片，加入定量黄酒拌匀，稍闷润，待酒被吸尽后，置预热适度的炒制容器内，用文火加热，炒干，片面黄褐色，取出晾凉，筛去碎屑。每100kg 丹参片，用黄酒 10kg。

现代工艺　以丹参水浸出物、醇浸出物、丹参酮 Ⅱ$_A$ 及丹酚酸 B 含量为指标，采用正交试验法，综合评分后优选酒丹参炮制最佳工艺为：取净丹参片 500g，加黄酒 50g（用水稀释至 150g）拌匀，闷润 1h 至透，200℃ 炒制 12min，取出，放凉，筛去碎屑。以丹参水浸出物、醇浸出物、总丹参酮和丹参酮 Ⅱ$_A$ 含量为多指标，采用正交试验法，进行综合评分后优选酒丹参炮制最佳工艺为：加酒量 20% 质量分数，加热温度 160℃，炒 5min。以丹参中水溶性总酚含量为指标，经直观和数理统计分析，优选酒丹参的最佳工艺为：取净丹参饮片 100g，用 20g 黄酒拌匀，闷润至透，置烘箱中 40～50℃烘干，取出放凉。以丹参中丹参酮 Ⅱ$_A$ 的含量及小鼠凝血时间的药效活性为联合指标，优选酒丹参最佳工艺为：50% 加酒量、60℃下加热烘烤 5min。以水溶性成分丹酚酸 B 含量为指标，采用正交试验法，优选酒丹参最佳工艺为：10% 的黄酒，加 10% 的酒量，150℃炒制 6min（图下-1-14）。

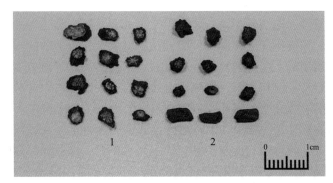

图下 -1-14　丹参不同炮制品对比图

1. 丹参　2. 酒丹参

【炮制作用】　丹参味苦，性微寒。归心、肝经。具有活血祛瘀，通经止痛，清心除烦，凉血消痈的功效。临床多生用。丹参生品长于祛瘀止痛、活血通经、清心除烦，其性偏寒凉。多用于月经不调，经闭腹痛，癥瘕积聚，胸腹刺痛，热痹疼痛，疮疡肿痛，心烦不眠；肝脾肿大，心绞痛。酒丹参寒凉之性缓和，活血祛瘀、调经止痛之功增强。多用于月经不调，血滞经闭，恶露不下，心胸疼痛，癥瘕积聚，风湿痹痛。

现代药理学研究表明，丹参具有保护血管内皮细胞，抗心律失常，抗动脉粥样硬化，改善微循环，保护心肌，增加冠脉流量，提高机体耐缺氧能力，抑制和解除血小板聚集，抑制胶原纤维的产生和促进纤维蛋白的降解，抗菌消炎，抗脂质过氧化和清除自由基，保护肝细胞，抗肺纤维化，镇静，催眠，抗惊厥作用，保护和改善胃黏膜，抗肿瘤等作用。在临床上，丹参主要用于心脑血管系统、消化系统、中枢神经系统疾病。

【炮制机制】　丹参主要含有脂溶性和水溶性两类活性成分。脂溶性成分主要含丹参酮 II_A，丹参酮 II_B，隐丹参酮，丹参酮 I，丹参酮 V 等，水溶性成分有丹酚酸 A，B，C，D，E，G 及丹参素、原儿茶醛、迷迭香酸等。脂溶性的丹参酮以改善血液循环、抗菌和抗炎为主，而水溶性的丹酚类以抗氧化、抗凝血、抗血栓形成、调血脂和细胞保护作用明显。

丹参在净制、软化、干燥过程中有效成分丹酚酸 B 和原儿茶醛损失较大，目前丹参饮片加工常采用的泡润、堆润等方法易造成有效成分流失，因此生产中可采用蒸法软化、湿热软化或气相置换法软化并进行 40～50℃ 低温干燥。

丹参酒炙后易于煎出有效成分，实验证明，酒丹参水煎液中的水溶性总酚酸含量增加，但原儿茶醛含量降低，且转化成原儿茶酸。酒炙饮片中的脂溶性总丹参酮及多糖的含量增加，酒炙法总丹参酮含量高于烘制丹参、生丹参、丹参炭，低于麸炒丹参，多糖含量酒丹参高于醋丹参、米炒丹参、生丹参、丹参炭。

酒制后，饮片中的丹酚酸 B 和丹参素含量较生品有明显提高，乙醇提高了有效成分的溶出率，经炮制后原儿茶醛的含量均低于生品。丹参及其炮制品中丹酚酸 B 含量均依次为：酒丹参 > 清炒丹参 > 生品 > 米炒丹参 > 麸炒丹参，酒制品含量最高；丹参素的含量依次为：酒丹参 > 清炒丹参 > 生品 > 麸炒丹参 > 米炒丹参，酒制品含量最高；原儿茶醛的含量依次为：生品 > 清炒丹参 > 米炒丹参 > 麸炒丹参 > 酒丹参，酒制品含量最低。总丹酚酸含量依次为生品 > 清炒丹参 > 酒炙丹参 > 麸炒丹参 > 米炒丹参。丹参经炮制后，以酒制品中的丹酚酸 B 和丹参素的含量最高，炒制品与生品次之，米炒与麸炒含量最低。因为丹参归心、肝经，药性微寒，而酒性大热，味甘、辛，入心、肝、肺、胃经，酒制能起协同作用，增强活血行气，祛瘀止痛的作用；同时酒是有机溶剂，丹参中的水溶性成分一般都能溶于酒中，丹参经酒制后，能提高丹酚酸 B 和丹参素的溶解度，可改变丹参的性能，借酒之辛热，缓和苦寒之性，引药上行，增强活血通络的疗效。丹酚酸 B 和丹参素是丹参治疗冠心病和抗心绞痛的有效成分，因此，丹参在临床上用于活血化瘀时，宜选用酒炙丹参。

不同炮制品丹参酮 II_A 的含量为醋丹参＞酒丹参＞生丹参＞米炒丹参＞炒丹参＞丹参炭。炒制品丹参酮 II_A 的含量均低于生品，提示丹参酮 II_A 随着炒制温度的升高，破坏程度加深，黄酒和米醋有助于丹参酮 II_A 的溶出，有助于增强丹参活血化瘀的功效。经HPLC-TOF/MS 法分析丹参酒炙前后化学成分的变化发现，紫草酸或丹酚酸 H，丹参酮 II_B 色谱峰消失，隐丹参酮、丹参新醌乙、丹参酮 II_A 和丹参新酮的峰面积显著降低，二氢丹参酮 I 和丹参酮 I 的峰面积增加，丹参酒炙后活血祛瘀作用增强可能与所含成分转化成体内更易吸收的活性成分有关。

药理研究表明，以血液流变学及对血小板功能、抗凝血为指标，丹参不同炮制品对肾上腺素致怒及寒冷造成血瘀模型大鼠具有活血祛瘀作用，丹参水提物与醇提物均有作用，丹参各炮制品差异均无显著性，但数值上酒炙丹参作用强于生品，因此丹参酒炙后活血化瘀作用明显加强。丹参生品及其炮制品的水煎液能增强实验小鼠的抗凝血、镇痛、耐缺氧作用，丹参黄酒炮制后其作用更强。炒丹参和酒丹参的抗菌活性较对应的生品活性增强，而丹参炭的抗菌活性明显减弱，但仍具有一定的抗菌活性。

【方剂应用】

1. 丹参

（1）丹参饮（《医学金针》），由丹参、檀香、砂仁组成，具有活血祛瘀，行气止痛的功效。主治血瘀气滞，心胃诸痛，用于血脉瘀阻之胸痹心痛，脘腹疼痛，兼胸闷脘痞。

（2）活络效灵丹（《医学衷中参西录》），由当归、丹参、生乳香、生没药组成，具有活血祛瘀，通络止痛的功效。主治气血瘀滞，心腹疼痛，腿臂疼痛，跌打瘀肿，内外疮疡，以及癥瘕积聚等。现用于冠心病心绞痛、宫外孕、脑血栓形成、坐骨神经痛等属气血瘀滞，经络受阻者。

（3）天王补心丹（《摄生秘剖》），由地黄、炒酸枣仁、柏子仁、麦冬、天冬、酒当归、人参、醋五味子、茯苓、制远志、玄参、丹参、桔梗、朱砂组成，具有滋阴养血，补心安神的功效。主治阴虚血少，神志不安证。证见心悸怔忡，虚烦失眠，神疲健忘，或梦遗，手足心热，口舌生疮，大便干结，舌红少苔，脉细数。

（4）消乳汤（《医学衷中参西录》），由知母、连翘、金银花、炒穿山甲、瓜蒌、丹参、生乳香、生没药组成，具有清热解毒，消肿止痛的功效。主治结乳肿疼，或成乳痈新起者；并治一切红肿疮疡。

2. 酒丹参

（1）丹参散（《妇人良方》）：丹参单味研末酒调服，具有活血祛瘀，调经止痛的功效。主治妇人经脉不调，或前或后，或多或少，产前胎不安，产后恶血不下；兼治冷热劳，腰脊痛，骨节烦疼；寒疝，小腹及阴中相引痛。

（2）定痫丸（《医学心悟》），由竹沥、胆南星、姜半夏、天麻、制远志、石菖蒲、陈皮、茯苓、川贝母、炒僵蚕、全蝎、酒丹参等组成，具有涤痰息风，清热定痫的功效。

主治痰热痫证，亦可用于癫狂。

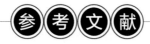

[1] 李慧芬，张学兰. 丹参炮制历史沿革研究 [J]. 中医药学刊，2006，24（11）：2058-2059.

[2] 李慧芬，张学兰. 正交法优选酒丹参炮制工艺 [A]. 中华中医药学会中药炮制分会 2008 年学术研讨会论文集 [C]. 中华中医药学会中药炮制分会，2008：5.

[3] 程立方，崔秀君. 多指标综合评分法优选丹参炮制工艺 [J]. 中国现代中药，2009，11（10）：41-44.

[4] 王文凯，胡美琴. 丹参酒制工艺研究 [J]. 中成药，1997，19（9）：18-19.

[5] 孔朝辉. 基于药效活性与化学成分筛选酒炙丹参的工艺条件 [J]. 中医药学报，2011，39（1）：57-58.

[6] 张颖，周宙，刘宏，等. 正交试验优选酒炙丹参炮制工艺 [J]. 中国医药指南，2013，11（15）：95，98.

[7] 叶剑. 丹参的药用成分与药理作用探析 [J]. 陕西中医学院学报，2012，35（5）：71-73.

[8] 陈长勋. 中药药理学 [M]. 上海：上海科学技术出版社，2006：107-110.

[9] 李慧芬，张学兰. 丹参炮制前后丹酚酸 B 的含量变化 [J]. 山东中医药大学学报，2009，33（5）：434-435.

[10] 韩桂茹，朱梅，马爱民. 丹参加工切片前后水溶性成分的考查 [J]. 中药通报，1985，10（11）：20-22.

[11] 王文凯. 丹参饮片制备工艺研究 [J]. 中成药，1996，18（10）：20-22.

[12] 李智，刘桂萍，孙玉红. 改进丹参饮片的炮制方法提高丹酚酸 B 含量 [J]. 中国现代药物应用，2010，4（17）：137-138.

[13] 王文凯，傅树文. 丹参炮制品化学成分比较分析 [J]. 中药材，1996，19（3）：131-134.

[14] 刘洋，梁吉春，石任兵，等. 以化学成分指纹图谱表征的丹参炮制及其汤剂成分研究 [J]. 北京中医药大学学报，2009，32（4）：256-258.

[15] 程立方，杨建新，曲永胜. 丹参炮制品质量分析 [J]. 时珍国医国药，2010，21（2）：400-401.

[16] 李炯，袁胜浩，马朝晖. 不同炮制方法对丹参多糖含量的影响 [J]. 中国药师，2012，15（6）：803-805.

[17] 唐晓清. 丹参不同炮制品中丹酚酸类成分的研究 [A]. 海峡两岸暨 CSNR 全国第十届中药及天然药物资源学术研讨会论文集 [C]. 中国自然资源学会天然药物资源专业委员会，2012：3.

[18] 顾瑶华，朱悦. 丹参不同炮制品中丹参酮 II A 的含量差异研究 [J]. 中成药，2010，32（2）：252-254.

[19] 吴鹏，李慧芬，张学兰，等. HPLC-TOF/MS 分析丹参酒炙前后化学成分的变化 [J]. 中国实验方剂学杂志，2016，22（11）：6-9.

[20] 陈芳，徐青青. 大黄、丹参炮制品的药效学研究 [J]. 中国药业，2008，17（11）：13-14.

[21] 刘先琼，胡静，许腊英，等. 净丹参与酒丹参的主要药效学比较 [J]. 湖北中医杂志，2007，29（5）：52-53.

[22] 李昌勤，赵琳，杨宇婷，等. 丹参生品及不同炮制品的体外抗菌活性研究 [J]. 中成药，2011，33（11）：1948-1951.

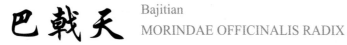

巴戟天

Bajitian

MORINDAE OFFICINALIS RADIX

【药材基原】 本品为茜草科植物巴戟天 *Morirtda officinalis* How 的干燥根。全年均可采挖，洗净，除去须根，晒至六七成干，轻轻捶扁，晒干。

【炮制沿革】巴戟天始载于《神农本草经》，列为上品。历代医术古籍记载了巴戟天的不同炮制方法，如酒制（酒煮、酒焙、酒炒、酒浸、酒洗、酒蒸等）、盐制（盐浸、盐煮、盐泡等）、米制、面制、油制、炒制、火炮、药汁制（甘草水制、枸杞汤制、菊花汤制、金樱子汁制等）。近代以来，巴戟天的炮制方法主要有巴戟肉、盐制巴戟天、药汁制巴戟天、酒制巴戟天等。《中国药典》2015年版收载巴戟天肉、盐巴戟天和制巴戟天3种炮制规格。

【炮制工艺】

1. **巴戟天**　取原药材，除去杂质。

2. **巴戟天肉**　取原药材，除去杂质，洗净，置蒸器内蒸透，趁热除去木心或用水润透后除去木心，切断干燥。筛去碎屑。

3. **盐巴戟天**　传统方法　取净巴戟天，用盐水拌匀，待盐水被吸尽后，置炒制容器内，用文火炒干。或取净巴戟天，用盐水拌匀，蒸软，除去木心，切断，干燥。筛去碎屑。每100kg巴戟天，用食盐2kg。

现代工艺　以耐斯糖和总多糖为考察指标，采用正交试验法，优选盐制巴戟天炮制工艺参数为：100g药材加入100ml 2%的盐水拌匀闷润5h，加热蒸制60min，趁热除去木心，切段，干燥。以巴戟天中总蒽醌的含量和水晶兰苷的含量为评价指标，采用正交试验法，优选盐巴戟天的炮制工艺参数为：每100g巴戟天，加盐水50ml（其中含食盐2g），闷润90min，置蒸制容器蒸15min，取出，趁热去心，切段，置80℃烘箱干燥2h。

4. **制巴戟天**　传统方法　取甘草，捣碎，加水煎汤，去液，加入净巴戟天拌匀，置锅内，用文火煮透取出，趁热抽去木心，切断，干燥。筛去碎屑。每100kg巴戟天，用甘草6kg。

现代工艺　以游离蒽醌、结合蒽醌、多糖和水晶兰苷为考察指标，采用正交试验法，优选制巴戟天的最佳炮制工艺参数为：甘草用量8%，拌炒时间15min，煮制温度100℃。以甲基异茜草素-1-甲醚、耐斯糖、水晶兰苷、甘草苷和甘草酸含量为考察指标，采用星点设计-效应面法，优选制巴戟天最佳炮制工艺参数为：加甘草汁量1.5倍，闷润时间4h，煮制时间25min（图下-1-15）。

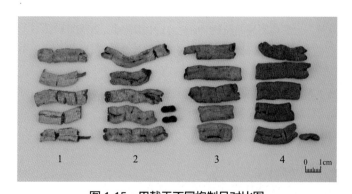

图 1-15　巴戟天不同炮制品对比图

1. 巴戟天　2. 巴戟天肉　3. 盐巴戟天　4. 制巴戟天

【炮制作用】 巴戟天味甘、辛，性微温。归肾、肝经，具有补肾阳、强筋骨、祛风湿的功效。用于阳痿遗精，宫冷不孕，月经不调，少腹冷痛，风湿痹痛，筋骨痿软。盐制后引药归肾，温而不燥，补肾壮阳作用缓和，多服久服无伤阴之弊。常用于阳痿早泄，尿频或失禁，宫冷不孕，月经不调。甘草制后增强甘温补益作用，偏于补肾助阳，强筋骨。用于肾气虚损，胸中短气、腰脚疼痛、筋骨无力。

现代药理学研究表明，巴戟天作为一种传统的补肾之良药，具有助阳、抗衰老、增强免疫、调节内分泌、促进造血、抗抑郁、抗肿瘤等作用。现代临床主要用于治疗肾病综合征，更年期高血压，妇女雌激素功能减退症等。盐制后，补肾壮阳的作用增强。

【炮制机制】 巴戟天的化学成分主要有蒽醌类、糖类、氨基酸类、环烯醚萜苷类、脂类、有机酸类及微量元素等。

巴戟天炮制品中蒽醌类化学成分随加热时间和辅料的变化而变化，甲基异茜草素 -1-甲醚在加热和加入辅料盐后均有增溶现象，但随着时间的延长，其含量逐渐下降；在加入辅料甘草后该成分明显下降；总蒽醌类化学成分在不同炮制过程中随着加热时间的增加和辅料盐、甘草的加入，其变化均为先上升后下降。巴戟肉随闷润加水量和蒸制温度、盐巴戟天随辅料盐浓度的增加，其寡糖类成分均呈先上升后下降的趋势，巴戟肉和盐巴戟天中 1-3 糖链含量随蒸制时间的延长不断增加，而 4 糖链以上含量则不断下降，并产生了一系列随蒸制时间的延长峰面积不断增加的新成分。有研究发现不同炮制方法会引起巴戟天微量元素含量产生变化，巴戟肉中 Fe、Cu、Mn、Zn、Cd 等各微量元素含量均比生巴戟天高，盐制和甘草制后微量元素含量较巴戟天肉降低。

巴戟天生品、盐制品、甘草水炙品均具有一定的补益作用和抗应激能力，且炮制品的作用强于生品。比较巴戟天不同炮制品补肾壮阳药理作用，结果表明各炮制品均可以改善肾阳虚小鼠的症状，其中盐巴戟组治疗效果最为显著，其次是制巴戟、巴戟肉、巴戟天。

巴戟天各炮制品均要求"去心"，研究结果表明巴戟天根皮和木心所含化学成分存在很大的差异——根皮中有毒元素铅较木心含量低，铁、锰、锌等种微量元素含量较木心为多，特别是与中医"肾"、心血管和造血功能密切的锌、锰、铁、铬等元素在根皮中含量较高；根皮中的多糖含量较木心为高。所以巴戟天去木心是合理的。

【方剂应用】

1. **盐巴戟天** 地黄饮子（《圣济总录》），由地黄、山茱萸、盐巴戟天和石斛等组成，具有滋肾阴，补肾阳，开窍化痰的功效，用于下元虚衰，痰浊上泛之喑痱证。舌强不能言，足废不能用，口干不欲饮，足冷面赤，脉沉细弱。巴戟天宜选用盐巴戟天，补肾助阳，且久服无伤阴之弊，与酒肉苁蓉合用，益肾填精补阳。

2. **制巴戟天**

（1）苁蓉益肾颗粒（《中国药典》2015 年版），由酒制五味子、酒苁蓉、茯苓和制巴戟天等组成，具有补肾填精的功效。用于肾气不足，腰膝酸软，记忆减退，头晕耳鸣，四肢无力。

（2）锁阳固精丸（《中国药典》2015 年版），由锁阳、蒸肉苁蓉、制巴戟天、菟丝子和盐炒补骨脂等组成，具有温肾固精的功效。用于肾阳不足所致的腰膝酸软，头晕耳鸣、遗精早泄。

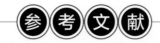

[1] 姜永粮. 巴戟天化学成分及炮制工艺研究 [D]. 沈阳: 辽宁中医药大学, 2011.

[2] 胡昌江, 周弋芰, 李金连, 等. 盐炙巴戟天工艺研究 [J]. 中成药, 2009, 31 (12): 1890-1893.

[3] 周灿. 巴戟天加工炮制方法及工艺的研究 [D]. 长沙: 湖南中医药大学, 2011.

[4] 史辑, 黄玉秋, 耿彤彤, 等. 星点设计－效应面法优选制巴戟天炮制工艺 [J]. 中国中医药信息杂志, 2016, 23 (12): 81-85.

[5] 李倩. 巴戟天炮制过程中化学成分变化规律的研究 [D]. 广州: 广州中医药大学, 2015.

[6] 肖凤霞, 邓超明, 刘玉健. 巴戟天炮制前后微量元素的含量变化研究 [J]. 中药材, 2011, 34 (1): 37-39.

[7] 崔妮, 史辑, 贾天柱. 巴戟天不同炮制品补肾壮阳作用的比较研究 [J]. 中国中药杂志, 2013, 38 (22): 3898-3901.

甘草
Gancao
GLYCYRRHIZAE RADIX ET RHIZOMA

【药材基原】 本品为豆科植物甘草 *Glycyrrhiza uralensis* Fisch.、胀果甘草 *Glycyrrhiza inflata* Bat. 或光果甘草 *Glycyrrhiza glabra* L. 的干燥根和根茎。春、秋二季采挖，除去须根，晒干。

【炮制沿革】 甘草始载于《神农本草经》。汉代多用炙法，《金匮玉函经》中首先记载甘草"炙焦为末，蜜丸"。以后的各类医药书籍中大多都有关于各种炮制方法的记载。综合而言不加辅料的有炙、炒、炮、煨；加辅料的制法有酒制、醋制、盐制、油制、蜜制、水制、胆汁制等方法。现行有炒、麸炒、蜜炙等炮制方法，其中以蜜炙甘草为主。围绕蜜炙法，除了传统的炒法蜜炙甘草之外，近几年还衍生出了烘法蜜炙甘草、微波炉蜜炙甘草、远红外烤箱蜜炙甘草以及高温高压蒸制法蜜炙甘草等方法，但均没有用于大生产，有待进一步研究。《中国药典》2015 年版收载甘草和炙甘草 2 种炮制规格。

【炮制工艺】

1. **甘草** 取原药材，除去杂质，洗净，润透，切厚片，干燥，筛去碎屑。

2. **炙甘草** 传统方法 取炼蜜用适量开水稀释，加入净甘草片拌匀，闷润，置锅内，用文火炒至表面黄色至深黄色，不黏手时取出，晾凉。每 100kg 甘草用炼蜜 25kg。

现代工艺 对烘法与炒法炮制的蜜炙甘草进行研究比较，结果表明，两者甘草酸含量没有明显的差异。烘制蜜甘草的急性毒性实验低于炒制蜜甘草的毒性。故认为现代化大生产可用烘法代替手工炒法，有利于统一工艺标准。用烘法蜜炙甘草，以炮制品的外观性状、甘草次酸和黄酮类化合物等为考察指标优选蜜炙甘草炮制工艺为：加入 25% 的蜂蜜，闷润透心后，在 60℃烘 60min。用炒法蜜炙甘草，以外观性状、甘草酸和甘草苷含量为评价指标，优选甘草蜜炙工艺为：炼蜜和水 2：1 混合（W/W）加入净甘草片，拌匀，闷润30min，置锅内，130℃（锅底温度）炒炙 20min。此外，还有微波炉蜜炙甘草、远红外烤箱蜜炙甘草、高温高压蒸制法蜜炙甘草等方法，均在实验中有所应用（图下 -1-16）。

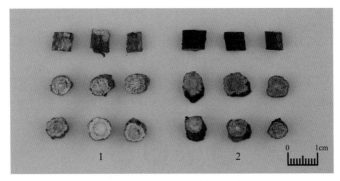

图下-1-16 甘草不同炮制品对比图

1. 甘草 2. 炙甘草

【炮制作用】甘草性平，味甘。归心、肺、脾、胃经。生甘草，味甘偏凉，长于清热解毒，祛痰止咳。用于肺热咳嗽，痰黄，咽喉肿痛，痈疽疮毒，食物中毒、药物中毒等。炙后味甘偏温，以补脾和胃，益气复脉力胜。用于脾胃虚弱，倦怠乏力，心动悸，脉结代等。

现代药理学研究表明，甘草具有保泰松或氢化可的松样的抗炎作用，其抗炎成分为甘草甜素和甘草次酸。甘草甜素对离体蟾蜍心脏有兴奋作用，炙甘草提取物有明显的抗多种心律失常作用，其作用优于生品。炙甘草还能提高小白鼠巨噬细胞功能，提高机体免疫功能与健脾益气作用是相关的，炙甘草优于生品。另外甘草蜜炙后，还能增强其缓急止痛作用，且生炙品作用差异明显。

【炮制机制】甘草中含有甘草甜素、甘草酸、甘草次酸以及黄酮类化合物（甘草苷、异甘草苷等）等。甘草甜素为水溶性成分，在浸泡切制时，应避免在水中长时间浸泡，否则会导致有效成分的流失。由于泡法对甘草酸和水溶性浸出物的损失较润法为多，因此，甘草切制时应以湿润为主。

实验表明，炮制后甘草主要成分如甘草酸的含量未见显著变化，仅略有减少，因此，甘草中的甘草酸含量与加蜜量多少无关。但部分成分含量增加，部分降低，成分之间的比例发生了改变。比如：甘草黄酮、微量元素的含量有所增加，从而增强了药物的疗效。

蜜炙甘草与生品相比葡萄糖和果糖含量均显著增加，甘草炮制后（包括蜜炙和清炒）新产生了5-羟甲基糠醛，但这两种变化非蜜炙特有，5-羟甲基糠醛主要为加热的产物，而葡萄糖和果糖含量与加热关系不大，仅与蜂蜜的加入有关。葡萄糖和果糖具有改善血液营养情况，消除疲劳症状等作用。因此葡萄糖、果糖含量的增加，与甘草蜜炙后增强补益也具有相关性。蜂蜜本身也具有一定的补益作用，蜂蜜对增强补益作用可起到一定的协同作用。

【方剂应用】

1. 甘草

（1）三拗汤（《太平惠民和剂局方》），由甘草、麻黄、杏仁组成，具有宣肺解表，止咳平喘的功效，用于治疗外感风寒，肺气不宣证。

（2）桔梗汤（《伤寒论》），甘草与桔梗同用，具有宣肺利咽，清热解毒的作用，用于风邪热毒客于少阴，上攻咽喉，咽痛喉痹，咳嗽。

2．炙甘草

（1）四君子丸（2015 年版《中国药典》），由炙甘草、党参、茯苓、炒白术组成，具有益气健脾的作用，用于脾胃气虚，胃纳不佳，食少便溏。

（2）炙甘草汤（《伤寒论》），由炙甘草、生姜、人参、桂枝、生地黄、阿胶、麦门冬、麻仁、大枣等组成，具有益气复脉的作用，用于气虚血少，脉结代，心动悸。

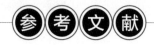

[1] 吴世强，种月荣，石勇强．甘草的多法炮制及历史考证 [J]．时珍国医国药，2005，16（1）：36．

[2] 朱卫星，李爱光，陈方，等．蜜炙甘草炮制工艺的研究进展 [J]．时珍国医国药，2005，16（10）：967．

[3] 叶定江．中药炮制学 [M]．上海：上海科学技术出版社，1996：191-191．

[4] 席先蓉，陈庆．正交设计研究甘草蜜制工艺 [J]．中国中药杂志，2001，26（7）：460-462．

[5] 周倩，张泰，石典花，等．正交试验法优选甘草最佳蜜炙工艺 [J]．中成药，2010，32（3）：447-450．

[6] 周倩，孙立立．蜜炙对甘草化学成分影响研究 [J]．中国药学杂志，2013，48（10）：768-772．

仙茅

Xianmao
CURCULIGINIS RHIZOMA

【药材基原】 本品为石蒜科植物仙茅 *Curculigo orchioides* Gaertn. 的干燥根茎。秋、冬二季采挖，除去根头和须根，洗净，干燥。

【炮制沿革】 仙茅始载于《海药本草》。仙茅历代有多种炮制方法，南北朝刘宋时代有乌豆水浸后加酒拌蒸法。宋代有酒浸、米泔水浸法。明清增加了米泔水浸后用酒拌蒸、蒸制、酒浸焙干法等。近代以来，仙茅的炮制方法主要有酒制，酒蒸，米泔制等法。目前仙茅的炮制方法主要是酒制法。《中国药典》2015 年版仅收载仙茅 1 种炮制规格。

【炮制工艺】

1．仙茅 除去杂质，洗净，切段，干燥。

2．酒仙茅 传统方法 取净仙茅段，加入定量黄酒拌匀，稍闷润，待酒被吸尽后，置炒制容器内，用文火加热，炒干，取出晾凉。筛去碎屑。每 100kg 仙茅段用黄酒 10kg。

现代工艺 以仙茅苷含量为指标，采用三因素四水平正交试验方法，优选出酒炙仙茅的最佳炮制工艺参数为：药材加 10% 的黄酒焖润，锅底温度为 100℃炒制 10min。以仙茅苷含量、苔黑酚葡萄糖苷含量和水溶性浸出物含量为指标综合评选，采用 $L_9(3^4)$ 正交试验方法，优选出酒炙仙茅最佳炮制工艺参数为：每 100kg 仙茅加 10kg 黄酒，于 100～110℃之间炒制 10min。

【炮制作用】 仙茅味辛，性热；有毒。归肾、肝、脾经。生仙茅有毒，燥性热，以散寒祛湿，消痈肿为主。用于寒湿痹痛，腰膝冷痛，筋骨酸软，痈疽肿毒等。经酒制后，可降低毒性，以补肾壮阳为主。用于阳痿精冷，心腹冷痛，腰膝冷痹，尿频，遗尿，小便失禁，头目眩晕，腰腿酸软等。

现代药理学研究表明，仙茅可保护中枢神经系统，抗骨质疏松，增强免疫功能，抗衰老，延缓生殖系统老化，抗炎等作用。在临床上，生仙茅主要用于不育症，阳痿，围绝经期综合征，骨质增生症，骨质疏松症，老年性尿道综合征，再生障碍性贫血，特发性水肿，乳腺增生，性功能减退，高泌乳素血症，功能性子宫出血，慢性前列腺炎等（图下-1-17）。

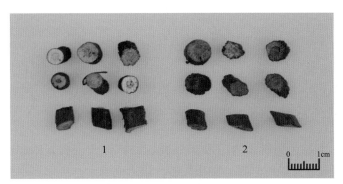

图下-1-17 仙茅不同炮制品对比图

1. 仙茅 2. 酒仙茅

【炮制机制】 仙茅炮制前后功效明显改变，仙茅生品辛、热，有毒，散寒祛湿，消肿，酒制品则温补肾阳功效增强。仙茅中主要含有糖类化合物、皂苷类化合物、酚类化合物、苷类等化合物，还有各种微量元素。用高效液相法测定酒制仙茅中仙茅苷的含量表明，仙茅经酒制后可明显提高活性成分仙茅苷的含量 0.3～0.5mg/g。比较仙茅生品和酒炙品醇提液和水煎液的色谱图，结合紫外光谱分析，发现酒炙品中化学成分确实发生了量和质的变化。认为酒炙品药性的显著变化是其化学成分整体变化所导致，有效成分溶出增加，毒性成分降低。通过生、制仙茅不同提取部位补肾壮阳作用研究发现，酒仙茅在增加腺嘌呤致肾阳虚模型小鼠的睾丸和精囊腺的总质量，增加血清中睾酮和皮质醇的水平，降低肌酐水平方面的能力强于生品；可以更加有效地改善小鼠肾阳虚的状态。小鼠睾丸和精囊腺的总质量以及血清中睾酮的水平的增加，是传统评价药物补肾壮阳作用的重要指标，三者的恢复以至于增加，能在一定程度上说明仙茅的补肾壮阳作用。仙茅生、制品的正丁醇提取部位均有很好的补肾壮阳作用。

【方剂应用】

1. **生仙茅** 仙茅丸（《博济方》），由生仙茅、荜茇、附子、干姜组成，用于伤寒结胸恶候。

2. **酒仙茅** 仙茅丸（《圣济总录》），由酒仙茅、枸杞子、熟地黄、生地黄组成，用于肝肾虚弱，头目眩晕，腰腿酸软，精神疲惫。

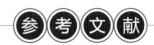

[1] 杜中梅，关复敏，贾天柱 . 正交法优选酒炙仙茅的最佳炮制工艺 [J]. 中成药，2008，30（6）：883.

[2] 艾雪，鞠成国，贾坤静，等 . 酒仙茅炮制工艺的正交试验优选 [J]. 时珍国医国药，2016，27（4）：877.

[3] 徐俊平，徐任生 . 仙茅的酚性甙成分研究 [J]. 药学学报，1992，27（5）：353.

[4] 陈昌祥，倪伟，梅文莉.仙茅根茎中的配糖体 [J].云南植物研究，1999，21（4）：521.

[5] 潘馨，郭素华，吴奕富.HPLC 法测定酒制仙茅中仙茅苷的含量 [J].中国药品标准，2003，3（2）：39.

[6] 赵红岩，刘建利，刘竹兰.威灵仙和仙茅酒炙前后整体化学成分变化研究 [J].中成药，2007，29（10）：1469.

[7] 侯坤，吕洁雯，石磊，等.补肾壮阳中成药及其方剂的研究进展 [J].现代中西医结合杂志，2003，12（1）：108-109.

白术

Baizhu

ATRACTYLODIS MACROCEPHALAE

RHIZOMA

【药材基原】 本品为菊科植物白术 *Atractylodes macrocephala* Koidz. 的干燥根茎。冬季下部叶枯黄、上部叶变脆时采挖，除去泥沙，烘干或晒干，再除去须根。

【炮制沿革】 白术始载于《神农本草经》，原名术，列为上品。历代医书古籍记载的炮制方法约有 50 多种，应用辅料 20 多种，主要的炮制方法有生切、炒焦、米炒、土炒、麸炒等。自唐宋始，世代相传，沿用至今。现代白术的炮制方法主要有生切、土炒和麸炒 3 种，《中国药典》2015 年版仅收载白术和麸炒白术 2 种炮制规格。

【炮制工艺】

1. **白术** 除去杂质，洗净，润透，切厚片，干燥。

2. **土炒白术** 传统方法 先将土置锅内，用中火加热，炒至土呈灵活状态时，投入白术片，炒至白术表面均匀挂上土粉时，取出，筛去土粉，放凉，每 100kg 白术片，用灶心土 25kg。

现代工艺 以白术水提取物、醇提取物和白术内酯Ⅲ含量为指标，采用正交试验法，优选土炒白术的最佳炮制工艺参数为：锅内空间温度 220～250℃，炒制时间 6min，灶心土用量 30%。

3. **麸炒白术** 传统方法 将蜜炙麸皮撒入热锅内，待冒烟时加入白术片，炒至黄棕色、逸出焦香气，取出，筛去蜜炙麸皮。每 100kg 白术片，用蜜炙麸皮 10kg。

现代工艺 以白术内酯Ⅰ、白术内酯Ⅱ、白术内酯Ⅲ和苍术酮含量为指标，采用正交试验法，优选麸炒白术的最佳炮制工艺参数为：炒制温度 170℃，炒制时间 2min，投麦麸量 10%。以白术内酯Ⅰ、白术内酯Ⅱ、白术内酯Ⅲ、苍术素和浸出物质量分数和浸出物得率为考察指标，采用正交试验和多指标综合加权评分法，优选蜜麸炒白术最佳炮制工艺参数为：炒制温度 270℃，炒制时间 21min，蜜麸皮量 10%。以饮片外观性状、白术内酯（Ⅰ～Ⅲ）含量和醇溶性浸出物为考察指标，采用正交试验法和多指标综合加权评分法，优选麸炒白术的最佳中试炮制工艺参数为：炒制温度 240℃，炒制时间 21min，辅料用量 10%，炒制转数 25r/min。以白术内酯Ⅰ、白术内酯Ⅱ、白术内酯Ⅲ、苍术酮、醇浸出物质量分数为指标，采用正交试验法，优选蜜麸炒白术的最佳炮制工艺参数为：蜜麸用量为 50%，炒制温度 200℃，炒制时间为 5min（图下 -1-18）。

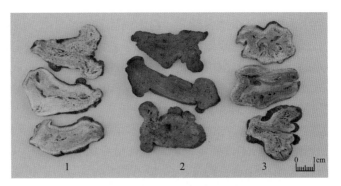

图下 -1-18 白术不同炮制品对比图
1. 白术　2. 土炒白术　3. 麸炒白术

【**炮制作用**】 白术味苦、甘，性温。归脾、胃经。具有健脾益气，燥湿利水，止汗，安胎的功效。用于脾虚食少，腹胀泄泻，痰饮眩悸，水肿，自汗，胎动不安等。白术生用，以健脾燥湿，利水消肿为主，用于痰饮，水肿，以及风湿痹痛等。土炒白术，借土气助脾，补脾止泻力胜，用于脾虚食少，泄泻便溏等。麸炒白术能缓和燥性，借麸入中，增强健脾作用，用于脾胃不和，运化失常，食少胀满，倦怠乏力，表虚自汗，胎动不安等。

现代药理学研究表明，白术具有调节胃肠功能及运动，调节胃酸及胃蛋白酶排量，增强唾液淀粉酶活性，利尿，调节子宫平滑肌，抗肿瘤，抗衰老等药理作用。在临床上，关于运用白术单方治疗疾病的文献很少，为了适应复杂的病情，主要用其成方或自拟方治疗疾病，尤其是参苓白术散、七味白术散、半夏白术天麻汤的运用比较广泛，主要用于治疗消化系统及心脑血管疾病。

【**炮制机制**】 白术在临床上常麸炒后入药，其生制品功用不同，属生熟异治之品。中医传统上认为生白术以燥湿健脾、利水消肿为主，麸炒后燥性缓和，借麸入中，增强健脾消食、和胃的作用。张仲岩在《修事指南》中提出"麸皮制去燥烈而和胃"，麸炒白术正是体现了"去燥烈而和胃"的作用。白术中主要含有挥发油成分，约 1.5%，其主要活性成分为苍术酮、苍术醇等；白术的另一活性成分为内酯类化合物。白术经土炒、麸炒后，其挥发油损失约 15%，从而达到缓和"燥性"、减少对胃肠刺激性的炮制目的，同时也有芳香健脾开胃的作用。

在对白术内酯Ⅰ、白术内酯Ⅲ的活性研究中发现，白术内酯Ⅰ具有较强的增强唾液淀粉酶活性、促进肠管吸收、调节肠道功能的作用，认为白术内酯Ⅰ是白术健脾的主要有效成分，而炒白术中的含量明显高于生品，与临床健脾常用炒白术相一致。

在对白术炮制前后化学成分变化研究的基础上，有研究提出了"减酮减燥，增酯增效"的假设，并结合中医学理论进行了药理实验验证，结果表明苍术酮具有明显的抑制家兔唾液腺分泌及增加小白鼠饮水量的作用，推测苍术酮可能是白术燥性成分之一；白术内酯Ⅰ具有增强唾液淀粉酶活性的作用，而白术内酯Ⅲ无明显作用；白术内酯Ⅰ具有增强尿淀粉酶活性以及提高脾虚大鼠胃肠道消化吸收功能的作用，推测白术内酯Ⅰ可能是白术健脾的有效成分。

根据白术炮制后既去燥性又健脾和胃的作用以及化学成分和药理作用的变化，有研究对麸炒白术"减酮减燥，增酯增效"的炮制理论进行了再次实验印证；白术经麸炒后苍术酮含量显著降低，白术内酯Ⅰ、白术内酯Ⅱ、白术内酯Ⅲ含量升高，其中以白术内酯Ⅰ的含量升高最为明显，分析产生这一现象的原因可能是苍术酮结构不稳定可转化为白术内酯类成分，在具氧加热的条件下苍术酮可转化为白术内酯Ⅰ、白术内酯Ⅲ等成分，这一结果充分验证了白术"减酮增酯"的炮制原理。另外，实验还从白术麸炒前后生品、麸炒品对正常大鼠饮水量和尿量的影响，对脾虚大鼠4种胃肠激素、2种神经递质在血清中含量影响等方面进行了考察。将苍术酮含量变化与对饮水量、尿量的影响相结合，印证了白术"减酮减燥"的炮制理论；将白术内酯Ⅰ、Ⅱ、Ⅲ含量变化与对脾虚大鼠4种胃肠激素、2种神经递质在血清中含量影响结合，印证了白术"增酯增效"的炮制理论，将上述两者结合，进一步证实了白术"减酮减燥，增酯增效"炮制理论的科学性与合理性（图下-1-19）。

图下-1-19　苍术酮氧化反应机制

【方剂应用】

1. 白术

（1）苓桂术甘汤（《伤寒论》），白术配伍桂枝、茯苓、炙甘草等，具有健脾化饮的作用，用于痰饮内停，脾失健运，胸胁支满，目眩，心悸，咳而气短。

（2）实脾散（《重订严氏济生方》），白术配伍姜厚朴、木瓜、木香和制附子等，具有温脾暖肾，利水消肿的功效。用于治阳虚阴水，下半身肿较甚，胸腹胀满，身重食少，手足不温，大便溏，小便短。

2. 麸炒白术

（1）六君子丸（《中国药典》2015 年版），麸炒白术配伍党参、茯苓、姜半夏和陈皮等，具有补脾益气，燥湿化痰的功效。用于脾胃虚弱，食量不多，气虚痰多，腹胀便溏。

（2）参苓白术丸（《中国药典》2015 年版），麸炒白术配伍人参、茯苓、山药和炒白扁豆等，具有补脾胃，益肺气的功效。用于脾胃虚弱，食少便溏，气短咳嗽，肢倦乏力。

（3）五苓胶囊（《中国药典》2015 年版），麸炒白术配伍茯苓、泽泻、猪苓和肉桂，具有温阳化气，利湿行水的功效。用于阳不化气、水湿内停所致的水肿，症见小便不利、水肿腹胀、呕逆泄泻、渴不思饮。

（4）启脾口服液（《中国药典》2015 年版），麸炒白术配伍人参、茯苓、甘草、陈皮和山药等，具有健脾和胃的功效。用于脾胃虚弱，消化不良，腹胀便溏。

3. 土炒白术

（1）补脾汤（《揣摩有得集》），土炒白术配伍茯苓、白芍、川芎、当归、陈皮和炙甘草等，主要用于小儿久病，面黄肌瘦，头发稀少。

（2）完带汤（《傅青主女科》），土炒白术配伍炒山药、人参、酒炒白芍和陈皮等，具有健脾燥湿，疏肝理气的作用。主要治脾虚肝郁，湿浊下注，带下色白或淡黄，清稀无臭，倦怠便溏，面色㿠白，舌淡苔白，脉缓或濡弱者。

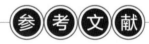

[1] 马传江. 正交试验优选白术的土炒炮制工艺 [J]. 中国药师，2016，19（7）：1245-1247.

[2] 赵文龙，吴慧，贾天柱. 麸炒白术的炮制工艺优化 [J]. 中国实验方剂学杂志，2013，19（8）：7-10.

[3] 朱慧萍，曹岗. 多指标综合评价蜜麸炒白术的炮制工艺 [J]. 中华中医药杂志，2015，30（6）：2160-2163.

[4] 蔡银燕，黄巧玲，石婷婷，等. 麸炒白术中试炮制工艺优选 [J]. 中华中医药学刊，2012，30（2）：278-280.

[5] 王文凯，翁萍，张晓婷，等. 建昌帮蜜麸炒白术炮制工艺优化 [J]. 中草药，2015，46（6）：857-860.

[6] 李伟，文红梅，崔小兵，等. 白术健脾有效成分研究 [J]. 南京中医药大学学报，2006，22（6）：366.

[7] 郝延军. 白术的炮制原理研究 [D]. 沈阳：辽宁中医药大学，2006：17.

[8] 赵文龙，吴慧，单国顺，等. 麸炒白术"减酮减燥、增酯增效"炮制理论的再印证 [J]. 中国中药杂志，2013，38（20）：3493-3497.

[9] 王小芳，王芳，张亚环，等. 白术挥发油中苍术酮氧化反应的动力学 [J]. 应用化学，2007，24（3）：301.

白芍

Baishao

PAEONIAE RADIX ALBA

【药材基原】 本品为毛茛科植物芍药 *Paeonia lactiflora* Pall. 的干燥根。夏、秋二季采挖，洗净，除去头尾和细根，置沸水中煮后除去外皮或去皮后再煮，晒干。

【炮制沿革】 白芍始载于《神农本草经》，原名芍药，至南梁陶弘景《本草经集注》始将芍药分为赤、白两种。白芍炮制始见于《雷公炮炙论》，曰："将蜜水拌蒸，从巳至未"等。历代医书古籍记载白芍的炮制方法约有 30 种之多，以净制、切制、炒制、酒炒制、酒浸制、醋炒制等常见。近代以来，白芍的炮制方法主要有净制、切制、炒制、酒制、土制、醋制、麸制、盐制、煨制及制炭等。《中国药典》2015 年版收载白芍、炒白芍和酒白芍 3 种炮制规格。

【炮制工艺】

1. **白芍** 取原药材，除去杂质，大小分开，洗净，润透，切薄片，干燥。

2. **炒白芍** 取白芍片，置炒制容器内，用文火加热，炒至表面微黄色，取出晾凉，筛去碎屑。

3. **酒白芍** <u>传统方法</u> 取白芍片，加入定量黄酒拌匀，稍闷润，待酒被吸尽后，置炒制容器内，用文火加热，炒干，取出晾凉，筛去碎屑。每 100kg 白芍片，用黄酒 10kg。

<u>现代工艺</u> 以外观性状及芍药苷、水溶性浸出物含量为综合评价指标，采用正交试验法，确定最佳炮制工艺参数为：黄酒用量 10%，酒制温度 90℃，酒制时间 15min。

4. **醋白芍** <u>传统方法</u> 取白芍片，加入定量米醋拌匀，稍闷润，待醋被吸尽后，置炒制容器内，用文火加热，炒干，取出晾凉，筛去碎屑。每 100kg 白芍片，用米醋 15kg。

<u>现代工艺</u> 以芍药总苷含量为考察指标，采用正交试验法，优选醋制白芍最佳炮制工艺参数为：加醋量 20%，醋制温度 130℃，加热时间 10min。

5. **土炒白芍** <u>传统方法</u> 取定量灶心土细粉，置炒制容器内，用中火加热，炒至土呈灵活状态，加入白芍片，炒至表面挂土色，微显焦黄色时，取出，筛去土粉，摊开放凉。每 100kg 白芍片，用灶心土粉 20kg。

<u>现代工艺</u> 以芍药苷、芍药内酯苷含量为评价指标，采用响应面 - 中心复合实验法，优选土炒白芍最佳炮制工艺参数为：土炒温度 200℃，炒制时间 11min，饮片与灶心土用量比 10∶3（图下 -1-20）。

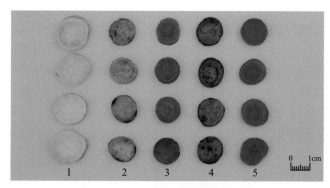

图下 -1-20 白芍不同炮制品对比图
1. 白芍 2. 炒白芍 3. 酒白芍 4. 醋白芍 5. 土炒白芍

【炮制作用】 白芍味苦、酸，性微寒。归肝、脾经。具有养血调经，敛阴止汗，柔肝止痛，平抑肝阳的功效。多用于肝阳上亢，头痛，眩晕，耳鸣，阴虚发热，烦躁易怒。炒白芍寒性缓和，以养血和营，敛阴止汗为主。用于血虚萎黄，腹痛泄泻，自汗盗汗。酒炙后酸寒伐肝之性降低，入血分，善于调经止血，柔肝止痛，用于肝郁血虚，胁痛腹痛，月经不调，四肢挛痛。醋制后，引药入肝，敛血养血、疏肝解郁的作用增强。用于肝郁乳汁不通，尿血等。土炒可借土气入脾，增强养血和脾、止泻作用，适用于肝旺脾虚，腹痛腹泻。

现代药理学研究表明，白芍具有镇痛、镇静、抗惊厥作用，抗炎作用，免疫调节作用，保肝作用，改善血液流变学作用等。在临床上，主要用于治疗四肢肌肉痉挛抽搐、眩晕、耳鸣、月经不调、腹痛等疾病。

【炮制机制】 白芍主要含芍药苷、氧化芍药苷、芍药内酯、苯甲酸等。此外还含挥发油等成分。实验证明，不同加工方法对白芍中芍药苷和水溶性浸出物含量有较大影响，直接晒干亳白芍中两种指标成分含量最高，煮后刮皮晒干者次之，生刮皮后煮晒干者含量最低。另有研究表明，水煮使芍药苷含量增加。直接晒干白芍中虽然芍药苷含量最高，但不刮皮白芍生产出的药材和饮片外观不美观，与人们传统用药习惯不符。不经煮制的白芍不易干燥，以及考虑人们用药习惯，不去皮者常作赤芍用，去皮者称白芍，故建议白芍产地加工选择煮后去皮为好。

白芍原药材中芍药苷含量最高，多篇研究报道证明，经不同方法炮制后芍药苷含量、丹皮酚含量、苯甲酸含量、微量元素含量、氨基酸含量均有不同程度的降低，而芍药内酯苷的含量和苯甲酰芍药苷含量升高。

药理实验研究表明，白芍不同炮制品均具有镇痛、镇静、抗炎的作用，但酒白芍、醋白芍的镇痛、镇静作用明显增强。白芍五种炮制品（生品、清炒品、麸炒品、酒炒品、醋炒品）煎液均能使离体兔肠自发收缩活动的振幅加大，剂量增加，作用加强，醋炒品作用最强；对氯化钡引起的兔肠收缩加强，生品有明显的拮抗作用，且剂量增大，作用加强。其他炮制品对氯化钡的拮抗作用不明显。对肾上腺素引起的肠管活动抑制，除生品和麸炒品作用不明显外，醋炒、酒炒、清炒均有不同程度的拮抗作用，并随剂量增加作用加强，尤以醋炒品拮抗作用最为明显。

【方剂应用】

1. 白芍

（1）升麻葛根汤（《太平惠民和剂局方》），由升麻、葛根、白芍和蜜甘草组成，具有解肌透疹的功效，用于麻疹初起。疹出不透，身热恶风，喷嚏，咳嗽，目赤而眼泪，口渴，舌红，脉浮数。方中白芍滋阴和营，防君臣发散太过，为佐药。

（2）镇肝熄风汤（《医学衷中参西录》），由牛膝、赭石、龙骨、牡蛎、醋龟甲和白芍等组成，具有镇肝息风，滋阴潜阳的功效，用于类中风。头晕目眩，目胀耳鸣，脑部热痛，面色如醉，心中烦热，或时常噫气，或肢体渐觉不利，口眼渐形㖞斜；甚或眩晕颠仆，昏不知人，移时始醒；或醒后不能复原，脉弦长有力。方中白芍益阴潜阳，镇肝息风，与龙骨、牡蛎、醋龟甲共为臣药。

2. 炒白芍

（1）桂枝汤（《伤寒论》），由桂枝、炒白芍、蜜甘草、生姜和大枣组成，具有解肌发表，调和营卫的功效。用于外感风寒表虚证。头痛发热，汗出恶风，鼻鸣干呕，苔白不渴，脉浮缓或浮弱者。方中选用益阴敛汗之炒白芍为臣，敛固外泄之营阴，与桂枝相配，一散一收，既能外散在表之风寒，又能敛固外泄之营阴，并可使桂枝发汗而不过汗，使祛邪而不伤正，敛阴而不留邪，共奏解肌发汗，调和营卫之效。

（2）麻子仁丸（《伤寒论》），由火麻仁、大黄、炒苦杏仁、炒白芍、麸炒枳实、姜厚朴和蜂蜜等组成，具有润肠通便的功效。用于脾约证。症见大便干结，小便频数，脘腹胀痛，舌红苔黄干，脉细涩。方中白芍以炒白芍为宜，养阴和里，有助于滋脾润燥，润肠通便，与炒苦杏仁、大黄共为臣药。

（3）痛泻要方（《景岳全书》），由陈皮、炒白术、炒白芍、防风等组成，具有调和肝脾，补脾柔肝，祛湿止泻之功效，主治脾虚肝旺之泄泻。方中炒白芍柔肝缓急，与白术配伍，土中泻木，共奏补脾柔肝之功。

3. 酒白芍

（1）艾附暖宫丸（《中国药典》2015年版），由艾叶炭、醋香附、制吴茱萸、肉桂和酒炒白芍等组成，具有理气养血，暖宫调经。用于血虚气滞、下焦虚寒所致的月经不调、痛经，症见行经后错、经量少、有血块、小腹疼痛、经行小腹冷痛喜热、腰膝酸痛。

（2）固经丸（《中国药典》2015年版），由盐关黄柏、酒黄芩、醋香附和酒炒白芍等组成，具有滋阴清热，固经止带的功效。用于阴虚血热，月经先期，经血量多、色紫黑，赤白带下。

4. 醋白芍

舒肝溃坚汤（《医宗金鉴》），由夏枯草、醋香附、醋白芍、炒僵蚕、煅石决明、当归、柴胡、烫穿山甲和甘草等组成，具有疏肝理气，和营溃坚的功效。用于治瘰疬，石疽。

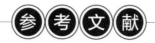

[1] 胡雨，金传山，张伟 . 正交试验优选酒白芍的炮制工艺 [J]. 中国实验方剂学杂志，2015，21（1）：45-48.

[2] 张红飞，杨中林，尹丽华 . 醋炙白芍的炮制工艺研究 [J]. 中成药，2005，27（3）：291-293.

[3] 沈建涛，石延榜，张振凌 . 响应面法中心复合试验优选白芍土炒工艺 [J]. 中国实验方剂学杂志，2014，20（4）：9-12.

[4] 王甫成，时维静，汪翠妮 . 不同加工方法对亳白芍中芍药苷及水溶性浸出物含量的影响 [J]. 中国实验方剂学杂志，2011，17（18）：75-78.

[5] 杨杰，田亚男，万颖 . 不同加工炮制方法对白芍质量的影响 [J]. 西北药学杂志，2010，25（5）：341-342.

[6] 吴巧凤，来平凡，陈京 . 杭白芍生品与炮制品中芍药苷、苯甲酸和元素含量的对比分析 [J]. 中国中医药科技，2005，12（5）：299-300.

[7] 唐抗 . 杭白芍炮制前后特征图谱比较研究 [J]. 南京中医药大学学报，2011，27（4）：369-371.

[8] 吕继红 . 加工炮制对白芍化学成分的影响 [J]. 实用中医内科杂志，2012，26（8）：19-20.

[9] 薛建海，王仁川 . 亳白芍不同炮制品中氨基酸成分分析 [J]. 中国中药杂志，1992，17（7）：408-408.

[10] 刘素香，黎阳，丰晶 . 不同炮制方法对白芍质量的影响 [J]. 药物评价研究，2010，33（2）：125-128.

[11] 胡雨，金传山，张伟 . 不同炮制方法对白芍质量的影响 [J]. 安徽中医药大学学报，2015，34（2）：91-94.

[12] 李颖，魏新智 . 白芍不同炮制品的镇痛、镇静、抗炎作用比较 [J]. 辽宁中医药大学学报，2016，18（4）：39-41.

[13] 孙秀梅，张兆旺，张学兰 . 白芍不同炮制品的成分分析及对离体兔肠活动的影响（简报）[J]. 中国中药杂志，1990，15（6）：24-24.

 Banxia
PINELLIAE RHIZOMA

【药材基原】 本品为天南星科植物半夏 *Pinellia ternata* (Thunb.) Breit. 的干燥块茎。夏、秋二季采挖，洗净，除去外皮和须根，晒干。

【炮制沿革】 半夏始载于《神农本草经》，列为下品。历代医书古籍记载的半夏炮制方法有 70 多种，例如汤洗、汤泡、洗浸、破如枣核、治半夏、姜制、水煮、微火炮、制曲、矾制、姜矾制、姜萝卜制、姜甘草制、酒姜制、法制半夏等。近代以来，半夏的炮制方法主要有清半夏、姜半夏、法半夏、竹沥半夏、半夏曲、青盐半夏及京半夏。《中国药典》2015 年版收载清半夏、姜半夏和法半夏 3 种炮制规格。

【炮制工艺】

1. **生半夏** 取原药材，除去杂质，洗净，干燥。用时捣碎。

2. **清半夏** 传统方法 取净半夏，大小分开，用 8% 白矾溶液浸泡至内无干心，口尝微有麻舌感，取出，洗净，切厚片，干燥。每 100kg 净半夏，用白矾 20kg。

   现代工艺 以刺激性毒性成分草酸钙针晶的含量，家兔眼结膜刺激性评价刺激性程度，有效部位总游离有机酸的含量为综合评价指标，采用正交试验法，优选最佳炮制工艺参数为：浸泡温度 30℃，采用 8% 浓度的白矾溶液，浸泡时间 24h。每 100kg 净半夏，用白矾 20kg。以浸出物、总有机酸含量为评价指标，采用正交试验法，优选最佳炮制工艺参数为：蒸制温度 130℃，蒸制时间 60min，白矾用量 6：1（白矾与半夏的质量比）。

3. **姜半夏** 传统方法 取净半夏，大小分开，用水浸泡至内无干心时，取出；另取生姜切片煎汤，加白矾与半夏共煮透，取出，晾干，或晾至半干，干燥；或切薄片，干燥。每 100kg 净半夏，用生姜 25kg、白矾 12.5kg。

   现代工艺 以总游离有机酸、6- 姜醇、白矾残留量为指标，以家兔眼结膜刺激性的强度分值、小鼠血管通透性为刺激性毒性指标，以鼠胃排空抑制率为药效学指标，多指标综合评分，采用正交试验法，优选姜半夏的最佳炮制工艺参数为：每 100kg 生半夏用水浸泡至内无干心时，取出；另取生姜 25g 切片煎汤，加白矾 12.5kg 与半夏共煮 4h，取出，晾干，切片干燥。以含水溶性浸出物含量、性状外观为综合指标，采用响应面法优化法，优选的最佳炮制工艺参数为：白矾姜水浓度 6.8%，浸泡时间 68h，蒸制时间 140min。

4. **法半夏** 传统方法 取净半夏，大小分开，用水浸泡至内无干心，取出；另取甘草适量，加水煎煮二次，合并煎液，倒入用适量水制成的石灰液中，搅匀，加入上述已浸透的半夏，浸泡，每日搅拌 1 ~ 2 次，并保持浸液 pH 值 12 以上，至剖面黄色均匀，口尝微有麻舌感时，取出，洗净，阴干或烘干，即得。每 100kg 净半夏，用甘草 15kg、生石灰 10kg。

现代工艺 以刺激性毒性成分草酸钙针晶的含量，水溶性有效成分鸟苷及甘草酸的含量，家兔眼结膜刺激性程度，多指标综合加权评分，采用正交试验法，优选出法半夏的最佳炮制工艺为：浸泡温度30℃，每100g半夏，用生石灰10g、甘草15g，浸泡时间48h（图下-1-21）。

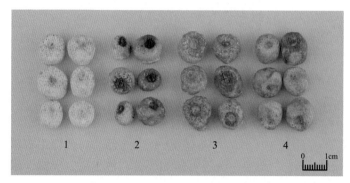

图下-1-21 半夏不同炮制品对比图
1. 生半夏 2. 清半夏 3. 姜半夏 4. 法半夏

【炮制作用】 半夏味辛、性温，有毒。归脾、胃、肺经。具有燥湿化痰，降逆止呕，消痞散结的功效。本草记载生半夏"戕人咽""令人吐"，被列为毒性中药，一般不作内服，多作外用，用于疮痈肿毒，湿痰咳嗽。半夏经炮制后，能降低毒性，缓和药性，消除副作用。清半夏长于化痰，以燥湿化痰为主，多用于湿痰咳嗽、痰热内结，风痰吐逆，痰涎凝聚，咯吐不出。姜半夏增强了降逆止呕的作用，以温中化痰、降逆止呕为主，用于痰饮呕吐，胃脘痞满。法半夏偏于祛寒痰，同时具有调和脾胃的作用，用于痰多咳嗽，痰饮眩悸，亦多用于成方制剂中。

现代药理学研究和临床观察均证实，生半夏对胃、肠、眼、咽喉等黏膜有直接而强烈的刺激作用，其刺激声带黏膜导致失音，刺激口腔、咽喉黏膜产生麻辣刺痛感或肿胀失音，刺激胃黏膜引起灼痛、呕吐现象，刺激肠道黏膜引起腹部疼痛和腹泻等。经炮制后，明显降低了生半夏对小鼠腹腔给药的刺激性，明显抑制了由浓氨引起的咳嗽，明显提高了胃液中 PGE_2 含量和胃蛋白酶的活性，明显抑制了小鼠的胃排空运动和肠内容物的推进速率，说明半夏经炮制后显著降低了毒性、刺激性，达到了"祛毒存性、减毒增效"的炮制目的。

【炮制机制】 半夏炮制后，毒性明显降低。半夏的毒性即为刺激性毒性，现代研究表明，半夏刺激性毒性成分均为具特殊晶型的"毒针晶"，具倒刺、凹槽、可弯曲，具韧性。毒针晶是一种主要由草酸钙、蛋白等组成的复合物。半夏毒针晶蛋白中均含有凝集素蛋白，半夏凝集素蛋白可诱导大鼠腹腔中性粒细胞迁移，引起大鼠足跖肿胀，具有显著的促炎效应。研究表明，半夏的刺激性毒性是半夏针晶尖锐末端刺入机体引起的机械刺激与半夏凝集素蛋白被毒针晶带入机体后引起的炎症反应的双重作用。

清半夏及姜半夏均使用相同的辅料白矾，在8%白矾浸泡的过程中，半夏毒针晶的刺激性及凝集素促炎作用均显著降低，说明矾制过程对毒针晶及凝集素两种毒性成分均能起到减毒的效果。现代研究揭示半夏矾制减毒机理为：白矾溶液中的 Al^{3+} 络合毒针晶草酸钙中的草酸形成单配体络合物，使草酸钙溶解，毒针晶的刚性结构被破坏；同时白矾溶液可使针晶中凝集素蛋白降解溶于浸泡的溶液中，导致炮制后的毒针晶上的凝集素蛋白含量大大下降，促炎效应显著降低；在破坏其特殊的针晶晶型同时降低了化学刺激，毒性显著降低。

法半夏炮制过程中使用石灰水浸泡，研究表明法半夏的减毒机理为：石灰水浸泡可以缓慢地破坏刺激性成分，而且升高温度会加快反应速度，扫描电镜（SEM）照片和 X 射线衍射证明石灰水不会破坏草酸钙针晶的外形和晶格。

【方剂应用】

1. 清半夏

（1）二陈汤（《太平惠民和剂局方》），由清半夏、橘红、茯苓和炙甘草组成，具有燥湿化痰，理气和中的功效，用于咳嗽痰多，色白易咳，恶心呕吐，肢体困倦，胸膈痞闷肢体困倦，或头眩心悸，舌苔白滑或腻，脉滑。

（2）二陈丸（《中国药典》2015 年版），由清半夏、陈皮、茯苓和甘草组成，具有燥湿化痰，理气和胃的功效，用于痰湿停滞导致的咳嗽痰多、胸脘胀闷、恶心呕吐。

2. 姜半夏

（1）半夏泻心汤（《伤寒论》），由姜半夏、黄芩、干姜、炙甘草和人参等组成，具有和胃降逆，散结消痞的功效。主治寒热中阻，胃气不和，心下痞满不痛，或干呕，或呕吐，肠鸣下利，舌苔薄黄而腻，脉弦数者。

（2）半夏厚朴汤（《金匮要略》），由姜半夏、姜厚朴、茯苓、生姜和紫苏叶组成，具有行气散结，降逆化痰的功效，用于梅核气。咽中如有物阻，咯吐不出，吞咽不下，胸膈满闷，或咳或呕，舌苔白润或白滑，脉弦缓或弦滑。

3. 法半夏

香砂养胃丸（《中国药典》2015 年版），由法半夏、木香、砂仁、白术和陈皮等组成，具有温中和胃的功效，用于胃阳不足、湿阻气滞所致的胃痛、痞满，症见胃痛隐隐、脘闷不舒、呕吐酸水、嘈杂不适、不思饮食、四肢倦怠。

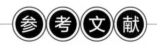

[1] 张琳，吴皓，朱涛，等.多指标正交试验优化清半夏炮制工艺 [J].中成药，2008，30（5）：704-706.

[2] 汤华清，肖锦，王耀登，等.清半夏的炮制工艺研究 [J].湖北中医药大学学报，2012，10（14）：39-41.

[3] 刘逊.姜半夏炮制工艺及其质量规范化研究 [D].南京：南京中医药大学，2011.

[4] 黄文青，高明，刘松，等.响应面法优化蒸制姜半夏的炮制工艺 [J].中药材，2015，38（7）：1403-1407.

[5] 张琳，吴皓，朱涛.多指标综合加权评分法优选法半夏炮制工艺 [J].中药材，2008，31（1）：20-23.

[6] 朱法根.半夏、掌叶半夏中凝集素蛋白促炎作用及矾制解毒机理研究 [D].南京：南京中医药大学，2012.

[7] 袁向辉.十一味中药炮制的色谱研究与半夏炮制减毒机理研究 [D].西安：西北大学，2007.

地黄

Dihuang
REHMANNIAE RADIX

【药材基原】本品为玄参科植物地黄 *Rehmannia glutinosa* Libosch. 的新鲜或干燥块根。秋季采挖，除去芦头、须根及泥沙，鲜用；或将地黄缓缓烘焙至约八成干。前者习称"鲜地黄"，后者习称"生地黄"。

【炮制沿革】地黄始载于《神农本草经》，列为上品。汉代以前，对地黄的炮制鲜有记载，至汉代开始有了蒸制后绞汁法，之后又出现了多种炮制方法。归纳起来，不加辅料的制法有：净制、切制、蒸制、煮制、炒制、制炭等，加辅料的制法有：酒制（蒸、煮、炖等）、醋制、姜制、盐制、蜜制、砂仁制等，此外还有药汁制、乳制、童便制等记载。酒蒸法和酒炖法炮制熟地黄沿用至今，成为熟地黄传统炮制的主要方法，近年来又出现了采用高压蒸制法制备熟地黄的炮制工艺。地黄制炭，最早见于宋《太平圣惠方》"生地黄烧灰，熟干地黄烧令黑"。《中国药典》1963 年版记载生地黄"炒炭"、熟地黄"煅炭"；之后各版不再收载熟地黄炭。现代各地中药炮制规范中生地黄炭、熟地黄炭炮制方法大致相似。《中国药典》2015 年版收载地黄（包括鲜地黄、生地黄）和熟地黄 3 种炮制规格。

【炮制工艺】

1. **鲜地黄**　取鲜药材，洗净泥土，除去杂质，用时切厚片或绞汁。

2. **生地黄**　取干药材，除去杂质，润透，切厚片，干燥，筛去碎屑。

3. **熟地黄**　传统方法　（1）取生地黄，加黄酒拌匀，隔水蒸至酒被吸尽，呈乌黑色，有光泽，味变甜，取出，晒至外皮黏液稍干，切厚片，干燥。每 100kg 生地黄，用黄酒 30～50kg。

（2）取生地黄，置适宜的容器内，蒸至黑润，取出，晒至八成干，切厚片，干燥。

现代工艺　以梓醇、地黄苷 D、毛蕊花糖苷、异毛蕊花糖苷和多糖的转移率为考察指标，以蒸制温度（压力）、蒸制时间和蒸制次数为考察因素，采用正交试验的方法，优选熟地黄的最佳炮制工艺参数为：在蒸制温度 125℃、蒸制压力 150kPa 条件下，蒸制 2 次，每次 2h。《实用中药手册》中要求（砂仁制地黄）：取干地黄入黄酒、砂仁末拌匀，置适宜容器内密闭，武火加热，隔水熬约 48h，至内外漆黑发空为度。砂仁粉用量为 1%。

4. **生地黄炭**　传统方法　取净生地黄片，置热锅内，武火炒至膨起，表面焦黑色，内部焦褐色，喷淋清水少许，灭尽火星，取出，晾凉。制炭温度控制在 180～220℃。

现代工艺　以梓醇和 5- 羟甲基糠醛为指标成分，测定 180℃条件下，地黄炒制不同时间达到传统炮制标准时梓醇和 5- 羟甲基糠醛的含量变化规律，优选地黄制炭的最佳炮制终点：180℃温度下，炒制 3min，至饮片产生青烟，外表焦黑色，内部黄褐色，失重 20% 左右，饮片符合传统炮制标准。

5. **熟地黄炭**　传统方法　取净熟地黄片，置热锅内，武火炒至膨起，表面焦黑色，内部焦褐色，喷淋清水少许，灭尽火星，取出，晾凉。制炭温度控制在 180～220℃（图下 -1-22）。

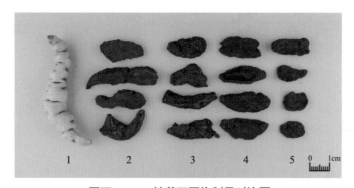

图下 -1-22　地黄不同炮制品对比图

1.鲜地黄　2.生地黄　3.熟地黄　4.生地黄炭　5.熟地黄炭

【炮制作用】　鲜地黄味甘，苦，性寒。归心、肝、肾经。含汁液较多，以清热生津，凉血止血为主，用于热邪伤阴，舌绛烦渴，发斑发疹，吐衄等症。生地黄（干地黄）味甘，性寒。归心、肝、肾经，具有清热凉血，养阴生津的功效，用于热病烦躁，发斑消渴，骨蒸劳热，吐血、衄血、尿血、崩漏等。蒸制成熟地黄后，可使药性由寒转温，由苦转甜，功能由清转补。清蒸熟地黄质厚味浓，滋腻碍脾，加酒蒸制后，则性转温，主补阴血，且可借酒力行散，起到行药势、通血脉的作用，更有利于补血，并使之补而不腻。熟地黄可滋阴补血，益精填髓。用于肝肾阴虚，腰膝酸软，目昏耳鸣，消渴，遗精，崩漏下血，须发早白等。生地黄炒炭或煅炭后，主入血分，以凉血止血为主，用于血热引起的咯血、衄血、便血、尿血、崩漏等各种出血证。熟地黄炒炭或煅炭后，以补血止血为主，用于崩漏或虚损性出血。

现代药理学研究表明，地黄制剂对蛙心的收缩力有显著增强作用，但大剂量能使正常蛙心中毒。地黄水提取液对急性实验性高血压有明显降压作用；地黄还具有显著的生血作用；生地黄、熟地黄及其炭品的水煎剂都能明显缩短凝血时间，而相互间无显著性差异。地黄能使外周血液 T 淋巴细胞显著增加，干地黄醇提取物明显促进抗绵羊红细胞（红血球）抗体—溶血素生成，减少外周血液 T 淋巴细胞。地黄对组胺引起的血管通透性亢进及醋酸引起的小鼠腹膜炎有明显抑制作用，对蛋清所致急性炎症也有抗炎作用。地黄有一定的抗癌活性，这种抗肿瘤作用目前认为与增加免疫功能有关，已证明地黄有促进机体淋巴母细胞的转化、增加 T 淋巴细胞数量的作用，并能增强网状内皮系统的吞噬功能。地黄还有明显的镇静、利尿和抑制真菌作用。

【炮制机制】　现代研究表明，地黄中的主要化学成分是以梓醇为代表的环烯醚萜及其苷类成分，以及以毛蕊花糖苷为代表的苯乙醇苷类及糖类成分，此外还含有氨基酸、有机酸等。

生地经长时间加热蒸熟后，部分多糖和低聚糖可水解转化为单糖，所以变甜，单糖含量熟地黄比生地黄高 2 倍以上。环烯醚萜类成分热稳定性较差，炮制亦可使这类成分分解，生地黄蒸制成熟地黄，达到"色黑如漆，味甘如饴"主要是因为地黄中所含环烯醚萜苷在炮制过程中，发生酶解氧化聚合等反应，梓醇苷变成对羟基梓醇次苷，单糖或者5- 羟甲基糠醛与氨基酸反应生成蛋白黑素，致使药物变黑。

毛蕊花糖苷对神经系统、免疫系统具有明显的作用，特别是针对老年性疾病（老年痴呆）、免疫性疾病（慢性肾炎）具有明显的治疗作用。生地黄炮制成熟地黄后毛蕊花糖苷含量降低，异毛蕊花糖苷含量随炮制时间逐渐增加。

【方剂应用】

1. 鲜地黄

（1）五汁一枝煎（《重订通俗伤寒论》），由鲜生地黄汁、鲜茅根汁、鲜生藕汁、鲜竹沥汁、鲜生姜汁、紫苏梗等组成，具有清润心包，濡血增液的功效，用于治疗心包邪热郁蒸，心血亏虚，血虚生烦，躁扰不安。

（2）新加桃仁承气汤（《秋瘟证治要略》），由鲜地黄、牡丹皮、焦山栀、桃仁等组成，具有清营凉血，止血的功效，用于秋瘟证，热盛伤营，吐血不止。

2. 生地黄

（1）地黄煎（《妇人大全良方》），由生地黄、熟地黄、生姜汁组成，具有滋阴清热的功效，用于肝脾血虚发热，盗汗口渴，体倦骨痛，筋脉拘挛。

（2）四生丸（《妇人大全良方》），由生地黄、生荷叶、生艾叶、生侧柏叶等组成，具有凉血止血的功效，用于血热妄行所致的吐血，衄血，血色鲜红，口干咽燥。

3. 熟地黄

（1）六味地黄丸（《小儿药证直诀》），由熟地黄、山茱萸、山药、茯苓、泽泻、牡丹皮组成，具有滋肾填精的功效，用于肾虚不能固摄精液，遗精梦泄，头目眩晕，腰膝痿弱，小便遗溺不禁。

（2）四物汤（《太平惠民和剂局方》），由熟地黄、当归、川芎、白芍组成，具有补血调血的功效，用于冲任虚损，月经不调，脐腹疼痛，崩中漏下。

4. 生地黄炭　八宝治红丹（《全国中药成药处方集》），由生地黄炭、大蓟、侧柏叶、荷叶炭等组成，具有清热止血的功效，用于阴虚火旺之吐血，咯血，衄血，痰中带血。

5. 熟地黄炭　熟地黄炭与艾叶炭、炮姜炭、棕榈炭等同用，具有补血止血的功效，用于冲任虚损，崩中漏下及血虚出血证。

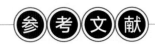

[1] 蔡瑞利，刘高胜，龚千锋. 地黄炮制的历史沿革及现代研究 [J]. 江西中医学院学报，2006，18（3）：40-41.

[2] 山东省食品药品监督管理局. 山东省中药饮片炮制规范（2012年版）[S]. 济南：山东科学技术出版社，2012：246-249.

[3] 屠万倩，周志敏，张留记，等. 多指标综合评分正交试验法优化熟地黄的炮制工艺 [J]. 中国药房，2017，28（22）：3121-3123.

[4] 徐敏友，张森，崔淑亭. 地黄用砂仁炮制的方法与作用研讨 [J]. 中成药，1999，21（2）：73-74.

[5] 郭艳霞，温学森，魏国栋，等. 地黄炭炮制终点及其炮制机理研究 [J]. 中药材，2012，35（3）：375-377.

[6] 叶定江. 中药炮制学 [M]. 上海：上海科学技术出版社，1996：238-239.

[7] 尚伟庆，贺清辉，张建军. 地黄炮制过程中毛蕊花糖苷变化的研究 [J]. 新中医，2014，46（5）：209-211.

地榆

Diyu
SANGUISORBAE RADIX

【**药材基原**】 本品为蔷薇科植物地榆 *Sanguisorba officinalis* L. 或长叶地榆 *Sanguisorba officinalis* L. var. *longifolia* (Bert.) Yü et Li 的干燥根。后者习称"绵地榆"。春季将发芽时或秋季植株枯萎后采挖，除去须根，洗净，干燥，或趁鲜切片，干燥。

【**炮制沿革**】 地榆始载于《神农本草经》，列为中品。历代多为生用，也有用炒、酒洗、醋制等法炮制，炒炭法自清代开始并为后世广泛沿用。目前临床药用主要有生用和炒炭两种规格。《中国药典》2015 年版收载地榆和地榆炭 2 种炮制规格。

【**炮制工艺**】

1. **地榆** 除去杂质；未切片者，洗净，除去残茎，润透，切厚片，干燥。

2. **地榆炭** <u>传统方法</u> 取地榆片，置炒制容器内，用武火加热，炒至表面焦黑色、内部棕褐色，喷淋少许清水，灭尽火星，取出，晾凉。

<u>现代工艺</u> 以水浸出物和醇浸出物含量、鞣质含量、凝血时间为考察指标，优选地榆炭最佳炮制工艺为：控制锅温为 250℃，炒制 7.5min。所得地榆炭饮片符合"外表应为黑褐色，内部棕黄色"的炮制标准。以地榆炭性状和鞣质含量为考察指标，优选烘法炮制地榆炭最佳工艺为：烘制温度控制在 240～280℃，烘制时间为 4.5min，烘制品性状和鞣质含量符合《中国药典》中规定的地榆炭标准（图下 -1-23）。

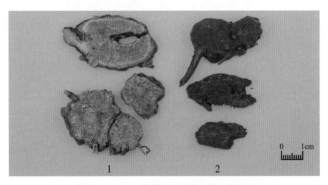

图下 -1-23 地榆不同炮制品对比图
1. 地榆 2. 地榆炭

【**炮制作用**】 地榆味苦、酸、涩，性微寒。归肝、大肠经。生地榆以凉血解毒为主，用于血痢经久不愈，烫伤，皮肤溃烂，湿疹，痈肿疮毒等。炒炭后长于收敛止血，用于便血、痔疮出血、崩漏下血等，各种出血证均可选用。

现代药理学研究表明，地榆生品具有较强的收敛止血作用和广谱抗菌作用，对其临床应用加以扩展，在护膜治胃，抗痨散结，蠲痹清热，清利通淋等方面收到较好效果。制炭后，长于收敛止血，且有炭的吸附性，可抑制多种细菌生长，多用于治疗便血痣血、水火烫伤、血痢崩漏、痈肿疮毒等症。

【**炮制机制**】 地榆的止血作用与鞣质有关，地榆炒炭程度较轻时鞣质含量增加，且具备炭的吸附性；而随着温度升高、时间延长，鞣质含量降低，另外地榆制炭后钙离子含量的增加也是其止血作用增强的物质基础。鞣质有收敛止血的作用，钙离子则有促进血液凝固的作用。由此可知，单纯用鞣质解释地榆炒炭止血机理是不全面的，地榆炒炭止血的物质基础有待进一步研究。另有相关的实验认为，炒炭使地榆中鞣质含量降低，但没食子酸的含量却明显增加，地榆炒炭后，鞣质分解，抗菌力减弱。

药理药效学实验认为，地榆炭和生地榆均有缩短小鼠出血时间的作用，地榆炭作用强于生地榆。地榆对烧伤、烫伤的实验动物有良好的治疗作用，可降低毛细血管的通透性，减少渗出，减少组织水肿，有收敛作用，形成保护膜，可防止烧伤早期休克，降低死亡率。地榆对伤寒杆菌、脑膜炎球菌、福氏痢疾杆菌、乙型链球菌、肺炎双球菌、大肠杆菌、枯草杆菌等均有抑制作用。其他尚有镇吐作用、抗炎作用、止泻作用、抗溃疡作用、保肝作用、抗肿瘤作用及增强免疫的功能。

【方剂应用】

1. 地榆

（1）地榆散（《太平圣惠方》），由地榆、白术、当归等组成，具有凉血解毒的功效，用于赤白痢。

（2）单用地榆研末，用麻油调敷（《中药学》），用于治疗烫伤。

（3）地榆汤（《千金翼方》），由地榆、柏叶、竹茹、漏芦等组成，具有凉血止血的功效，用于妇女崩中漏血不绝。

2. 地榆炭

（1）脏连丸（2015年版《中国药典》），由地榆炭、黄连、黄芩、地黄、赤芍、当归、炒槐花、阿胶珠等组成，具有清肠止血的功效，用于肠热便血，肛门灼热，痔疮肿痛。

（2）凉血地黄汤（《外科大成》），由地榆炭、生地、黄芩（炒黑）、槐角（炒黑）、赤芍黄连等组成，具有凉血止血的功效，用于湿热侵入直肠，血络损伤，痔疮肿痛出血。

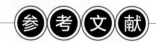

参 考 文 献

[1] 于蓓蓓，钟方晓，董学. 地榆在历代本草的炮制意图沿革及应用 [J]. 现代中药研究与实践，2009，23（5）：56-57.

[2] 丁安伟，向谊，李军，等. 地榆炭炮制工艺及质量标准研究 [J]. 中国中药杂志，1995，20（12）：725-728.

[3] 张向阳，魏红，韩建国. 地榆炭烘法炮制工艺实验研究 [J]. 河北中医，2014，36（7）：1065-1067.

[4] 叶定江，张世臣，吴皓. 中药炮制学 [M]. 北京：人民卫生出版社，2011：104-105.

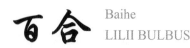

Baihe
LILII BULBUS

【药材基原】 本品为百合科植物卷丹 *Lilium lancifolium* Thunb.、百合 *Lilium brownii* F. E. Brown var. *viridulum* Baker 或细叶百合 *Lilium pumilum* DC.的干燥肉质鳞叶。秋季采挖，

洗净，剥取鳞叶，置沸水中略烫，干燥。

【炮制沿革】 百合始载于《神农本草经》，列为中品。历代医书古籍记载百合的炮制方法主要有净制（包括水洗，去心，去细皮等），切制（包括擘、切、为末等），炮制（包括炙、熬、炒、蜜制、酒制等）。近代以来，百合的炮制方法主要有烫、蒸、蜜炙等。《中国药典》2015 年版收载百合和蜜百合 2 种炮制规格。

【炮制工艺】

1. 百合 取原药材，除去杂质，筛净灰屑。

2. 蜜百合 传统方法 取净百合，置炒制容器内，用文火加热，炒至颜色加深时，加入适量开水稀释过的炼蜜，迅速翻炒均匀，并继续用文火炒至微黄色、不粘手时，取出晾凉。每 100kg 百合，用炼蜜 5kg。

现代工艺 取净百合，加入用少许开水稀释过的炼蜜，拌匀、稍闷，置适宜容器内，蒸至蜂蜜吸干，表面呈黄白色，取出，干燥（图下 -1-24）。

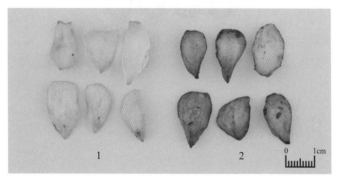

图下 -1-24 百合不同炮制品对比图

1. 百合 2. 蜜百合

【炮制作用】 百合味甘、微苦，性微寒。归心、肺经。具有养阴润肺、清心安神之功。生品性寒，以清心安神力胜，用于热病后余热未清，虚烦惊悸，失眠多梦，精神恍惚。经蜜制后，增强润肺止咳的作用，用于肺虚久咳，肺痨咳嗽，痰中带血及肺阴亏损，虚火上炎等症。而经蒸制后，寒性略减，归肺、胃、心经，具有养阴润肺，益肺和胃的功能，用于肺燥咳嗽、失眠心烦、胃热恶心等症。

现代药理学研究表明，百合具有止咳、祛痰、镇静催眠、增强免疫力、抗应激性损伤、抗癌、降血糖等作用。在临床上，百合主要用于治疗各种呼吸系统疾病，如咳嗽、慢性咽炎、支气管扩张、咯血、肺炎、肺结核；抑郁症、神经衰弱、失眠等精神系统的疾病；各种消化系统的溃疡、炎症及疼痛，如慢性萎缩性胃炎、慢性浅表性胃炎、胃脘痛、十二指肠溃疡、胃溃疡、功能性消化不良等。

【炮制机制】 研究发现蜜炙百合多糖含量为生百合多糖的 1.8 倍，生百合和蜜百合本身豆甾醇含量差异不大，但经水煎煮后，蜜百合中豆甾醇的溶出度增加，其含量约为生百合的 24 倍，豆甾醇药效结果表明，其具有较好的抗炎及止咳作用，提示豆甾醇是百合蜜炙后止咳作用增强的物质基础之一。体内外对多糖免疫促进作用实验表明，百合多糖与免疫促进作用存在一定的量效关系，能提高小鼠特异性及非特异性免疫功能，但生百合多糖与蜜百合多糖之间促进作用无显著差异，因此认为百合蜜炙后免疫作用增强的机制，与蜜炙百合多糖含量明显增加有关。生百合含药血清及水提液，能保护自由基损伤的血管内皮细胞，而蜜百合水提液及含药血清则无此作用。在《金匮要略》中，用百合组方的方剂共六首，其中就有五首用生百合，起滋阴清热之效。

【方剂应用】 百合

（1）百合固金汤（《慎斋遗书》），由百合、麦冬、地黄、熟地黄和麦冬等组成，具有养阴润肺，止咳化痰的功效，用于肺肾阴虚，虚火上炎证。咳嗽气喘，痰中带血，咽喉燥痛，头晕目眩，午后潮热，舌红少苔，脉细数。

（2）百合地黄汤（《金匮要略》），由百合、地黄组成，具有滋阴清热的功效。用于治百合病，阴虚内热，神志恍惚，沉默寡言，如寒无寒，如热无热，时而欲食，时而恶食，口苦，小便赤。

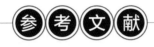

[1] 魏兴国. 百合炮制方法的改进 [J]. 时珍国药研究，1996，7（3）：165.

[2] 张慧芳. 中药百合化学成分与药效机理研究 [D]. 南京：南京中医药大学，2007.

百部
Baibu
STEMONAE RADIX

【药材基原】 本品为百部科植物直立百部 *Stemona sessilifolia* (Miq.) Miq.、蔓生百部 *Stemona japonica* (BL.) Miq.，或对叶百部 *Stemona tuberosa* Lour. 的干燥块根。春、秋二季采挖，除去须根，洗净，置沸水中略烫或蒸至无白心，取出，晒干。

【炮制沿革】 百部始载于《名医别录》，列为中品。南朝刘宋时代《雷公炮炙论》中首先提出"用酒浸一宿，漉出，焙干"的方法，唐朝有"熬"的方法，宋朝有净制、酒炙、酒浸焙干、火炙等方法，明代有净制、火炙酒渍法、酒浸火炒法、去心酒炒法等，清代有浸酒、炒、蒸、焙等方法。近代以来，百部的炮制方法主要有净制、切制、炮制等。《中国药典》2015 年版收载百部和蜜百部 2 种炮制规格。

【炮制工艺】

1. **百部** 除去杂质，洗净，润透，切厚片，干燥。

2. **蜜百部** <u>传统方法</u> 取炼蜜，加少量开水稀释，淋入净百部片内拌匀，闷润，置炒制容器内，用文火加热，炒至不粘手时，取出晾凉。每 100kg 百部片，用炼蜜 12.5kg。

<u>现代工艺</u> 以外观性状和总生物碱含量为评价指标，对蜜炙百部炮制工艺进行单因素试验考察；再以炮制品中总生物碱含量及对小鼠的止咳活性为评价指标，采用正交试验法，优选最佳炮制工艺参数为：每 100kg 百部加 10kg 水溶解的 12.5kg 蜂蜜，炮制温度 140℃，炮制时间 6min。以传统外观质量标准、水浸出物、醇浸出物、70% 乙醇浸出物和百部生物碱含量作为评价指标，优选百部蜜炙的最佳炮制工艺参数为：蜜水比为 1∶0.5，闷润时间 1h，炒制温度 180℃，炒制时间 6min（图下 -1-25）。

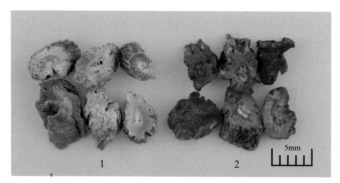

图下 -1-25　百部不同炮制品对比图

1. 百部　2. 蜜百部

【炮制作用】百部味甘、苦，微温。归肺经。具有润肺下气、止咳、杀虫的功效。生品长于止咳化痰，灭虱杀虫。可用于外感咳嗽，疥癣，灭头虱或体虱，驱蛲虫。生品有小毒，对胃有一定刺激性，内服用量不宜过大。蜜炙可缓和对胃的刺激性，并增强润肺止咳的功效。可用于肺痨咳嗽，百日咳。

现代药理学研究表明，百部具有抗菌和抗病毒作用、杀虫作用、镇咳祛痰、平喘作用、神经肌肉传导作用、抗肿瘤作用等。在临床上，生百部外用主要用于治疗头虱、阴虱、螨虫病、疥疮、痤疮、酒渣鼻和真菌感染等。蜜百部内服主要用于治疗咳嗽和脑膜炎等。

【炮制机制】生物碱为百部中的主要有效成分。现代药理研究表明百部镇咳的活性成分主要是百部属生物碱类，能降低呼吸中枢的兴奋性，抑制咳嗽反射，因而具有镇咳作用。蜂蜜甘缓益气，具有润肺镇咳的作用，蜜炙百部可缓和其对胃的刺激性，并可协同止咳化痰，增强润肺止咳的功效。

研究发现蜜百部总生物碱含量较生品显著下降。药理研究表明，蜜炙百部止咳作用明显增强而毒性降低，说明百部经蜜炙，可能生成了新的止咳效果强的化合物，或者促使原有的止咳有效成分增加，而使其有毒成分含量下降，最终使饮片总生物碱含量虽然减少，但其止咳作用增强而毒性下降。

蜜百部的血清药物化学研究鉴定与表征了大鼠血中移行成分 40 个，包括 12 个原形成分和 28 个代谢产物，基本阐明了蜜炙对叶百部的药效物质基础，为其蜜炙炮制的药理作用及其机制的研究提供了依据。

【方剂应用】

1. 百部　百部膏（《医学心悟》），由百部、蓖麻子（去壳）、白鲜皮、鹤虱等组成，外用主要用于治疗牛皮癣。

2. 蜜百部

（1）止嗽散（《医学心悟》），由桔梗、荆芥、蜜紫菀和蜜百部等组成，具有宣利肺气，疏风止咳的功效，用于风邪犯肺之咳嗽证。咳嗽咽痒，咯痰不爽，或微有恶风发热，舌苔薄白，脉浮。方中蜜百部温润止咳，与紫菀同用，增强理肺化痰，下气止咳之效，共为君药。

（2）月华丸（《医学心悟》），由生地黄、麦冬、天冬、熟地黄、山药和蜜百部等组成，具有滋阴保肺，消痰止咳的功效。用于治阴虚咳嗽。

（3）小儿百部止咳糖浆（《中国药典》2015年版），由蜜百部、苦杏仁、桔梗、桑白皮和麦冬等组成，具有清肺，止咳、化痰的功效。用于小儿痰热蕴肺所致的咳嗽、顿咳，症见咳嗽、痰多、痰黄黏稠、咯吐不爽，或痰咳不已、痰稠难出；百日咳见上述证候者。

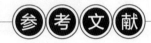

[1] 陈晓霞，鞠成国，贾天柱.综合加权评分法优选百部蜜炙工艺[J].中国药房，2016，27（10）：1389-1392.

[2] 吴杰.百部蜜炙前后差异及蜜百部质量标准研究[D].合肥：安徽中医药大学，2016.

[3] 张永太，冯年平，修彦凤.百部蜜炙前后总生物碱含量比较[J].中成药，2010，32（3）：451-453.

[4] 董巍，郝修洁，王超众.高效液相色谱法测定对叶百部根蜜炙后对叶百部碱的含量[J].安徽医药，2016，20（8）：1483-1486.

[5] 董巍，郝修洁，王超众.基于UHPLC-QTOF/MS和MetaboLynx分析的蜜炙对叶百部血清药物化学研究[J].药学学报，2016，51（9）：1458-1463.

当归

Danggui
ANGELICAE SINENSIS RADIX

【药材基原】 本品为伞形科植物当归 Angelica sinensis（Oliv.）Diels 的干燥根。秋末采挖，除去须根和泥沙，待水分稍蒸发后，捆成小把，上棚，用烟火慢慢熏干。

【炮制沿革】 当归始载于《神农本草经》，列为中品，但未见炮制方法。当归的炮制方法始见于南齐时的《刘涓子鬼遗方》。历代文献记载的炮制方法有25种之多，有常温处理的，也有加热处理的，其中以热处理为主。热处理的方式主要有清炒、辅料炒、蒸、煮、煨、煅等；所用的辅料主要有酒、醋、盐、米、米泔水、生地汁、吴茱萸、芍药汁、姜汁、黑豆汁、童便、土等，其中酒是应用最广泛的一种辅料。"酒制"的方法经过历代的衍变一直沿用至今。目前《中国药典》和多数省市的炮制规范均收载了"酒当归"。其他常见炮制规格还有炒当归、土炒当归和当归炭等。《中国药典》2015年版收载当归和酒当归2种炮制规格。

【炮制工艺】

1. 当归　除去杂质，洗净，润透，切薄片，晒干或低温干燥。

2. 酒当归　传统方法　取净当归片加酒拌匀，闷润，至酒被吸尽，置炒制容器中，文火，炒至深黄色，取出，晾凉。每100kg当归，用酒10kg。

现代工艺　以阿魏酸的含量为指标，采用高效液相色谱法测定酒当归中阿魏酸的含量，比较酒浸法和酒炒法两种炮制工艺。结果表明，酒浸当归阿魏酸的含量高于酒炒当归，当归与黄酒用量比为10∶3。酒当归以黄酒炮制为主，也有部分地方习用白酒，用量比例稍有差异。每100kg当归，黄酒用量多为10kg，部分用酒量为10～20kg。

3. 土炒当归　传统方法　将土粉置炒制容器内，炒至灵活状态，倒入净当归片，炒至当归片上挂满细土，取出，晾凉。每 100kg 当归，用土 30kg。

4. 当归炭 传统方法 取净当归片，置热锅内，中火炒至表面焦褐色，喷淋清水少许，灭尽火星，取出，晾凉（图下 -1-26）。

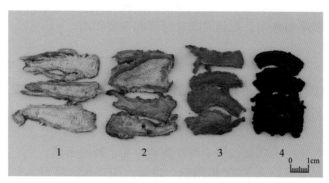

图下 -1-26 当归不同炮制品对比图
1. 当归 2. 酒当归 3. 土炒当归 4. 当归炭

【炮制作用】 当归味甘、辛，性温。归肝、心、脾经。具有补血活血，调经止痛，润肠通便的功效。当归生品质润，具有补血，调经，润肠通便的作用。酒当归增强了活血通经，祛瘀止痛作用，临床主要用于经闭，痛经，产后瘀滞腹痛，跌打损伤，风湿痹痛，经络不利等症。土炒当归既增强了入脾补血的作用，又缓和油润，不致滑肠，多用于血虚便溏患者。当归炭则具有止血补血的作用。传统上，止血习惯用当归头，补血用当归身，破血用当归尾，补血活血用全当归。

现代药理学研究表明，当归具有调节机体免疫力的作用，这一作用具有双向性。可作用于单核 / 巨噬细胞，增强其吞噬功能，提高疾病状态下免疫细胞的反应能力，尤其是能够改善免疫抑制剂影响的免疫细胞功能。当归还具有明显的强心作用和对心肌损伤的保护作用，故可用于冠心病，心绞痛，肺心病，充血性心力衰竭，心肌梗死，病毒性心肌炎等疾病的治疗。此外，当归还能保护红细胞膜，抑制血小板聚集并改善凝血状态，纠正蛋白及脂质代谢异常以及在组织局部发挥抗氧化和清除自由基、抗组织纤维化的作用。

【炮制机制】 现代研究表明，从植物当归中已分得多种类别的化学成分，其中主要有挥发油、香豆素类、黄酮类以及有机酸类，此外还含有多糖类、氨基酸类以及人体所必需的无机元素等。当归挥发油有几十种之多，其中以中性成分藁本内酯为其主要成分。有机酸类成分主要是阿魏酸。挥发油、有机酸类、多糖类等成分均是当归的有效成分，对血液系统、免疫系统、神经系统、呼吸系统、心脑血管系统都具有较强的药理作用。如藁本内酯可以抑制血小板释放血栓素 A_2（TXA_2），具有抑制血管收缩及降压的作用；阿魏酸可以通过抗氧自由基及抑制炎症递质 TXA_2，抑制炎症性肺损伤，通过抗血小板聚集，降低血液黏稠度以及抑制缩血管物质，促纤维因子的合成和释放，最终抑制肺纤维化形成；当归多糖 P_0 及其亚组分 P_1、P_2、P_3，可以通过提高体液免疫和细胞免疫的方式提高斑马鱼非特异性免疫力以及抗病力。

当归酒制后，阿魏酸几无降低，但具有收敛成分的鞣质大幅减少。阿魏酸能明显抑制二磷酸腺苷（ADP）的胶原诱导的大鼠血小板聚集，黄酒中的少量酒精可以扩张血管，加速血液流动，两者互相作用，增强了酒当归的活血效果。灶心土味辛性温，久经烧炼，含有丰富的 Fe、Mg、Zn、Cu、Mn 等微量元素，具有温中补脾，止呕止泻的功效。土炒当归收敛成分鞣质升高为生品的 2 倍，其他成分大都降低，而阿魏酸下降幅度明显高于当归多糖，故其补血作用大于活血之效。当归制炭后，阿魏酸含量显著降低，而钙含量增加。阿魏酸下降减弱了抗凝血作用，而钙对凝血过程起重要作用。

【方剂应用】

1. 当归

（1）当归补血汤（《内外伤辨惑论》），由黄芪和当归 2 味药组成，具有益气生血的功效，用于治劳倦内伤，气血两虚，阳浮于外之虚热证。

（2）四物汤（《太平惠民和剂局方》），由当归、川芎、白芍、熟地黄 4 味药物组成，具有补血和血，调经化瘀的功效，用于治疗血虚血滞，月经不调。

（3）济川煎（《景岳全书》），由当归、牛膝、肉苁蓉、泽泻、升麻、枳壳组成，具有温肾益精，润肠通便的功效，用于治疗肾虚便秘证。

（4）八珍汤（《正体类要》），由人参、白术、白茯苓、当归、川芎、白芍、熟地黄、甘草组成，具有益气补血的功效，用于治疗气血两虚证。

2. 酒当归　当归龙荟丸（《中国药典》2015 年版），由酒当归、龙胆、芦荟、栀子、酒黄连和酒黄芩等组成，具有泻火通便的功效，用于肝胆火旺，心烦不宁，头晕目眩，耳鸣耳聋，胁肋疼痛，脘腹胀痛，大便秘结。

3. 土炒当归　补脾汤（《揣摩有得集》），由土炒当归、土炒白术、党参、扁豆（炒）等组成，具有健脾补血的功效，用于小儿久病，面黄肌瘦，头发稀少。

4. 当归炭　当归散（《儒门事亲》），由当归炭、棕榈炭、龙骨、香附组成（原方为：当归、龙骨、香附子、棕毛灰），具有和血止血的功效，用于冲任不固，崩中漏下之血崩。

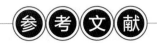

参考文献

[1] 李硕，李敏 . 炮制对当归质量影响的研究概述 [J]. 时珍国医国药，2013，24（12）：2989-2989.

[2] 吴志成，杨锡仓，王明伟，等 . 酒当归最佳炮制工艺研究 [J]. 西部中医药，2014，27（1）：40-42.

[3] 王祝举，唐力英，宋秉生，等 . 当归炮制历史沿革研究 [J]. 中国实验方剂学杂志，2010，16（3）：135-138.

[4] 王志强 . 炮制对当归临床作用的影响 [J]. 河南中医，2011，31（8）：929-930.

[5] 宋锦叶，孟立强，李晓玫 . 黄芪与当归的现代药理学研究进展 [J]. 中国中西医结合肾病杂志，2008，9（9）：833-855.

[6] 杨颜芳，张贵君，王晶娟 . 不同炮制方法对当归化学成分和药理作用的影响 [C]. 第四届中国中药商品学术大会暨中药鉴定学科教学改革与教材建设研讨会论文集，2015：10-14.

延胡索 Yanhusuo
CORYDALIS RHIZOMA

【药材基原】　本品为罂粟科植物延胡索 *Corydalis yanhusuo* W.T.Wang 的干燥块茎。夏初茎叶枯萎时采挖，除去须根，洗净，置沸水中煮至恰无白心时，取出，晒干。

【炮制沿革】　延胡索始载于《本草拾遗》。味辛、苦，性温，具有活血，行气，止痛的功效。宋代以来历代医书记载的延胡索的炮制方法以微炒、醋炒、酒炒、酒焙、盐炒、蛤粉炒、糯米炒、煨炒、微焙、灰炒常见。目前延胡索的炮制方法主要有醋制和酒制。《中国药典》2015 年版收载延胡索和醋延胡索 2 种炮制规格。

【炮制工艺】

1. **延胡索**　除去杂质，洗净，干燥，切厚片或用时捣碎。

2. **醋延胡索**　 传统方法 　取净延胡索或延胡索片，加入定量米醋拌匀，稍闷润，待醋被吸尽后，置炒制容器内，用文火加热，炒干，取出晾凉。筛去碎屑。每 100kg 延胡索用米醋 20kg。

现代工艺 　以延胡索中延胡索乙素、原阿片碱和去氢紫堇碱三种有效成分含量为指标，采用正交试验法，优选出延胡索醋煮最佳工艺参数为：延胡索药材加 40% 的醋和适量水拌润 4h 后，煮至醋液吸尽。

3. **酒延胡索**　 传统方法 　取大小均匀延胡索片加入适量黄酒拌匀，闷润 2h，待酒液被吸尽后，置于炒制容器内，用文火加热炒干，取出晾凉，备用。

现代工艺 　以延胡索中延胡索乙素和去氢紫堇碱含量为指标，采用 $L_9(3^4)$ 正交试验法，优选出酒炙延胡索最佳工艺参数为：破碎粒度为 0.4 ~ 0.5cm，加酒 20%，拌润 6h，炒温为 120℃（图下 -1-27）。

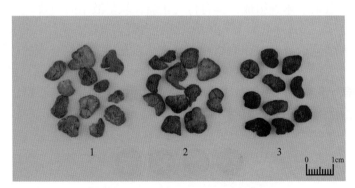

图下 -1-27　延胡索不同炮制品对比图
1. 延胡索　2. 醋延胡索　3. 酒延胡索

【炮制作用】　延胡索归肝、脾经，"生用破血，炒用调血，酒炒行血，醋炒止血"。延胡索生品具有行气止痛作用，多用于胸胁、脘腹疼痛，产后瘀阻腹痛，跌扑肿痛。经醋制后，增强行气止痛作用，广泛用于身体各部位的多种疼痛证候。如用于肝郁气滞，胸胁疼痛；胃气阻滞，脘腹疼痛；瘀血阻滞，经闭腹痛；气滞血郁，心腹冷痛等。延胡索酒制后，可增强活血、行血、止痛的作用。明代《本草纲目》曰"妇女血气腹中刺痛，经候不调。用延胡索去皮醋炒""产后诸病……用延胡索炒研，酒服一钱，甚效""疝气危急，玄胡索盐炒""坠落车马筋骨痛不止。玄胡索末，豆淋酒服二钱。"《雷公炮制药性解》曰"一切因血作痛之证并治，酒炒行血，醋炒止血，生用破血，炒用调血。"

现代药理学研究表明，延胡索具有改善心肌缺血、增加心排血量功能，保护消化系统，增强内分泌系统功能。具有镇痛、镇静、催眠，抗肿瘤，抗溃疡，抗血栓，抗心律失常等作用。在临床上，生延胡索主要用于治疗各种疼痛，冠心病、心绞痛等心血管疾病及痛经等。醋制和酒制后镇痛作用增强。醋延胡索镇痛和解痉作用更为显著，在治疗痛症，特别是脘腹胁肋等疼痛方面有明显优势。

【炮制机制】 延胡索的有效成分主要是生物碱，按其结构确定为：L- 四氢非洲防己碱，L- 四氢小檗碱，L- 四氢黄连碱等。药理实验证明，延胡索总生物碱，延胡索甲素、乙素、丑素均有较强的镇痛作用，以延胡索乙素镇痛作用最强。延胡索生品止痛有效成分不宜煎出，效果欠佳，醋制后水煎液的生物碱含量比延胡索显著升高，止痛作用增强。

【方剂应用】

1. 醋延胡索

（1）女金丸（《中国药典》2015 年版），由醋延胡索、当归、白芍、川芎、熟地、益母草等组成，具有益气养血，理气活血，止痛的功效，用于气血两虚、气滞血瘀所致的月经不调。

（2）元胡止痛口服液（《中国药典》2015 年版），由醋延胡索和白芷组成，具有理气，活血，止痛的功效，用于气滞血瘀的胃痛，胁痛，头痛及痛经。

（3）金铃子散（《太平圣惠方》），由醋延胡索、川楝子组成，具有疏肝泄热，活血止痛功效，用于肝郁气滞，胁肋疼痛，以及胃气阻滞疼痛，心腹诸痛。

（4）橘核丸（《济生方》）由橘核、海藻、昆布、海带、川楝子、桃仁、厚朴、木通、枳实、醋延胡索、桂心、木香组成，具有行气止痛，软坚散结的功效，用于治疗㿗疝。

（5）膈下逐瘀汤（《医林改错》）由五灵脂、当归、川芎、桃仁、丹皮、赤芍、乌药、延胡索、甘草、醋香附、红花、枳壳组成，具有活血祛瘀，行气止痛的功效，用于膈下瘀血证。

2. 酒延胡索

瓜蒌薤白汤加减（《伤寒论》），由酒延胡索、瓜蒌、薤白、丹参等组成，用于心血瘀滞而致的疼痛，胸闷，心悸。

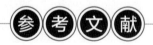

[1] 田永亮，窦志英，曹柳，等 . 延胡索产地醋煮工艺的研究 [J]. 时珍国医国药，2010，21（5）：1184-1186.

[2] 阴健，等 . 中药现代研究与临床应用（1）[M]. 北京：学苑出版社，1994：300.

[3] 陆树刚 . 中国蕨类植物区系大纲 . 植物研究进展 [M]. 北京：高等教育出版社，施普林格出版社，2004，6：29-41.

远志

Yuanzhi

POLYGALAE RADIX

【药材基原】　本品为远志科植物远志 *Polygala tenuifolia* Willd. 或卵叶远志 *Polygala sibirica* L. 的干燥根。春、秋二季采挖，除去须根和泥沙，晒干。

【炮制沿革】　远志始载于《神农本草经》，列为上品。历代医书古籍记载远志的炮制方法有去心、炒黄、甘草制、生姜汁炒、焙制、酒制、姜汁淹、酒蒸炒、米泔浸、米泔煮、微炒、炙制、炒炭等。沿用至今主要有甘草制、蜜制、朱砂制，临床常用甘草制、蜜制。《中国药典》2015 年版收载远志和制远志 2 种饮片规格。

【炮制工艺】

1. 远志　除去杂质，略洗，润透，切段，干燥。

2. 制远志　传统方法　取甘草，加适量水煎汤，去渣，加入净远志，用文火煮至汤吸尽，取出，干燥。每 100kg 远志，用甘草 6kg。

现代工艺　（1）以远志酸含量和醇浸出物含量为指标，采用正交试验方法，优选最佳工艺参数为：甘草饮片 6g，加水 60ml，煎煮两次，每次 30min，滤过，合并煎液，加入净远志 100g，文火加热至甘草煎液被吸尽，取出，晾干。

（2）以甘草酸为指标，采用正交试验方法，优选甘草汁制备最佳工艺参数为：取甘草 3g，加 100ml 水，煎煮 3 次，每次煎煮 30min；以远志皂苷元和甘草酸为指标，采用正交试验方法，优选制远志炮制最佳工艺参数为：将净远志加入 2.5 倍体积的甘草汁中，140℃浸润 90min，取出，100℃烘干。

3. 蜜远志　传统方法　取炼蜜，加入少许开水稀释后，淋于远志中，拌匀，稍闷润，待蜜被吸尽后，置炒制容器内，用文火加热，炒至深黄色，略带焦斑，不粘手时取出，晒凉。每 100kg 远志，用炼蜜 20kg。

现代工艺　以药效和药物急性毒性为指标，优选最佳工艺参数为：远志药材 10 份，加蜜 3 份，加水 2 份，闷润 3h，60℃炒制 9min（图下 -1-28）。

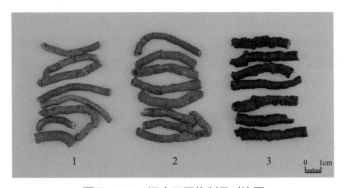

图下 -1-28　远志不同炮制品对比图

1. 远志　2. 制远志　3. 蜜远志

【炮制作用】　远志味苦、辛，性温。归心、肾经。具有安神益智，交通心肾，祛痰，消肿的功效。远志自古有"生用戟人咽喉""若不去心，服之令人闷"的记载，甘草制可减缓其"戟人咽喉"的燥性，协同增加安神益智、补脾益气的功效；蜜炙可增强其润肺化痰的作用，古有"蜜炙甘缓而润肺"的说法。《雷公炮炙论》解释远志去心是为了除闷："远志凡使，先须去心，若不去心，服之令人闷"。现代研究发现，远志心与远志皮的功效、急性毒性相似，作用强度减弱。

现代药理学研究表明，远志具有祛痰镇咳，镇静催眠、抗惊厥、抗炎和抑菌，抗氧化与抗衰老、抗痴呆、抗抑郁、降压，调节血糖和血脂以及抗癌等作用。临床上远志常用于治疗阿尔茨海默病、急性乳腺炎等。

【炮制机制】 目前，从远志中分离得到的化学成分主要有三萜皂苷类、寡糖酯类、有机酸类、酮类、生物碱类、苯丙素类、内酯类等。炮制可以改变远志中的化学成分组成，导致其药理活性可能也不尽相同。

远志皂苷是远志发挥化痰止咳、镇静安神作用的有效成分，同时与远志胃肠道毒性有关。研究发现，蜜远志中远志皂苷含量较远志生品有所增加，可能与蜜远志止咳化痰作用增加有关。其中，远志皂苷 B 为其镇催眠以及胃肠毒性的活性成分之一，蜜远志中远志皂苷 B 的含量明显下降，推测是蜜远志毒性降低的原因之一。另有利用植物代谢组学技术研究发现，与生远志相比，蜜远志的总皂苷量几乎不变，甘草制远志则有所上升；部分次级代谢产物中，蜜远志的总皂苷质量分数则有所下降，制远志则有所上升，这可能导致各饮片具有不同的药理活性。寡糖酯类是远志安神益智的主要活性成分，具有安神、抗老年痴呆、抗抑郁和神经保护作用。研究发现，远志经蜜炙和甘草水煮制后 5 种寡糖酯类成分含量均有所变化，但变化趋势不一，存在寡糖酯类成分之间相互转化的情况，可能与远志甘草汁制后益智药效增强相关。利用植物代谢组学技术研究发现，糖酯类化合物 3，6′-二芥子酰基糖酯的含量与质量分数在生远志中最高，蜜远志中最低，可能使蜜远志更有利于止咳方面的治疗。

远志中的阿魏酸、芥子酸、对甲氧基肉桂酸等有机酸类物质为其安神益智的活性成分。经甘草炮制后，远志中多种有机酸含量显著升高，可能是由于寡糖酯类成分的酯键水解，从而生成其苷元小分子有机酸。有机酸含量的升高可能是制远志安神益智作用增强的原因之一。

远志炮制使用的辅料对于减毒增效也有一定作用。制远志使用的甘草味甘，具有和解诸药毒性的功能。药理学研究发现，用甘草汁制远志能减其生远志的燥性、缓和药性，并减轻或消除远志的毒副作用，从而达到补脾益气、安神益智的目的。蜜远志的炮制辅料蜂蜜与远志在镇咳化痰功效中有协同作用。

【方剂应用】

1. 远志

（1）远志汤（《圣济总录》），由远志（去心）、菖蒲组成，用于治疗心痛。

（3）远志酒（《三因方》），用于治疗痈疽、发背、疖毒。

2. 制远志

（1）桑螵蛸散（《本草衍义》），由制远志、桑螵蛸、煅龙骨、红参、醋龟甲等组成，具有调补心肾，涩精止遗的功效，用于治疗心肾两虚证，小便频数，心神恍惚，健忘，舌淡苔白，脉细弱。其中制远志安神定志，交通心肾。

（2）孔圣枕中丹（《备急千金要方》），由醋龟甲、煅龙骨、制远志、石菖蒲组成，具有补肾宁心，益智安神的功效，用于治疗心肾阴亏证，健忘失眠，心神不安，或头目眩晕，舌红苔薄白，脉细弦。

（3）远志丸（《朱氏集验医方》），由制远志、茯神、益智仁组成，用于治疗小便赤浊。

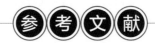

[1] 吴丽丽，石典花，周倩，等.正交试验法优选甘草制远志炮制工艺 [C]. 中华中医药学会中药炮制分会.中华中医药学会四大怀药与地道药材研究论坛暨中药炮制分会第二届第五次学术会与第三届会员代表大会论文集 [C]. 中华中医药学会中药炮制分会，2007：4.

[2] 张文娟，房敏峰，李云峰，等.正交试验法优选甘草制远志炮制工艺 [J]. 中成药，2008，30（2）：232-236.

[3] 吴晖晖.蜜炙远志减毒存效的工艺优选及相关实验研究 [D]. 成都：成都中医药大学，2007.

[4] 夏厚林，董敏，盛燕，等.远志蜜炙前后化学成分的对比研究 [J]. 时珍国医国药，2006，17（9）：1620-1621.

[5] 窦智，胡长明，文莉，等.高效液相色谱法测定生远志及其炮制品中远志皂苷 B 的含量 [J]. 中国医院药学杂志，2014，34（19）：1676-1678.

[6] 王雪洁，李震宇，薛水玉，等.基于植物代谢组学技术的远志不同炮制品质量控制研究 [J]. 中草药，2012，43（9）：1727-1737.

[7] 孟艳，张学兰，唐玉秋，等.远志炮制前后 5 种寡糖酯类成分的变化规律 [J]. 中国实验方剂学杂志，2015，21（9）：10-13.

[8] 单建学.远志的炮制及临床应用 [J]. 湖南中医药导报，2001，7（2）：89.

Cangzhu

ATRACTYLODIS RHIZOMA

【药材基原】 本品为菊科植物茅苍术 *Atractylodes lancea*（Thunb.）DC. 或北苍术 *Atractylodes chinensis*（DC.）Koidz. 的干燥根茎。春、秋二季采挖，除去泥沙，晒干，撞去须根。

【炮制沿革】 苍术始载于《神农本草经》，列为上品，不分苍术和白术，统称为术，后于张仲景所著《伤寒论》中得以区分。《伤寒论》方中皆用白术，《金匮要略》方中又用赤术，赤术即为苍术。至陶弘景《名医别录》则分为二。历代医书古籍记载其炮制方法为净制、切制、不加辅料和加辅料制等几大类，有醋制、泔制、药汁制、蒸制、土制、童便制、盐制、焙制、酒制、火炮、姜制、油制、大茴香制、桑椹制、乳制、蜜制、烘制等共约 60 余种炮制方法，近现代以麸炒、土炒、炒焦常见。《中国药典》2015 年版收载苍术和麸炒苍术 2 种炮制规格。

【炮制工艺】

1. **苍术** 除去杂质，洗净，润透，切厚片，干燥。

2. 麸炒苍术 传统方法 将炒制容器加热，至撒入麸皮即刻烟起，随即投入苍术片，迅速翻动，炒至表面呈深黄色时，取出，筛去麸皮，放凉。每 100kg 苍术，用麸皮 10～15kg。

现代工艺 以总挥发油含量和 β- 桉叶醇为评价指标，采用正交试验法，优选的最佳工艺参数为：每 100kg 苍术，用麸皮 30kg，炒制温度 150℃，炒制时间 5min，翻炒频率 70 次 /min。以苍术素含量、水溶性浸出物得率、醇溶性浸出物得率和外观评分为评价指标，采用 Box-behnken 效应面法，优选的最佳工艺参数为：每 100kg 苍术，用麸皮 10kg，炒制温度 140℃，炒制时间 3min。

3. 焦苍术 传统方法 取苍术片置热锅内，用中火炒至褐色时，喷淋少许清水，再文火炒干，取出放凉，筛去碎屑。

现代工艺 以苍术中鞣质质量分数和小鼠腹泻指数为考察指标，采用正交试验法，优选的最佳工艺参数为：炒制温度 220～230℃，翻炒频率 50 次 /min，炒制时间 6min（图下 -1-29）。

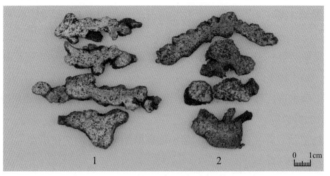

图下 -1-29　苍术不同炮制品对比图

1. 麸炒苍术　2. 焦苍术

【炮制作用】 苍术味辛、苦，性温。归脾、胃、肝经。具有燥湿健脾，祛风湿，发汗，明目之功效。用于湿阻中焦，脘腹胀满，泄泻，水肿，脚气痿躄，风湿痹痛，风寒感冒，夜盲，眼目昏涩。苍术生品辛温苦燥，麸炒后缓和燥性，气变芳香，增加健脾燥湿作用，炒焦后辛燥之性大减，用于固肠止泻。对于苍术的炮制作用，明清时已研究得非常明确，《本草发挥》曰："经泔浸火炒故能发汗"。《本草纲目》："苍术性燥，故以糯米泔浸，去其油，切片焙干用。亦有用脂麻同炒，以制其燥者。"《医宗粹言》："可羑盐水制其漂燥之裂性颇纯，不伤真液。"《本草述钩元》："拌黑豆蒸引之，水气也，对拌蜜酒蒸，对拌人乳透蒸，皆润之使合于金气而不燥也，凡三次蒸时，须烘晒极干，气方透，胎中酒蒸，平用泔制"。

现代药理学研究表明，苍术有保肝，降血糖，利尿，抗菌，抗病毒，抗炎，抗心律失常等药理作用。研究发现苍术各炮制品（麸炒、泔润炒、泔浸品、泔浸炒）能明显增加脾虚小鼠体重，改善小鼠脾虚症状，且以麸炒及泔润炒的作用明显，生品不明显。另有研究报道，苍术中的挥发油具有辛燥之性，麸炒后挥发油含量减少，燥性缓和，增强疗效；同时生品苍术具有燥润健脾之效，炒焦后可固肠止泻。

【炮制机制】 苍术主要含挥发油，另外还含有倍半萜内酯、倍半萜糖苷、多聚糖以及少量的黄酮类成分，其中主要活性成分为倍半萜类和聚乙烯炔类。挥发油既是苍术的有效成分，又是其产生毒副作用的主要物质基础。现代研究证明，过量的苍术挥发油对生物体有毒，苍术炮制后，挥发油减少约 15%，从而降低了副作用。由此可见，古代对苍术炮制作用的描述同现代药理研究证明相符。传统炮制理论认为苍术炮制后可去油以减缓燥性，减少副作用，并增强健脾止泻作用，现代研究表明苍术中过量的挥发油对人体有较强的中枢抑制作用，且能致泻。

【方剂应用】

1. 麸炒苍术

（1）平胃散（《简要济众方》），由麸炒苍术、姜厚朴、陈皮、炙甘草组成，具有燥湿运脾、行气和胃之功效，用于脘腹胀满，不思饮食，口淡无味，恶心呕吐，嗳气吞酸，肢体沉重，怠惰嗜卧，常多自利，舌苔白腻而厚，脉缓等症。方中麸炒苍术辛香苦温，为燥湿运脾要药，使湿去则脾运有权，脾健则湿邪得化。

（2）香砂胃苓丸（《中国药典》2015 年版），由木香、砂仁、麸炒苍术、姜厚朴、麸炒白术、陈皮、茯苓、泽泻、猪苓、肉桂、甘草组成，具有祛湿运脾，行气和胃的功效。用于水湿内停之呕吐，泄泻，浮肿，眩晕，小便不利等症。

2. 焦苍术

（1）杜痔丸（《外科全生集》），由地骨皮、生地、黄芩、牡丹皮、槐花、焦苍术、焦黄柏、甘草组成，为治疗外痔的良药。

（2）消导二陈汤（《重订通俗伤寒论》），由焦苍术、枳壳、神曲、山楂、厚朴、半夏、陈皮、桑枝组成，具有消滞和胃的功效。用于食滞不消，胸痞恶心，嗳腐吞酸，甚或呕吐泄泻，或脘闷腹痛者。

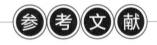

[1] 刘艳菊，许腊英，李水清.麸炒苍术炮制工艺研究 [J].中国医院药学杂志，2009，29（15）：1267-1269.

[2] 李萍，刘舸.Box-behnken 效应面法优选麸炒苍术的炮制工艺 [J].中国药房，2015，26（34）：4844-4846.

[3] 孙雄杰，蒋濛，涂济源，等.焦苍术炮制工艺研究 [J].中草药，2015，46（4）：526-529.

[4] 杜庆山.中药苍术炮制方法及理论研究进展 [J].中国药物警戒，2012，9（7）：439-441.

[5] 青木俊二.苍术含有效成分 β-桉叶醇及茅苍术醇对肠道平滑肌的作用 [J].国外医学 – 中国中药分册，1991，13（2）：59.

[6] 张军.关苍术成分 TDEYA 对实验性胃溃疡的保护作用 [J].国外医学 – 中国中药分册，1996，18（5）：46.

[7] 李伟，郑天珍，瞿宋义，等.苍术对大鼠离体小肠、结肠收缩活动的影响 [J].中药药理与临床，2000，16（5）：26-27.

[8] 张秋华，张晓枫，张秋菊.苍术的化学成分与药理研究进展 [J].时珍国药研究，1997，8（6）：505-506.

[9] 周德文.苍术的药理和药效 [J].国外医药 – 植物药分册，1996，11（3）：120.

[10] 高斌，白淑英，杜文斌，等.苍术降血糖作用的实验研究 [J].中国中医药科技，1998，5（3）：162.

[11] 金传山，甘恕潮，琚金苗.苍术不同炮制品健脾作用的观察 [J].中国中药杂志，1999，24（10）：597-599.

[12] 冯敬群，范秦鹤，王喆.含挥发油类中药的炮制研究 [J].中成药，1995，17（3）：14-16.

[13] 陈炎明，陈静，俞桂新.苍术化学成分和药理活性研究进展[J].上海中医药大学学报，2006，20（4）：95-98.

[14] 王孝涛.历代中药炮制法汇典（现代部分）[M].南昌：江西科学技术出版社，1984：84.

[15] 国家药典委员会.中华人民共和国药典（2015版一部）[S].北京：中国医药科技出版社，2015：1204-1205.

何首乌

Heshouwu
POLYGONI MULTIFLORI RADIX

【药材基原】 本品为蓼科植物何首乌 *Polygonum multiflorum* Thunb. 的干燥块根。秋、冬二季叶枯萎时采挖，削去两端，洗净，个大的切成块，干燥。

【炮制沿革】 何首乌始载于《开宝本草》。从唐代开始使用辅料和采用不同的炮制方法已达 30 余种，如黑豆蒸、醋煮、水煮熟黑豆酒煮、米泔水浸后九蒸九曝、生姜甘草制、牛膝制、米泔黑豆干枣同制、黑豆人乳制、黑豆牛膝人乳制、乌羊肉制、牛乳制等。近年来各地的炮制规范中收载的大多是黑豆蒸法。《中国药典》2015 版收载何首乌和制何首乌 2 种炮制规格。

【炮制工艺】

1. **何首乌** 取原药材，除去杂质，洗净，稍浸，润透，切厚片或块，干燥。

2. **制首乌** 取何首乌片或块，用黑豆汁拌匀，置非铁质的适宜容器内，炖至汁液吸尽；或清蒸或用黑豆汁拌匀后蒸，蒸至内外均呈棕褐色，或晒至半干，切片，干燥。每 100kg 何首乌，用黑豆 10kg。

黑豆汁制法：取黑豆 10kg，加水适量，约煮 4h，熬汁约 15kg；黑豆汁再加水煮 3h，熬汁 10kg，合并得黑豆汁约 25kg。

现代工艺 以何首乌中二苯乙烯苷、游离蒽醌、结合蒽醌（总蒽醌 - 游离蒽醌）含量，辅以醇溶性浸出物和煎出物等为指标，采用正交试验法，优选出最佳工艺为：以黄酒黑豆汁为辅料，在蒸汽压力为 0.1MPa，蒸制 6h（图下 -1-30）。

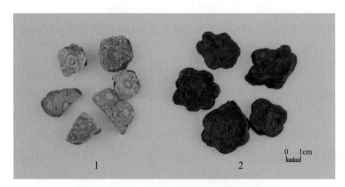

图下 -1-30 何首乌不同炮制品对比图

1. 何首乌　2. 制何首乌

【炮制作用】 何首乌味苦、甘、涩，性微温，归肝、心、肾经，具有解毒，消痈，截疟，润肠通便的功效。生品苦泄性平兼发散，具有解毒，消痈，润肠通便的作用，用于瘰疬疮痈，风疹瘙痒，肠燥便秘；制何首乌味甘而厚则入阴，增强滋阴补肾，养肝益血，乌须发，强筋骨的功能。用于血虚萎黄，眩晕耳鸣，须发早白，腰膝酸软，肢体麻木，崩漏带下，久疟体虚；同时消除了何首乌滑肠致泻的副作用。

现代药理学研究表明，何首乌有抗炎，抗老年痴呆，延缓衰老，降血脂，延缓动脉粥样硬化等作用。由于何首乌炮制工艺的多样化，再加上中药物质基础成分的复杂性、作用的多靶点性和整体性，使得何首乌通过炮制增效减毒的物质基础尚不明确；肝毒性成分尚不明确。

【炮制机制】 何首乌主含蒽醌类化合物，还含二苯乙烯苷，卵磷脂，脂肪，淀粉，矿物质。其中卵磷脂是脑脊髓的主要成分，也是血细胞及其他细胞膜的必需原料，并能促进血液细胞的新生发育，具有良好的补益作用。游离蒽醌类能促进胆固醇的代谢，抑制肠道对胆固醇的再吸收。二苯乙烯苷衍生物具有降低血清胆固醇的作用，且有保肝作用。结合性蒽醌能促进肠管蠕动而具泻下作用。

实验表明，何首乌炮制后游离蒽醌衍生物增加；二苯乙烯苷会随蒸制时间延长而降低，提示炮制时间应适中；卵磷脂、总糖及还原糖的含量随着蒸制时间延长而增加，使补益作用更加突出。何首乌生品有一定毒性，炮制后可明显降低肝毒性。何首乌的炮制工艺及炮制后增效减毒的机制有待我们进一步全面系统的进行深入研究，建立健全制首乌的质量控制指标，尽可能地减小其不良反应。

【方剂应用】

1. **何首乌** 何首乌散《普济方》，由防风、苦参、何首乌、薄荷等组成。方中用何首乌与诸药合用能养血祛风，消肿止痒，可用于疮痈痒痛。

2. **制何首乌** 七宝美髯丹《本草纲目》，由制何首乌、茯苓、牛膝、酒当归、枸杞子、盐菟丝子、盐补骨脂等组成。方中制何首乌滋阴补肾，乌须发，与诸药合用共奏补肝肾，益精血，强筋骨之功，主用于肝肾不足证。可治须发早白，脱发，齿牙动摇，腰膝酸软，梦遗滑精，肾虚不育等。

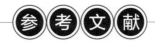

[1] 王晨晖. 何首乌炮制工艺及质量标准研究 [D]. 长沙：湖南中医药大学，2011.

[2] 卢崇，孙晓惠，陈庆堂，等. 何首乌配伍黑豆对大鼠肝脏的影响 [J]. 时珍国医国药，2013，24（3）：538-540.

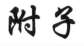

附子
Fuzi
ACONITI LATERALIS RADIX PRAEPARATA

【药材基原】 本品为毛茛科植物乌头 *Aconitum carmichaelii* Debx. 的子根的加工品。6月下旬至8月上旬采挖，除去母根、须根及泥沙，习称"泥附子"，加工成下列规格。

（1）选择个大、均匀的泥附子，洗净，浸入胆巴的水溶液中过夜，再加食盐，继续浸泡，每日取出晒晾，并逐渐延长晒晾时间，直至附子表面出现大量结晶盐粒（盐霜）、体质变硬为止，习称"盐附子"。

（2）取泥附子，按大小分别洗净，浸入胆巴的水溶液中数日，连同浸液煮至透心，捞出，水漂，纵切成厚约 0.5cm 的片，再用水浸漂，用调色液使附片染成浓茶色，取出，蒸至出现油面、光泽后，烘至半干，再晒干或继续烘干，习称"黑顺片"。

（3）选择大小均匀的泥附子，洗净，浸入胆巴的水溶液中数日，连同浸液煮至透心，捞出，剥去外皮，纵切成厚约 0.3cm 的片，用水浸漂，取出，蒸透，晒干，习称"白附片"。

【炮制沿革】 附子始载于《神农本草经》。其应用历史悠久，临床疗效卓越，亦是著名的有毒中药。汉代首载火炮法，之后历代炮制方法多种多样，不加辅料的炮制方法主要包括炮、煨、煮、炒等，加辅料炮制的方法，所用辅料主要包括蜂蜜、盐水、童便、甘草、生姜、黑豆、黄连等单一或混合辅料。现行有甘草制、姜制、豆腐制、矾水制、黑豆制等多种炮制方法。《中国药典》2015 年版收载附片和炮附片 2 种炮制规格。

【炮制工艺】

1. **附片** 黑顺片、白附片可直接入药。

2. **淡附片** 取盐附子，用清水浸漂，每日换水 2～3 次，至盐分漂尽，与甘草、黑豆加水共煮透心，至切开后口尝无麻苦感时，取出，除去甘草，黑豆，切薄片，晒干。每 100kg 盐附子，用甘草 5kg、黑豆 10kg。

3. **炮附片** 传统方法 取净河砂，置炒制容器内，用武火加热，炒至灵活状态，加入净附片，不断翻炒，炒至鼓起并微变色，取出，筛去砂，摊晾。

现代工艺 以双酯型生物碱含量、总生物碱含量及外观质量为综合评价指标，优选附子高压蒸制工艺作为黑顺片的替代炮制工艺：附子经润湿法处理后，0.10MPa 压力下蒸制 150min。参考川乌的炮制方法，以乌头碱和乌头原碱等 6 种生物碱和总生物碱的含量为考察指标，优选附子微波炮制最佳工艺为：附子经润透法处理后，于 60% 微波火力下炮制 18～20min，与传统炮制法比较，其总生物碱含量较高，且 6 种单、双型生物碱的含量均符合《中国药典》的要求。参考川乌的炮制方法，以乌头碱和乌头原碱等 6 种生物碱和总生物碱的含量为考察指标，优选附子高温烘制最佳工艺为：附子经换水浸透法处理后，120℃烘制 12h。与传统工艺比较，该工艺操作简便，省时节能，去毒效果好，有效成分含量高，且所得炮制品含水量低，无焦化现象（图下 -1-31）。

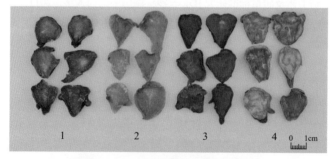

图下 -1-31　附子不同炮制品对比图

1. 黑顺片　2. 白附片　3. 淡附片　4. 炮附片

【炮制作用】　附子辛、甘，有大毒。归心、肾、脾经。生附子有毒，多外用，经加工炮制后，降低毒性，便于内服。炮附片以温肾暖脾，补命门之火力胜。用于心腹冷痛，虚寒吐泻，冷痢腹痛，冷积便秘，或久痢赤白等。淡附片以回阳救逆，散寒止痛为主。用于亡阳虚脱，肢冷脉微，寒湿痹痛，心腹疼痛，阴寒水肿，阳虚感冒等。

现代研究表明：附子用传统工艺食盐－胆巴混合溶液炮制后，Sr、Ca、Cl 的含量极显著升高，炮制后有害元素 Hg、Pb 和 Al 的浓度均有所降低。熟附片煎剂对离体蛙心显示明显的强心作用，尤其在心脏功能不全时更为显著。但浓度增高时，出现严重的中毒反应，可使心脏停搏于收缩期。引起心脏中毒反应的成分是乌头碱。

【炮制机制】　附子中的有毒成分为乌头生物碱类，属二萜双酯类生物碱，其中双酯型乌头碱毒性最强，苯甲酰单酯型乌头碱毒性较小，乌头原碱类毒性很弱，或者几乎无毒性。

附子的炮制减毒机制为：通过加水，加热处理，使极毒性的双酯型乌头碱水解为苯甲酰单酯型乌头碱，进而水解成氨基醇类乌头原碱，其毒性仅为双酯型乌头碱的 1/200 ~ 1/4000。减毒的另一原因可能是由于在炮制过程中乌头碱类成分其结构上 C8 位乙酰基被脂肪酰基置换，生成毒性较小的脂生物碱，从而降低了毒性。

现代研究表明：附子传统炮制方法所得黑顺片与高温、高压、微波等新型炮制工艺所得附子炮制品，其煎煮液进行急性毒性实验，新型炮制工艺的附子毒性与传统炮制工艺比较并无明显区别。说明附子的炮制无论哪种方法主要就是一个减毒的过程，经过泡、浸、漂等过程，附子中的双酯型毒性生物碱由于不稳定而大量分解，其毒性已经很小了。

有学者认为，不以传统的胆巴水炮制而以饱和食盐水炮制附子，从成品外观、组分层析、总生物碱含量、毒性等方面进行比较，认为饱和食盐水炮制是可行的；且采用单纯加热处理，也可降低毒性而保存疗效。国外学者提出以 110 ~ 115℃（1.5kg/cm²）作高温高压处理 40min，既可破坏酯键，降低毒性，又避免了生物碱的大量流失。各种炮制方法和工艺均能使附子中生物碱含量下降。在炮制过程中浸、泡、漂、煮等使各种类型的生物碱均被破坏和流失。浸、泡、漂的过程，损失总生物碱80%以上，而蒸法则可比较有效地保持成分和降低毒性。

现代药理研究表明：附子具有多种药理作用，如强心、升压、抗休克、抗血栓形成、抗缺氧、抗心肌缺血、抗缓慢性心律失常以及镇痛、抗炎、抗溃疡、抗腹泻和糖皮质激素样作用。这些药理作用是附子主治心血管系统、消化系统等疾病的药理学依据。附子所含的消旋去甲乌药碱、氯化甲基多巴胺、去甲猪毛菜碱、川附子中水溶性成分尿嘧啶等等这些拟肾上腺活性成分（即"阳气"）基本上能表达附子的抗心力衰竭，抗休克，抗心律失常，扩张外周血管，抗心肌缺血和调整血压的作用，与中医"回阳救逆""温经通脉""温里祛寒"作用相吻合，是附子强心的实验依据和治疗作用原理。

【方剂应用】

1. **生附子**　附子生品有毒，现极少内服，多外用，如治久患口疮，生附子研末醋调，贴足心（《卫生易简方》）；治疗肿，研末醋调外用。

2. **炮附片**　附子理中丸（《太平惠民和剂局方》），由附子（炮）、人参、炮姜、炙甘草、白术组成，具有温阳祛寒，补气健脾的作用，用于脾胃虚寒，或脾肾阳虚证。

3. **淡附片**　四逆汤（2015 年版《中国药典》），由淡附片、干姜、炙甘草组成，具有温中祛寒，回阳救逆的功效，用于阳虚欲脱，冷汗自出，四肢厥逆，下利清谷，脉微欲绝。

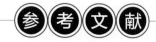

[1] 黄勤挽,周子渝,王瑾,等.附子炮制历史沿革研究[J].中国实验方剂学杂志,2011,17(23):269-271.

[2] 方莉,林华,邓广海,等.正交试验法优选附子高压蒸制工艺[J].中国实验方剂学杂志,2012,18(23):20-24.

[3] 区炳雄,龚又明,林华,等.川乌微波炮制工艺优选[J].中国实验方剂学杂志,2012,18(1):39-42.

[4] 林华,方莉,龚又明,等.附子高温烘制工艺的正交试验追加法优选[J].时珍国医国药,2014,25(6):1382-1385.

[5] 叶定江.中药炮制学[M].上海:上海科学技术出版社,1996:248-250.

[6] 沈玉巧,林华,邓广海,等.不同炮制工艺附子煎煮液的急性毒性探讨[J].中国实验方剂学杂志,2015,21(12):121-124.

[7] 王昌利,杨景亮,雷建林,等.附子炮制机理及制品药效毒理研究[J].现代中医药,2009,29(1):53-54

知母

Zhimu

ANEMARRHENAE RHIZOMA

【药材基原】 本品为百合科植物知母 *Anemarrhena asphodeloides* Bge. 的干燥根茎。春、秋二季采挖,除去须根和泥沙,晒干,习称"毛知母";或除去外皮,晒干。

【炮制沿革】 知母最早载于《尔雅》,《神农本草经》列为中品。历代医书古籍记载知母的炮制方法有炒制、酒炒、盐炒、酒浸、蜜水拌炒、姜汤浸等。《中国药典》2015 年版收载知母、盐知母 2 种炮制规格。

【炮制工艺】

1. **知母** 除去杂质,洗净,润透,切厚片,干燥,去毛屑。

2. **盐知母** 传统方法 食盐,加适量水溶解后,滤过,备用。取知母片,加盐水拌匀,闷透,置炒制容器内,以文火加热,炒干,色黄或微带焦斑,取出,放凉。每 100kg 知母用食盐 2kg。

现代工艺 (1)以菝葜皂苷元和芒果苷的含量为指标,采用正交试验方法,优选最佳工艺参数为:知母 50g,用 3% 的盐水 15ml 拌匀润透,150~160℃炒制 9min。

(2)以菝葜皂苷元和芒果苷的含量为指标,采用正交试验方法,优选最佳工艺参数为:知母片 100g,用 3% 的盐水 15ml 盐水拌匀,闷润至盐水被药材吸尽,180℃炒制 8min。但在大多省市的炮制规范中盐制知母的用盐量为 2%,故在用盐量中改为 2%。

(3)以盐知母的外观性状、菝葜皂苷元的含量为指标,采用正交试验方法,优选最佳工艺参数为:盐水浓度 5%,闷润时间 2h,炒药机(CY-700B 型电热式炒药机)转速 600 r/min,250℃炒制 5min。

(4)以芒果苷含量为指标,采用正交试验方法,优选最佳工艺参数为:每 100kg 知母在 160℃下加 10kg 盐水(浓度为 20%),炒制 4min。

（5）以知母皂苷 BII 和芒果苷的含量为指标，采用正交试验方法，优选最佳工艺参数为：盐水浓度 2%，焖制 1h，180℃炒制 12 min（图下 -1-32）。

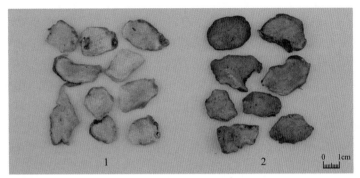

图下 -1-32　知母不同炮制品对比图

1. 知母　2. 盐知母

【炮制作用】知母味苦、甘，性寒。归肺、胃、肾经。具有清热泻火，滋阴润燥的功效，用于外感热病，高热烦渴，肺热燥咳，骨蒸潮热，内热消渴，肠燥便秘。生知母苦寒滑利，善清热火，生津润燥，故治疗外感热病、高热烦渴时多用生品。知母同时兼具甘味，盐制后可引药下行入肾经，滋阴降火作用增强，善清虚热，常用于肝肾阴亏，虚火上炎。李时珍云："肾苦燥，宜食辛以润之；肺苦逆，宜食苦以泻之。知母之辛苦寒凉，下则润肾燥而滋阴，上则清肺金而泻火，乃二经气分药也。"

现代药理学研究表明，知母具有抗炎、降血糖、抗血小板聚集、提高学习记忆力、抗肿瘤、抗病毒以及对心肌缺血再灌注损伤的保护作用等。临床上用于治疗各种类型的糖尿病、咳嗽，并具有利尿的作用。

【炮制机制】知母根茎中含有大量甾体皂苷、双苯吡酮类、生物碱类、黄酮类、木脂素类、多糖类、有机酸类、大量黏液质及微量元素等化学成分。皂苷类的知母皂苷 B Ⅲ 和知母皂苷 A Ⅲ，双苯吡酮类化合物中的芒果苷均被认为与知母的降血糖作用相关。

研究发现，盐知母中知母皂苷 B Ⅲ 和知母皂苷 A Ⅲ 的含量增加。其可能机制是知母在炮制过程中，知母皂苷类成分发生转化，具有降糖作用的知母皂苷类成分含量增加，从而增强降血糖的作用。

知母中双苯吡酮类化合物主要为芒果苷，具有抗炎解热、降血糖等功效。炮制后芒果苷的含量有所增加，是盐知母滋阴降火作用增强的物质基础之一。

盐知母通便作用明显强于生品，是其炮制后滋阴降火作用增强的具体体现。经测定，皂苷、芒果苷等主要成分的变化对较微小，不足以引起如此强的润肠通便作用，而糖类成分明显升高。因此推断，糖类化合物可能是知母滋阴降火作用的物质基础，盐制使糖类成分含量升高是盐知母滋阴降火作用增强的机制之一。

【方剂应用】

1. 知母

（1）二母散（《伤寒证治准绳》），由知母、贝母组成，具有清肺热的功效，用于治疗咳嗽，肺痨有热。

（2）清暑益气汤（《温热经纬》），由知母、西洋参、石斛、麦冬、黄连等组成，具有清热养阴，益气生津的功效，用于治疗身热汗多，口渴心烦，小便短赤，体倦少气，精神不振，脉虚数。知母生用，苦寒泻火。

（3）白虎汤（《伤寒论》），由知母、石膏、人参、甘草（炙）组成，具有清热生津的功效，用于治疗大热，大渴，大汗出，脉洪大有力。其中知母生用，清热滋阴。

2. 盐知母

（1）大补阴丸（《删补名医方论》），盐知母、盐黄柏、熟地黄、醋龟甲、猪脊髓组成，具有滋阴降火的功效，用于治疗阴虚火旺，潮热盗汗，咳嗽咯血，耳鸣遗精。

（2）知柏地黄丸（《医方考》），由盐知母、盐黄柏、熟地黄、山药、泽泻、牡丹皮等组成，具有滋阴降火的功效，用于治疗头目昏眩，耳鸣耳聋，虚火牙痛，五心烦热，腰膝酸痛，血淋尿痛，遗精梦泄，骨蒸潮热等。

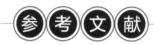

[1] 徐爱娟，韩丽萍，蒋琳兰．知母的研究进展 [J]．中药材，2008，31（4）：624-628．

[2] 侯雨，贾天柱．正交法优选盐制知母的最佳炮制工艺 [J]．中成药，2009，31（5）：754-758．

[3] 陆兔林，宋王申，季德，等．知母盐炙工艺研究 [J]．中国中药杂志，2007，32（11）：1098-1099．

[4] 张慧芳，张艳婷，秦雪梅，等．盐知母的炮制工艺研究 [J]．山西大学学报（自然科学版），2006，29（3）：297-300．

[5] 李习平，杨梓懿，石继连，等．正交试验法优选知母盐炙工艺 [J]．中国药师，2012，15（8）：1116-1117，1155．

[6] 魏静娜，刘征辉，赵琳琳，等．知母的盐制工艺优化 [J]．辽宁中医杂志，2015，42（6）：1294-1296．

[7] 中国科学院上海药物研究所．知母皂苷 B Ⅲ 的医药用途 [P]．中国：2010102385744，2010-11-10．

[8] 中国科学院上海药物研究所．知母皂苷 A 作为制备治疗 Ⅱ 型糖尿病药物的应用 [P]．中国：021601518，2004-7-21．

[9] 宋泽壁，吴莹，高慧．HPLC 法测定盐炙前后知母中新芒果苷、芒果苷和异芒果苷 [J]．现代药物与临床，2015，30（2）：145-148．

[10] 雷霞，张婕，李媛，等．基于炮制学理论初探知母润肠通便作用的有效成分 [J]．中国中药杂志，2015，40（7）：1283-1286．

狗脊 Gouji
CIBOTII RHIZOMA

【**药材基原**】 本品为蚌壳蕨科植物金毛狗脊 *Cibotium barometz* (L.) J. Sm. 的干燥根茎。秋、冬二季采挖，除去泥沙，干燥；或去硬根、叶柄及金黄色绒毛，切厚片，干燥，为"生狗脊片"；蒸后晒至六、七成干，切厚片，干燥，为"熟狗脊片"。

【**炮制沿革**】狗脊始载于《神农本草经》，列为中品。历史上狗脊的净制主要是去毛，其炮制方法初见于《雷公炮炙论》中，历代主要有酒蒸、醋制、盐制等，现代狗脊的炮制除沿用古代的去毛，切制，酒蒸等法外，还增加了炒焦，砂烫，土炒，酒炒，酒砂炒，单蒸，盐水煮等炮制方法。《全国中药炮制规范》中收载狗脊的炮制方法有净制、切制及制狗脊（砂烫）、蒸狗脊（单蒸）、酒狗脊（酒蒸）。《福建炮制规范》尚有黑豆汁煮法。中国药典 1977 年版、1985 年版、1995 年版及 2010 年版，均为"生狗脊片""熟狗脊片"和"砂烫品"。《中国药典》2015 年版收载狗脊和烫狗脊 2 种炮制规格。

【炮制工艺】

1. **狗脊** 除去杂质；未切片者，除去绒毛，洗净，润透，切厚片，干燥。

2. **烫狗脊** 传统方法 将砂置热锅内，用武火加热至灵活状态时，投入生狗脊片，不断翻动，炒至鼓起，鳞片呈焦褐色时取出，晒去砂，放凉后除去残存绒毛。

现代工艺 以 5- 羟甲基糠醛、原儿茶酸、原儿茶醛含量为考察指标，优选狗脊砂烫炮制的最佳工艺：用砂量为 8 倍量，在 180～190℃范围内，砂烫 6min 左右。

3. **酒炙狗脊** 传统方法 取净狗脊片，加适量黄酒拌匀，润透后，置蒸制容器内，用武火加热，蒸 4～6h 后，闷 6～8h，取出，干燥。狗脊片每 100kg 用黄酒 15kg。

现代工艺 以狗脊中原儿茶酸、原儿茶醛含量为考察指标，酒炙狗脊的最佳炮制工艺为：每 100kg 狗脊加 15kg 黄酒，室温浸润 2h，武火蒸制 4h 后，停火闷 4h。

4. **蒸狗脊** 传统方法 取净狗脊片，置蒸制容器内，用武火加热，蒸 4～6h 后，闷 6～8h，取出，干燥。

现代工艺 以原儿茶酸、原儿茶醛含量为考察指标，蒸狗脊的最佳工艺为取净狗脊切片，室温浸润 1h，蒸制 4h，停火闷润 4h（图下 -1-33）。

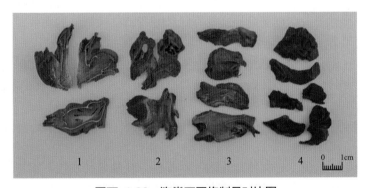

图下 -1-33 狗脊不同炮制品对比图

1. 狗脊 2. 烫狗脊 3. 酒炙狗脊 4. 蒸狗脊

【炮制作用】 狗脊味苦、甘，性温。归肝、肾经。具有祛风湿，补肝肾，强腰膝的功效。用于风湿痹痛，腰膝酸软，下肢无力。生狗脊以祛风湿、利关节为主；狗脊经砂炒后质地变酥脆，便于粉碎和煎出有效成分，也便于除去残存绒毛。砂炒狗脊以补肝肾，强筋骨为主。而狗脊经蒸制或酒拌蒸后，补肝肾、强腰膝的作用增强。

【炮制机制】 狗脊根茎主要含有淀粉、挥发油、酚性成分（如原儿茶酸等）、鞣质、黄酮类成分等。

狗脊炮制后挥发油含量明显降低。总糖和氨基酸含量降低，其炮制原理为：生品经过加热后，促使糖的结构发生改变，有 5- 羟甲糠醛生成，使糖的含量降低。采用干酪素法测定鞣质，狗脊炮制后鞣质含量降低，提示若以鞣质为有效成分时，宜选用生品。而甾体类化合物在炮制前后含量几乎没有变化，炮制对其影响较小。采用原子吸收分光光度计测定金毛狗脊中无机元素含量。结果显示，所测15种元素以K的含量最高，其次是Mn。炮炙后药材的Cu含量较高，而As、Hg的含量有所下降。

镇痛实验结果表明，狗脊毛镇痛作用不明显，低剂量生狗脊、砂烫狗脊未表现显著镇痛作用，高剂量生狗脊、砂烫狗脊具有显著镇痛作用，且砂烫狗脊的镇痛作用强于生狗脊，为狗脊祛风湿止痛功能提供科学依据。止血实验结果表明，狗脊和狗脊毛未见有止血作用，相反，狗脊、砂烫狗脊和狗脊毛内服具有不同程度的活血作用，其中以砂烫狗脊的活血作用最强。同时说明历来传统用于外伤止血的狗脊毛的作用机制是物理作用，并推测内服显示活血作用趋势。提示砂烫狗脊可以增强其镇痛、活血作用，而经炮制后分离的狗脊毛外用可用于止血。经动物实验证明，狗脊毛茸对疤痕组织、肝脏、脾脏的损害性以及拔牙等外伤性出血有较好止血作用。制狗脊挥发油中活性成分十六碳酸具有抗炎作用。水溶性酚酸类成分原儿茶酸和咖啡酸具有抗炎、抗风湿作用。原儿茶酸为狗脊炮制过程中的增量成分。提示炮制可以增强狗脊的抗炎作用。

【方剂应用】

1. 狗脊 狗脊丸（《太平圣惠方》），由狗脊、木香、熟地黄、牛膝、桂心、附子、槟榔、蛇床子、覆盆子、五味子、茯苓等组成，用于治疗肾脏虚冷，气攻腰胯疼痛，赢弱无力。

2. 烫狗脊

（1）壮腰健肾丸（部颁标准），由烫狗脊、金樱子、黑老虎根、桑寄生、鸡血藤、千斤拔、牛大力、菟丝子、女贞子组成，具有壮腰健肾，祛风活络的功效，用于肾亏腰痛，风湿骨痛，膝软无力，遗精梦泄等。

（2）健神片（部颁标准），由墨旱莲、鸡血藤、金樱子、艾叶、桑椹、菟丝子、仙鹤草、牡蛎（煅）、狗脊（制）、女贞子（制）、甘草、合欢皮、首乌藤、五味子（制）组成，具有固肾涩精的功效，用于治疗带下遗精、四肢酸软。

3. 蒸狗脊和酒狗脊 龟鹿补肾丸（《中国药典》），由盐菟丝子、淫羊藿、续断（盐蒸）、锁阳（蒸）、狗脊（盐蒸）、酸枣仁（炒）、制何首乌、炙甘草、鹿角胶（炒）、熟地黄、龟甲胶（炒）等组成，具有补肾壮阳，益气血，壮筋骨的功效，用于治疗肾阳虚所致的身体虚弱、腰腿酸软、头晕目眩、精冷、性欲减退、健忘、失眠等。

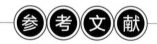

[1] 徐钢，鞠成国，于海涛，等. 中药狗脊炮制研究进展 [J]. 中国实验方剂学杂志，2012，18（5）：238-242.

[2] 解世全，鞠成国，贾天柱. 正交实验优选狗脊炮制工艺 [C]. 中华中医药学会第六届中药炮制学术会议论文集，2006，8：53-54.

[3] 徐钢，鞠成国，周远征，等. 正交试验优选酒制狗脊的炮制工艺 [J]. 中国实验方剂学杂志，2013，19（6）：15-18.

[4] 赵敏杰，徐钢，鞠成国，等. 狗脊蒸后切与切后蒸工艺的比较 [J]. 中国实验方剂学杂志，2014，20

（19）：8-11.

[5] 谢艳，罗锐，何智建. 狗脊炮制工艺的研究 [J]. 临床医学工程，2011，18（7）：1096-1098.

京大戟

Jingdaji
EUPHORBIAE PEKINENSIS RADIX

【药材基原】 本品为大戟科植物大戟 *Euphorbia pekinensis* Rupr. 的干燥根。秋、冬二季采挖，洗净，晒干。

【炮制沿革】 京大戟始载于《神农本草经》，列为下品。味苦，性寒，有毒，归肺、脾、肾经。具有泻水逐饮，消肿散结的功效，用于水肿胀满，胸腹积水，痰饮积聚，气逆咳喘，二便不利，痈肿疮毒，瘰疬痰核。

京大戟的炮制始载于南北朝时期《雷公炮炙论》，历代应用的炮制方法有 10 余种。南北朝时期最早开创了蒸制，唐代以来开始出现炒制。至宋代，大戟的炮制方法得到长足发展，除沿用唐代以前的方法外还新增了煮制，煨法，去皮，醋煮，麸炒，米泔制，酒制等方法。金元时期一直沿用以前的炮制方法，未见有新的炮制方法记载。明代在煮制的基础上又增加了醋炒，且醋制法沿用至今。清代除沿用前几代的炮制方法外，增加了盐水炒制的方法。

近代以来，药典和地方炮制规范均沿用了醋制法，主要有醋蒸法和醋煮法，以醋煮法最常见。《中国药典》2015 年版收载京大戟和醋京大戟 2 种炮制规格，其中醋京大戟采用醋煮法炮制。

【炮制工艺】

1. 京大戟 除去杂质，洗净，润透，切厚片，干燥。

2. 醋京大戟 传统方法 取京大戟置锅内，用米醋和适量水，浸拌约 1～2h，用文火加热，煮至醋液被吸尽时，取出，晾至 6～7 成干时，切厚片，干燥。每 100 kg 京大戟，用米醋 30 kg。

现代工艺 每 100 kg 京大戟加米醋 30 kg，按照醋水比例为 1∶9 加水，拌匀、闷润 1～2h，200℃小火煮至醋水液被吸尽，取出，晾至 6～7 成干时，切厚片，晾干，即得（图下 -1-34）。

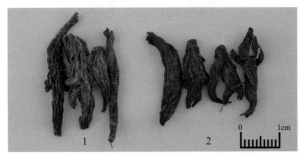

图下 -1-34 京大戟不同炮制品对比图

1. 京大戟 2. 醋京大戟

【炮制作用】 京大戟，味苦，性寒，有毒。归肺、脾、肾经。具有泻水逐饮，消肿散结的功效，用于水肿胀满，胸腹积水，痰饮积聚，气逆咳喘，二便不利，痈肿疮毒，瘰疬痰核。

《药性论》曰："大戟，味苦辛，有大毒"。李时珍曰："……其根皮柔韧而绵，甚峻利能伤人。弱者服之，或至吐血，不可不知"。《雷公炮制论》曰："凡使，勿用附生者，若服冷泄气不禁……，夫采得后，于槐砧上细锉，与细锉海芋叶拌蒸……"历代文献典籍均记载京大戟生品苦寒，大毒，作用峻猛，难以保证其用药安全性。炮制目的主要在于减轻其毒烈之性，缓和其峻下之力。

现代药理学研究表明，京大戟生品对小鼠有明显的利尿作用，符合其泄水逐饮的功效；而醋京大戟对小鼠利尿作用明显减弱，说明醋制缓和了京大戟的峻猛之力，有减毒之功。

【炮制机制】 京大戟生品有泄水逐饮、消肿散结之功，其泻下之力峻猛；经醋制后其峻猛之力得以缓解，毒性降低。

京大戟中所含以（–）-（1S）-15-羟基-18-羧基西柏烯为代表的二萜类化合物是其毒性作用的主要成分，炮制后京大戟所含3，3'-二甲氧基鞣花酸、鞣花酸和没食子酸含量升高，而3，3'-二甲氧基鞣花酸-4'-O-β-D-吡喃木糖苷、（–）-（1S）-15-羟基-18-羧基西柏烯和短叶苏木酚酸含量明显降低。炮制过程中，酸性条件有利于酚酸性成分的溶解和提取效率的提高；同时，酸性和加热条件可能会使酚酸性成分例如3，3'-二甲氧基鞣花酸-4'-O-β-D-吡喃葡萄糖苷、3，3'-二甲氧基鞣花酸-4'-O-β-D-吡喃木糖苷发生水解，致使其相应苷元含量升高，苷含量下降。京大戟中含有多种以3，3'-二甲氧基鞣花酸和鞣花酸为苷元的化合物，炮制过程可能使这些苷类分解，从而使3，3'-二甲氧基鞣花酸和鞣花酸的含量明显升高。加热和酸性条件下可能会使二萜类结构遭到破坏，从而降低药材的毒性。

【方剂应用】 京大戟

（1）十枣汤（《伤寒论》），由大枣、芫花、甘遂、大戟组成，主治太阳中风，下利呕逆，表解里未和。方中甘遂善行经隧水湿，是为君药，大戟善泄脏腑水湿，芫花善消胸胁伏饮痰癖，均为臣药，三药峻猛有毒，易伤正气，故以大枣十枚为佐，煎汤送服。

（2）大戟散（《圣济总录》），由大戟、干姜等组成，主治通身胀满喘息、小便涩。

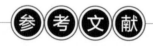

参考文献

[1] 张乐林. 京大戟炮制原理的初步研究 [D]. 济南：山东中医药大学，2008.

[2] 中华人民共和国药政管理局. 全国中药炮制规范 [S]. 北京：人民卫生出版社，1988：9.

[3] 孙立立，张乐林，石典花. 多指标正交试验法优选京大戟醋制工艺 [J]. 中国中药杂志，2012，37（11）：1575-1578.

[4] 曾颜，侯朋艺，陈晓辉. 基于植物代谢组学技术的京大戟炮制前后化学成分变化研究 [J]. 中药材，2016，39（3）：530-533.

骨碎补

Gusuibu
DRYNARIAE RHIZOMA

【药材基原】　本品为水龙骨科植物槲蕨 *Drynaria fortunei* (Kunze) J. Sm. 的干燥根茎。全年均可采挖，除去泥沙杂质，干燥，或再燎去茸毛（鳞片）。

【炮制沿革】　骨碎补始载于《药性论》。历代医书古籍记载的骨碎补的炮制方法有 10 余种，主要有炒制、姜制、火炮、盐制、蒸制、酒制等。目前骨碎补的炮制方法主要有洗净、切厚片，砂烫等。《中国药典》2015 年版收载骨碎补和烫骨碎补 2 种炮制规格。

【炮制工艺】

1. 骨碎补　取原药材，除去非药用部位及杂质，洗净，润透，切厚片，干燥，筛去碎屑。

2. 烫骨碎补　 传统方法 　先将砂置热锅内，用武火加热，至灵活状态时，投入骨碎补，不断翻动，烫至鼓起，取出，筛去砂，放凉，撞去毛。

现代工艺 　以醇浸出物含量、总黄酮含量和柚皮苷含量为指标，采用正交试验法，优选出砂烫骨碎补的最佳工艺参数为：每 100kg 骨碎补，用 600kg 砂子，砂温 210℃，烫制 3min。也有报道盐烫工艺，以炮制品煎液中柚皮苷、总黄酮含量与煎出物量和传统指标去毛、发泡鼓起膨胀作为评价指标，采用正交试验法，优选出最佳盐烫工艺参数为：210℃ 加热烫制 3min，食盐用量 10 倍（图下 -1-35）。

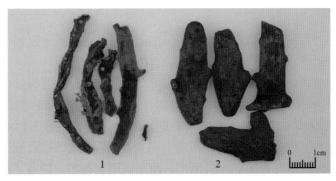

图下 -1-35　骨碎补不同炮制品对比图

1. 骨碎补　2. 烫骨碎补

【炮制作用】　骨碎补味苦，性温。归肾、肝经。具有疗伤止痛，补肾强骨的功效。生品密被鳞片，不易除净，且质地坚硬而韧，不利于粉碎和煎出有效成分，故临床多用其炮制品。经砂烫后，质地松脆，易于调剂和制剂，有利于煎出有效成分。

现代药理学研究表明，骨碎补提取物对骨质疏松症具有明显的疗效，且对骨质疏松症的治疗可能是通过干预抗氧化剂 – 氧化平衡，色氨酸和苯丙氨酸代谢途径进行。

【炮制机制】　目前临床上骨碎补以砂烫品入药居多，砂烫后质地松脆，鳞片易去除，便于调剂和制剂等。骨碎补经去毛净制后，可相对提高总黄酮及柚皮苷含量；经砂烫后，并不影响总黄酮及柚皮苷含量，却有利于有效成分的溶出。

【方剂应用】

1. 骨碎补丸（《太平惠民合剂局方》），由荆芥穗、炮附子、酒牛膝、酒苁蓉、烫骨碎补、威灵仙、砂仁、地龙、醋没药、醋自然铜、制草乌、清半夏组成。方中烫骨碎补与酒牛膝、酒苁蓉、炮附子等同用，具有补肾止痛的功效，用于肝肾风虚，上攻下注，筋脉拘挛，骨节疼痛，头面浮肿，手臂少力，腰背强痛，脚膝缓弱，屈伸不利，行履艰难。

2. 骨碎补散（《普济方》），有醋乳香、醋没药、烫骨碎补组成。方中诸药相合，活血化瘀，续伤止痛，用于金疮，伤筋断骨，疼痛不可忍。

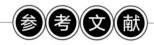

[1] 张静，雷海民，李飞，等.正交法优选沙烫骨碎补最佳炮制工艺 [J]. 中国中医药信息杂志，2005，12（5）：40.

[2] 蒋晓煌，蒋孟良，李静，等.盐烫骨碎补炮制工艺的研究 [J]. 中药材，2012，（11）：1751-1754.

[3] 马洪娜，魏升华，檀龙颜.骨碎补的研究概况 [J]. 中国民族民间医药，2017，（9）：59-65.

[4] 杨中林，韦英杰，何执静，等.骨碎补不同炮制品中总黄酮及柚皮苷含量测定 [J]. 中国中药杂志，2001，26（10）：682.

香附

Xiangfu
CYPERI RHIZOMA

【药材基原】 本品为莎草科植物莎草 *Cyperus rotundus* L. 的干燥根茎。秋季采挖，燎去毛须，置沸水中略煮或蒸透后晒干，或燎后直接干燥。

【炮制沿革】 香附始载于《名医别录》，列为中品。香附的炮制方法在每个历史时期都有新发展，唐代出现净制和炒制。宋代有胆汁制、酒制、石灰炒制等方法。元代有醋煮、麸炒、童便浸炒等方法。更突出的是在明、清时代在辅料制方面增加较多，有酒、醋、童便、姜、盐水、淘米水、乳汁、炼蜜、甘草汤、艾等辅料制，近 50 种之多。近代以来，香附的炮制方法主要有净制，切薄片，醋制、四制香附、酒制、制炭等。目前香附的制用方法主要有醋制和酒制。《中国药典》2015 年版收载香附和醋香附 2 种炮制规格。

【炮制工艺】

1. **香附** 除去毛须及杂质，碾成绿豆大粒块，或润透，切薄片，干燥，筛去碎屑。

2. **醋香附** 传统方法 取净香附，加入定量米醋，与米醋等量的水，共煮至醋液基本吸尽，再蒸 5h，闷片刻，取出微晾，切薄片，干燥，筛去碎屑；或取出，干燥后，碾成绿豆大粒块；每 100kg 净香附，用米醋 20kg。

现代工艺 （1）以 α-香附酮的含量为指标，采用正交试验法，优选最佳工艺参数为：醋用量 60%（质量分数），闷 1h，加入饮片时的温度为 150℃，炒制 10min。

（2）以 α-香附酮，木犀草素及挥发油含量为指标，采用正交试验法，优选最佳工艺参数为：香附每 100g，醋 25ml，用 15ml 水稀释后与药材拌匀，闷润 6h，150℃炒制 8min。

3. **四制香附** 传统方法 取净香附粒块或片，加入定量的生姜汁、米醋、黄酒、盐水拌匀，稍闷润，待汁液被吸尽后，置炒制容器内，用文火加热，炒干，取出，晾凉，筛去碎屑。每100kg香附粒或片用生姜5kg（取汁），米醋、黄酒各10kg，食盐2kg（清水溶化）。

现代工艺　以 α- 香附酮为含量指标，采用均匀设计法，优选最佳工艺参数为：每1kg药材用生姜10g，食盐8g，黄酒0.6kg，米醋0.8kg，在160～170℃炒制20min（图下 -1-36）。

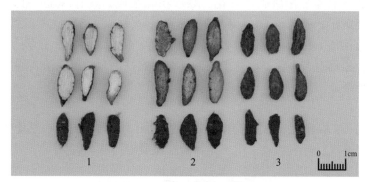

图下 -1-36　香附不同炮制品对比图

1. 香附　2. 醋香附　3. 四制香附

【炮制作用】　香附归肝、脾、三焦经，"生则上行胸膈外达皮毛，熟则下走肝肾外彻腰足，炒黑则止血，便制则入血补虚，盐炒则入血润燥，酒炒则行经络，醋炒则消积聚，姜汁炒则化痰"。生香附能上行胸膈，外达肌肤，故多入解表剂，以理气解郁为主。用于风寒感冒，胸膈痞闷，胁肋疼痛等。醋制后，能专入肝经，增强疏肝止痛作用，并能消积化滞。用于伤食腹痛，血中气滞，寒凝气滞，胃脘疼痛等。四制香附，以行气解郁，调经散结为主。多用于胁痛，痛经，月经不调，妊娠伤寒，恶寒发热，中虚气滞的胃痛等证。

现代药理学研究表明，香附可影响中枢神经系统，具有解热镇痛，降温的作用。还可抑制子宫，抗炎，抗菌，增强活血化瘀功效。临床上可用于抗氧化，降血脂，降血糖，抗癌，止泻，抗抑郁作用。香附不同炮制品均具有解痉镇痛作用，醋制香附和四制香附作用明显强于生香附。

【炮制机制】　香附中主要含 α- 香附酮，香附醇等挥发油，香附挥发油能明显协同戊巴比妥钠的催眠作用。采用高效液相色谱法，测定生香附、醋制香附提取液中 α- 香附酮的含量，结果醋制香附比生香附的溶出量增加约20%，其水溶性浸出物也明显高于生品，说明醋制香附有利于有效成分的煎出而增强疗效。药效学实验表明，香附及其炮制品对肠内容物推进速度都有所增加，炮制品比生品作用更好，提示香附炮制后的消食化滞作用更好。以解痉、镇痛为指标，对香附生品和几种醋制饮片进行实验比较，结果醋蒸香附的解痉作用、镇痛作用均为最佳。香附生品及炮制品含药血清均可增加肝细胞膜通透性，且醋制品作用更加明显，表明"醋制入肝"的作用机制可能与影响肝细胞膜通透性有关。

【方剂应用】

1. 醋香附

（1）良附丸（《中国药典》2015年版），由高良姜和醋香附组成，温胃理气，用于寒凝气滞，脘痛吐酸，胸腹胀满。

（2）固经丸（《丹溪心法》）由黄芩、炒白芍、醋龟甲、黄柏、麸炒椿皮、醋香附组成，具有滋阴清热，固经止血的功效，用于阴虚血热之崩漏。

（3）柴胡疏肝散（《证治准绳》）由柴胡、陈皮、川芎、醋香附、白芍、麸炒枳壳、甘草组成，具有疏肝解郁，行气止痛的功效，用于肝气郁滞证。

（4）膈下逐瘀汤（《医林改错》）由醋五灵脂、当归、川芎、炒桃仁、牡丹皮、赤芍、乌药、醋延胡索、甘草、醋香附、红花、麸炒枳壳组成，具有活血祛瘀，行气止痛的功效，用于膈下瘀血证。

（5）身痛逐瘀汤（《医林改错》）由秦艽、川芎、桃仁、红花、甘草、羌活、醋没药、当归、醋灵脂、醋香附、牛膝、地龙组成，具有活血祛瘀，祛风除湿，通痹止痛的功效，用于瘀血痹阻经络证。

2. 酒香附

香附四物汤（《不知医必要》），由酒香附、当归、川芎、白芍、熟地黄、木香、醋延胡索组成，具有补气，行气功效，用于经脉、气血凝滞而胀痛者。

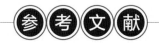

[1] 鲁湘鄂，许腊英，汪洪武，等．醋炙香附炮制工艺研究 [J].西北药学杂志，2007，22（2）：58-59.

[2] 卢君蓉，王世宇，傅超美，等．香附醋炙工艺的优化研究 [J].成都中医药大学学报，2012，35（1）：60-62.

[3] 杨明，孙巧兰．醋炙对香附中 α-香附酮溶出的影响 [J].中药材，1991，14（4）：30.

[4] 杨培民．香附最佳炮制品规格的实验研究 [J].辽宁中医杂志，1991，18（4）：37.

Ezhu
CURCUMAE RHIZOMA

【药材基原】　本品为姜科植物蓬莪术 *Curcuma phaeocaulis* Val.、广西莪术 *Curcuma kwangsiensis* S.G.Lee et C.F.Liang 或温郁金 *Curcuma wenyujin* Y.H.Chen et C.Ling 的干燥根茎。后者习称"温莪术"。冬季茎叶枯萎后采挖，洗净，蒸或煮至透心，晒干或低温干燥后除去须根和杂质。

【炮制沿革】　莪术首载于《药性论》。莪术炮制已有数千年的历史，其炮制方法历代记载已有 20 余种，最早见于南北朝雷敩《雷公炮炙论》。宋代莪术的炮制一直沿用醋，有醋煮，醋炒，醋制，醋浸等制法。后来逐步引入酒炙、炒法、煨法、炮炒、醋制、炮后醋制等方法。现在莪术的炮制方法主要有润切、蒸切、醋浸、醋炒、醋煮等方法，《中国药典》2015 年版收载莪术和醋莪术 2 种炮制规格。

【炮制工艺】

1. 莪术　除去杂质，大小个分档，浸泡 2～4h，洗净，蒸软，切厚片，干燥。

2. 醋莪术　<u>传统方法</u>　（1）取净莪术，加米醋及适量净水浸没，用文火煮至醋汁被吸尽，内无白心时，取出，稍凉，切厚片，干燥。

（2）取净莪术片，加入定量米醋拌匀，稍闷润，待醋被吸尽后，置炒制容器内，用文火加热，炒至微黄色，略带焦斑时，取出放凉，筛去碎屑。莪术每 100kg 用米醋 20kg。

现代工艺 以姜黄素含量和挥发油含量为评价指标，优选莪术醋煮工艺：取净莪术适量，加入 30% 米醋，拌匀闷润 2h，煮至醋液收干，置于 120℃中干燥 30 min，取出稍冷即得。以总挥发油、吉马酮和姜黄素含量的综合评分为指标，优选微波炮制莪术工艺：加 15% 米醋闷 45min，60% 微波热力炮制 3min。

3. 酒莪术 取净莪术片，置锅内，用微火加热，炒热后，均匀喷入酒，继续炒干，取出晾凉。莪术片每 100kg，用黄酒 12kg（图下 -1-37）。

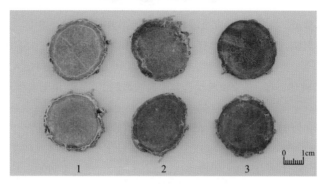

图下 -1-37　莪术不同炮制品对比图
1. 莪术　2. 醋莪术　3. 酒莪术

【炮制作用】 莪术味辛、苦，性温。归肝、脾经。具有行气破血，消积止痛之功效。用于癥瘕痞块，瘀血经闭，胸痹心痛，食积胀痛。莪术为气中血药，生用行气止痛，破血祛瘀力强，非有坚顽之积不可轻用。古人有"入气分，灰火煨透"之经验。多用于食积胃痛，瘀积腹痛。中医理论认为，醋性味酸苦微温，入肝经血分，具有收敛、解毒、散瘀止血等作用，当其作为辅料渗入莪术进行炮制后，可引药入肝经血分，增强莪术的活血化瘀、止痛的作用。同时，莪术醋制后，挥发油含量降低，破血逐瘀的烈性变缓。醋制后，多用于瘀滞经闭，胁下癥瘕痞块。

现代研究证明，莪术内含有挥发油。煨法可使其挥发油含量减少，猛烈过偏之性得以缓和。启用煨莪术，有待进一步研究。

【炮制机制】 近年来研究发现，莪术挥发油具有抗肿瘤、抗病毒、抗菌、抗炎、抗早孕、降酶等功用，姜黄素具有抗癌、抗早孕、抗凝血、抗氧化和保肝等广泛的药理活性，且毒性低，目前已从中分离出莪术醇、异莪术醇、莪术二酮、莪术烯醇等 20 多种成分。莪术不同炮制品均具一定的抗血小板聚集、抗凝血及调节血液流变性作用，均有显著的镇痛抗炎作用，其中以醋制品作用较为明显。莪术含挥发油 1% ~ 1.5%，醋制后挥发油的含量比原来降低 10%，破血逐瘀的作用缓和，以便达到攻邪而不伤正的目的。

【方剂应用】

1. 莪术

（1）生用能行气消食积，用于饮食过饱，脾胃运化功能失常，以致食积不消，脘腹胀痛，常与木香、枳实、谷麦芽、山楂、荜澄茄等同用，如莪术丸。

（2）莪术配伍黄连可治吞酸吐酸（《丹溪心法》）。

2. 醋莪术

（1）莪棱逐瘀汤（《中药临床应用》），由醋莪术、醋三棱、丹参、红花、鳖甲等组成，用于治疗胁下癥块。

（2）三棱丸（《经验良方》），由醋莪术、川芎、醋三棱、丹皮、牛膝、大黄等组成，用于治疗经闭、经痛。

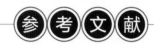

[1] 徐焱琛，朱彩霞，夏荃．莪术炮制研究进展[J]．中国现代中药，2007，9（7）：31-32．

[2] 叶定江，张世臣，吴皓．中药炮制学[M]．上海：上海科学技术出版社：161-162．

[3] 廖婉，傅舒，刘芳，等．星点设计-效应面法优选蓬莪术醋制工艺[J]．中药与临床，2011，2（6）：22-24．

[4] 龚又明，邓广海，林华，等．正交试验优选莪术微波炮制工艺[J]．中国实验方剂学杂志，2013，19（7）：56-58．

[5] 朱善岚，黄品芳，王友芳．莪术的药理作用研究进展[J]．海峡药学，2007，19（4）：9-11．

柴胡
Chaihu
BUPLEURI RADIX

【药材基原】 本品为伞形科植物柴胡 *Bupleurum chinense* DC. 或狭叶柴胡 *Bupleurum scorzonerifolium* Willd. 的干燥根。按性状不同，分别习称"北柴胡"和"南柴胡"。春、秋二季采挖，除去茎叶和泥沙，干燥。

【炮制沿革】 柴胡始载于《神农本草经》，列为上品。北宋以前称为"茈胡"，直到苏颂在《图经本草》中将其更正为柴胡，沿用至今。历代医书古籍记载柴胡的炮制方法10多种，汉代有净制法和焙法，唐代有熬法，宋代有焙法，元代有酒炒、酒拌制，明代有清炒和酒炒法，清代有酒浸、酒炒、酒拌烘、醋炒、醋浸、鳖血拌蒸法、蜜制及猪心血制，且柴胡净制时需去苗、去芦及须根。柴胡现行炮制方法有醋制和鳖血制，《中国药典》2015年版收载柴胡和醋柴胡2种炮制规格。

【炮制工艺】

1. 柴胡 传统方法 取原药材，除去杂质及残茎，洗净，润透，切厚片，干燥。

现代工艺 以柴胡皂苷a和d总量为指标，采用正交试验法，优选柴胡最佳润制工艺参数为：10kg药材加0.2倍水量浸润12h，在60℃的条件下烘干40min。

2. 醋柴胡 传统方法 取柴胡片，用定量食醋拌匀，稍闷润，待醋被吸尽时，置预热适度的炒制容器内，文火炒干，色泽加深时，取出，晾凉。每100kg柴胡片，用食醋10kg。

现代工艺 以柴胡皂苷b2的含量为指标，采用正交试验法，优选醋柴胡的最佳炮制工艺参数为：每100kg柴胡片，加60kg米醋，闷润4h，于140～150℃，炒制6min。以柴胡皂苷b2和总皂苷含量为评价指标，采用正交试验法，确定醋柴胡微波最佳炮制工艺参数为：醋用量20kg，微波热力60%，加热时间6 min，铺叠厚度1cm，炮制品为黄色，具有醋香气，无焦化或糊化的现象，符合柴胡炮制品的要求。

3. **鳖血柴胡** 传统方法 加入定量洁净新鲜的鳖血及适量冷开水拌匀，稍闷润，鳖血被吸尽时，置预热适度的炒制容器内，文火炒干，取出，晾凉。或取柴胡片，加入定量洁净新鲜的鳖血及适量黄酒拌匀，稍闷润，鳖血、酒液被吸尽时，置预热适度的炒制容器内，文火炒干，取出，晾凉。每 100kg 柴胡片，用鳖血 13kg、黄酒 25kg。

现代工艺 以柴胡皂苷 a，c，d 及醇溶性浸出物含量的综合评分为指标，采用正交试验法，优选鳖血柴胡最佳炮制工艺参数为：每 100g 柴胡片加鳖血量 5ml，炒制温度 150℃，炒制时间 10 min，在此工艺条件下，柴胡醇溶性浸出物和柴胡皂苷 a，c，d 质量分数平均值分别为 12.42%，0.85%，0.23%，0.90%。以柴胡皂苷 a、d 之和为响应指标，采用 Box-Behnken 响应面法，优选鳖血柴胡的最佳炮制工艺参数为：鳖血用量 15%（每 100g 柴胡药材拌入 15g 鳖血），炒制温度 110℃，炒制时间 15min，在此最优工艺条件下，柴胡总皂苷含量可达 2.109%（图下 -1-38）。

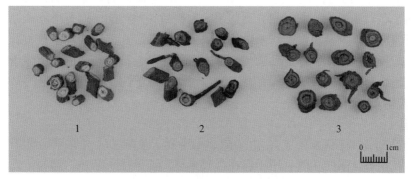

图下 -1-38 柴胡不同炮制品对比图
1. 柴胡   2. 醋柴胡   3. 鳖血柴胡

【炮制作用】 柴胡味辛、苦，性微寒。归肝、胆、肺经。具有疏散退热，疏肝解郁，升举阳气的功效。柴胡生品升散作用较强，多用于解表退热。醋柴胡能缓和升散作用，增强疏肝止痛作用，多用于肝气郁滞的胁肋胀痛，腹痛及月经不调等症。鳖血柴胡能抑制升浮之性，增强清肝退热、截疟的功效，用于热入血室，骨蒸潮热。

现代药理学研究表明，柴胡具有良好的解热，抗炎，抗病毒，增强免疫力，利胆，保肝，抗肿瘤等作用。柴胡及其有效成分柴胡皂苷有抗炎，降低血浆胆固醇作用，降低转氨酶，利胆作用；柴胡挥发油及柴胡皂苷有明显的解热、抗流感病毒作用；柴胡多糖有增强机体免疫的作用；柴胡煎剂能有效抑制结核杆菌。因具有疏散退热、疏肝解郁、解郁调经、和解少阳、升阳举陷的功效，临床上可用于内科、外科、妇科、儿科、五官科等各科疾病。

【炮制机制】 柴胡含有皂苷、挥发油、多糖、植物甾醇、香豆素、脂肪酸等，皂苷类主要含柴胡皂苷 a、b、c、d、e 等。柴胡有一定的毒副作用，叶天士在《幼科要略》提到"柴胡劫肝阴"。柴胡皂苷类和挥发油类成分既是柴胡保肝作用的有效成分，又是其产生肝毒性的成分，毒性靶器官主要为肝脏，因此临床应用时应引起一定的关注。

研究表明，柴胡、醋柴胡和酒柴胡三者比较，生品和炮制品的醇溶性浸出物含量有显著性差异，炮制品之间无显著性差异，结果为酒柴胡＞醋柴胡＞柴胡；柴胡生品与炮制品及不同炮制品的水溶性浸出物、挥发油和柴胡粗皂苷含量均有显著性差异，水溶性浸出物

含量结果为醋柴胡 > 酒柴胡 > 柴胡，挥发油含量结果为柴胡 > 酒柴胡 > 醋柴胡，柴胡粗皂苷含量结果为酒柴胡 > 醋柴胡 > 柴胡。

柴胡炮制后，挥发油含量降低，但所含成分有变化，醋制后正己醛、正庚醛、2-戊基呋喃、(E,E)2,4-癸二烯醛等柴胡挥发油中具有解热、抗炎作用成分的相对含量降低，药理实验也证明柴胡解热作用强于醋柴胡，均能降低干酵母所致大鼠发热的体温。从二氧化碳超临界流体萃取（SFE-CO$_2$）萃取物得率来看，醋柴胡收率大于生品柴胡收率，但炮制前后柴胡 SFE-CO$_2$ 萃取物成分有升有降，沸点较点的化合物含量有下降趋势，沸点较高成分含量有上升趋势，说明柴胡经过醋制之后挥发油类成分含量下降，印证了古人柴胡炮制后缓和升散作用意图的阐述。

柴胡经不同的方法炮制后，柴胡皂苷 a、d 的含量降低，柴胡皂苷 b1、b2 升高，柴胡总皂苷的含量升高，已证实醋制可使柴胡皂苷 a、d 分别向柴胡皂苷 b1、b2 转化。柴胡皂苷 a 的含量为生柴胡 > 酒麸柴胡 > 炒柴胡 > 酒柴胡≈鳖血柴胡 > 醋柴胡，柴胡皂苷 d 的含量为生柴胡 > 酒麸柴胡 > 鳖血柴胡 > 酒柴胡 > 炒柴胡 > 醋柴胡。通过考察柴胡醋制前后对肝郁证小鼠体征、体重及免疫器官重量的影响，表明柴胡和醋柴胡均可改善肝郁证小鼠肝郁气结证候的表现，拮抗肝郁证动物免疫器官重量减轻，且醋柴胡的作用强于柴胡生品，说明传统柴胡醋制可增强疏肝解郁有一定的合理性和科学性，是值得肯定的。

【方剂应用】

1. 柴胡

（1）小柴胡汤（《伤寒论》），由柴胡、姜半夏、生晒参、炙甘草、黄芩、生姜、大枣组成，具有和解少阳的功效。用于邪在半表半里，证见往来寒热，胸胁苦满，默默不欲饮食，心烦喜呕，口苦，咽干，目眩，舌苔薄白，脉弦者。或妇人中风，热入血室。经水适断，寒热发作有时。或疟疾、黄疸等病而见少阳证者。

（2）补中益气汤（《脾胃论》），由炙黄芪、麸炒白术、陈皮、蜜升麻、柴胡、红参、炙甘草、酒当归组成，具有补中益气，升阳举陷之功效。主治脾虚气陷证，用于脱肛、子宫脱垂及短气、倦乏等。

（3）清脾饮（《妇人良方》），由麸炒白术、茯苓、知母、青皮、姜厚朴、黄芩、甘草、柴胡、生姜组成，具有截疟作用。

2. 醋柴胡

（1）柴胡疏肝散（《景岳全书》），由陈皮、柴胡、川芎、香附、枳壳、芍药、甘草组成，具有疏肝理气，活血止痛之功效。主治肝气郁滞证所致胁肋疼痛，胸闷善太息，情志抑郁易怒，或嗳气，脘腹胀满，脉弦，临床常用于治疗慢性肝炎、慢性胃炎、肋间神经痛等属肝郁气滞者。

（2）四逆散（《伤寒论》），由醋柴胡、炒白芍、麸炒枳实、炙甘草组成，具有透邪解郁，疏肝理脾的功效。用于阳郁厥逆证，证见手足不温，或腹痛，或泄利下重，脉弦；或肝脾不和证，症见胁肋胀闷，脘腹疼痛。

3. 鳖血柴胡

（1）加减小柴胡汤（《重订通俗伤寒论》），由鳖血柴胡、酒黄芩、红花、牡丹皮、生地黄、当归、桃仁、益元散组成，具有扶正截疟的功效。主治妇人中风七、八日，寒热如疟，发作有时，热入血室，其血必结，经水适断。

（2）骨蒸潮热，由鳖血柴胡与青蒿、地骨皮、白芍、石膏、知母等同用，增强和表里、退虚热作用，可用于热病后期，邪在阴分的午后潮热等症。

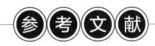

[1] 阳强, 于欢, 龚千峰. 柴胡炮制历史沿革及现代研究 [J]. 江西中医药大学学报, 2017, 29（4）: 121-124.

[2] 安瑜, 杨天寿, 柳月琴. 正交试验优选柴胡的最佳炮制工艺 [J]. 宁夏医学杂志, 2013, 35（6）: 557-559.

[3] 白宗利. 醋柴胡炮制原理及工艺研究 [D]. 沈阳: 辽宁中医药大学, 2008.

[4] 高妮, 龚又明. 正交试验优选柴胡微波炮制工艺 [J]. 中国药房, 2011, 22（23）: 2148-2150.

[5] 于欢, 李小宁, 钟凌云, 等. 多指标正交试验优选鳖血柴胡的炮制工艺 [J]. 中国实验方剂学杂志, 2015, 21（15）: 8-11, 7.

[6] 叶耀辉, 郑红梅, 张博文, 等. Box-Behnken 响应面法优化鳖血柴胡炮制工艺 [J]. 中药材, 2017, 40（2）: 334-337.

[7] 罗峰, 孟肖飞. 柴胡的药理分析及应用 [J]. 中医学报, 2012, 27（7）: 863-864.

[8] 李仁国. 柴胡有效成分及药理作用分析 [J]. 陕西中医, 2013, 34（6）: 750-751.

[9] 夏明衍, 陈科力. 柴胡炮制品质量研究 [J]. 中成药, 1992, 14（8）: 19-20.

[10] 许腊英. GC-MS 分析北柴胡炮制前后 SFE-CO2 萃取物. 中华中医药学会四大怀药与地道药材研究论坛暨中药炮制分会第二届第五次学术会与第三届会员代表大会论文集 [C]. 中华中医药学会中药炮制分会, 2007: 4.

[11] 祝婧, 钟凌云, 龚千锋, 等. HPLC 法测定柴胡不同炮制品中柴胡皂苷 a, d 的含量 [J]. 江西中医药大学学报, 2015, 27（6）: 46-47, 101.

[12] 黄伟, 吕征, 孙蓉. 与功效和毒性相关的柴胡化学成分研究进展 [J]. 中国药物警戒, 2013, 10（9）: 545-548.

黄芩

Huangqin

SCUTELLARIAE RADIX

【药材基原】　本品为唇形科植物黄芩 *Scutellaria baicalensis* Georgi 的干燥根。春、秋二季采挖，除去须根和泥沙，晒后撞去粗皮，晒干。

【炮制沿革】　黄芩始载于《神农本草经》，列为中品。历代医术古籍记载的黄芩炮制方法繁多，其炮制最早记载始于唐代，净制、切制、清炒、酒炒均在唐代最早出现；宋代增加了煅炭、姜汁制、土炒、童便制、酒煮等炮制方法；元代沿用酒制、姜汁制，并增加了米醋浸炙、蜜炙法；明代又增加猪胆汁炙、麦冬汁炙、米泔水炙、童便制、复合制等炮制方法；清代又出现了盐制、大黄制等法。目前，黄芩的炮制方法和炮制品种中，只有黄芩片、炒黄芩、黄芩炭、酒黄芩、蜜黄芩、姜黄芩这 6 种炮制品种仍沿用，其中以黄芩片、酒黄芩、黄芩炭使用最为广泛，《中国药典》2015 年版收载黄芩片和酒黄芩 2 种炮制规格。

【炮制工艺】

1. **黄芩片**　除去杂质，置沸水中煮 10min，取出，闷透，切薄片，干燥；或蒸 30min，取出，切薄片，干燥（注意避免暴晒）。

2. **酒黄芩** 传统方法 取黄芩片，加黄酒拌匀，闷透，置炒制容器内，用文火炒至规定的程度时，取出，放凉。每100kg黄芩，用黄酒10～20kg。

现代工艺 以黄芩苷含量、水分以及酒黄芩收率为指标，采用正交试验法，优选最佳工艺参数为：每100kg黄芩，用黄酒10kg，闷润时间30min，炒制温度130℃，炒制时间10min。以黄芩苷的含量测定以及外观性状为指标，采用正交试验法，优选最佳工艺参数为：每100kg黄芩，用黄酒10kg，闷润时间6h，炒药机转速600r/min，炒制温度200℃，炒制时间8min（图下-1-39）。

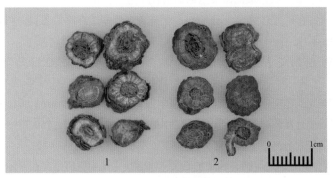

图下-1-39　黄芩不同炮制品对比图

1. 黄芩片　2. 酒黄芩

【炮制作用】黄芩味苦，寒。归肺、脾经。具有清热燥湿，泻火解毒，止血，安胎的功效。用于湿温、暑湿，胸闷呕恶，湿热痞满，泻痢，黄疸，肺热咳嗽，高热烦渴，血热吐衄，痈肿疮毒，胎动不安。中医认为"酒制则升"，黄芩酒制后能引药上行，清上焦及头面部热邪。《医学入门》中提到"黄芩酒炒上行"，《奇效良方》云："黄芩，苦寒酒炒，亦为因用以泻其上热。"缪希雍云："入肺经用枯芩去腐，酒浸切炒。"李时珍云："凡使黄芩，得酒则上行"。《医学正传》中也有"酒洗黄芩泻肺火，去上焦湿热"的记载。另外明《炮炙大法》记载："子芩酒浸切炒入大肠或安胎"，清《医宗说约》中还提到黄芩"酒制入血分"。酒黄芩可借酒升腾之力，治疗上焦肺热及四肢肤表之湿热，目赤肿痛、瘀血壅盛、上部积血失血，同时因酒性大热，可缓和黄芩苦寒之性，以免伤害脾阳。

现代药理学研究表明，黄芩具有抗菌、解热、消炎、镇痛、抗氧化、抗抑郁、保肝等多种药理作用。黄芩酒制后其药理作用会发生一定的变化，酒炒黄芩对宋氏痢疾杆菌的抑菌活性高于生品，对金黄色葡萄球菌、白色葡萄球菌、铜绿假单胞菌、流感杆菌等多种细菌的体外抑制作用优于生黄芩；另外，酒黄芩的镇痛抗炎作用优于生黄芩。

【炮制机制】黄芩经加工炮制可引药入经，改变药物作用部位及趋向，改变或增强药物的作用与疗效，减少某些副作用。黄芩中含有大量黄酮类化合物，如黄芩苷（结构见图下-1-40），具有一定的生物活性如抗氧化、抗肿瘤、抗病毒和抗变态等。炮制可破坏黄芩成分中的黄芩酶，起到"杀酶保苷"的作用，同时有助于有效成分的溶出。

图下 -1-40　黄芩苷结构式图

研究发现，黄芩酒制后黄酮苷类成分减少，黄酮苷元类成分增多，且药理学实验表明酒黄芩的消炎镇痛作用增强，这说明黄芩酒制后能改变其药性。

【方剂应用】

1. 黄芩

（1）九味羌活颗粒（《中国药典》2015 年版），由羌活、防风、苍术、细辛、川芎、白芷、黄芩、甘草、地黄组成，具有疏风解表，散寒除湿的功效。用于外感风寒挟湿所致的感冒，恶寒、发热、无汗、头重而痛、肢体酸痛。方中用辛苦温的羌活为君，取其气芳香，上行发散，长于散风寒湿邪而止痹痛，是治疗风寒湿邪在表之要药。

（2）小柴胡颗粒（《中国药典》2015 年版），由柴胡、黄芩、姜半夏、党参、生姜、甘草、大枣组成，具有解表散热，疏肝和胃的功效。用于外感病，邪犯少阳证，寒热往来、胸胁苦满、食欲不振、心烦喜呕、口苦咽干。方中黄芩苦寒，清泄少阳半表半里之热。

（3）止红肠辟丸（《中国药典》2015 年版），由地黄炭、当归、黄芩、地榆炭、栀子、槐花、阿胶、荆芥穗、侧柏炭、黄连等组成，具有清热凉血，养血止血的功效，用于血热所致的肠风便血、痔疮下血。

（4）半夏泻心汤（《伤寒论》），由半夏、黄芩、干姜、人参、大枣、黄连、甘草组成。具有寒热平调，消结散痞的功效。主治寒热互结之痞证。用于心下痞，但满而不痛，或呕吐，肠鸣下利，舌苔腻而微黄。方中黄芩苦寒泄热以开痞。

2. 酒黄芩

（1）普济消毒饮（《东垣试效方》），由酒黄芩、酒黄连、陈皮、甘草、玄参、桔梗、连翘、板蓝根、牛蒡子、薄荷等组成。具有清热解毒，疏风散邪的功效。主治大头瘟。用于恶寒发热，头面红肿焮痛，目不能开，咽喉不利，舌燥口渴，舌红苔白兼黄，脉浮数有力。方中重用黄芩清泄上焦之热毒为君，黄芩用酒炒，令其通行周身，直达病所。

（2）固经丸（《丹溪心法》），由醋龟甲、炒白芍、酒黄芩、盐黄柏、麸炒椿皮、醋香附组成，具有滋阴清热，固经止血的功效。主治阴虚血热之崩漏。用于月经过多，或崩中漏下，血色深红或紫黑稠黏，手足心热，腰膝酸软，舌红，脉弦数。

（3）龙胆泻肝汤（《医方集解》），由酒龙胆、酒黄芩、酒栀子、泽泻、木通、酒当归、酒生地黄、柴胡、甘草、车前子组成。具有清泻肝胆实火，清利下焦湿热的功效。主治肝胆实火上炎证和肝胆湿热下注证。用于头痛目赤，胁痛，口苦，耳聋，耳肿等，舌红苔黄，脉弦数有力；症见阴肿，阴痒，阴汗，小便淋浊，或妇女带下黄臭等，舌红苔黄腻，脉弦数有力。方中黄芩宜用酒黄芩，既能苦寒泻火，燥湿清热，加强君药泻火除湿之力，又可借助酒性升散，引药力达于病所。

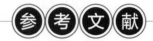

[1] 王孝涛.历代中药炮制法汇典（古代）[M].南昌：江西科学技术出版社，1998：140-142.

[2] 龚千峰.中药炮制学 [M].北京：中国中医药出版社，2007：293-295.

[3] 叶定江，原思通.中药炮制学辞典 [M].上海：上海科学技术出版社，2005：300-302.

[4] 王孝涛.历代中药炮制法汇典（现代）[M].南昌：江西科学技术出版社，1998：130-132.

[5] 杨云，冯卫生，闻永举，等.黄芩酒炙工艺及酒黄芩 HPLC 指纹图谱研究 [J].中成药，2007，29（5）：713-716.

[6] 薛黎明，秦雪梅，张丽增.酒黄芩炮制工艺及饮片标准研究 [J].中成药，2007，29（4）：545-547.

[7] 黄琪，张村，吴德玲.酒黄芩炮制研究进展 [J].中国实验方剂学杂志，2013，19（10）：366.

[8] 刘新胜，成晋辉.黄芩炮制的研究进展 [J].内蒙古中医药，2012（23）：125-126.

Huangqi

ASTRAGALI RADIX

【药材基原】 本品为豆科植物蒙古黄芪 *Astragalus membranaceus* (Fisch.) Bge. var. *mongholicus* (Bge.) Hsiao 或膜荚黄芪 *Astragalus membranaceus* (Fisch.) Bge. 的干燥根。春、秋二季采挖，除去须根和根头，晒干。

【炮制沿革】 黄芪始载于《神农本草经》，列为上品。黄芪开始是蒸熟用，后来逐渐有了蜜炙、盐蒸、盐水拌炒、酒拌炒、姜汁炙、米泔拌炒、九制黄芪等。《中国药典》2015 年版收载黄芪和炙黄芪 2 种炮制规格。

【炮制工艺】

1. **黄芪** 除去杂质，大小分开，洗净，润透，切厚片，干燥。

2. **炙黄芪** 传统方法 取炼蜜加适量开水稀释后，加入黄芪片拌匀，稍闷，置炒药锅内，用文火加热，炒至深黄色，不粘手为度，取出放凉。每 100kg 黄芪，用炼蜜 25kg。

现代工艺 以黄芪甲苷为评价指标，采用正交试验法，优选炙黄芪最佳炮制工艺参数为：加蜜量 30%，炒制温度 300℃，炒制时间 2min（图下 -1-41）。

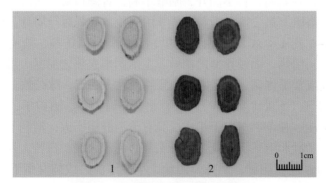

图下 -1-41 黄芪不同炮制品对比图

1. 黄芪 2. 炙黄芪

【炮制作用】　黄芪味甘，性微温。归肺、脾经。具有补气升阳，固表止汗，利水消肿，生津养血，行滞通痹，托毒排脓，敛疮生肌的功效。生黄芪擅于固表止汗，利水消肿，托毒排脓，多用于卫气不固，自汗时作，体虚感冒，水肿，疮疡难溃等。炙黄芪益气补中，多用于气虚乏力，食少便溏者。

【炮制机制】　成分方面：黄芪的化学成分主要有黄酮类、皂苷类和多糖类化合物和氨基酸类化合物。此外，还有蛋白质、生物碱类、木质素类、甾醇类、微量元素等。蜜炙对黄芪总皂苷、黄芪甲苷的影响可能不一致；蜜炙后，毛蕊异黄酮和芒柄花素的含量降低，但对毛蕊异黄酮苷、芒柄花苷及总黄酮量的变化未得出一致结论；蜜炙黄芪的18种微量元素总量和溶出特性的变化进行了研究，指出多数元素的含量下降，大部分元素的溶出率都出现了上升。

药理方面：黄芪能提高细胞和体液免疫的功能，且能增强机体非特异性免疫；黄芪中的黄芪甲苷能显著改善心脏的收缩和舒张功能，对血压具有双向调节功能，黄芪还能降低血液的黏度，抑制血小板的功能，预防血栓；黄芪提取物及其制剂能抑制多种癌细胞的增殖；黄芪有降血糖、抑制细菌、抗病毒感染等作用，还具有保肝、保肾、利尿等药理作用。蜜炙后抗氧化能力有所改变，但针对不同类型自由基的清除能力的变化不同。蜜炙黄芪的补气作用和对人体受损伤的红细胞变形能力的保护作用均得到加强。总之，机制尚未明确，需进一步研究。

【方剂应用】

1. 黄芪　牡蛎散《太平惠民和剂局方》，由煅牡蛎、黄芪、麻黄根、浮小麦等组成。方中牡蛎宜用煅制品，敛阴潜阳，固涩止汗，为君药。黄芪宜用生品，益气实卫，固表止汗，为臣药。君臣相配，为益气固表、敛阴潜阳的常用组合。麻黄根功专收敛止汗，为佐药。浮小麦（组成中没有浮小麦，用法中有）养气阴，退虚热，为佐使药。诸药合用，共奏益气固表，敛阴止汗之功，使气阴得复，汗出自止。

2. 炙黄芪　当归六黄汤《兰室秘藏》，由当归、地黄、熟地黄、黄连、黄芩、盐黄柏、炙黄芪等组成。汗出过多，导致卫虚不固，故倍用黄芪，宜用蜜黄芪，长于益气补中，升阳实卫以固表，且合当归、熟地黄益气养血，亦为臣药。诸药合用，共奏滋阴泻火，固表止汗之功。

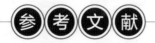

[1] 宋崎，宋英，周小初，等．正交设计优选黄芪与炙黄芪的炮制工艺 [J]．时珍国医国药，2009，20（2）：474-476.

[2] 蔡金坊．蜜炙黄芪的质量评价及其蜜炙机理的初步探究 [D]．太原：山西大学，2016.

黄连　Huanglian
COPTIDIS RHIZOMA

【药材基原】　本品为毛茛科植物黄连 *Coptis chinensis* Franch.、三角叶黄连 *Coptis*

deltoidea C.Y. Cheng et Hsiao 或云连 *Coptis teeta* Wall. 的干燥根茎。秋季采挖，除去须根和泥沙，干燥，撞去残留须根。

【炮制沿革】 黄连始载于《神农本草经》，列为上品。历代医书古籍记载黄连的炮制方法至少有 24 种之多，以清炒、加辅料炒、酒煮酒蒸常见。近代以来，黄连的炮制方法和炮制品种已不再繁杂，只有酒黄连、姜黄连和萸黄连这 3 个炮制品种仍沿用至今。《中国药典》2015 年版收载黄连片、酒黄连和姜黄连 3 种炮制规格。

【炮制工艺】

1. **黄连片** 除去杂质，润透后切薄片，晾干。

2. **酒黄连** 传统方法 取黄连加黄酒拌匀，闷透，置炒制容器内，用文火炒至规定的程度时，取出，放凉。每 100kg 黄连，用黄酒 12.5kg。

现代工艺 以酒黄连外观性状、醇浸出物和盐酸小檗碱、盐酸巴马汀以及盐酸药根碱的含量为指标，采用正交试验法，优选最佳炮制工艺参数为：黄酒加入量 15%，闷润 40min，100℃炒制 10min。

3. **姜黄连** 传统方法 先将生姜洗净，捣烂，加水适量，压榨取汁，姜渣再加水适量重复压榨一次，合并汁液，即为"姜汁"比例 1∶1。取黄连加姜汁拌匀，置锅内，用文火炒至姜汁被吸尽，取出，晾干。每 100kg 黄连，用生姜 12.5kg。

现代工艺 以盐酸小檗碱、盐酸巴马汀、黄连碱含量及出膏率为指标，采用正交试验法，优选最佳炮制工艺参数为：姜汤用量 20%，炒制锅底温度 140℃，炒制 12min，取出，放凉。

4. **萸黄连** 传统方法 取吴茱萸加适量水煎煮，煎液与净黄连拌匀，待液吸尽，炒干。每 100kg 黄连，用吴茱萸 10kg。

现代工艺 以小檗碱，表小檗碱、黄连碱和巴马汀含量的总和为指标，采用正交试验法，优选最佳炮制工艺参数为：闷润 90min 后 160℃烘制 2h。每 100kg 黄连，用吴茱萸 10kg（图下 -1-42）。

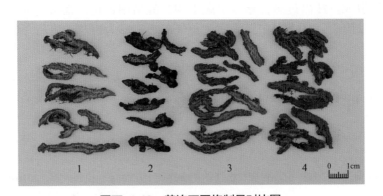

图下 -1-42　黄连不同炮制品对比图

1. 黄连片　2. 酒黄连　3. 姜黄连　4. 萸黄连

【炮制作用】 黄连味苦，性寒。归心、脾、胃、肝、胆、大肠经。生黄连具清热燥湿、泻火解毒之功效，多用于治疗湿热痞满、呕吐吞酸、湿热泻痢、高热神昏、心烦不寐以及消渴等症。黄连苦寒，临床上多用其炮制品，酒炙能引药上行，缓和寒性，清头目之火，多用于治疗目赤肿痛、口疮；姜汁炙能增强止呕作用，用于治疗寒热互结、湿阻中焦、痞满呕吐；吴茱萸汁炙能增强清气分湿热之力，善于疏肝和胃，多用于治肝胃不和之呕吐吞酸。

现代药理学研究表明，黄连具有抗菌、抗病毒，抗心律失常、改善心力衰竭、保护心肌缺血、改善急性脑缺血，以及降血糖、降血压等作用。在临床上，黄连主要用于心脑血管疾病、糖尿病、高血压和肿瘤的治疗以及抗菌抗病毒。酒黄连引药上行，主要适合头面部疾病的治疗。姜黄连药性缓和，制约了黄连的苦寒之性，更加适合体质虚寒的患者使用。萸黄连也可制约黄连的苦寒之性，同时主入肝经，治疗肝胃不和引起的各类疾病效果显著。

【炮制机制】 生姜辛温，传统炮制理论认为"姜制黄连以热制寒，缓和黄连苦寒之性"。黄连姜制后的能量代谢比生黄连要强，表明姜制后其药性发生了改变，苦寒之性减弱。姜黄连对大肠杆菌的抑制作用比生黄连要强，即其代谢过程释放的热量更多，因此寒性与生黄连比得到缓和，与传统炮制理论一致。从有效成分方面讲，黄连经过姜制以后，总生物碱的含量变化不大，而各生物碱的含量却有了相应的变化。其中，盐酸药根碱、盐酸表小檗碱、盐酸小檗碱的含量与生品相比有所增加，而盐酸巴马汀、盐酸黄连碱的含量却比生品含量少。另外，姜制可以增高小檗碱的溶出率，并促进小檗碱等成分在脾和肺的吸收，而小檗碱可以抑制胃液分泌，可以此调节胃肠功能。

萸黄连的炮制目的是用药性辛热的吴茱萸来抑制黄连的苦寒之性，使黄连寒而不滞的同时又增强黄连清气分湿热，散肝胆郁火的功效。现代研究表明，吴茱萸和黄连相伍为用后，黄连中的主要成分与吴茱萸中的主要成分的含量都有降低，且降低程度与吴茱萸用量成正比。这与用吴茱萸与黄连配伍可以抑制黄连的苦寒之性的理论是一致的，也初步阐述了萸黄连的炮制机制。

酒甘温、气芳香，能升能散，行药势活血脉，用酒制黄连，可"以热制寒"，缓和黄连苦寒之性。现代研究表明，黄连经酒制后，其成分小檗碱含量增加显著，这可能是因为通过与乙醇作用，增加了生物碱的溶出率。故酒制"以热制寒"机理与姜黄连相似。

【方剂应用】

1. **黄连**

（1）清营汤（《温病条辨》），由水牛角、地黄、玄参、麦冬、竹叶、丹参、黄连、金银花、连翘组成，具有清营解毒，透热养阴的功效。主治热入营分证。用于身热夜甚，神烦少寐，时有谵语，口渴或不渴，斑疹隐隐，脉细数，舌绛而干。方中黄连主要用于清心解毒。

（2）黄连解毒汤（《外台秘药》），由黄连、黄芩、黄柏、栀子组成，具有泻火解毒的功效。主治三焦实热火毒证。用于大热烦躁，口燥咽干，错语不眠；或热病吐血、衄血；或热甚发斑，或身热下利，或湿热黄疸；或外科痈疡疔毒，小便黄赤，舌红苔黄，脉数有力。方中以大苦大寒之黄连清泻心火为君，并且兼泻中焦之火，因心主神明，火主于心，泻火必先清心，心火宁则诸经之火自降。

（3）左金丸（《丹溪心法》），由黄连、吴茱萸组成。具有清泻肝火，降逆止呕的功效。主治肝火犯胃证。用于胁肋疼痛，嘈杂吞酸，呕吐口苦，舌红苔黄，脉弦数。方中重用黄连为君，清泻肝火，使肝火得清，自不横逆犯胃；黄连亦善清泻胃热，胃火降则其气自和，一药而两清肝胃，标本兼顾。

（4）清胃散（《脾胃论》），由黄连、升麻、地黄、牡丹皮、当归组成，具有清胃凉血的功效。主治胃火牙痛。用于牙痛牵引头疼，面颊发热，其齿喜冷恶热；或牙宣出血；或牙龈红肿溃烂；或唇舌腮颊肿痛；口气热臭，口干舌燥，舌红苔黄，脉滑数。方中用苦寒泻火之黄连为君，直折胃腑之热。

2. **萸黄连** 香连丸（《中国药典》2015 年版），由萸黄连和木香组成，具有清热化湿，行气止痛的功效。主治湿热痢疾。用于下痢赤白相兼，腹痛，里急后重。

3. **酒黄连** 普济消毒饮（《东垣试效方》），由酒黄芩、酒黄连、陈皮、甘草、玄参、桔梗、连翘、板蓝根、牛蒡子、薄荷等组成。具有清热解毒，疏风散邪的功效。主治大头瘟。用于恶寒发热，头面红肿焮痛，目不能开，咽喉不利，舌燥口渴，舌红苔白兼黄，脉浮数有力。方中重用黄连清泄上焦之热毒为君，黄连用酒炒，令其通行周身，直达病所。

4. **姜黄连** 半夏泻心汤（《伤寒论》），由姜半夏、黄芩、姜黄连、干姜、红参、炙甘草、大枣组成。具有寒热平调，消结散痞的功效。主治寒热互结之痞证。用于心下痞，但满而不痛，或呕吐，肠鸣下利，舌苔腻而微黄。方中黄连宜选用姜黄连，缓和其苦寒之性，取其止呕作用强。

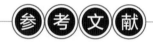

[1] 傅华荣，杨金梅，龚千锋，等.正交试验优选酒黄连最佳炮制工艺 [J]. 中成药，2009，31（12）：1887-1890.

[2] 文小女，钟凌云.正交试验优选樟帮姜黄连的炮制工艺 [J]. 中国实验方剂学杂志，2016，22（15）：18-20.

[3] 王德珍，易骏，张翼，等.酒黄连、姜黄连、萸黄连最佳炮制工艺研究 [J]. 中药材，2013，36（1）：35-37.

[4] 王婷婷，钟凌云.姜制黄连炮制近年来研究进展 [J]. 时珍国医国药，2016，27（2）：427-429.

[5] 贾晓斌，蒋俊，陈斌，等.萸黄连炮制研究进展及炮制机制研究思路与方法 [J]. 中国中药杂志，2009，34（10）：1314-1316.

[6] 钟凌云，杨金梅，龚千锋，等.不同辅料炮制对黄连生物碱类成分的影响 [J]. 中药材，2010，33（2）：195-198.

黄精
Huangjing
POLYGONATI RHIZOMA

【**药材基原**】 本品为百合科植物滇黄精 *Polygonatum kingianum* Coll.et Hemsl.、黄精 *Polygonatum sibiricum* Red. 或多花黄精 *Polygonatum cyrtonema* Hua 的干燥根茎。按形状不同，习称"大黄精""鸡头黄精""姜形黄精"。春、秋二季采挖，除去须根，洗净，置沸水中略烫或蒸至透心，干燥。

【**炮制沿革**】 黄精始载于《名医别录》。黄精的炮制方法始见于南北朝《雷公炮炙论》

中的蒸制。唐代创制"九蒸九晒"法。历代黄精炮制方法主要有清蒸、酒蒸、九蒸九晒、酒炖合蒸、黑豆制、熟地汁制等。《中国药典》2015 年版收载黄精和酒黄精（酒蒸或酒炖）2 种炮制规格。

【炮制工艺】

1. **黄精**　取原药材，除去杂质，洗净，略润，切厚片，干燥。

2. **酒黄精**　传统方法　取净黄精，用黄酒拌匀，置炖药容器中，密闭，隔水加热或用蒸汽加热，至酒被吸尽。或置蒸具内，蒸至内外滋润、色黑，取出，晒至外皮稍干时，切厚片，干燥。每 100kg 黄精，用黄酒 20kg。

现代研究　取原药材，除去杂质，洗净，加入 20% 黄酒略泡，润透，蒸制 4 次，每次蒸制 3h，闷润 3h。即蒸至表面棕黑色，内部深褐色，干燥。每 100kg 黄精，用黄酒 12kg。

3. **蒸黄精**　传统方法　取原药材，除去杂质，洗净，大小分开，略泡，润透，置适宜容器内蒸 8 ~ 12h，停火，置容器内闷过夜，取出，切厚片，干燥。

现代研究　取原药材，除去杂质，洗净，大小分开，略泡，润透，置适宜容器内蒸8h，停火，置容器内闷 12h，取出，切厚片，干燥（图下 -1-43）。

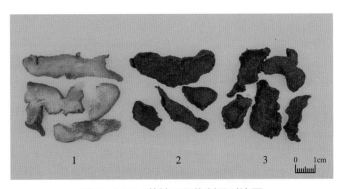

图下 -1-43　黄精不同炮制品对比图
1. 黄精　2. 酒黄精　3. 蒸黄精

【炮制作用】黄精味甘，性平。归脾、肺、胃经。具有补气养阴，健脾，润肺，益肾的功效。黄精生用刺人咽喉，故多蒸用。制后能增强补气养阴，健脾润肺作用，多用于肺虚燥咳，脾胃虚弱，体倦乏力，口干食少，内热消渴，并可除去麻味，以免刺激咽喉。又因本品味甘质润，多服久服妨碍脾胃运化。酒制使其滋而不腻，更好地发挥补肾益血作用。多用于肾虚精亏，头晕目眩等。

现代药理学研究表明，黄精具有降血糖、降血脂、调节免疫、抗炎抑菌、抗病毒、抗肿瘤、提高和改善记忆力的功能。从炮制对黄精的药理作用影响来看，目前此领域的研究不是很多，且关于黄精炮制品的毒理研究较少。从黄精作为传统补益药方面来看，其作为预防保健功能性食品慢慢得到了肯定，尤其在治疗糖尿病的同时还可以起到保护用药靶器官的作用，但是，保护脏腑的作用机制大都尚未明确或是只推断出可能具有某种联系。

【炮制机制】目前关于黄精的刺激性作用成分，普遍的认为是其中的黏液质起了主要的作用，但所有的文献报道中并没有实验数据来证明黏液质的刺激性作用，对于黄精的刺激性成分目前并没有展开深入的研究，对于黏液质的刺激性仅是一种猜测，而对于炮制减毒机制的研究更是建立在此基础上，认为可能是黏液质的减少才造成了黄精刺激性作用的消失。黄精多糖被认为是黄精的主要药效成分，但炮制后多糖含量下降，同时炮制前后的多糖药理作用并没有显著性差异，而有研究又认为尽管多糖含量下降，但由于多糖水解成了易于煎出的低聚糖和单糖，才更利于药效的发挥。因此，对黄精炮制增效的机制探讨主要集中在黄精多糖质变和量变方面，而黄精多糖是否就是唯一的或者是最主要的药效成分，以及黄精中的其他成分是否对炮制后药效增强也起到了关键作用，则未见任何报道，仍然有待于进一步研究。

【方剂应用】 枸杞丸《普济方》，由枸杞子、酒黄精组成。两药相合，补精气，主肾虚精滑。治肾虚精亏所致头晕，腰酸，足软无力。

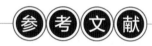

[1] 刘玲.黄精质量标准和炮制工艺的研究[D].贵阳：贵阳医学院，2015.

[2] 钟凌云，龚千锋，张的凤，等.黄精炮制研究现状分析[J].中药材，2007，30（12）：1618-1621.

续断
Xuduan
DIPSACI RADIX

【药材基原】 本品为川续断科植物川续断 *Dipsacus asper* Wall. ex Henry 的干燥根。秋季采挖，除去根头和须根，用微火烘至半干，堆置"发汗"至内部变绿色时，再烘干。

【炮制沿革】 续断始载于《神农本草经》，列为上品。历代医书古籍记载续断的炮制方法有很多，包括净制、米泔制、炒制、酒炒、酒浸炒、酒浸焙、酒洗、酒拌、酒蒸、酒洗蒸等。近代以来，续断的炮制方法主要有酒拌后麸炒、盐拌后麸炒、盐制及制炭等。目前续断的炮制加工方法主要有酒制、盐制。《中国药典》2015 年版中收载有续断片，酒续断和盐续断。

【炮制工艺】

1. 续断片 洗净，润透，切厚片，干燥。

2. 酒续断 传统方法 取续断片用黄酒拌匀，闷润至透，置炒药锅内，用文火加热，炒至微带黑色时，取出放凉。每 100kg 续断用黄酒 10kg。

现代工艺 以川续断皂苷Ⅵ的含量为指标，采用正交试验法，优选最佳炮制工艺参数为：续断片用 10% 的黄酒浸润，150℃炒制 6min。

3. 盐续断 传统方法 取续断片用盐水拌匀，闷润至透，置炒药锅内，用文火加热，炒干，取出放凉。每 100kg 续断用食盐 2kg。

现代工艺 以川续断皂苷Ⅵ的含量为指标，采用正交试验法，优选最佳炮制工艺为：500g 续断片，加 10g 盐水浸润 45min，在 150℃条件下炒制 8min。以川续断水溶性浸出物和川续断皂苷Ⅵ的含量为指标，采用正交试验法，优选出最佳工艺为：100kg 续断用 2kg 食盐，在转速 40r/min 且温度 210℃下炒制 12min（图下 -1-44）。

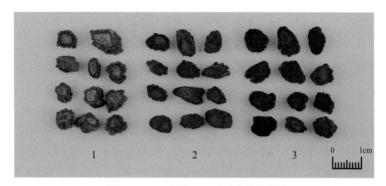

图下 -1-44　续断不同炮制品对比图

1.续断片　2.酒续断　3.盐续断

【炮制作用】　续断归肝、肾经，临床常用于腰膝酸软，风湿痹痛，崩漏，胎漏，跌打损伤等。生续断补肝肾，通血脉，强筋骨，多用于筋骨疼痛，腰膝酸软。酒制后可引药向外行散，增强通血脉之功，多用于风湿痹痛，跌打损伤。盐续断经盐制后可引药下行，增强补肝肾作用，多用于肝肾不足，腰膝酸软或胎动漏血。《得配本草》曰："入血崩金疮药生用"。《妇人良方大全》记载："酒洗，炒，治经枯血少"。

现代药理学研究表明，续断具有明显的促进骨损伤愈合和抗骨质疏松的作用，显著抑制妊娠小鼠离体子宫的自发收缩频率，具有抗补体活性和免疫调节作用，还有抗衰老，抗菌和抗炎作用。在临床上，续断常用于骨折，腰椎骨质增生，跌打损伤，先兆性流产及早产，习惯性流产，子宫出血，崩漏，慢性盆腔炎等症。酒续断镇痛、抗炎及抗凝血作用最强，临床上常用于治疗风湿痹痛，跌打损伤和虚寒腹痛。盐续断消肿作用增强，临床上常用于治疗遗尿、遗精，和崩漏下血。

【炮制机制】　续断中主要含有三萜皂苷类，生物碱类，环烯醚萜类和挥发油类成分。炮制前后药材性状和显微特征略有变化，炮制品水分含量下降，溶出率升高。续断的生品、盐制品、酒炙品均具有镇痛、抗炎、抗凝作用，通过小鼠扭体实验，小鼠耳廓肿胀实验以及小鼠皮下消血肿实验考察川续断不同炮制品的药效作用，结果显示：酒炙续断镇痛作用明显，酒炙品及生品抗炎作用明显，盐制品、清炒品及生品的消血肿作用显著，说明不同的炮制方法对续断的药效影响不一致。

【方剂应用】

1. 生续断

（1）续断丸（《杂病源流犀烛》），由生续断、当归、附子、萆薢组成，用于肢肿，肌肉麻木，风湿痹痛等症。

（2）千金止带丸（《中国药典》2015 年版），由党参、炒白术、当归、川芎、续断等组成，用于脾肾两虚所致的月经不调，带下病。

（3）泰山磐石散（《古今医统大全》），由人参、黄芪、白术、炙甘草、当归、川芎、白芍药、熟地黄、川续断、糯米、黄芩、砂仁组成，具有益气健脾，养血安胎的功效，用于气血虚弱、胎元不固。

2. 酒续断　续断丸（《证治准绳》），由酒续断、川芎、酒当归、炮姜组成，用于肝劳虚寒腹痛，转筋骨痛等症。

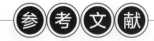

参考文献

[1] 许腊英，陈华曦，杨庆，等.酒炙续断最佳炮制工艺的研究 [J].中国医药学杂志，2008，28（17）：1475-1477.

[2] 张丹，颜学伟，王刚，等.正交试验优选盐炙续断炮制工艺 [J].中国实验方剂学杂志，2012，18（7）：27-29.

[3] 金奇，来平凡，杜伟锋，等.盐续断中试工艺的优化 [J].湖北农业科学，2013，52（18）：4481-4483.

[4] 陈旭，张先洪，陆兔林.炮制对续断药理作用影响 [J].中成药，2001，23（11）：799-801.

[5] 马新飞，陆兔林，毛春芹，等.HPLC法测定不同续断炮制品中川续断皂苷Ⅵ [J].中草药，2007，38（5）：707-708.

紫菀

Ziwan

ASTERIS RADIX ET RHIZOMA

【药材基原】 本品为菊科植物紫菀 *Aster tataricus* L. f. 的干燥根和根茎。春、秋二季采挖，除去有节的根茎（习称"母根"）和泥沙，编成辫状晒干，或直接晒干。

【炮制沿革】 紫菀始载于《神农本草经》，列为中品。古籍记载紫菀的炮制方法主要有净制、蜜炙、蒸制、炒制、麸制、烤制等。《中国药典》2015年版收载紫菀和蜜紫菀2种炮制规格。

【炮制工艺】

1. **紫菀** 除去杂质，洗净，稍润，切厚片或段，干燥。

2. **蜜紫菀** 传统方法 先将炼蜜加适量沸水稀释后，加入紫菀片（段）中拌匀，闷透，置炒制容器内，用文火炒至不粘手时，取出，放凉，表面呈棕褐色或紫棕色。每100kg紫菀用炼蜜25kg。

现代工艺 以水溶性浸出物和紫菀酮含量作为指标，采用正交试验方法，优选最佳工艺参数为：加蜜量25%，115℃炒制15min（图下-1-45）。

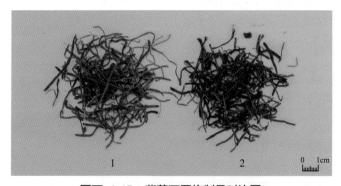

图下-1-45 紫菀不同炮制品对比图

1. 紫菀 2. 蜜紫菀

【炮制作用】 紫菀味辛、苦，性温。归肺经。具有润肺下气，消痰止咳的功效。生紫菀散寒降气祛痰作用较强，但能泄肺气，适用于肺气壅闭，风寒咳喘，痰饮咳喘。蜜紫菀用甘温益气的炼蜜制后，润肺祛痰作用增强，多用于肺虚久咳，痰中带血或肺燥干咳。

现代药理学研究表明，紫菀有祛痰、镇咳、抗病原微生物、抗肿瘤、抗氧化以及利尿通便等作用。在临床上，紫菀目前主要用于治疗呼吸系统疾病。

【炮制机制】 紫菀的主要化学成分有：单萜类、三萜类及皂苷类、肽类、香豆素、蒽醌及黄酮类；有机酸及酚类；甾醇类及挥发油类。萜类、肽类是紫菀抗肿瘤活性的主要成分，并且为紫菀中的特有成分。

紫菀有效部位和有效成分可能都不是单一的，已经证明萜类是紫菀中的主要化学成分，包括紫菀酮苷、紫菀酮、表紫菀酮、木栓酮、表木栓醇、β- 香树脂等化合物，其中紫菀酮是紫菀祛痰的主要活性成分。紫菀经过炮制所得紫菀饮片较生品中紫菀酮含量降低。但以纯紫菀计，紫菀蜜炙后紫菀酮的含量升高，可能是紫菀蜜制后润肺化痰作用增强的原因之一。

炼蜜具滋补润肺的功效，作为辅料与紫菀具有协同作用，可以增强紫菀润肺、祛痰的功效。

【方剂应用】

1. 紫菀

（1）《本经逢原》记载，紫菀单用，用于治疗便血淋涩。

（2）紫菀饮（《圣济总录》），由紫菀、贝母、五味子、木通、大黄、白前等组成，用于治疗肺热喘嗽。

2. 蜜紫菀

（1）止嗽散（《医学心悟》），由蜜紫菀、桔梗、荆芥、陈皮、蜜百部等组成，具有宣利肺气，疏风止咳的功效，用于治疗风邪犯肺之咳嗽证。其中紫菀以蜜紫菀为宜，温而不燥，温肺下气，尤善祛痰止咳。

（2）咳喘停膏（卫生部药品标准中药成方制剂第二十册），由紫菀（制）、桑白皮、百部、知母、枇杷叶等组成，具有止咳理气的功效，用于治疗伤风感冒，咳嗽、气喘。

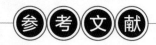

参 考 文 献

[1] 李静，夏成凯.正交试验法优选紫菀最佳蜜制工艺[J].西南民族大学学报（自然科学版），2016，42（3）：299-302.

[2] 彭文静，辛蕊华，任丽花，等.紫菀化学成分及药理作用研究进展[J].动物医学进展，2015，36（3）：102-107.

[3] Sawai S，Uchiyama H，Mizuno S，et al. Molecular characterization of an oxidosqualene cyclase that yields shionone，a unique tetracyclic triterpene ketone of Aster tataricus[J]. FEBS LETT，2011，585（7）：1031-1036.

[4] 房慧勇，单高威，秦桂芳，等.紫菀的化学成分及其药理活性研究进展[J].医学研究与教育，2012，29（5）：73-77.

[5] 卢艳花，戴岳，王峥涛，等.紫菀祛痰镇咳作用及其有效部位和有效成分[J].中草药，1999，30（5）：360-362.

[6] 修彦凤，程雪梅，刘蕾，等.不同紫菀饮片中紫菀酮的含量比较[J].上海中医药大学学报，2006，20（2）：59-61.

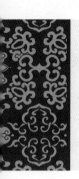

第二章
果实种子类药

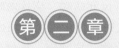
大风子 Dafengzi
HYDNOCARPI SEMEN

【药材基原】 本品为大风子科植物大风子 *Hydnocarpus anthelmintica* pierre. 的干燥成熟种子。

【炮制沿革】 大风子始载于元代《本草衍义补遗》。南宋始用大风子油治疗麻风病，明代有去壳取仁捣碎外敷、烧存性、去油取霜，清代有去油制霜法，现行主要是制霜法。

【炮制工艺】

1. 大风子 取原药材，拣去杂质，用时去壳取仁。

2. 大风子霜 传统方法 取净大风子仁，碾碎，用布包严，蒸热，压榨去油，研细。少量可用吸油纸去油的方法。

现代工艺 取大风子去壳取仁，拣去霉烂变质者。称量，研成泥状，用数层草纸包裹，干热（60~70℃）15min，压榨去油。更换草纸，反复压榨，至纸上不显油迹，呈散状粉末，大风子去油率为13.43%（图下 -2-1）。

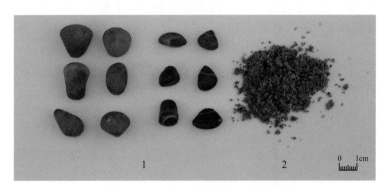

图下 -2-1 大风子不同炮制品对比图
1. 大风子　2. 大风子霜

【炮制作用】 大风子味辛，性热；有毒。归肝、脾、肾经。具有祛风燥湿，攻毒杀虫的功效。大风子生品毒性较强，作用峻烈，多外用。用于麻风，疥癣，杨梅疮毒。《本草纲目》："辛，热，有毒。主治风癣疥癞，杨梅疮毒，攻毒杀虫"。《本草经疏》："大风子，辛能散风，苦能杀虫燥湿，温热能通行经络，世人用以治大风疬疾，及风癣疥癞诸疮，悉此意耳"。大风子霜除去部分脂肪油，降低毒性，可供内服，多制成丸散剂服用。《本草求原》指出："大风子，须用纹银煎三日夜，去其浮油，以杀其毒，否则燥痰而伤血，多服必致失明。"

现代药理学研究表明，大风子具有抗麻风杆菌、抑制真菌、带状疱疹、杀疥虫等药理作用，临床上常用于治疗湿疹、癣症、银屑病、痤疮、特应性皮炎、鹅掌风、掌跖角化性皮肤病等症。

【炮制机制】　大风子种仁含脂肪油约50%，主要成分为大风子油酸、次大风子油酸、阿立普酸、阿立普理斯酸等均有抑制麻风杆菌增殖的作用。

大风子油有一定的毒性，故自古以来皆制霜用，制霜后能除去大部分油脂，降低毒性。大风子油酸的抑菌有效剂量和中毒剂量接近，大风子油疗法仅是"临界有效"，因此随着砜类药物的问世，大风子油已很少用于治疗麻风病，但经常应用于治疗其他皮肤病中。

【方剂应用】

1. 大风子仁

（1）大风膏（《保婴摄要》），由大风子仁、黄连、真轻粉、枯矾、蛇床子，柏油组成，上药为末，用油调擦。

（2）（《普济方》引《经验良方》），大风子仁炒炭，研细，与轻粉等分，用麻油调敷疮上，或直接撒于湿疮面上。

2. 大风子霜　大麻风丸（《中国基本中成药》），由大胡麻、炒蒺藜、芫蔚子、苦参、大风子霜、防风、荆芥、苍术、当归、川牛膝、续断、薏苡仁、陈皮、浙桐皮、海风藤、生姜、木香、羌活、白芷、连翘、秦艽、天麻、桂枝、甘草、红枣组成，为水丸剂，具祛风化湿，行气活血，解毒杀虫，扶正祛邪的功效。主治风湿相乘，恶血凝滞，成大麻风恶症，周身不仁，红斑破烂，遍身如癣。

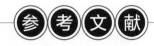

参 考 文 献

[1]　山东省食品药品监督管理局，山东省中药饮片炮制规范 [M]. 山东科学技术出版社，2013：27-28.

[2]　梁章池 . 大枫子油何时始用于中国 [J]. 中国麻风杂志，1988，4（3）：169-170.

[3]　燕礼军 . 大风子炮制工艺研究 [J]. 江西中医学院学报，1999（3）：113.

[4]　李伏田 . 大枫子油酸的抗麻风菌作用 [J]. 国外医学参考资料·皮肤病学分册，1977（1）：60.

[5]　于腾 . 20 种中药及其复方抗真菌实验与临床研究 [D]. 山东中医药大学，2003.

[6]　袁顺保 . 加味诸疮一扫光酊粉剂外治带状疱疹 [J]. 四川中医，2001，19（2）：56.

[7]　沈大友，石秀全，沈显峰 . 大风子紫柏金痒疗膏的临床应用 [J]. 中医外治杂志，2013，22（1）：26-27.

[8]　陈凯 . 著名中医皮外科专家赵炳南教授临床经验及特色疗法 [J]. 中国中西医结合皮肤性病学杂志，2004，3（3）：129-132.

[9]　高志海，曹培琳 . 大枫子油外搽为主辨证治疗痤疮体会 [J]. 河北中医药学报，2004，19（4）：15-17.

[10]　李萍，吴林辉，周芳，等 . 大枫子膏联合抗敏 1 号方治疗特应性皮炎 30 例临床观察 [J]. 中医杂志，2012，（8）：678-680.

[11]　刘志丽 . 掌风合方及硫膏外治鹅掌风疗效观察 [J]. 浙江中西医结合杂志，2013，23（5）：396-397.

[12]　曹广法，翟晓翔 . 复方黑豆汤外用治疗掌跖角化性皮肤病 [J]. 河南中医，2003，23（2）：35-36.

[13] 林一星. 大风子的薄层色谱鉴别 [J]. 中国热带医学，2005，5（5）：1148-984.

[14] 朱涛. 毒性中药的毒性物质基础及炮制解毒机理研究概况 [A]. 中华中医药学会中药炮制分会 2008 年学术研讨会论文集 [C]. 中华中医药学会中药炮制分会，2008：5.

[15] 李伏田. 大枫子油酸的抗麻风菌作用 [J]. 国外医学参考资料·皮肤病学分册，1977（1）：60.

小茴香
Xiaohuixiang
FOENICULI FRUCTUS

【药材基原】 本品为伞形科植物茴香 *Foeniculum vulgare* Mill. 的干燥成熟果实。秋季果实初熟时采割植株，晒干，打下果实，除去杂质。

【炮制沿革】 小茴香入药首见于《药性论》。其历代炮制方法有净制、炒制、焙制、盐制、酒制等 20 余种。明代之后对小茴香炮制方法的记载有所增加，包括用酒和其他辅料进行炮制，如斑蝥制、巴豆制、火炮、盐楝肉制、生姜制等。《中国药典》2015 年版收载小茴香和盐小茴香 2 种炮制规格。

【炮制工艺】

1. **小茴香** 取原药材，除去杂质及残梗，筛去灰屑。

2. **盐小茴香** 传统方法 取净小茴香，加盐水拌匀，闷透，置炒制容器内，以文火加热，炒至微黄色有香气溢出时，取出，放凉。每 100kg 小茴香，用食盐 2kg。

现代工艺 以反式茴香脑和水溶性浸出物为指标，采用正交试验法，优选最佳炒制工艺条件为：每 100kg 小茴香加盐 2kg，闷润 1.5h，在温度为 110～120℃下，炒制 4min（图下 -2-2）。

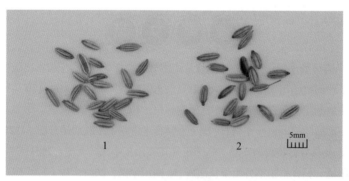

图下 -2-2　小茴香不同炮制品对比图

1. 小茴香　2. 盐小茴香

【炮制作用】 小茴香味辛，性温。归肝、肾、脾、胃经。具有散寒止痛，理气和胃的功效。生小茴香辛散理气作用较强，长于温胃止痛；盐制后辛散作用稍缓，专行下焦，擅长温肾驱寒，疗疝止痛。

现代药理学研究表明，小茴香具有显著的抑菌，调节胃肠功能，利尿，利胆，保肝，抗癌，抗突变及性激素样等作用。生品主要用于呕吐食少，腹冷痛，脘腹胀痛或寒疝腹痛；盐制后专于下行，用于疝气疼痛，睾丸坠痛，肾虚腰痛等。

【炮制机制】 小茴香主要含有挥发油、脂肪油、甾醇、糖苷、生物碱等化学成分。挥发油是小茴香主要活性物质，其含量约为3%~6%。生小茴香辛散理气，主要用于温胃止痛；经盐制后，挥发油含量降低，辛散作用稍缓。

小茴香盐制前后，挥发性成分种类的变化不明显，而主要挥发性成分的相对含量差异较大，单萜类化合物经盐制后的相对含量增加。小茴香生品、清炒品及盐制品中挥发油组分无变化，但清炒、盐制小茴香与生品比含量显著降低，而盐制品降低较多。微观结构观察表明，炮制对小茴香油管有破坏作用，可使分泌细胞破裂，油滴从油管之中扩散至周围薄壁组织中，在炮制过程中因受热易挥发，含量明显减少，缓和了药物的辛窜苦燥之性；同时水溶性成分增加，这可能是其治寒疝疼痛、脘腹胀痛等症的主要物质基础。

但是目前小茴香的炮制研究，多局限在测定挥发油的变化，尚难以说明炮制与临床疗效的关系，仍需进一步加强药理方面的研究。

【方剂应用】

1. 小茴香 仲景胃灵丸（《中国药典》2015年版），由肉桂、延胡索、牡蛎、小茴香、砂仁、高良姜、白芍、炙甘草组成，具有温中散寒，健胃止痛的功效，用于脾胃虚弱，食欲不振，寒凝胃痛，脘腹胀痛，呕吐酸水或清水。

2. 盐小茴香

（1）天台乌药散（《医学发明》），由天台乌药、木香、盐小茴香、高良姜、槟榔、川楝子、巴豆组成，具有行气疏肝，散寒止痛的功效，用于寒凝气滞引起的小肠疝气，少腹痛引睾丸等。

（2）暖肝煎（《景岳全书》），由当归、枸杞、盐小茴香、肉桂、乌药、沉香、茯苓组成，具有温补肝肾，行气止痛的功效，用于肝肾不足，寒滞肝脉证。症见睾丸冷痛，或小腹疼痛，疝气痛，畏寒喜暖，舌淡苔白，脉沉迟。

（3）天紫红女金胶囊（《中国药典》2015年版），由山药、茯苓、肉桂、盐小茴香等36味药组成，具有益气养血，补肾暖宫的功效，用于气血两亏，肾虚宫冷，月经不调等症。

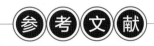

[1] 李臻，张帆，张刚.小茴香炮制历史沿革及进展[J].新疆中医药，2008，26（4）：52-53.

[2] 林楠.小茴香炮制工艺及化学成分研究[D].辽宁中医药大学，2009.

[3] 高莉，斯拉甫·艾白，韩阳花.小茴香挥发油化学成分及抑菌作用的研究[J].中国民族医药杂志，2007，13（12）：67-68.

[4] 于卉娟，江振作，杨帆，等.小茴香及其盐制品中挥发性成分的差异[J].中成药，2016，38（4）：868-872.

[5] 刘善新，王勇.炮制对小茴香挥发油的影响[J].中成药，1991，131（1）：21.

山茱萸

Shanzhuyu
CORNI FRUCTUS

【药材基原】 山茱萸为山茱萸科植物山茱萸 *Cornus officinalis* Sieb. et Zucc. 的干燥成熟果肉。秋末冬初果皮变红时采收果实，用文火烘或置沸水中略烫后，及时除去果核，干燥。

【炮制沿革】 山茱萸始载于《神农本草经》，列为中品。山茱萸炮制最早见于汉代《金匮玉函经》。《雷公炮炙论》有"凡使山茱萸，以酒润，去核去皮"的记载。历代书籍记载山茱萸的炮制方法有麸炒、酒浸取肉、炒、微炒、焙制、火炮、微烧、酒蒸、蒸制、酒制、慢火炒、酒洗、羊油炙、盐炒、酒浸蒸等。现代主要的炮制方法有去核、酒蒸、清蒸等法。《中国药典》2015 年版收载山萸肉、酒萸肉 2 个炮制规格。

【炮制工艺】

1. 山萸肉 取原药材，洗净，除去杂质及果核，晒干。

2. 酒萸肉 传统方法 （1）取净山萸肉，用黄酒拌匀，置适宜容器内，密闭，隔水加热，炖至酒被吸尽，至山萸肉色变黑润时，取出干燥。

（2）取净山萸肉，加入黄酒拌匀，置适宜的容器内，加热蒸透，至山萸肉色变黑润时，取出干燥。每 100kg 山萸肉，用黄酒 20kg。

现代工艺 （1）以马钱苷、熊果酸、齐墩果酸的含量为考察指标，采用单因素考察法优选的最佳炮制工艺为黄酒用量 25%，闷润 1h，蒸制 3h。

（2）以熊果酸含量、马钱苷含量、浸出物为考察指标，采用正交试验法综合加权评分优选山萸肉的最佳蒸制工艺为：蒸制 4h，闷润 6h。

（3）以莫诺苷、马钱素含量为考察指标，采用正交试验法优选山茱萸的最佳蒸制工艺为：净山茱萸肉加 20% 黄酒，闷润 1h，隔水加热炖 6h。

（4）以马钱苷、莫诺苷、熊果酸、齐墩果酸的含量为考察指标，采用正交试验法优选山茱萸最佳加压酒制工艺：加酒量为药材量 25%，闷制 30 min，蒸制 60 min，蒸制温度为 115℃。

（5）以马钱苷、5- 羟甲基糠醛为考察指标，采用正交试验法优选山茱萸最佳酒蒸工艺为：加酒量为药材量 20%，闷润 1h，115℃高压蒸 1h（图下 -2-3）。

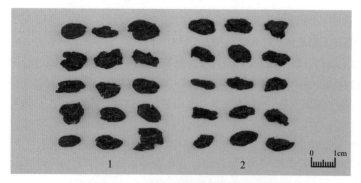

图下 -2-3 山茱萸不同炮制品对比图

1. 山萸肉　2. 酒萸肉

【炮制作用】 山茱萸味酸、涩，性微温。归肝经、肾经。具有补益肝肾、涩精固脱的功效。生山茱萸敛阴止汗力强，长于敛汗固脱，用于自汗或大汗不止，阴虚盗汗、遗精、遗尿。酒制后，借酒力温通，助药势，降低其酸性，补肝肾作用增强，补肾涩精、固精缩尿力胜，常用于头目眩晕耳鸣，阳痿遗精，尿频，遗尿，月经过多或崩漏，腰部冷痛，胁肋疼痛，目暗不明等。

现代药理学研究证明，山茱萸具有多种生物活性，主要表现在免疫调节、降血糖、抗氧化、抗心律失常、抗炎杀菌、抗休克强心、抗衰老、保护脑功能、保肝和抗癌等一定的治疗作用。山茱萸石油醚部位具有增强机体非特异性免疫功能、特异性体液免疫功能的作用，可延长肾阴虚模型小鼠的耐缺氧时间，炮制后其作用增强。山茱萸可抑制糖尿病大鼠肾小管间质损伤，降低氧化应激，其中山茱萸总萜对糖尿病模型动物具有良好的降血糖作用。山茱萸中 50% 醇沉多糖及 90% 醇沉多糖分别具有较强的清除自由基能力和油脂抗氧化能力。山茱萸能延长乌头碱诱发大鼠心律失常的潜伏期，降低氯化钙致大鼠室颤的发生率和死亡率，提高乌头碱诱发大鼠离体左室乳头肌节律失常的阈剂量，对乌头碱和氯化钙诱发的大鼠左室乳头肌收缩节律失常有明显逆转作用。山茱萸多糖能扶植肠道正常菌群的生长，促进有益菌的增殖，具有调节肠道菌群失调的作用，其中熊果酸是山萸肉抑菌剂的有效成分，对细菌和部分酵母具有良好的抑制作用。山茱萸总苷及山茱萸多糖具有改善 AMI 大鼠心功能，缩小心肌梗死面积，促进心肌线粒体生物合成的作用。山茱萸二氯甲烷萃取部位对 D- 半乳糖致衰人胚肺细胞抗氧化系统表现出保护作用，对衰老相关通路有一定的调控作用。山茱萸多糖可通过提高机体抗氧化能力、抑制脂质过氧化、提高老化相关酶活性发挥抗脑老化作用，明显提高血管性痴呆大鼠学习记忆能力，对老年小鼠大脑衰老有一定的保护作用。山茱萸多糖部位、山茱萸总苷部位、山茱萸三萜酸部位可以抑制脂质氧化，急性毒性均很小，具有保肝作用，炮制后对小鼠急性肝损伤的保护作用增强。山茱萸提取物通过调节荷瘤小鼠异常的免疫状态，在体内外对 Lewis 肺癌细胞均有抑制作用。

【炮制机制】 熊果酸、齐墩果酸、山茱萸苷、马钱素、没食子酸、莫诺苷等是山茱萸的主要活性成分，具有降低血糖、增强免疫、利尿、降压、抗炎等药理作用。但研究证实山萸肉果核中几乎不含山萸肉的有效成分马钱素、莫诺熊果酸等，因此果核作为山萸肉的非药用部位应该除去。

山茱萸补肝肾的物质基础有 5- 羟甲基糠醛、K^+、Mg^{2+}、天冬氨酸、多糖、环烯醚萜苷、三萜酸、维生素 E、不饱和脂肪酸等。这些成分可发生水解反应或降解反应产生 5- 羟甲基糠醛，提高没食子酸等有机酸含量，改变多糖的组成与结构，降低免疫抑制成分鞣质的含量，最终通过抗氧化、保护血管内皮细胞、改善血管微循环、保护肝细胞、促进免疫系统功能等实现滋阴补肾、炮制增效的目的。

研究发现，山茱萸炮制后产生了新的化学成分，多种化学成分含量发生显著变化。炮制、加热产生 5- 羟甲基糠醛，使没食子酸含量、总有机酸含量增大，马钱素、莫诺苷含量降低，总黄酮含量、总皂苷含量、总鞣质含量也降低，熊果酸与齐墩果酸含量稍增。酒制可使山茱萸中多糖含量明显增加，且酒蒸品多糖得率最高。

5- 羟甲基糠醛可抑制血小板聚集，降低小鼠血清中 ALT 和 AST 的含量和肝脏系数，提高 SOD 活力，逆转损伤肝细胞和血管内皮细胞，对 H_2O_2、CCl_4 造成的肝细胞损伤具有明显的细胞保护作用,具有保护肝脏组织、补益肝肾的功效。山茱萸炮制后二氯甲烷萃取部位的挥发性成分中 5- 羟甲基糠醛含量达 80%,水煎液中 5- 羟甲基糠醛含量提高了 2.5 倍。山茱萸炮制后人体必需氨基酸亮氨酸、赖氨酸、稀土元素 La、Se 及宏微量元素溶出量增大,其中天冬氨酸占总氨基酸含量的 30.5%,占炮制品干重的 0.783%,K 离子含量尤其高,占炮制品干重的 1.55%。免疫功能增强的物质基础是维生素 E、亚油酸和亚麻酸甲酯等。山萸肉炮制后有效成分维生素 E 增大 46.6%,亚油酸提高了 18.3%,香树脂醇增加了 16.5%,亚麻酸甲酯增加了 30.9%。炮制后 40% 醇沉粗多糖及从中分离出的精多糖可提高巨噬细胞吞噬能力和血清溶血素水平,具有促进细胞免疫与体液免疫功能,是补肝肾的活性成分。

【方剂应用】

1. 山萸肉

（1）摄阳汤（《辨证录》）,由人参、黄芪、白芍、麦冬、北五味子、山茱萸、熟地黄组成,具有益气养血、敛汗固表的功效。用于大病之后,阳虚外泄,气血大虚,腠理不能自闭,汗出不止者。

（2）来复汤（《衷中参西》）,由山萸肉、生龙骨、生牡蛎、生杭芍、野台参、炙甘草组成,有敛汗固脱的功效。用于寒温外感诸证,大病愈后不能自复,寒热往来,虚汗淋漓;或但热不寒,汗出而热解,须臾又热又汗,目睛上窜,势危欲脱,或喘逆,或怔忡,或气虚不足以息。

2. 酒萸肉

（1）六味地黄丸（《小儿药证直诀》）,由熟地黄、酒萸肉、山药、泽泻、牡丹皮、茯苓组成,具有滋阴补肾的功效。用于肾阴虚证,症见头晕目眩、耳鸣耳聋、腰膝酸软、盗汗、遗精、消渴、骨蒸潮热、手足心热、口燥咽干、牙齿动摇、足跟作痛、小便淋沥以及小儿囟门不合、舌红少苔、脉沉细数。

（2）左归饮（《景岳全书》）,熟地、山药、枸杞、炙甘草、茯苓、山茱萸组成,具有补益肾阴的功效。用于真阴不足证,症见腰酸遗泄、盗汗、口燥咽干、口渴欲饮、舌尖红、脉细数。

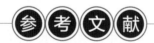

[1] 曹岗,邵玉蓝,张云,等.山茱萸炮制历史沿革及现代研究[J].中草药,2009,40(增刊):69-71.

[2] 黄红,王睿陟,桂黄河,等.山茱萸的酒蒸炮制工艺研究[J].广西中医学院学报,2005,8(4):68-70.

[3] 王冰,宋崎,周小初,等.综合加权评分法优化山萸肉蒸制工艺[J].中成药,2008,30(10):1486-1488.

[4] 丁霞,余宗亮,谢东浩,等.正交法优选山茱萸酒炖工艺[J].中药材,2006,29(7):658-660.

[5] 许甜甜,聂松柳,沈炳香,等.正交试验优选加压酒制山茱萸炮制工艺[J].中草药,2014,45(16):2339-2343.

[6] 左文,陆兔林,毛春芹,等.正交试验法优选山茱萸高压酒蒸工艺的研究[J].中草药,2010,41(3):403-405.

[7] 宋尚华. 山茱萸活性成分提取分离及其治疗糖尿病并发症研究 [D]. 重庆: 西南大学硕士学位论文, 2013.

[8] 李冠业, 姚运香, 丁霞. 山茱萸炮制前后石油醚部位化学成分及生物活性研究 [J]. 中药材, 2010, 33 (2): 192-195.

[9] 李晨. 山茱萸对大鼠糖尿病肾病的作用 [J]. 齐鲁医学杂志, 2015, 30 (6): 674-676, 680.

[10] 韩璟超, 季晖, 薛城锋, 等. 山茱萸总萜的降血糖作用 [J]. 中国天然药物, 2006, 4 (2): 125-129.

[11] 张艳萍, 尤玉如, 戴志远. 山茱萸多糖体外清除自由基和抗氧化作用研究 [J]. 中国食品学报, 2008, 8 (6): 18-22.

[12] 闫润红, 任晋斌, 刘必旺, 等. 山茱萸抗心律失常作用的实验研究 [J]. 山西中医, 2001, 17 (5): 52-54.

[13] 王艳, 杨静, 沈媛珍. 山茱萸多糖调节小鼠肠道菌群失调的作用 [J]. 华西药学杂志, 2014, 29 (4): 390-392.

[14] 黄钰铃, 呼世斌, 刘音. 山茱萸果实提取物抑菌作用研究 [J]. 食品工业科技, 2010, (10): 31-32.

[15] 陈丹, 李建军, 张丽婷, 等. 山茱萸总苷及山茱萸多糖对急性心肌梗死大鼠心肌保护作用的影响 [J]. 中国中西医结合杂志, 2015, 35 (9): 1090-1098.

[16] 赵凤鸣, 赵青春, 黄艳, 等. 山茱萸生、制品二氯甲烷萃取部位对 D- 半乳糖致衰人胚肺细胞影响的研究 [J]. 辽宁中医杂志, 2011, 38 (12): 2440–2443.

[17] 金红, 欧芹, 王迪迪. 山茱萸多糖对衰老模型大鼠学习记忆能力影响的研究 [J]. 中国老年学杂志, 2009, 29 (12): 1467-1469.

[18] 李永格, 陈亚奇, 王爱梅. 山茱萸多糖对血管性痴呆大鼠抗氧化作用的研究 [J]. 中药药理与临床, 2015, 31 (3): 74-76.

[19] 王明艳, 江励华, 杜伟峰, 等. 山茱萸炮制增效活性部位对老年小鼠大脑衰老影响的研究 [J]. 中医药信息, 2009, 26 (5): 30-32.

[20] 来丽娜, 刘芳, 韦茜, 等. 山茱萸不同有效部位抗肝损伤作用的比较及急性毒性试验研究 [J]. 长治医学院学报, 2014, 28 (5): 328-332.

[21] 李俊松, 余宗亮, 王明艳, 等. 山茱萸炮制前后对小鼠急性肝损伤保护作用的研究 [J]. 南京中医药大学学报, 2008, 24 (4): 236-238.

[22] 邹品文, 赵春景, 李攀, 等. 山茱萸多糖的抗肿瘤作用及其免疫机制 [J]. 中国医院药学杂志, 2012, 32 (1): 20-22.

[23] 贾羲, 苏成福, 董诚明. 山茱萸提取物抗肿瘤作用及机制探讨 [J]. 中国实验方剂学杂志, 2016, 22 (20): 117-121.

[24] 张振凌, 赵建颖, 李娟, 等. 山茱萸去核的作用和方法研究 [J]. 中药材, 2006, 29 (1): 60-63.

[25] 查道成. 山萸肉去核炮制的本草考证及现代研究 [J]. 光明中医, 2014, 29 (7): 1532-1533.

[26] 丁霞. 山茱萸炮制机理研究 [D]. 南京: 南京中医药大学, 2007.

[27] 鲍洁, 吕雨晴, 许海丹. 不同工艺炮制山茱萸多糖含量比较 [J]. 安徽农业科学, 2016, 44 (17): 105-106, 133.

[28] 段国峰, 陈文, 李宝军. 不同的炮制方法对山茱萸多糖的含量影响 [J]. 海峡药学, 2008, 20 (9): 66-68.

[29] 余宗亮. 中药山茱萸炮制前后的药效比较及活性部位研究 [D]. 南京: 南京中医药大学, 2007.

山楂

Shanzha
CRATAEGI FRUCTUS

【药材基原】 本品为蔷薇科植物山里红 *Crataegus pinnatifida* Bge. var. *major* N. E. Br.或山楂*Crataegus pinnatifida* Bge.的干燥成熟果实。秋季果实成熟时采收，切片，干燥。

【炮制沿革】 山楂始载于《新修本草》。明《本草纲目》有去核曝干或蒸熟去皮核；宋《圣惠方》有和核切阴干为末；《丹溪心法》记载了炒和蒸的炮制方法。综合古代山楂炮制方法，主要有不加辅料的炮制（包括炒、蒸）和加辅料的炮制。历代所用辅料分单一辅料和复合辅料，前者主要有酒、姜汁、童便；后者仅见童便、姜汁制的记载。山楂的现代炮制方法有净制、切制、炒黄、炒焦、炒炭等，《中国药典》2015 年版收载净山楂、炒山楂和焦山楂 3 种炮制规格。

【炮制工艺】

1. **净山楂** 取原药材，除去杂质及脱落的核。

2. **炒山楂** 传统方法 取净山楂，置炒制容器内，用文火加热，炒至色变深，取出，放凉。

现代工艺 运用滴定法和比色法，对不同温度及时间的炮制品中有机酸和黄酮进行含量测定，筛选炒山楂的最佳炮制工艺参数为：炒制温度 170℃，炒制时间 10min。

3. **焦山楂** 传统方法 取净山楂，置炒制容器内，一般用中火炒至表面焦褐色，内部黄褐色，取出，放凉。

现代工艺 采用微波加热法代替炒焦法。以外观性状和内在质量（浸出物、总黄酮、有机酸）为评价指标，采用均匀试验设计法，对火力、时间以及平铺饮片厚度 3 个因素进行考察。确定焦山楂的最佳炮制工艺为：取净山楂置于微波炉中，饮片平铺厚度 2cm，火力 60%，加热 2min（图下 -2-4）。

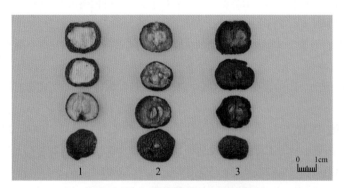

图下 -2-4 山楂不同炮制品对比图

1. 净山楂 2. 炒山楂 3. 焦山楂

【炮制作用】 山楂味酸、甘，性微温。归脾、胃、肝经。生山楂擅长活血化瘀，消食作用亦强，常用于血瘀经闭，产后瘀阻腹痛，疝气疼痛以及高脂血症，高血压病，冠心病等心血管疾病，亦用于食积停滞。炒山楂酸味减弱，缓和了对胃的刺激性而善于消食化积，常用于脾虚食滞，食欲不振，神倦乏力等。焦山楂不仅酸味减弱，并增加了苦味，长于消食止泻，多用于食积腹泻。

现代药理学研究表明，山楂对消化系统和心血管系统有较强药理作用。山楂能增加胃中消化酶的分泌，促进消化，所含脂肪酶可促进脂肪分解。在心血管系统方面，山楂中有效成分具有收缩子宫，强心，抗心律失常，增加冠脉血流，扩张血管，降低血压等作用，对福氏痢疾杆菌、变形杆菌、大肠杆菌等均有较强的抑制作用。

【炮制机制】 山楂中主要含有黄酮及有机酸两大类成分，药理研究表明，山楂总黄酮具有降压，增加冠脉流量，降血脂，强心，抗心律不齐等作用；有机酸类成分有抑菌、助消化等功能。炮制后，焦山楂水溶性总有机酸的保留率为 60% 左右，总黄酮类成分保留 41.9%。山楂生品中有机酸含量较高，对胃肠刺激作用大，炮制后则一定程度上降低了总有机酸的含量，降低了对胃肠的刺激作用。山楂中黄酮类化合物是防治心血管疾病和降血脂的有效成分，其含量在炮制过程中呈下降趋势，因此山楂作为活血化瘀药以生用为佳。

通过对山楂炒制前后样品的 HPLC 指纹图谱进行分析比较发现，生山楂炒黄后，其化学成分主要是含量上产生一定的变化，而炒焦后，其化学成分的种类也发生了改变。在山楂炒焦过程中，产生的焦香气味中，有 4 种美拉德反应产物，具有一定的健脾作用，可促进消化代谢的作用。其中 5- 羟甲基糠醛含量较高，为焦香气味的主要贡献成分，与原有功效成分协同增效，从而使焦山楂增强了消食导滞的作用，这从一定角度上解释了焦山楂长于消食止泻的原因。

【方剂应用】

1. 山楂

（1）大山楂丸（《中国药典》2015 年版），由山楂、麸炒六神曲、炒麦芽组成，具有开胃消食的功效。用于食积内停所致的食欲不振，消化不良，脘腹胀闷。

（2）山楂化滞丸（《中国药典》2015 年版），由山楂、麦芽、六神曲、槟榔、莱菔子、牵牛子组成，具有消食导滞的功效。用于饮食不节所致的食积，症见脘腹胀满，纳少饱胀，大便秘结。

（3）开胃山楂丸（《中国药典》2015 年版），由山楂、炒六神曲、槟榔、山药、炒白扁豆、炒鸡内金、麸炒枳壳、炒麦芽、砂仁组成，具有行气健脾，消食导滞的功效。用于饮食积滞所致的脘腹胀满、食后疼痛；消化不良见上述证候者。

（4）山菊降压片（《中国药典》2015 年版），由山楂、菊花、盐泽泻、夏枯草、小蓟、炒决明子组成，具有平肝潜阳的功效。用于阴虚阳亢所致的头痛眩晕，耳鸣健忘，腰膝酸软，五心烦热，心悸失眠。

2. 炒山楂 健脾丸（《证治准绳》），由麸炒白术、木香、黄连、甘草、茯苓、人参、麸炒神曲、炒麦芽、陈皮、砂仁、炒山楂、山药、煨肉豆蔻组成，具有健脾和胃，消食止泻的功效，用于脾虚食积。

3. 焦山楂

（1）保和丸（《丹溪心法》），由焦山楂、炒六神曲、制半夏、茯苓、陈皮、连翘、炒莱菔子、炒麦芽组成，具有消食化滞，理气和胃的功效。用于食积停滞，脘腹胀满，嗳腐吞酸，不欲饮食。

（2）小儿化食丸（《中国药典》2015 年版），由焦六神曲、焦山楂、焦麦芽、焦槟椰、醋莪术、三棱、焦牵牛子、大黄组成，具有消食化滞，泻火通便的功效。用于食滞化热所致的积滞，症见厌食、烦躁、恶心呕吐、口渴、脘腹胀满、大便干燥。

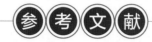

[1] 张良，姜思凡，万军，等．炮制对山楂主要化学成分的影响 [J].长春中医药大学学报，2014，30（1）：31-33.

[2] 贾良栋．山楂炮制历史沿革与发展 [J].时珍国医国药，2000，11（1）：37.

[3] 肖小春，杨中林，李永，等．炒山楂的工艺研究 [J].中药材，2006，29（5）：494-496.

[4] 宋艺君，樊怡媛，郭涛，等．均匀设计法优选焦山楂饮片微波炮制工艺 [J].西北药学杂志，2016，31（1）：32-34.

[5] 杨滨，李化，赵宇新，等．山楂炮制前后有机酸含量的变化 [J].中国中药杂志，2004，29（11）：2057-1060.

[6] 毛淑杰，李铁林．炮制对山楂中总黄酮及总有机酸含量的影响 [J].中国中药杂志，1989，14（9）：20-21.

[7] 李文敏．山楂炒制过程研究 [D].成都：成都中医药大学，2006.

[8] 张韵．山楂炒焦机理及其焦香气味物质基础研究 [D].成都：西南交通大学，2013.

女贞子

Nüzhenzi

LIGUSTRI LUCIDI FRUCTUS

【药材基原】 本品为木犀科植物女贞 *Ligustrum lucidum* Ait. 的干燥成熟果实。冬季果实成熟时采收，除去枝叶，稍蒸或置沸水中略烫后，干燥；或直接干燥。

【炮制沿革】 女贞子始载于《神农本草经》，列为上品，名为女贞实。其炮制始见于《疮疡经验全书》，云"饭上蒸"，历代医书古籍记载的炮制品有生女贞子、炒女贞子、蒸女贞子、酒女贞子、盐女贞子、黑豆制女贞子、旱莲草制女贞子等，现代对女贞子的炮制方法主要有净制、酒蒸、酒炖、盐制、醋蒸等，以酒蒸和酒炖法应用居多，《中国药典》2015 年版收载女贞子和酒女贞子 2 种炮制规格。

【炮制工艺】

1. **女贞子** 除去杂质，洗净，干燥。

2. **酒女贞** <u>传统方法</u> 取净女贞子，用黄酒拌匀，稍闷后置蒸罐内密封，隔水炖或置其他适当容器内蒸，至酒被吸尽、色泽黑润时，取出干燥。用时捣碎。每 100kg 女贞子，用黄酒 20kg。

<u>现代工艺</u> 以红景天苷和特女贞苷含量为评价指标，采用正交试验法，优选酒炖女贞子的最佳炮制工艺参数为：取净女贞子，加其重量 20% 的黄酒，不加水，闷润 1h，蒸汽加热炖制 10h。以熊果酸和齐敦果酸含量为评价指标，采用正交试验法，优选酒蒸女贞子的最佳炮制工艺参数为：浸泡 8h，蒸制 8h，用酒量 2g（药材量为 5g）；另有研究考察女贞子黄酒蒸制炮制的最佳工艺为：取药物质量 20% 的黄酒，用黄酒质量 50% 的水进行稀释搅匀，闷润 2h，在压力 80kPa、温度 105℃条件下，蒸制 2.5h（大档）或 2h（小档），

效果最佳。以红景天苷、特女贞苷和齐墩果酸含量为评价指标，采用层次分析法（AHP）、多指标综合评分法结合正交试验法，考察女贞子酒炖工艺的最佳技术参数为：每100g女贞子加黄酒30g，闷润30min，炖制8h（图下-2-5）。

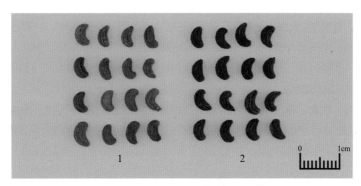

图下-2-5　女贞子不同炮制品对比图
1. 女贞子　2. 酒女贞子

【炮制作用】　女贞子味甘、苦，性凉。归肝、肾经。具有滋补肝肾，明目乌发的功效。用于肝肾阴虚，眩晕耳鸣，腰膝酸软，须发早白，目暗不明，内热消渴，骨蒸潮热等。生女贞子长于滋阴润燥，清肝明目，多用于肝热目赤，肠燥便秘，肾虚不消。酒女贞子寒滑之性减弱，补肝肾作用增强，常用于肝肾阴虚，头晕耳鸣，须发早白，目暗不明。

现代药理学研究表明，女贞子具有保肝、免疫调节、强心、抗炎及抗肿瘤等作用，研究主要集中于女贞子中含量较高的齐墩果酸、熊果酸、红景天苷等。女贞子经不同方法炮制后化学成分和药理作用发生了明显变化，齐墩果酸和红景天苷含量均有不同程度的增加，抗炎、生白、增强非特异性免疫功能等药理作用增强，但是对胃肠道的正常功能无明显影响。

【炮制机制】　传统中药炮制理论认为，女贞子经酒制后可缓和其寒滑之性，增强补肝肾作用。现代研究表明，女贞子经不同方法炮制后化学成分和药理作用发生了明显变化。女贞子经酒蒸、酒炖和清蒸法炮制后，其主要有效成分齐墩果酸含量明显增加，免疫作用增强，说明传统认为女贞子酒蒸或酒炖后可增强其补肝肾作用是有其科学道理的。另外，现代药理实验证明，女贞子生品对小鼠肠道推进功能有明显的促进作用，而酒蒸品无此作用，提示女贞子酒蒸后不仅能提高疗效，而且还降低了副作用，达到了安全有效的目的。

【方剂应用】

1. 女贞子　女贞汤（《医醇賸义》），由女贞子、生地黄、天花粉、龟板、石斛等组成，具有养阴滋肾的功效。用治肾受燥热，淋浊溺痛，腰腿无力，久为下消。

2. 酒女贞子

（1）二至丸（《中国药典》2015年版），由酒女贞子、墨旱莲组成，具有补益肝肾，滋阴止血的功效。用于肝肾阴虚，眩晕耳鸣，咽干鼻燥，腰膝酸痛，月经量多。

（2）宁神补心片（《中国药典》2015年版），由酒女贞子、丹参、生熟地黄、墨旱莲和煅珍珠母等组成，具有养血安神，滋补肝肾的功效。用于肝肾阴血不足所致的头昏、耳鸣、心悸、健忘、失眠。

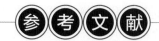

[1] 张学兰，侯杰，唐超，等.正交设计优选酒炖女贞子的炮制工艺[J].中成药，2009，31（10）：1564-1567.

[2] 宋磊，丁安伟，黄海燕.女贞子炮制工艺的研究[J].中药新药与临床药理，2007，18（1）：64-66.

[3] 马兴田，薄雯映，向飞军，等.女贞子黄酒蒸制炮制工艺研究[J].中草药，2011，42（4）：716-718.

[4] 李慧，刘其南，张丽，等.基于层次分析法及多指标正交试验优选酒炖女贞子炮制工艺[J].中草药，2016，47（16）：2832-2838.

[5] 周爱香，富杖育，沈鸿，等.女贞子不同炮制品药理作用的比较[J].中药材，1998，16（3）：25-29.

[6] 侯杰.女贞子炮制前后主要有效成分变化规律研究[D].济南：山东中医药大学，2009：13.

马钱子

Maqianzi
STRYCHNI SEMEN

【药材基原】　本品为马钱科植物马钱 *Strychnos nux-vomica* L. 的干燥成熟种子。冬季采收成熟果实，取出种子，晒干。

【炮制沿革】　马钱子始载于《本草纲目》。历代医书古籍记载马钱子的炮制方法有豆腐制、牛油炸、油炸、炒黑、炒焦、油煮、土炒、甘草水煮、切片炒研等，其中油制是主要的炮制方法，尤其以油炸应用较广泛，在古方中多有体现，且沿用至今。土炒法古代也较常用，其他一些方法也为近代沿用。砂烫法古代文献罕有记载，但为现今的主要炮制方法。《中国药典》2015年版收载生马钱子、砂烫马钱子和马钱子粉3种炮制规格。

【炮制工艺】

1. **马钱子**　除去杂质。

2. **油炸马钱子**　传统方法　取麻油适量，置锅内，加热至230℃左右，投入马钱子，炸至老黄色时，立即取出，沥去油，放凉。用时碾碎。

3. **砂烫马钱子**　传统方法　取砂子置锅内，用武火加热，加入净马钱子，拌炒至棕褐色，鼓起，内部红褐色，并起小泡时，取出，筛去砂子，放凉。

改进的传统方法　将筛选的砂子置锅内，武火加热，不断翻动，炒至砂粒灵活状态时，投入三四粒大米，立即观察。若大米颜色变焦变黑，甚至燃烧起来，则说明火候太大，温度过高，不能投药炒制。若大米颜色稍变，或呈淡黄色，则说明火候尚小，温度偏低，不可投药。当大米颜色变为深黄色或黄褐色时，投入分档后的马钱子进行炮制。锅内有爆响声，不断搅动，当爆响声由低变高又转低时，立即出锅，晾凉。

现代工艺　以马钱子碱、士的宁含量为指标，采用正交试验法，评价油砂粒度、砂料比、炒制温度、炒制时间对马钱子质量的影响，得最佳炮制工艺参数为：中砂（300~600μm），砂料比7:1，炒制温度（190±5）℃，炒制时间4min。以砂烫马钱子中马钱子碱、士的宁的含量为评价指标，采用正交试验法，对砂烫法炮制马钱子的工艺进行改进：加9倍量油砂，炒制3min，停止加热，油砂余温继续炒制6min。

4. **马钱子粉**　制备方法：取制马钱子，粉碎成细粉，按《中国药典》2015年版马钱

子 [含量测定] 项下的方法测定士的宁含量后，加适量淀粉，使含量符合规定，混匀，即得（图下 -2-6）。

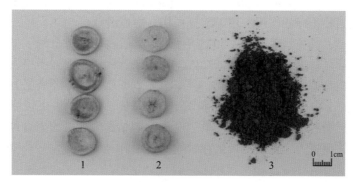

图下 -2-6　马钱子不同炮制品对比图
1.马钱子　2.砂烫马钱子　3.马钱子粉

【炮制作用】　马钱子味苦，性温；有大毒。归肝、脾经。具有通络止痛，散结消肿的功效。用于跌打损伤，骨折肿痛，风湿顽痹，麻木瘫痪，痈疽疮毒，咽喉肿痛。生马钱子毒性剧烈，仅供外用。常用于局部肿痛，如治疗喉痹疼痛，面瘫等。制马钱子毒性降低，易于粉碎，常用于内服。多用于风湿痹痛，跌打损伤，骨折瘀痛，痈疽，疔疮，瘰疬，痰核，麻木瘫痪等治疗。

现代药理学研究表明，马钱子具有调节中枢神经系统，调节心血管系统，抗炎和免疫调节，镇痛，抗肿瘤，镇咳祛痰，平喘等药理作用。在临床上，主要用于治疗风湿性疾病，骨科疾病，神经系统性疾病，癌症，皮肤科及外科疾病等。

【炮制机制】　马钱子有大毒，多炮制后入药。现代系统研究表明，马钱子经炮制后不仅仅是减少了生物碱含量，更重要的是生物碱转化成了氮氧化合物和异型生物碱，被转化的这些生物碱毒性变小，但保留或增强了某些生物活性，这些可以较合理地说明马钱子炮制后毒性降低的原因。

现代药理研究证明，马钱子碱的疗效仅为士的宁的 1/40，而毒性比士的宁大 20 倍，炮制后马钱子碱和士的宁醚键断裂开环，毒性大而疗效较低的马钱子碱被大量破坏，而士的宁被部分破坏，转化生成了马钱子氮氧化物、士的宁氮氧化物（其毒性仅为马钱子碱和士的宁 1/5 和 1/10），以及少量异士的宁和异马钱子碱，不仅减轻药物毒性而且保留了药理活性。

【方剂应用】

1. **马钱子**　生品有大毒，不宜生用或仅供外用。

（1）单用（《医方摘要》），可与青木香、山豆根等粉为末，吹喉，治喉痹作痛，能利咽止痛。

（2）单用（《中药大辞典》），将马钱切薄片，排列于橡皮膏上，外贴于面部，有活络的作用，用于治疗面瘫。

2. **马钱子粉（制马钱子）**

（1）八厘散（《金鉴》），由苏木、血竭、红花、制马钱子等组成，具有接骨散瘀的功效。用于眼胞伤损而瞳神不碎者；被坠堕打伤震动盖顶骨缝，以致脑筋转拧疼痛，昏迷不省人事，少时或明者。

（2）九分散（《中国药典》2015年版），由马钱子粉、麻黄、制乳香和制没药组成，具有活血散瘀，消肿止痛的作用。用于跌打损伤，瘀血肿痛。

（3）风湿马钱片（《中国药典》2015年版），配伍炒僵蚕、全蝎、牛膝和制乳香等，具有祛风除湿，活血祛瘀，通络止痛的功效。用于风湿闭阻、瘀血阻络所致的痹病，症见关节疼痛、刺痛或疼痛；风湿性关节炎、类风湿关节炎、坐骨神经痛见上述证候者。

（4）平消片（《中国药典》2015年版），配伍郁金、仙鹤草、五灵脂和制干漆等，具有活血化瘀，散结消肿，解毒止痛的功效。对毒瘀内结所致的肿瘤患者具有缓解症状，缩小瘤体，提高机体免疫力，延长患者生存时间的作用。

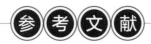

[1] 马艳平.砂烫马钱子的炮制方法改进[J].中国中药杂志，2002，27（9）：712.

[2] 徐颖，刘玉杰，孙涛，等.砂烫马钱子炮制工艺优选[J].中国实验方剂学杂志，2013，19（5）：25-28.

[3] 汤淮波，吴萍，胡海，等.改良砂烫法炮制马钱子的实验研究[J].中南药学，2010，8（6）：461-464.

[4] 王停，韩玲，金芳，等.含有毒性中药新药研制中需关注的问题[J].中国新药杂志，2007，16（19）：1545-1546.

[5] 马骋，何亚维，蔡宝昌，等.士的宁和马钱子碱及其氮氧化合物的毒性比较[J].南京中医学院学报，1994，10（2）：37-38.

[6] 蔡宝昌.中药炮制学[M].北京：中国中医药出版社，2013：145.

五味子

Wuweizi

SCHISANDRAE CHINENSIS FRUCTUS

【药材基原】 本品为木兰科植物五味子 *Schisandra chinensis*（Turcz.）Baill 的干燥成熟果实。习称北五味子。秋季果实成熟时采摘，晒干或蒸后晒干，除去果梗和杂质。

【炮制沿革】 五味子始载于《神农本草经》，列为上品。五味子的炮制方法最早见于南北朝的《雷公炮炙论》，书中记载"凡用，以铜刀劈作两片，用蜜浸蒸方法"。其后约有100部记载五味子炮制方法的医书文献。古多见微炒，微焙，蜜制，酒蒸，糯米炒，麸炒，盐蒸等法。现代的主要炮制方法有：净制，醋制，酒制，蜜制和蒸制。《中国药典》2015年版收载五味子和醋五味子2种炮制规格。

【炮制工艺】

1. **五味子** 除去杂质，用时捣碎。

2. **醋五味子** 传统方法 取净五味子，用醋拌匀，稍闷，置适宜容器内，蒸至醋吸干，表面显紫黑色，取出，干燥。本品形如五味子，油润，稍有光泽。每100kg五味子用醋15kg。

现代工艺 以五味子中五味子醇甲和五味子乙素含量为指标，采用高效液相色谱法，确定最佳炮制工艺参数为：取五味子 100kg，加入 20kg 醋，拌匀闷润 1.5h，蒸至 5h。

3. 酒五味子　传统方法　取净五味子，用黄酒拌匀，稍闷，置适宜容器内，蒸至酒吸干，表面显紫黑色，取出，干燥。每 100kg 五味子用黄酒 20kg。

现代工艺　以五味子中五味子醇甲和五味子乙素含量为指标，确定酒五味子最佳炮制工艺参数为：取五味子 100kg，加入 20kg 酒，拌匀闷润 1h，蒸至 4h（图下 -2-7）。

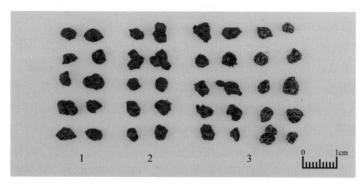

图下 -2-7　五味子不同炮制品对比图

1. 五味子　2. 醋五味子　3. 酒五味子

【炮制作用】　五味子味酸，甘，温。归肺，心，肾经。具有收敛固涩，益气生津，补肾宁心的功效，"入补药熟用，入嗽药生用"。五味子收敛固涩，可用于久嗽虚喘，梦遗滑精，遗尿尿频，久泻不止，自汗盗汗，又益气生津，补肾宁心，可用于内热消渴，心悸失眠。醋制增强酸涩收敛作用，酒制增强滋肾功效，蜜制增强润肺滋润功效。清代《本草备要》曰："五味子入滋补药，蜜浸蒸；入劳嗽药，生用"。清代《得配本草》亦曰："滋补药用熟，治虚火用生。敛肺少用，滋阴多用。止泻捣碎，益肾勿碎。润肺滋水，蜜可拌蒸"。

现代药理学研究表明，五味子有镇咳，祛痰，镇静，保护肝脏，抗氧化，抗肿瘤，抑菌，抗病毒，抑制中枢神经，扩张血管，调节心肌细胞能量代谢，调节免疫功能，抗溃疡，抗衰老等作用。临床上，生品对中枢神经系统有镇静催眠，镇痛，抗惊厥作用。酸性成分有祛痰和镇咳作用。木脂素和五味子酚抗氧化。醋制五味子可用于疏肝解郁，酒制五味子可治疗心肾两虚。

【炮制机制】　五味子经过炮制后，化学成分、药理作用发生些许变化。生五味子药效主要发生在生津敛汗，止咳平喘方面。醋制五味子增强酸涩收敛的效果，通常用在腹泻，久泻不止，久咳不止的治疗当中。五味子的有效提取成分可分为五味子多糖，五味子挥发油和木脂素三大部分。通过对五味子炮制前后化学成分及药理作用的研究表明：五味子不同炮制品均具有抗脂质过氧化，提高免疫能力的作用，其中以醋制品作用最为明显。五味子醋制的炮制原理在于五味子含有大量酸性成分，如五味子素、柠檬酸、鞣质等。此类成分具有对心，肝，神经，血管等多方面的生理活性。醋制后，此类成分增加了在水中的溶出，进而增加了有效成分的含量，起到了增效作用。五味子经酒制后，一方面，酒制的长时间加热，使药材组织细胞破坏，有利于有效成分的溶出。另一方面，酒对总木脂素类成分良好的溶解性也促使了木脂素的溶出。因此使总木脂素类成分含量增加，使得"入补药熟用"的传统炮制理论也有了科学依据。

【方剂应用】

1. 五味子

（1）五味子汤（《备急千金要方》），由五味子、桔梗、紫菀、甘草、续断、桑白皮等组成，具有生津止渴，暖精益气的功效，用于咳嗽，唾中有脓血，痛引胸胁。

（2）小青龙汤（《伤寒论》），由五味子、麻黄、芍药、细辛、干姜、甘草、半夏、桂枝组成，具有解表散寒，温肺化饮的功效，用于外寒内饮证。

（3）射干麻黄汤（《伤寒论》），由五味子、射干、麻黄、细辛、生姜、紫菀、款冬花、大枣、半夏组成，具有宣肺祛痰，降气止咳的功效，用于痰饮郁结，气逆咳喘证。

（4）十味温胆汤（《世医得效方》），由半夏、枳实、陈皮、茯苓、酸枣仁、远志、甘草、五味子、熟地黄等组成，具有理气化痰，养心安神的功效，用于心胆虚怯，痰浊内扰证。

2. 醋制五味子

（1）回阳救急汤（《伤寒六书》），由醋五味子、熟附子、干姜、肉桂、人参、白术、茯苓、陈皮、甘草、半夏组成，具有回阳救逆，益气生脉的功效，用于寒邪直中三阴，真阳衰微证。

（2）生脉散（《医学启源》），由人参、麦冬、醋五味子组成，具有益气养阴，敛汗生脉的功效，用于湿热、暑热伤气耗阴证和久咳肺虚，气阴两虚证。

（3）都气丸（《症因脉治》），由熟地黄、山茱萸、山药、泽泻、牡丹皮、茯苓、醋五味子组成，具有滋肾纳气的功效，用于肺肾两虚证。

（4）十补丸（《济生方》），由附子、醋五味子、山茱萸、山药、牡丹皮、鹿茸、熟地黄、肉桂、茯苓、泽泻组成，具有补肾阳，益精血的功效，用于肾阳虚损，精血不足证。

（5）四神丸（《证治准绳》），由肉豆蔻、补骨脂、醋五味子、吴茱萸组成，具有温肾暖脾，固肠止泻的功效，用于脾肾阳虚之肾泄证。

（6）天王补心丹（《摄生秘剖》），由酸枣仁、柏子仁、当归、天门冬、麦门冬、生地黄、人参、丹参、玄参、茯苓、醋五味子、桔梗、远志组成，具有滋阴养血，补心安神的功效，用于阴虚血少，神志不安证。

（7）大定风珠（《温病条辨》），由白芍、阿胶、龟板、干地黄、麻仁、醋五味子、生牡蛎、麦冬、甘草、鸡子黄、鳖甲组成，具有滋阴息风的功效，用于阴虚风动证。

（8）玉液汤（《医学衷中参西录》），由山药、黄芪、知母、鸡内金、葛根、天花粉、醋五味子组成，具有益气滋阴，固肾止渴的功效，用于气阴两虚之消渴。

（9）地黄饮子（《圣济总录》），由熟地黄、巴戟天、山茱萸、酒苁蓉、石斛、附子、醋五味子、肉桂、麦门冬、茯苓、石菖蒲、远志等组成，具有滋肾阴，补肾阳，开窍化痰的功效，用于下元虚衰，痰浊上泛之喑痱证。

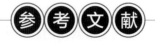

参 考 文 献

[1] 陆兔林，马新飞，苏丹，等. 醋蒸五味子炮制工艺研究 [J]. 中药材，2006，29（12）：1283-1285.

[2] 陆兔林，殷放宙，毛春芳，等. 酒蒸五味子炮制工艺研究 [J]. 中成药，2007，29（4）：543-545.

乌梅

Wumei
MUME FRUCTUS

【药材基原】 本品为蔷薇科植物梅 *Prunus mume* (Sieb.) Sieb. et Zucc. 的干燥近成熟果实。夏季果实近成熟时采收，低温烘干后闷至色变黑。

【炮制沿革】 乌梅始载于《神农本草经》，列为中品，味酸、涩，性平，具有敛肺、涩肠、生津、安蛔的功效。乌梅的炮制方法始载于汉代《玉函》"醋浸一宿，去核再蒸熟捣如泥"。历代书籍记载的乌梅炮制方法有炙制、熬制、蜜醋渍蒸、蒸制、制炭、焙、炒焦、煮法、醋煮、酒浸、蜜拌蒸、麸炒、盐水浸十余种。现代主要的炮制方法有去核取乌梅肉、炒炭等。《中国药典》2015 年版收载乌梅、乌梅肉、乌梅炭 3 个炮制规格。

【炮制工艺】

1. **乌梅** 取原药材，除去杂质，洗净，干燥。

2. **乌梅肉** 取净乌梅，水润使软或蒸软，去核。

3. **乌梅炭** 传统方法 取净乌梅或乌梅肉，置热锅内，武火炒至皮肉鼓起，表面焦黑色，取出晾凉，筛去碎屑。

现代工艺 采用正交试验法，以实验小鼠凝血时间、止血时间、水溶性浸出物、醇溶性浸出物为指标，结合成品性状、收得率及直径大小，综合优选出乌梅炭的最佳工艺为：235℃，翻炒频率 80 次/min，炒制 7.5min。采用正交试验法，以乌梅制炭后的成品性状、得率及小鼠出血、凝血时间为指标，综合考虑制炭得率，优选出的乌梅炭最佳炮制工艺为：230℃，烘制 10min（图下 -2-8）。

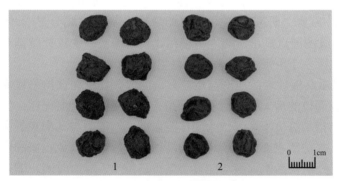

图下 -2-8 乌梅不同炮制品对比图

1. 乌梅炭 2. 乌梅

【炮制作用】 乌梅味酸、涩，性平。归肝经、脾经、大肠经。具有敛肺、涩肠、生津、安蛔的功效。生乌梅长于生津止渴、敛肺止咳、安蛔，多用于虚热口渴、肺虚久咳，亦用于蛔虫腹痛。乌梅肉与乌梅作用相同，但因是净肉，作用更强。乌梅炭长于涩肠止泻、止血，用于久泻、久痢及便血、崩漏下血等。

现代药理学研究表明，乌梅对革兰阳性球菌和一些革兰阴性杆菌有较好的抑菌活性，对真菌中的青霉菌也有一定的抑制作用，具有抗菌作用。乌梅可以抑制人原始巨核白血病细胞和人早幼粒白血病细胞的生长；增强小鼠机体免疫功能，对小鼠皮下移植肉瘤有明显抑制作用，并能抑制肿瘤细胞核的异型性及 MMP-9 的表达，具有抗肿瘤作用。乌梅还可增强豚鼠离体膀胱逼尿肌肌条的张力，增加膀胱逼尿肌肌条的收缩频率和收缩波平均振幅；对胆囊肌条的收缩活动具有低浓度抑制，高浓度先降低后增高的双向性反应；尚能增强未孕大鼠离体子宫平滑肌的舒张运动，使收缩波的频率加快，振幅增大，持续时间延长。另外，乌梅水煎液能明显减少小鼠的自主活动次数，显著缩短小鼠入睡时间，延长睡眠持续时间；明显增加小鼠入睡只数，具有镇静催眠及抗惊厥的作用。乌梅提取液能通过降低尿草酸含量、抗氧化反应，减少自由基对肾小管上皮细胞的损伤，降低肾脏骨桥蛋白的表达，减少饮用诱石剂大鼠草酸钙结石的形成。

在对乌梅不同药用部位的作用比较中，乌梅肉对胆囊的松弛作用较强，并且乌梅肉中有机酸、枸橼酸和鞣质的含量最高，说明乌梅肉是乌梅的主要有用药用部位。

【炮制机制】 乌梅中的化学成分复杂，主要含有机酸（枸橼酸、柠檬酸、苹果酸、琥珀酸、棕榈酸、没食子酸、酒石酸等）、萜类（熊果酸）、甾醇类（谷甾醇、胡萝卜苷）、鞣质、多糖及中性盐类等。

乌梅肉中有机酸含量是乌梅核的 7.9 倍，乌梅肉水浸物的含量是乌梅核的 4.8 倍，证明乌梅的有效成分大多集中在果肉中，核中含量甚少；而核占整个乌梅重量的 58.3%。因此，为了提高乌梅的临床疗效，传统要求去核应用是有道理的。通过比较乌梅、乌梅肉、乌梅核对胆囊平滑肌的作用，乌梅肉对胆囊的松弛作用较强，亦说明乌梅肉是乌梅的主要药用部位。

乌梅经炒炭炮制后化学成分有显著变化。与生品相比，随着炒炭时间的延长，不同程度的炭药，有机酸均有不同程度的破坏，含量也呈明显的递减趋势，而且温度越高，降低率越大。乌梅炭的水浸出物、有机酸、鞣质含量也明显降低，降低率分别为 7.83%、27.22%、28.86%。另外，研究显示生乌梅经炒炭炮制后一成分显著增加，另一成分消失，同时 DNA 指纹图谱也显示，与生乌梅相比，乌梅炭缺少较长碱基对的扩增条带，但在 400bp 左右多出了一个条带。

HPLC 色谱显示乌梅炒炭后质变与量变显著的成分集中在氯仿萃取部位，紫外吸收光谱亦显示氯仿提取部位的最大吸收值明显升高；乌梅无明显凝血作用，但经炒炭后凝血作用显著增强，且乌梅炭氯仿萃取部位为最佳凝血部位，证明与乌梅炭凝血作用相关的化学成分主要集中在其氯仿萃取部位。传统认为乌梅炒炭后增加收敛止血的作用。药理实验研究表明乌梅炒炭品及烘炭品水煎液均能显著缩短小鼠出、凝血时间，缩短血浆凝血酶原时间、活化部分凝血活酶时间、凝血酶时间，增加血小板数量。而生乌梅水煎液却无明显影响，验证了乌梅止血常炒炭的传统用法。

【方剂应用】

1. 乌梅

（1）乌梅丸（《伤寒论》），由乌梅、细辛、干姜、黄连、当归、炮附子、蜀椒、桂枝、人参、黄柏组成，具有温脏安蛔的功效，用于蛔厥、久痢，厥阴头痛，症见腹痛下痢、巅顶头痛、时发时止、躁烦呕吐、手足厥冷。

（2）九仙散（《王子昭方》），由人参、款冬花、桑白皮、桔梗、五味子、阿胶、乌梅、贝母、蜜罂粟壳组成，具有敛肺止咳、益气养阴的功效，用于久咳伤肺，气阴两伤证，症见久咳不已，咳甚则气喘自汗，痰少而黏，脉虚数。

2. 乌梅肉

（1）十味消渴胶囊（《中国药典》2015年版），由天花粉、乌梅肉、枇杷叶、麦冬、五味子、瓜蒌、人参、黄芪、粉葛、檀香组成，具有益气养阴、生津止渴的功效，用于消渴病气阴两虚证，症见口渴喜饮、自汗盗汗、倦怠乏力、五心烦热、2型糖尿病见上述证候者。

（2）甘桔冰梅片（《中国药典》2015年版），由桔梗、薄荷、射干、蝉蜕、乌梅肉、冰片、甘草、青果组成，具有清热开音的功效，用于风热犯肺引起的失音声哑，风热犯肺引起的急性咽炎出现的咽痛、咽干灼热、咽黏膜充血等。

3. 乌梅炭　平胬丹（《药奁启秘》），由乌梅炭、硼砂、轻粉、冰片组成，具有腐蚀平胬的功效，用于疮痈有胬肉突出者。

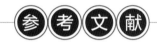

[1] 刘先琼，许腊英. 多指标综合加权评分研究乌梅炭炮制工艺 [J]. 中草药，2009，40（12）：1898-1900.

[2] 李景丽，宋忠兴，袁武会，等. 正交试验法优选乌梅炭的炮制工艺 [J]. 辽宁中医杂志，2008，36（8）：1218-1219.

[3] 李仲兴，王秀华，赵建宏，等. 乌梅对308株临床菌株的抑菌效果 [J]. 中国中医药信息杂志，2007，14（11）：41-42.

[4] 吴传茂，吴周和，陈士英. 乌梅提取液的抑菌作用研究 [J]. 食品工业，2000（3）：11-13.

[5] 沈红梅，程涛，乔传卓，等. 乌梅的体外抗肿瘤活性及免疫调节作用初探 [J]. 中国中药杂志，1995，20（6）：365-368，384.

[6] 郭继龙. 乌梅煎剂抑制小鼠S180肉瘤血管生成机理的实验研究 [J]. 世界中西医结合杂志，2017，12（6）：779-782.

[7] 张英福，邱小青，田治锋，等. 乌梅对豚鼠膀胱逼尿肌运动影响的实验研究 [J]. 山西中医，2000，16（2）：43-45.

[8] 周旭，瞿颂义，邱小青，等. 乌梅对豚鼠离体胆囊平滑肌运动的影响 [J]. 山西中医，1999，15（1）：34-35.

[9] 李志强，徐敬东，马力扬. 乌梅水煎剂增强大鼠离体子宫平滑肌运动作用的研究 [J]. 中药药理与临床，2005，21（5）：35-36.

[10] 黎同明，高洁，王桂香. 乌梅水煎液镇静催眠及抗惊厥作用实验研究 [J]. 中医学报，2011，26（7）：818-820.

[11] 商英成. 乌梅提取液预防雄性大鼠草酸钙肾结石的实验研究 [D]. 锦州：辽宁医学院，2012.

[12] 王贵林，张昊. 乌梅不同药用部位对豚鼠离体胆囊平滑肌的作用 [J]. 长江大学学报，2008，5（4）：6-8.

[13] 袁武会，李景丽. 乌梅肉剥制前炮制方法对化学成分的影响 [J]. 中医药导报，2012，18（3）：63-64.

[14] 史克莉，黄凤桥，官少云. 乌梅炭药质量标准的探讨 [J]. 中国中医药信息杂志，2005，12（3）：49-50.

[15] 张丽丽，耿小平. 乌梅醋乌梅等有机酸及水浸物含量比较 [J]. 山东中医杂志，1999，18（8）：370-371.

[16] 李威，杨瑾，杜文彬. 乌梅炭品中有机酸含量的测定 [J]. 时珍国医国药，2007，18（11）：2767-2769.

[17] 李景丽，袁武会，于坚，等. 乌梅制炭前后有机酸和鞣质的含量变化 [J]. 时珍国医国药，2009，20

（1）：63-64.

[18] 牛序莉，张学兰.炒炭对乌梅成分及凝血作用的影响 [J].山东中医杂志，1997，16（5）：219-220.

[19] 许腊英，潘新，许康，等.乌梅炮制前后高效液相色谱法 - 蒸发光散射法对比分析 [J].湖北中医药大学学报，2011，13（4）：26-27.

[20] 许腊英，石琪，余倩倩，等.中药乌梅炒炭前后 DNA 指纹图谱的研究 [J].中成药，2012，34（1）：1-3.

[21] 潘新，许腊英，许康，等.乌梅炭不同溶剂萃取部位凝血作用 [J].中国医院药学杂志，2011，31（22）：1844-1846.

[22] 许腊英，余倩倩，石琪，等.乌梅炭提取部位紫外吸收光谱研究 [J].中国药师，2011，14（9）：1260-1261.

[23] 许腊英，潘新，许康，等.乌梅炭中鞣质、有机酸与凝血作用的关系 [J].中国医院药学杂志，2011，31（7）：535-537.

[24] 李景丽，杨宏乔，刘静，等.乌梅生品及其不同制炭品止血作用的对比研究 [J].陕西中医，2014，35（12）：1680-1681.

巴豆
Badou
CROTONIS FRUCTUS

【药材基原】 本品为大戟科植物巴豆 *Croton tiglium* L. 的干燥成熟果实。秋季果实成熟时采收，堆置 2～3 天，摊开，干燥。

【炮制沿革】 巴豆始载于《神农本草经》，列为下品。早在汉代张仲景所著《金匮玉函经》中就有"巴豆去皮心，复熬变色""去皮心熬黑"的记载，这是巴豆较早的炮制法。历代医书古籍记载巴豆的炮制方法约有 30 余种，有制霜、麸炒、去油、萝卜制、醋制、油煎、黄连制、米炒、面煨等。近代以来，巴豆的炮制方法主要有"暴晒或烘干后去皮壳取仁"、炒巴豆、巴豆霜等。《中国药典》2015 年版仅收载巴豆霜 1 种炮制规格。

【炮制工艺】

1. 巴豆 取原药材，除去杂质，浸湿后用稠米汤或稠面汤拌匀，置日光下暴晒或烘干后去外壳，取仁。

2. 巴豆霜 传统方法 取净巴豆仁，碾如泥状，里层用纸，外层用布包严，蒸热，用压榨器榨去油，如此反复数次，至药物松散成粉，不再粘结成块为度。少量者，可将巴豆仁碾后用数层粗纸包裹，放热炉台上，受热后，反复压榨换纸，达到上述要求为度。

现代工艺

（1）加热稀释法：净巴豆仁采用炒黄法或蒸法处理，然后研细，再经含量测定，测得脂肪油含量，加适量淀粉混匀，使含油量达 18%～20%，混匀，即得。

（2）提油返油法：先将巴豆脱脂，再粉碎成细粉，然后将巴豆油返回粉末中，以急性毒性实验考察含油量，含油量不超过 20% 为宜。

（3）烘制法：以巴豆中的有效成分巴豆油、巴豆苷、有毒成分巴豆毒蛋白的含量作为评价指标，采用正交试验法，确定巴豆的最佳烘制工艺为：在 180℃的温度下，铺放厚度为 3cm，烘制 90min（图下 -2-9）。

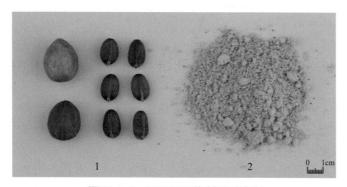

图下-2-9　巴豆不同炮制品对比图

1.巴豆　2.巴豆霜

【炮制作用】 巴豆味辛，性热；有大毒。归胃、大肠经。具有峻下积滞、逐水消肿、豁痰利咽、蚀疮的功效。生巴豆毒性强烈，仅供外用蚀疮，多用于恶疮，疥癣，疣痣。炒后毒性稍减，可用于痈疮肿毒，腹水膨胀，泻痢。去油制霜后，能降低毒性，缓和其泻下作用，多用于寒积便秘，乳食停滞，腹水，二便不通，喉风，喉痹。

现代药理学研究表明，巴豆具有促进胃肠运动、抗肿瘤、抗炎镇痛、抗菌、降血压、降低对皮肤黏膜刺激等作用。在临床上，生巴豆主要外用，治疗癣疮、神经性皮炎等。巴豆霜可入丸散用于治疗寒积便秘、乳食停积等。

【炮制机制】 现代研究认为，巴豆中的脂肪油成分（34%～57%）为巴豆中的主要毒性成分，具较强的泻下作用，通过去油制霜后能除去部分油脂，又可体现缓泻作用，因此，巴豆油是巴豆毒效兼具的主要成分，有研究筛选得到巴豆的毒性部位主要集中在巴豆油，而巴豆油的毒性又集中在巴豆油的甲醇提取部位，并分离得到6个佛波醇酯类的化合物。巴豆中含有另一种物质巴豆毒蛋白，能够溶解兔、猪、蛇、鸡的红细胞，亦被认为是主要毒性成分。有研究观察了巴豆毒蛋白在加热过程中发生的溶血效应变化，发现巴豆毒蛋白加热后有明显溶血效应消失的现象，并与加热时间有一定相关性。

有研究利用GC-MS分析方法，对烘制前后的巴豆脂肪油部分化学成分进行差异分析，结果发现，巴豆脂肪油中可检出共12种高级脂肪酸，其相对含量并未因烘制而出现明显差异。指纹图谱分析发现，烘制品中木兰花碱和5个未知化合物的峰面积均减少，且烘制品中多了一个未知物质，提示烘制对巴豆的非脂肪油部分的整体化学成分均有一定影响。烘制前后药效与毒性作用的对比研究发现，通过体外抗菌试验验可得知，在经过烘制过后，巴豆的抗肺结核分枝杆菌的药效作用并未降低，在相同稀释度的前提下，培养基上均未出现菌落，可见加热的过程并没有使其抗菌作用发生改变。急性毒性试验结果表明，生巴豆的LD_{50}为888mg/kg，而烘制巴豆的LD_{50}为2139mg/kg，说明经烘制后，巴豆的毒性作用显著降低。胃肠推进试验结果表明，生巴豆及烘制后的巴豆都有促进胃肠运动功能，同剂量相比，烘制巴豆的促胃肠推进作用要弱于生巴豆，表明经烘制后，巴豆的泻下作用有所减缓，药性更为缓和，从而验证了其"遇火则良"的炮制机制。

【方剂应用】 **巴豆霜**

（1）解毒雄黄丸（《太平惠民和剂局方》），由郁金、雄黄、巴豆霜等组成，具有解毒，化痰，开闭的功效。用于治上膈壅热，痰涎不利所致的缠喉风及急喉痹，咽喉肿痛，猝然倒仆，失音不语，或牙关紧急，不省人事。

（2）保赤散（《中国药典》2015年版），由巴豆霜、炒六神曲、制天南星和朱砂组成，具有消食导滞，化痰镇惊的功效。用于小儿冷积，停乳停食，大便秘结，腹部胀满，痰多。

（3）七珍丸（《中国药典》2015年版），由巴豆霜、炒僵蚕、全蝎、人工麝香和朱砂等组成，具有定惊豁痰，消积通便的功效。用于小儿急惊风，身热，昏睡，气粗，烦躁，痰涎壅盛，停乳停食，大便秘结。

（4）胃肠安丸（《中国药典》2015年版），由巴豆霜、木香、沉香、麸炒枳壳和檀香等组成，具有芳香化浊，理气止痛，健胃导滞的功效。用于湿浊中阻、食滞不化所致的腹泻、纳差、恶心、呕吐、腹胀、腹痛；消化不良、肠炎、痢疾见上述证候者。

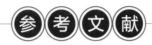

[1] 王毅，张静修. 巴豆霜的新制法及其急性毒性试验 [J]. 中药材，1993，16（4）：24-27.

[2] 黄孟秋. 巴豆烘制工艺研究 [D]. 广州：广州中医药大学，2012.

[3] 肖祖平. 基于毒性物质基础的巴豆质量控制研究 [D]. 广州：广州中医药大学，2014.

[4] 陈彦琳，杜杰，周林，等. 加热炮制对巴豆霜溶血效应影响的初步研究 [J]. 中国现代中药，2013，15（3）：219-222.

石榴皮

Shiliupi

GRANATI PERICARIUM

【药材基原】 本品为石榴科植物石榴 *Punica granatum* L. 的干燥果皮。秋季果实成熟后收集果皮，晒干。

【炮制沿革】 石榴皮始载于《名医别录》，列为下品。历代以来石榴皮的炮制方法较多，加辅料有酒制、涂蜜炙焦、醋制、醋炒、醋焙、醋浸炙黄、醋煮焙干等方法，不加辅料有烧灰、炙黄、微炒、炒焦、蒸制、烧制、煅末、烧灰存性、焙制、煎制等炮制方法。现代主要的炮制方法有炒炭等。《中国药典》2015年版收载了石榴皮和石榴皮炭2个炮制规格。

【炮制工艺】

1. **石榴皮** 取原药材，除去杂质，去净残留的瓤及种子，洗净，切块，干燥。筛去碎屑。

2. **石榴皮炭** 传统方法 取净石榴皮块，置炒制容器内，用武火加热，炒至表面黑黄色，内部棕褐色，喷淋少许清水灭尽火星，取出晾干。筛去碎屑。

现代工艺 （1）以没食子酸和鞣花酸含量为考察指标，采用正交试验法优选石榴皮炭的炮制工艺为：300℃炒制12min。

（2）以外观形状、没食子酸和鞣花酸含量为考察指标，采用正交试验法优选最佳炮制工艺为：400℃炒制20min（图下 -2-10）。

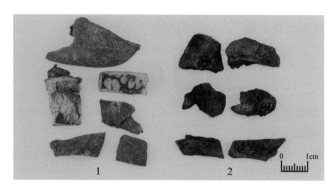

图下 -2-10 石榴皮不同炮制品对比图

1. 石榴皮 2. 石榴皮炭

【炮制作用】 石榴皮味酸、涩，性温。归胃经、大肠经。具有涩肠止泻、止血、驱虫的功效。生石榴皮长于驱虫、涩精、止带。多用于虫积腹痛，滑精，白带，脱肛，疥癣。石榴皮炒炭后收涩力增强，用于久泻，久痢，崩漏。

现代药理学研究表明，石榴皮中的鞣质提取物对革兰阳性菌（金黄色葡萄球菌）有较强的抑制作用，对革兰阴性菌（大肠埃希菌、铜绿假单胞菌）有一定的抑制效果。石榴皮中的没食子酸、鞣花酸和熊果酸对人宫颈癌细胞株 Hela 细胞、胃癌 BGC-823、结肠癌 SW-480 细胞株增殖有一定程度的抑制作用。同时，研究表明石榴皮提取物能有效清除羟自由基、超氧阴离子自由基、DPPH·自由基，抑制脂质过氧化作用。

【炮制机制】 石榴皮中主要成分为多酚类，包括鞣质化合物（如鞣花酸、安石榴苷、鞣花单宁等）和黄酮化合物等。还含有多种氨基酸、五环三萜类化合物、生物碱及苷类、有机酸、多种微量元素等。以没食子酸、鞣花酸和鞣质含量为指标，石榴皮经炒炭后没食子酸和鞣花酸含量较生品依次增加124.76% 和122.22%，而鞣质含量较生品降低 56.55%。中药炒炭主要发挥止血的作用，传统认为鞣质是"炭药止血"的物质基础，鞣质增加则止血作用增强。炒炭过程中，石榴皮在高温和水的作用下，没食子鞣质和鞣花酸鞣质的部分酯键发生裂解，生成了没食子酸和鞣花酸。

现代药理学研究发现，大分子的鞣质没有止血效果，而鞣花酸是良好的凝血剂，且小分子的鞣花酸更有利于人体吸收。没食子酸也具有良好的收敛止血的作用，同时水解后产物极性适中，更易于煎出。因此鞣花酸等鞣质单体类物质含量的增加是石榴皮炒炭之后止血作用增强的原因之一。

【方剂应用】

1. 石榴皮 石榴皮散（《太平圣惠方》），由酸石榴皮、阿胶、地骨皮、黄柏、当归、川芎组成，具有涩肠止泻、止血的功效，用于妊娠下痢赤白，疠刺腹痛不可忍。

2. 石榴皮炭

（1）大断下丸（《杨氏家藏方》），由炮附子、细辛、干姜、高良姜、面裹煨肉豆蔻、煨诃子、酸石榴皮炭、龙骨、赤石脂、煅牡蛎、枯矾组成，具有涩肠止泻的功效，用于脾胃虚寒，泄泻腹痛，不思饮食。

（2）钟乳益黄丸（《杨氏家藏方》），由定粉、虢丹、巴豆、钟乳粉、丁香、石榴皮炭、益智仁、人参、朱砂、木香、白豆蔻、煨诃子、黄连、乌梅肉组成，具有涩肠止泻的功效，用于小儿久痢不止及夹积作泻，疳积腹胀，不思饮食。

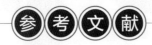

[1] 张学兰，崔翠翠，姜韫赟．石榴皮炭炮制工艺研究 [A]．中华中医药学会中药炮制分会 2009 年学术研讨会论文集 [C]，2009：279-282.

[2] 竹慧，周倩，张慧芳，等．多指标综合评分正交试验法优选石榴皮炭最佳炮制工艺 [J]．中国药房，2015，26（13）：18212-1814.

[3] 郭晓萍，尹苗，陈希文，等．石榴皮鞣质的提取及体外抑菌活性 [J]．江苏农业科学，2011，39（3）：403-405.

[4] 陆雪莹，李艳红，阿吉艾克拜尔·艾萨，等．石榴皮化学组分体外活性筛选及抗肿瘤机理的初步研究 [J]．时珍国医国药，2011，22（3）：599-603.

[5] 唐鹏程，焦士蓉，唐远谋，等．石榴皮提取物体外抗氧化活性比较研究 [J]．食品研究与开发，2012，33（1）：12-15.

[6] 林勇．石榴皮的化学、药理与临床研究概述 [J]．中药材，2010，33（11）：1816-1819.

[7] 崔翠翠，张学兰，李慧芬．炮制对石榴皮中没食子酸、鞣花酸和鞣质含量的影响 [J]．中成药，2010，32（4）：613-615.

[8] 崔翠翠，陈志敏，张美，等．石榴皮炮制前后总鞣质及鞣花酸、安石榴苷含量变化研究 [J]．亚太传统医药，2015，11（21）：38-40.

[9] 周倩，戴衍朋，孙立立．石榴皮在炒炭过程中没食子酸和鞣花酸含量变化规律的研究 [J]．中国中药杂志，2014，39（22）：4349-4351.

白果

Baiguo
GINKGO SEMEN

【药材基原】 本品为银杏科植物银杏 *Ginkgo biloba* L. 的干燥成熟种子。秋季种子成熟时采收，除去肉质外种皮，洗净，稍蒸或略煮后，烘干。

【炮制沿革】 白果始载于《日用本草》。古今对白果的炮制方法主要有去壳切碎与糯米同蒸、去皮心、蒸制、火煨去壳用、炒黄、煮熟等。在清代除炒法和煨法外，还增加了煮制、油制等炮制方法。现代的主要炮制方法有炒法等。《中国药典》2015 年版收载了白果仁和炒白果仁 2 种炮制规格。

【炮制工艺】

1. **白果仁** 取白果，除去杂质及硬壳，用时捣碎。

现代工艺 基于银杏酸类物质及吡哆醇类物质在白果组织中的分布及各自特性，制定的物理与酶促联合方法解除白果毒性的工艺为：新鲜白果采用控温控湿设备在 60～80℃ 条件下，使其含水量保持 50% 以上，维持 7h，之后加热至 90～105℃，进行干燥，使水分下降至 35%。白果可采用手工或机械加工方法去除外种皮，并进一步采用机械冲击法去除胚芽，去除胚芽后的白果进一步干燥使水分下降至需要的含量。干燥方法主要有：以干燥过程平均干燥能耗、质量干燥速率以及干燥后的感官品质评分为评价指标，采用二次正交回归试验方法得白果微波间歇干燥最佳工艺为：微波功率 4.5W/g，加热 6.5s，间歇 80s。通过响应面分析和逐步逼近法分析热风温度、热风速度及装载量与干燥过程平均干燥能耗、平均干燥速率、蛋白质保存率以及干燥后的感官品质评分的关系，利用函数期望优化法确定的白果热风干燥的最佳工艺参数为：热风温度 68℃，热风速度 1.15m/s，装载量 15.58kg/m^2。

2. 炒白果仁 取净白果仁，置热锅内，用文火加热，炒至深黄色，有香气，取出，晾凉，用时捣碎（图下 -2-11）。

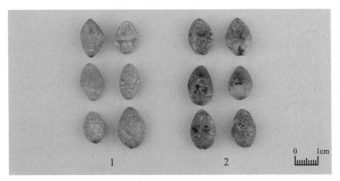

图下 -2-11 白果不同炮制品对比图

1. 白果仁 2. 炒白果仁

【炮制作用】 白果味甘、苦、涩，性平；有毒。归肺经。具有敛肺定喘，止带浊，缩小便的功能。生白果有毒，内服量宜小，具有降浊痰、消毒杀虫的功效，用于癣疮、酒渣鼻、蛀牙等。炒后能降低毒性，增强敛涩作用，具有平喘、止带、缩尿的功效，用于喘咳或久嗽，带下，肾虚尿频。

现代药理学研究表明，白果中含有银杏酸、黄酮、萜内酯、蛋白质、多糖等成分，其中萜内酯类成分有银杏内酯 A、B、C 和白果内酯等，具有提高肌体耐缺氧、抗疲劳及延缓衰老的作用。银杏萜内酯是血小板活化因子的强拮抗剂，对心脑血管疾病有显著疗效。其中白果内酯能显著减小心肌细胞的收缩幅度，提高大鼠血清中超氧化物歧化酶活性，降低大鼠血清丙二醛浓度，舒张血管，降低心肌收缩力，显著降低大鼠平均脉动压；还具有提高痴呆小鼠的学习记忆功能和抗卡氏肺孢子虫肺炎的作用。白果清蛋白为其抑菌、抗肿瘤、抗衰老及免疫调节作用的有效成分。白果总黄酮可清除 DPPH、超氧阴离子、ABTS 自由基，具有较强的抗氧化作用。

【炮制机制】 白果是银杏去掉肉质外种皮后的种核部分，除富含蛋白质、氨基酸、脂肪、糖、维生素 C、核黄素等营养成分外，还含黄酮、内酯等有效成分。

目前认为导致白果过敏的主要物质是银杏酚酸类物质及 4'-O- 甲基吡哆醇（4'-O-Methylpyridoxine，MPN）。银杏酚酸属于漆酚酸类化合物，主要存在于银杏种仁、外种皮及叶中，包括银杏酸、白果酚、白果二酚等酚酸类化合物，具有致敏性、细胞毒性和免疫毒性，也是银杏提取物及其制剂中的主要毒性物质。《中国药典》2015 年版规定，银杏叶提取物中总银杏酸不得超过 10μg/g，但对白果药材及其饮片中银杏酸的限量未作规定。

MPN 在银杏种子和胚乳中的含量高达 0.01%~0.02% 和 105μg/g，作为维生素 B₆ 的衍生物，其具有更好的亲脂性，竞争性的抑制了维生素 B₆ 在体内的磷酸化过程，导致机体出现缺乏维生素 B₆ 的症状，包括抽搐惊厥、昏迷甚至死亡。致敏实验发现银杏外种皮粗提物和银杏酸有强烈的致敏作用；MPN 也有致敏作用。白果的中种皮、内种皮、胚乳及胚中均含有白果酸、白果新酸、十七烷二烯银杏酸、氢化白果酸和十七烷一烯银杏酸，以白果酸含有量最高。在白果不同部位中，以胚中白果酸和总银杏酸的量最高，但其重量只占可食用部位总重量的 2.82%，其次是内种皮和中种皮，胚乳中的量最低。白果胚、内种皮和中种皮中总银杏酸的量分别是胚乳的 597.5、34.7 和 26.5 倍，且远远超出国际和国内标准，而胚乳中总银杏酸的量接近安全范围，说明白果传统炮制时去壳和去皮心的操作是有其科学道理的。

现代研究表明，只有在高温（90℃、100℃）处理条件下，白果中总银杏酸含量才会减少约 55%。50℃ 及更高温度处理后的白果样品中 MPN 含量显著降低，损失率达 90% 以上，表明高温处理对白果中的毒性成分具有明显的减毒作用。并且 MPN 在保湿条件下高温处理，可有效降解约 95%，而快速干燥的白果样品中，MPN 含量并未发生明显变化，证明温度对白果中 MPN 的转化有重要的作用。因此对白果仁进行炒制，起到了炮制减毒的作用。白果中种皮、内种皮、胚乳及胚中均含有白果内酯和银杏内酯 A、B、C，但含量有差异，以胚中 4 种内酯类成分总量最高，其次是中种皮，然后是胚乳，内种皮的含量最低。白果经加热炒、煮、蒸制均可降低白果中白果内酯和银杏内酯 A、B、C 的含量。白果不同炮制品中白果酸和总银杏酸比较表明，去皮及加热炒、蒸、煮制均可明显降低白果中白果酸和总银杏酸的量，从而降低毒性，但就炒、蒸、煮三种方法而言，炒法温度高，炒制时间短，去毒效果好。

【方剂应用】

1. 白果仁

（1）白果汤（《证治汇补》），由半夏、麻黄、款冬花、桑皮、甘草、白果、黄芩、杏仁、苏子、御米壳组成，具有敛肺定喘的功效，用于哮喘痰盛。

（2）易黄汤（《傅青主女科》），由炒山药、炒芡实、盐黄柏、酒车前子、白果组成，具有补益脾肾、清热祛湿、收涩止带的功效，用于脾肾虚热，湿热带下，带下黏稠量多，色黄如浓茶汁，其气腥秽，舌红，苔黄腻者。

2. 炒白果仁　定喘汤（《摄生众妙方》），由炒白果仁、麻黄、苏子、甘草、款冬花、杏仁、蜜桑白皮、黄芩、法半夏组成，具有宣肺平喘降气、清热化痰的功效，用于痰热内蕴、风寒外束之哮喘，症见咳喘痰多气急、痰稠色黄、或微恶风寒、舌苔黄腻、脉滑数。

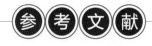

[1] 钱怡云. 白果复合毒性物质基础及其减毒机制研究 [D]. 南京：南京中医药大学，2017.

[2] 张黎骅，刘波，刘涛涛，等. 银杏果微波间歇干燥工艺的优化 [J]. 食品科学，2014，35（2）：108-114.

[3] 张黎骅，徐中明，夏磊，等. 银杏果热风干燥工艺参数响应面法优化 [J]. 农业机械学报，2012，43（3）：140-145，156.

[4] 张群群，张学兰，李慧芬，等. 白果不同部位及不同炮制品中 4 种萜内酯类成分含量比较 [J]. 辽宁中

医药大学学报，2015，17（10）：45-47.

[5] 李转梅，张学兰，李慧芬，等.白果不同部位及不同炮制品中白果酸和总银杏酸定量比较 [J]. 中成药，2015，37（1）：164-168.

[6] 刘勇林，张成标，李保民，等.白果内酯对大鼠动脉血压影响的研究 [J]. 陕西中医，2011，32（4）：491-492.

[7] 张巧明，龚明贵.白果总黄酮提取工艺优化及抗氧化活性研究 [J]. 食品科技，2014，39（9）：231-234.

[8] 杨剑婷，吴彩娥.白果致过敏成分及其致敏机理研究进展 [J]. 食品科技，2009，34（6）：282-286.

丝瓜络 Sigualuo
LUFFAE FRUCTUS RETINERVUS

【药材基原】 本品为葫芦科植物丝瓜 *Luffa cylindrica*(L.)Roem. 的干燥成熟果实的维管束。夏、秋二季果实成熟，果皮变黄、内部干枯时采摘，除去外皮及果肉，洗净，晒干，除去种子。

【炮制沿革】 丝瓜络始载于《本草纲目》，列入菜部、瓜菜类，其炮制方法主要为煅法。明代的煅制方法有烧灰存性、火煅为末等要求。清代增加了"焙为末""烧酒洗"等方法。现代的炮制方法有清炒、炒炭、煅炭等方法。《中国药典》2015 年版收载丝瓜络，《山东省中药饮片炮制规范》2012 年版收载丝瓜络炭。

【炮制工艺】

1. 丝瓜络 取原药材，除去杂质及残留种子，击扁，切成段，筛去碎屑。

2. 炒丝瓜络 取净丝瓜络段，置锅内，用文火加热，炒至表面深黄色，取出，放凉。

3. 丝瓜络炭

（1）炒炭：取净丝瓜络段，置热锅内，用武火炒至表面焦黑色，内部焦褐色时，喷淋清水，熄灭火星，取出，及时摊晾，凉透。

（2）煅炭：取净丝瓜络段，置耐火容器内，加盖，接口处用盐泥封固，用中火煅至透，停火。及时取出摊晾，冷却后取出（图下 -2-12）。

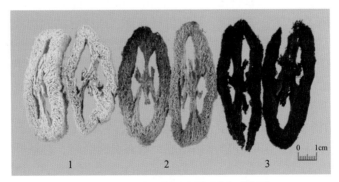

图下 -2-12 丝瓜络不同炮制品对比图

1. 丝瓜络 2. 炒丝瓜络 3. 丝瓜络炭

【炮制作用】 丝瓜络味甘，性平。归肺经、胃经、肝经。具有祛风，活血，通络，下乳的功效。生品长于祛风化痰、通络除痹，用于肺热咳嗽、热痹疼痛、跌打损伤、血滞经闭、乳汁不通。丝瓜络切碎炒炭后，可存其性，通经络，和血脉，化痰顺气，借助白酒通络助药力直达病所，并且微具涩性，有止血作用，用于崩中漏下、肠风下血、便血、血崩。

现代药理学研究表明，丝瓜络具有利尿消肿、抗炎、镇痛、降血脂、降血糖、抗氧化、预防心肌缺血等作用。丝瓜络连续用药可显著增加心衰大鼠尿量，有明显利尿作用，减轻后肢水肿，明显降低血清醛固酮水平；抑制由角叉菜胶所致的大鼠足肠肿胀及大鼠棉球植入肉芽肿的形成，显现出较显著的抗炎作用。同时丝瓜络能明显减少小鼠对醋酸刺激所致的扭体反应次数，显著提高小鼠的热板及电刺激痛阈值，具有明显镇痛作用。研究还表明丝瓜络可降低实验大鼠的血清胆固醇和甘油三酯，升高血清高密度脂蛋白胆固醇，减轻实验大鼠的体重，具有降血脂的作用。有氧运动联合丝瓜络对糖尿病大鼠可协同发挥利尿作用，降低糖尿病大鼠血糖，增加尿量，降低肾脏髓质中 AQP2 蛋白表达，导致其在肾脏集合管重新分布而发挥利尿作用。另外，丝瓜络可以抑制心肌脂质过氧化，增强其抗氧化能力，对急性缺血心肌有明显的保护作用。大剂量应用丝瓜络可明显改善异丙肾上腺素诱导慢性心衰大鼠的血流动力学，具有防治慢性心力衰竭的作用。丝瓜络炭联合蜂蜜热湿敷对高渗及化疗外渗所致的局部组织损伤有止痛快、消肿明显的显著效果，可减轻患者的痛苦。

【炮制机制】 丝瓜络是多层纤维交织而成的网状物，主要化学成分为木聚糖、纤维素、甘露聚糖、半乳聚糖、木质素、多糖，还含有多种丝瓜皂苷、黄酮和酚类、蛋白质和氨基酸类、油脂和无机元素及有机酸类等。炮制所得炒丝瓜络、丝瓜络炭样品中有效成分多被破坏，内含的高分子物质不易溶出，导致薄层色谱主斑点很不清晰。但是丝瓜络、炒丝瓜络和丝瓜络炭的水分，随炮制过程中受热程度的增加，水分损失更多，呈明显下降的趋势。丝瓜络炭由于加热火力更强，时间更长，总质量变轻，而"灰分"基本不变，导致总灰分与酸不溶灰分比炒丝瓜络有明显升高。

丝瓜络经高温制炭后，其中所含的成分因高温改变了存在的状态，并使整个炭药疏松多孔，从而相应产生活性炭，具有收敛性能，加之活性炭本身的收敛作用，进而使炭药的收敛性能加强，两者协同作用，有利于发挥炭药的止血作用。

【方剂应用】 丝瓜络

（1）通乳散结汤（《中医妇科治疗学》），由全瓜蒌、青皮、丝瓜络、橘络、通草、橘叶、片郁金、刺蒺藜、蒲公英组成，具有舒肝解郁、通络散结的功效，用于肝郁气滞，乳汁停滞不畅，以致乳房硬满胀痛，甚或红肿，时有恶寒发热，舌淡苔白，脉弦数。

（2）防己宣痹汤（《镐京直指》），由防己、木瓜、地龙、炒穿山甲、威灵仙、木通、薏苡仁、赤苓、丝瓜络、飞滑石、秦艽、嫩桑枝组成，具有祛风、活血、通络的功效，用于湿热下注，流走筋络，两足疼重或痛等症。

（3）补肾壮阳汤（《中医伤科学》），由熟地黄、生麻黄、白芥子、炮姜、杜仲、狗脊、肉桂、菟丝子、牛膝、川断、丝瓜络组成，具有温通经络、补益肝肾的功效，用于腰部损伤的中后期。

（4）通络止痛汤（《中药临床应用》），由丝瓜络、橘络、枳壳、白蔻壳、柴胡、白芍、乳香炭、没药炭组成，具有通络、止血的功效，用于跌打损伤、肿痛，尤其是腰部和胸肋部瘀痛。

（5）丝瓜络汤（《中药临床应用》），由丝瓜络、枳壳、没药组成，具有通络、止痛的功效，用于跌打损伤。

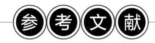

[1] 山东省食品药品监督管理局.山东省中药饮片炮制规范（2012版）[S].济南：山东科技出版社：237-238.

[2] 龚千锋.中药炮制学[M].北京：中国中医药出版社，2003，288-289.

[3] 殷立敢.丝瓜络炭治疗乳痈[J].湖北中医杂志，2000，22（11）：40.

[4] 杨花，高昂，张兵，等.丝瓜络药学研究概况[J].安徽农业科学，2011，39（34）：20990-20991.

[5] 许莉莉，康白，韩慧蓉，等.丝瓜络对慢性充血性心衰模型大鼠利尿作用及机制的研究[J].山东中医杂志，2010，29（11）：778-779.

[6] 康白，张义军，李华洲.丝瓜络的药理作用初探[J].潍坊医学院学报，1993，15（3）：180-183.

[7] 康白，张义军，李华洲.丝瓜络镇痛、抗炎作用的研究[J].中医药研究，1992（5）：45-47.

[8] 李菁，付永梅，朱伟杰，等.丝瓜络对实验性高血脂大鼠的降血脂效应[J].中国病理生理杂志，2004，20（7）：1264-1266.

[9] 房敏志，宋文民，徐艳，等.有氧运动联合丝瓜络对糖尿病大鼠肾脏 AQP2 mRNA 表达的影响[J].山东医药，2013，53（22）：4-6.

[10] 关颖，李菁，朱伟杰，等.丝瓜络对小鼠心肌缺血性损伤的预防效应[J].中国病理生理杂志，2006，22（1）：68-71.

[11] 蒲旭辉，康白，韩慧蓉，等.丝瓜络对慢性心力衰竭大鼠心功能的作用[J].时珍国医国药，2011，22（4）：1020-1022.

[12] 薛焕芬，冼日凤，谢艳，等.丝瓜络炭加蜂蜜热湿敷治疗静脉输液外渗的效果[J].中华护理杂志，2010，45（12）：1130-1131.

[13] 康阿龙，汤迎爽，孙成荣，等.丝瓜络三种不同炮制品饮片的质量标准研究[J].陕西中医学院学报，2011，34（4）：87，95.

[14] 陈超，单鸣秋，丁安伟.侧柏叶及侧柏炭饮片吸附力的比较[J].江苏中医药，2009，41（3）：57-58.

肉豆蔻

Roudoukou

MYRISTICAE SEMEN

【药材基原】 肉豆蔻为肉豆蔻科植物肉豆蔻 *Myristica fragrans* Houtt. 的干燥种仁。

【炮制沿革】 肉豆蔻始载于《本草拾遗》，其炮制在唐以前主要是用糯米粉作粉溲裹豆蔻，于塘灰中火炮。宋代首次出现面裹煨、醋面裹煨。历代炮制方法还有湿纸煨、生姜汁和面裹煨、火炮、炒黄、粟米炒、糯米裹煨、麸裹煨熟去皮、醋浸、"面裹煨去油，取霜"等炮制方法。近代的炮制方法主要有麸煨、滑石粉煨、去油制霜、麦麸蒸、蛤粉炒、面粉炒、醋调面裹煨、醋浸、药酒浸、粟米炒、湿纸裹煨等。《中国药典》2015年版收载了肉豆蔻、麸煨肉豆蔻 2 种炮制规格。

【炮制工艺】

1. **肉豆蔻** 取原药材，除去杂质，洗净，干燥。

2. **煨肉豆蔻**

（1）麸煨肉豆蔻：**传统方法** 取净肉豆蔻，加入麸皮，麸煨温度 150～160℃，约 15min，至麸皮呈焦黄色，肉豆蔻呈深棕色，表面有裂隙时取出，筛去麸皮，放凉。用时捣碎。每 100kg 肉豆蔻，用麦麸 40kg。

现代工艺 以甲基丁香酚、甲基异丁香酚、肉豆蔻醚和黄樟醚为指标，采用综合评分法优选出肉豆蔻最佳炮制工艺为：浸泡 6h，170～180℃，麸煨 25min，每 100kg 肉豆蔻，用麦麸 40kg；以总木脂素、挥发油和脂肪油的含量为评价指标，采用正交试验法优选麸煨肉豆蔻片的炮制工艺为：100kg 肉豆蔻加 40kg 麦麸，110～120℃煨制 20min。

（2）滑石粉煨肉豆蔻：取净肉豆蔻，投入滚筒式炒药机内，文火加热至肉豆蔻膨胀鼓起、颜色加深、有裂隙、味辛辣时，再将滑石粉投入肉豆蔻内，继续转动炒药机搅拌以使受热均匀，待肉豆蔻呈深棕色，外皮有泛油现象，表面附着一层较油润的滑石粉时，取样砸开检查，如放出热气，并嗅到肉豆蔻固有的气味，立即出锅，筛去滑石粉，放凉即可。每 100kg 肉豆蔻，用滑石粉 50kg。

（3）面裹煨肉豆蔻：取面粉加适量水，做成团块，压成薄片，将肉豆蔻逐个包裹，皮厚约 15mm；或用清水将肉豆蔻表面润湿后，如水泛丸法包裹面粉至 3～4 层，晒至半干，投入已炒热的滑石粉或沙中，适当翻动，至面皮呈焦黄色，透出芳香气味时取出，筛去滑石粉或沙子，剥去面皮，晾凉；或趁热剥去面皮，及时切成厚片，放凉。用时捣碎。每 100kg 肉豆蔻，用滑石粉 50kg；沙子的用量，以煨炒时，能将肉豆蔻全部掩埋，并剩余部分为宜。

（4）土煨肉豆蔻：采用长期被阳光曝晒的黄土或细沙土，置干锅内用中火加热成滑利、松散状态时将净肉豆蔻投入其中，然后改用文火拌炒，并且保持一定的温度，使药物中的油性物质逐渐掺入辅料之中，或者借助热量挥发，继续炒至药材表面呈棕黄色或者灰棕色，并且果皮破裂时出锅，筛去沙土，放凉即可（图下 -2-13）。

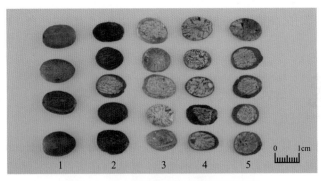

图下 -2-13 肉豆蔻不同炮制品对比图

1. 肉豆蔻　2. 麸煨肉豆蔻　3. 滑石粉煨肉豆蔻　4. 面裹煨肉豆蔻　5. 土煨肉豆蔻

【炮制作用】 肉豆蔻味辛，性温，归脾经、胃经、大肠经，具有涩肠止泻，温中行气、开胃消食的功效。肉豆蔻生品辛温气香，长于暖胃消食，下气止呕。但因生品含大量油脂，有滑肠之弊，并具有较强的刺激性，故通常都制用。煨制后可除去部分油脂，免于滑肠，刺激性减小，固肠止泻作用增强，常用于脾胃虚寒，久泻不止，脘腹胀痛，食少呕吐，五更泄泻等。

现代药理学研究表明，肉豆蔻有止泻、镇静、抗炎、镇痛、抑菌、抗惊厥、抗焦虑、抗肿瘤及免疫调节、抗氧化清除自由基等作用。麸煨肉豆蔻挥发油、醇提物、醇提物的石油醚提取物及乙酸乙酯提取物对离体大鼠十二指肠自主运动有抑制作用，还能抑制小鼠体内小肠推进功能，对蓖麻油及番泻叶引起的腹泻有明显的对抗作用。肉豆蔻挥发油可通过提高 5-羟色胺、多巴胺的含量，降低大鼠脑内单胺氧化酶的活性，对行为绝望抑郁小鼠、慢性不可预知应激抑郁大鼠产生明显的抗抑郁作用。有实验证明生、煨肉豆蔻对蛋清致炎者有较好地抗炎作用，对肉豆蔻及炮制品 90% 乙醇提取物的抗炎作用研究结果显示，肉豆蔻经炮制后抗炎作用增强。肉豆蔻挥发油对白假丝酵母菌和非白假丝酵母菌均有较强的抗真菌活性；对大肠埃希菌、金黄色葡萄球菌、肺炎克雷伯菌均显现出较强的抑菌活性。同时研究亦发现肉豆蔻、肉豆蔻衣及其炮制品对肺炎杆菌、变形杆菌及金黄色葡萄球菌均有很好地抑菌作用。肉豆蔻不同炮制品对体外培养的人黑色素瘤细胞、人宫颈癌细胞 HeLa、人肝癌细胞 HepG 和人肺癌细胞 H460 表现出较强的抑制作用，呈现出一定的时间、浓度依赖关系，且炮制后体外抗肿瘤作用增强，其中以面煨炮制方法较好。肉豆蔻乙酸乙酯部位能显著抑制人结肠癌 HCT-116 细胞的增殖，促进细胞凋亡，对人体肝癌细胞 BEL-7402 的抑制率最大。肉豆蔻醇提物对 S180 肉瘤生长有一定抑制作用，显示了肉豆蔻的抗肿瘤和增强免疫功能的作用。

另外，肉豆蔻尚有毒性作用，长期食用过量的肉豆蔻可以引发神经方面的疾病，对人体免疫方面也有一定的抑制作用。

【炮制机制】 肉豆蔻挥发油中主要化学成分以萜类化合物为主，以单萜、倍半萜和苯丙素类物质为最多，且多是 15 个碳以下的小分子化合物。通过化学分离、药理跟踪试验证明，麸煨肉豆蔻的挥发油、醇提物的石油醚、乙酸乙酯提取物可能为麸煨肉豆蔻止泻的有效部位，其中可以确定肉豆蔻中的止泻成分为甲基丁香酚、甲基异丁香酚。

肉豆蔻生品挥发油开始加热后随着温度的升高逐渐增加，当温度超过 200℃ ± 10℃ 时，开始明显增加，至 240℃ ± 10℃ 时达到最大值，然后随温度升高逐渐降低。对肉豆蔻生品和制品的挥发油化学成分进行分析，发现肉豆蔻经炮制后挥发油成分发生了质和量的变化，有 13 个新成分增加，4 个成分消失，止泻成分甲基丁香酚、甲基异丁香酚、去氢二异丁香酚含量增加，主要是由挥发油受热后某些成分发生转化而产生；毒性成分肉豆蔻醚、黄樟醚、丁香酚、异丁香酚含量降低，从而达到炮制减毒的目的。在麸制肉豆蔻中分离得到的 malabaricone A、malabaricone B、malabaricone C 为马拉巴酮衍生物，在生品中至今未见国内有分离报道，推测炮制使该类成分含量明显增加。

【方剂应用】

1. 肉豆蔻

（1）七味广枣丸（《中国药典》2015 年版），由广枣、肉豆蔻、丁香、木香、枫香脂、沉香、牛心粉组成，具有养心益气、安神的功效，用于胸闷疼痛、心悸气短、心神不安、失眠健忘等。

（2）八味沉香散（《中国药典》2015年版），由沉香、肉豆蔻、广枣、石灰华、乳香、木香、煨诃子、木棉花组成，具有清心热、养心、安神、开窍的功效，用于热病攻心，神昏谵语，冠心病、心绞痛。

2. 煨肉豆蔻

（1）健脾丸（《证治准绳》），由麸炒白术、木香、酒黄连、甘草、茯苓、人参、麸炒神曲、炒麦芽、陈皮、砂仁、炒山楂、山药、煨肉豆蔻组成，具有健脾和胃、消食止泻的功效，用于脾虚食积证，症见食少难消、脘腹痞满、大便溏薄、倦怠乏力、苔腻微黄、脉虚弱。

（2）四神丸（《证治准绳》），由煨肉豆蔻、盐补骨脂、醋五味子、制吴茱萸、大枣、干姜组成，具有温肾散寒、涩肠止泻的作用，用于脾肾阳虚之肾泄证，症见五更泄泻、不思饮食、食不消化、或久泻不愈、腹痛喜温、腰酸肢冷、神疲乏力、舌淡、苔薄白、脉沉迟无力。

（3）益中丸（《杨氏家藏方》）由炒六神曲、炮干姜，麸炒枳壳，陈橘皮、高良姜、炒香熟大麦芽、面裹煨肉豆蔻、丁香等配伍组成，具有温脾暖胃、行气止痛的功效，主治脾胃虚寒，腹满胀痛，噫气吞酸，不进饮食。

（4）丁香豆蔻散《太平惠民和剂局方》，由炮三棱、木香、姜厚朴、芍药、煨肉豆蔻、人参、炮干姜、茯苓、制吴茱萸、炙甘草、丁香、苍术组成，具有温中健脾、涩肠止泻的功效，用于脾胃虚弱，宿寒停积，或饮食生冷，内伤脾胃，泄泻注下，水谷不化，胸满短气，呕逆恶心，胁肋胀满，腹内虚鸣，饮食减少，及积寒久痢，日夜无度，或脾胃虚寒，泄泻日久，愈而复发者。

（5）真人养脏汤（《太平惠民和剂局方》），由蜜罂粟壳、麸煨肉豆蔻、诃子肉、肉桂、人参、土炒白术、当归、炒白芍、煨木香、蜜甘草组成，具有涩肠固脱、温补脾肾的功效，用于久泻久痢、脾肾虚寒证，症见大便滑脱不禁、泻痢无度、滑脱不禁、甚至脱肛坠下、腹疼痛、喜温喜按、倦怠食少、舌淡苔白、脉迟细。

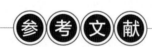

[1] 代冬梅，贾天柱，相宇，等 . 中药肉豆蔻历史沿革研究 [J]. 时珍国医国药，2005，16（8）：707-708.

[2] 代冬梅 . 肉豆蔻炮制工艺和质量标准研究 [D]. 沈阳：辽宁中医学院，2005.

[3] 袁子民，刘欢，王静，等 . 正交试验优选麸煨肉豆蔻片的炮制工艺 [J]. 中国中医药信息杂志，2016，23（3）：74-76.

[4] 李军东，刘月霞 . 肉豆蔻炮制方法的改进 [J]. 基层中药杂志，1996，10（1）：22.

[5] 王少侠 . 煨肉豆蔻新的炮制方法见解 [J]. 四川中医，2008，26（3）：56.

[6] 袁子民，刘欢，胡娜，等 . 麸煨肉豆蔻不同提取物对大鼠离体肠平滑肌的影响 [J]. 吉林中医药，2014，34（2）：179-180，184.

[7] 曹永翔，赵文彬，郭建刚 . 肉豆蔻及其不同炮制品对小鼠肠推进及药物性腹泻的影响 [J]. 农垦医学，2000，22（4）：238-240.

[8] 孙婷婷 . 肉豆蔻挥发油抗抑郁作用及机制研究 [D]. 郑州：河南中医学院，2014.

[9] 贾天柱，姜涛，关洪全，等 . 肉豆蔻不同炮制品抗炎镇痛及抑菌作用比较 [J]. 辽宁中医杂志，1996，

23（10）：474.

[10] 袁子民，刘欢，王静.肉豆蔻及炮制品醇提取物的止泻及抗炎作用研究 [J].时珍国医国药，2015，26（12）：2910-2911.

[11] 胡杰，代娟，王城城，等.肉豆蔻挥发油体外抗病原微生物活性研究 [J].成都医学院学报，2014，9（6）：675-678.

[12] 牛玉秋.肉豆蔻炮制原理的初步研究 [J].当代医学，2009，15（6）：130-134.

[13] 范磊，邓皖利，张洪平，等.维药肉豆蔻提取物对人结肠癌 HCT-116 细胞的抑制作用 [J].现代中西医结合杂志，2015，24（10）：1031-1034.

[14] 黄海娟.中药肉豆蔻抗肿瘤活性部位筛选及体外抗肿瘤机制研究 [D].青岛：青岛科技大学，2014.

[15] 裴凌鹏，崔箭.维药肉豆蔻体内抗肿瘤及其免疫调节作用的实验研究 [J].中国民族民间医药，2009，18（3）：23-24.

[16] 弓宝，冯锦东，魏建和，等.肉豆蔻及其炮制品的药理学研究进展 [J].中国药学杂志，2010，45（18）：1365-1367.

[17] 张根荣，胡静，丁斐，等.肉豆蔻挥发性成分的气相色谱/质谱分析 [J].时珍国医国药，2016，27（11）：2596-2598.

[18] 袁子民.中药肉豆蔻炮制原理研究 [D].沈阳：辽宁中医药大学，2006.

[19] 袁子民，王静，吕佳，等.肉豆蔻饮片炮制前后挥发油成分的 GC-MS 分析 [J].中国中药杂志，2006，31（9）：737-739.

[20] 赵光云，王晓霞，高慧媛.肉豆蔻炮制品的化学成分分离与鉴定 [J].中国现代中药，2011，13（11）：32-35.

决明子

Juemingzi
CASSIAE SEMEN

【药材基原】 本品为豆科植物决明 *Cassia obtusifolia* L. 或小决明 *Cassia tora* L. 的干燥成熟种子。秋季采收成熟果实，晒干，打下种子，除去杂质。

【炮制沿革】 决明子始载于《神农本草经》，列为上品。历代医书古籍记载决明子的炮制方法有净制、切制、炒制、醋制和酒制。近代以来，决明子的炮制方法主要有净制和炒制。《中国药典》2015 年版收载决明子和炒决明子 2 种炮制规格。

【炮制工艺】

1. **决明子** 除去杂质，洗净，干燥。

2. **炒决明子** 传统方法 取决明子置炒制容器内，用文火加热，缓缓翻动，炒至微鼓起、有香气，取出，放凉。

现代工艺 以蒽醌类的含量和保肝药效学为指标，采用正交试验法，优选的最佳工艺：炒制温度 180℃，炒制时间 10min。

以蒽醌类的含量为指标，采用正交试验法，优选的最佳工艺：在微波炉中铺叠厚度 0.5cm，中火加热 6min（图下 -2-14）。

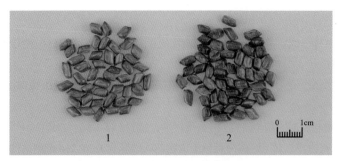

图下 -2-14 决明子不同炮制品对比图
1. 决明子 2. 炒决明子

【炮制作用】决明子味甘、苦、咸，性微寒。归肝、大肠经。具有清热明目，润肠通便的功效。主要用于治疗目赤涩痛，羞明多泪，头痛眩晕，目暗不明，大便秘结等症状；炒决明子寒泻之性减弱，并提高煎出效果，有平肝养肾之功，主要用于头痛、头晕，青盲内障。由此可见，炮制使决明子的传统药效发生了改变，由生品"长于清肝热"，变为制品"平肝养肾"，生品和制品的用法也随之改变。

现代药理学研究表明，生决明子具有明目、通便、抗氧化以及抗菌等作用，用于肝火上炎、目赤肿痛、羞明多泪和风热上扰而致目痒红肿疼痛，还治肠燥便秘或热结便秘，以及眼科抗菌消肿和霉菌性阴道炎的治疗，可单用或复方用。炒制品寒泻之性和缓，有降血压、降血脂和保肝的功效。可用于头痛、头晕、青盲内障、高血压及高脂血症。

【炮制机制】决明子炮制前后功效有所改变，决明子生品平肝潜阳、清热明目、润肠通便，炒制品则寒泻之性减弱，有平肝养肾之功。现代研究通过对决明子炮制前后化学成分的研究初步表明：决明子炒制品醇提液中，有 1 种原有成分消失，产生了 2 种新成分，同时有 1 种成分含量显著下降，有 1 种成分含量显著上升；决明子炒制品水煎液中，产生了 3 种新的成分，同时有 3 种物质的含量显著下降，有 2 种物质含量显著上升。在醇提液和水提液中都有同一种新成分产生。由此我们认为，决明子炮制后缓和药物性能，增强疗效的物质基础很可能是药性猛烈的成分（蒽醌类）被部分破坏，含量减少或转变成了新的成分，因而缓和药性；同时炒制更利于一些成分溶出，其含量增加而致疗效增强。

【方剂应用】

1. 决明子

（1）决明子散（《银海精微》），由决明子、黄芩、赤芍、木贼组成，用于治疗肝热目赤肿痛、羞明多泪。

（2）决明子丸（《证治准绳》），由决明子、菊花、青葙子、茺蔚子等组成，用于治疗风热上攻头疼目赤。

2. 炒决明子 决明散（《银海精微》），由炒决明子、山茱萸、生地黄等组成，可用于治疗肝肾阴亏，视物昏花、目暗不明。

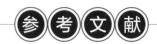

[1] 梁朔，米宝丽，张振秋，等. 炒决明子最佳炮制工艺研究 [J]. 辽宁中医杂志，2012，39（12）：2466-

2468.

[2] 于定荣，杨梓懿，张锦峰，等.微波炮制决明子的最佳炮制工艺研究[J].时珍国医国药，2007，18（10）：2508-2509.

[3] 张文卿.决明子丸治疗大便秘结200例[J].辽宁中医杂志，1994，21（3）：139.

[4] 谢宝忠，孟宪容，邱德文，等.复方决明子滴眼液对免疫功能的影响及长期毒性试验研究[J].中国中医眼科杂志，1994，4（3）：131-134.

[5] 罗维，罗宏，金胜基.菊花茶与决明茶保健作用[J].时珍国医国药，1998，9（6）：579.

[6] 周然，候振民，张雨旺.决明子茶临床疗效观察[J].山西中医，1992，8（6）：12-13.

[7] 王靖.决明子治疗高血脂24例近远期疗效观察[J].辽宁中医杂志，1991，18（7）：29-30.

[8] 赵红岩.决明子炮制前后化学成分变化研究[J].时珍国医国药，2010，21（10）：2516-2518.

麦芽

Maiya

HORDEI FRUCTUS GERMINATUS

【药材基原】 本品为禾本科植物大麦 *Hordeum vulgare* L. 的成熟果实经发芽干燥的炮制加工品。将麦粒用水浸泡后，保持适宜温、湿度，待幼芽长至约5mm时，晒干或低温干燥。

【炮制沿革】 麦芽始载于《名医别录》。麦芽炮制始见于唐《备急千金要方》，云"炒"。其后的医药书中多数记载有麦芽的各种炮制方法，综合古今应用麦芽的炮制品，计有生麦芽、炒麦芽、焦麦芽、煨麦芽、巴豆制麦芽、麸制麦芽等，目前临床常用的有生麦芽、炒麦芽和焦麦芽3种，《中国药典》2015年版收载麦芽、炒麦芽和焦麦芽3种炮制规格。

【炮制工艺】

1. 麦芽 传统方法 取成熟饱满的净大麦，用水浸泡六七成透，置能排水容器内，盖好，每日淋水2~3次，保持湿润，待叶芽长至5mm时，取出干燥。本品出芽率不得低于85%。

现代工艺 以麦芽中总生物碱含量、大麦芽碱含量及淀粉酶活力为指标，在单因素试验基础上，采用正交试验法，优选麦芽的最佳发芽工艺参数为：用水浸泡5h，发芽温度25℃，湿度70%，每日洒水量与大麦重量比为1∶1，待幼芽长至约5mm。

2. 炒麦芽 传统方法 取净麦芽，置炒制容器中，用文火加热，炒至表面棕黄色，取出晾凉，筛去灰屑。

现代工艺 以炒制品合格率、麦黄酮含量、总黄酮含量为考察指标，采用正交试验法，优选炒麦芽最佳炮制工艺参数为：炒制温度200℃，炒制时间20min，每分钟翻炒12次。以成品性状、合格率和总黄酮含量为指标，采用正交试验法，优选炒麦芽最佳炮制工艺参数为：炒制温度为200℃，炒制时间10min。以麦芽中的淀粉酶活性作为指标，电热烘烤法进行炮制，采用正交试验法，优选炒麦芽最佳炮制工艺参数为：烘烤温度140℃，烘制时间20min。

3. 焦麦芽 传统方法 取净麦芽，置炒制容器中，用中火加热，炒至有爆声，表面呈焦褐色，取出晾凉，筛去灰屑。

現代工藝 以成品性状、合格率和总黄酮含量为指标，采用正交试验法，优选焦麦芽最佳炮制工艺参数为：炒制温度260℃，炒制时间10min（图下-2-15）。

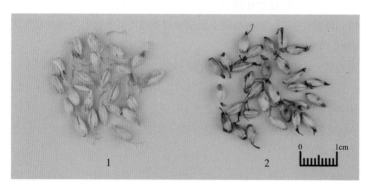

图下-2-15 麦芽不同炮制品对比图

1. 麦芽　2. 炒麦芽

【炮制作用】 麦芽味甘，性平。归脾、胃经。具有行气消食，健脾开胃，回乳消胀的功效。生麦芽消食和胃，通乳，用于消化不良，乳汁郁积，乳癖。炒麦芽性偏温而香，行气消食回乳，用于食积不消，妇女断乳。焦麦芽性偏温而味甘微涩，消食化滞，止泻，用于食积不消，脘腹胀痛，泄泻。

现代药理学研究表明，麦芽具有治疗急慢性肝炎，助消化，催乳与回乳，围绝经期综合征和小儿腹泻、缺锌等作用。在临床应用上，生麦芽疏肝解郁作用可靠，尤其是对妇女肝郁型的多种疾病，在方中加入生麦芽均有良效，又因生品作用较强，故食积较甚和肝气郁滞的乳癖均以生品为佳。但是生品也能"削气"，炒后药性缓和，故凡兼有脾虚者宜炒用，消食而不致克伐胃气。炒焦后兼有涩性，故消食的同时兼能止泻。

【炮制机制】 麦芽主要含有淀粉酶、转化糖酶、维生素B、大麦芽碱、蛋白质、氨基酸、糊精、麦芽糖等化学成分，但是近年来对麦芽炮制工艺的研究基本上都是以淀粉酶为指标，认为麦芽助消化作用与其所含的淀粉酶有密切关系，炒后对淀粉酶影响严重。对不同炮制品分解淀粉能力进行测定，结果生麦芽作用最强，炒焦品作用很弱或已经失去药用价值，同时麦芽粉较煎剂作用强，故主张生品研末服用最佳，应用焦品煎汤服是不合理的。

相反的是，另有研究认为不能仅把淀粉酶作为起消化作用的主要物质，还应该注意到麦芽中可能含有调节机体自身消化功能从而发挥消化作用的物质以及维生素B、乳酸等。还有人提出，麦芽炒焦的作用机理是利用焦香和本身的淀粉促进胃液分泌，故不能轻易断定淀粉酶为主要消化物质，从而否定焦麦芽和煎剂的作用。另有研究认为，麦芽炒焦产生焦香气味的原因与美拉德（Maillard）反应有关，Maillard反应是发生在氨基和羰基间的酶褐变现象，它能为食品添加独特的风味进而引起人们的食欲，中药材中复杂的化学成分为Maillard反应的发生提供了物质基础，而炒焦时的温度为Maillard反应发生提供了外界条件。

近期研究表明，麦芽经炒制和水煎处理后仍存在α-淀粉酶激活剂，能较好地说明炒麦芽的助消化作用，拓宽了研究麦芽炮制的思路和方法，也证实了某些人提出的不能单纯用淀粉酶来解释炒麦芽是正确的。但是目前的研究仍局限于助消化作用的研究，尚需进一步拓宽研究思路。

【方剂应用】

1. 麦芽

（1）镇肝熄风汤（《医学衷中参西录》），由麦芽、牛膝、赭石、白芍、牡蛎和龙骨等组成，具有镇肝息风，滋阴潜阳的功效，用于类中风。头晕目眩，目胀耳鸣，脑部热痛，面色如醉，心中烦热，或时常噫气，或肢体渐觉不利，口眼渐形喝斜；甚或眩晕颠仆，昏不知人，移时始醒；或醒后不能复原，脉弦长有力。方中麦芽、茵陈、炒川楝子清泄肝热，疏理肝气，以顺肝性，利于肝阳的平降镇潜，均为佐药。

（2）催乳汤（《医学集成》），由麦芽、熟地黄、黄芪、人参、当归、王不留行和通草等组成，具有益气养血，通络催乳的功效。用于气血虚弱，乳汁过少。

2. 炒麦芽

（1）单用（《中国药典》2015 年版），炒麦芽 60g，用于回乳。

（2）大山楂丸（《中国药典》2015 年版），由炒麦芽、山楂和麸炒六神曲等组成，具有开胃消食的功效。用于食积内停所致的食欲不振、消化不良、脘腹胀闷。

（3）小儿消食片（《中国药典》2015 年版），由炒麦芽、炒鸡内金、山楂、炒六神曲、槟榔和陈皮等组成，具有消食化滞，健脾和胃的功效。用于食滞肠胃所致积滞，症见食少、便秘、脘腹胀满、面黄肌瘦。

（4）开胃健脾丸（《中国药典》2015 年版），由炒麦芽、白术、党参、茯苓、木香和黄连等组成，具有健脾和胃的功效。用于脾胃虚弱、中气不和所致的泄泻、痞满，症见食欲不振、嗳气吞酸、腹胀泄泻；消化不良见上述证候者。

3. 焦麦芽

（1）三仙散（《痘科类编》），由焦麦芽、焦山楂和焦六神曲组成，具有消食化积，和中止泻的功效。可用于饮食停滞、大便泄泻，腹中肠鸣，胸脘痞满。

（2）小儿化食丸（《中国药典》2015 年版），由焦麦芽、焦山楂、焦六神曲、焦槟榔和醋莪术等组成，具有消食化滞，泻火通便的功效。用于食滞化热所致的积滞，症见厌食、烦躁、恶心呕吐、口渴、脘腹胀满、大便干燥。

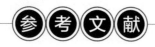

参 考 文 献

[1] 何晶，施偲，陈永刚，等 . 正交试验法优选麦芽最佳炮制工艺 [J]. 中国医院药学杂志，2017，37（2）：130-134.

[2] 邱孟，刘庆 . 综合评分法优化麦芽炮制工艺 [J]. 中药材，2007，30（7）：778-780.

[3] 凌俊红 . 麦芽的化学成分及炮制学研究 [D]. 沈阳：辽宁中医药大学，2005：28.

[4] 关怀，王地，陈昕，等 . 烘法加工中药炮制品炒麦芽的工艺研究 [J]. 北京中医杂志，2002，21（2）：114-116.

[5] 壮立品，冯宝麟 . 麦芽、谷芽和稻芽的炮炙研究 [J]. 中医杂志，1961，227（6）：29.

[6] 郝勇，黄衍民 . 关于助消化药麦芽的用法问题 [J]. 中国医院药学杂志，1983，3（6）：29-31.

[7] 原思通 . 对麦芽炮制的商榷 [J]. 中成药研究，1982（2）：19-21.

[8] 王振清，林运亨，王勤 . 神曲、麦芽炒焦后消食力增强的探讨 [J]. 中成药研究，1983（9）：27.

[9] 吴璐，吴维刚，谭丽霞，等 . 麦芽炒制过程中炒制温度和时间对糖类成分的影响 [J]. 中草药，2017，48（7）：1334-1339.

芥子

Jiezi

SINAPIS SEMEN

【药材基原】 本品为十字花科植物白芥 *Sinapis alba* L. 或芥 *Brassica juncea*（L.）Czern. et Coss. 的干燥成熟种子。前者习称"白芥子"，后者习称"黄芥子"。夏末秋初果实成熟时采割植株，晒干，打下种子，除去杂质。

【炮制沿革】 芥子始载于《名医别录》，列为上品。传统的炮制方法有蒸、炒、煎、熬等方法，其中炒法使用最多，历经时代最长。《中国药典》2015 年版收载芥子和炒芥子 2 种炮制规格。

【炮制工艺】

1. 芥子 除去杂质。用时捣碎。

2. 炒芥子 传统方法 取净芥子，置炒制容器内，用文火加热，炒至淡黄色至深黄色（炒白芥子）或深黄色至棕褐色（炒黄芥子），有香辣气，取出，放凉。用时捣碎。

现代工艺 以芥子苷为指标，采用正交试验法，得出的最佳工艺为：药物铺展厚度为 2.0cm，使用中火微波加热，加热时间 4min。以外观性状、水溶性浸出物、醇溶性浸出物、脂肪油和芥子碱硫氰酸盐含量 5 个方面为考察指标，采用均匀实验设计法，得出最佳工艺为：药物铺展厚度为 2.0cm，微波大火力加热，加热时间 3min（图下 -2-16）。

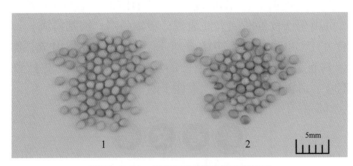

图下 -2-16 芥子不同炮制品对比图

1. 芥子 2. 炒芥子

【炮制作用】 芥子味辛，性温。归肺经。具有温肺祛痰，利气散结，通络止痛的功效。生品味辛性温，辛散力强；炒后可缓和辛散走窜之性，以避免耗气伤阴。

现代药理学研究表明，芥子具有镇咳祛痰平喘、抗炎镇痛等作用，临床应用于治疗肺炎、支气管哮喘、关节炎等疾病。

【炮制机制】 芥子炒制可以起到杀酶保苷的作用，又能增加有效成分的溶出。近年来研究表明，芥子苷和芥子碱硫氰酸盐为黄芥子中主要含有的硫代葡萄糖苷和芥子碱类成分。芥子碱硫氰酸盐具有抗氧化等活性；芥子苷能在芥子酶的作用下被酶解为异硫氰酸烯丙酯而发挥祛痰平喘的生物活性。另外有研究表明，白芥子经炒制后镇咳作用增强，炒制法可以增加白芥子中对羟基苯乙腈的含量，对羟基苯乙腈镇咳作用明显，是白芥子镇咳的药效物质之一。

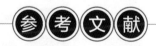

芥子苷　　　　　　　　　芥子碱硫氰酸盐　　　　　　　　对羟基苯乙腈

【方剂应用】

1. 芥子　控涎丸（《中国药典》2015 年版），由醋甘遂、红大戟、白芥子三味药等量组成，功能涤痰逐饮。用于痰涎水饮停于胸膈，胸胁隐痛，咳喘痛甚，痰不易出，瘰疬，痰核。可见芥子生品祛痰力强，合甘遂、红大戟泻水逐饮、消肿散结之功，涤痰逐饮，散结镇痛。

2. 炒芥子

（1）白芥子散（《妇人良方》），由炒芥子、炒木鳖子、没药、桂心、木香组成，为治疗寒凝痰结、气血疲滞不通的止痛特效方。其中炒白芥子味辛性，温气锐，善走善通，具有温经散寒，搜痰通络，消肿止痛，下气行水的功效。

（2）三子养亲汤（《皆效方》），由炒芥子、炒紫苏子、炒莱菔子组成。具有温化痰饮，降气消食的功效。主治痰壅气逆食滞证。用于咳嗽喘逆，痰多胸痞，食少难消，舌苔白腻，脉滑。方中炒白芥子辛温燥烈，温肺利气，畅膈消痰。

（3）阳和汤（《外科证治全生集》），由熟地黄、鹿角胶、肉桂、炮姜、炒芥子、麻黄、甘草组成。具有温阳补血，散寒通滞的功效。主治阴疽。用于贴骨疽、脱疽、流注、痰核、鹤膝风等，患处漫肿无头，肤色不变，酸痛无热，口中不渴，舌淡苔白，脉沉细或迟细。方中芥子宜用炒芥子，增强温化寒痰，通络散结之效，可消皮里膜外之痰。

参 考 文 献

[1] 王晨晖，杨梓懿，刘圆华.微波炮制芥子的正交试验研究 [J].湖南中医学院学报，2005，25（6）：25-26.

[2] 李慧.均匀设计优选白芥子微波炮制工艺 [J].中华中医药学刊，2012，30（4）：908-910.

[3] 孙银芳.中药白芥子最新研究进展 [J].新中医，2015，47（10）：209-211

[4] 柯木根，吴国欣，林燕妮，等.芥子碱的研究概况 [J].中草药，2007，38（9）：1436-1439.

[5] 冯宝民，邱琳，谌启鹏，等.基于炮效关系研究白芥子镇咳药效物质基础 [J].中国药理学通报，2010，26（9）：1173-1176.

[6] 国家药典委员会 . 中华人民共和国药典（2015 版一部）[S]. 北京：中国医药科技出版社，2015：1484.

[7] 徐汝奇 . 白芥子散方义诠 [A]. 中华中医药学会 . 中华中医药学会学术年会——创新优秀论文集 [C]. 中华中医药学会，2002：3.

苍耳子

Cang'erzi

XANTHII FRUCTUS

【药材基原】 本品为菊科植物苍耳 *Xanthium sibiricum* Patr. 的干燥成熟带总苞的果实。秋季果实成熟时采收，干燥，除去梗、叶等杂质。

【炮制沿革】 苍耳子始载于《神农本草经》，列为中品。历代医书记载苍耳子的炮制方法有近 10 种，有黄精制、酒制、酥制、烧制、炒制、净制、捣制。南北朝刘宋时期《雷公炮炙论》记载黄精制苍耳子，是最早提出加辅料制法，唐代有烧灰制法，宋代有炒香去刺、烧灰、炒酥，明朝有炒熟、酒制，清代有酒制、炒制，现代常用的炮制方法为炒制。《中国药典》2015 年版收载苍耳子和炒苍耳子 2 种炮制规格。

【炮制工艺】

1. 苍耳子 取原药材，除去杂质，用时捣碎。

2. 炒苍耳子 传统方法 取净苍耳子，置预热适度的炒制容器内，用中火加热，炒至金黄色刺焦时，取出，碾去刺，筛净。用时捣碎。

现代工艺 现在生苍耳子可用机械去刺，效率较高，因此实际工作中苍耳子先去刺再炮制。以稀乙醇浸出物、脂肪油含有量、总酚酸、苍术苷和羧基苍术苷的含有量为评价指标，优选炒苍耳子的最佳工艺为：温度 260℃，炒制时间 9 min。另外，为便于苍耳子炒制均匀、色泽一致，可用砂炒法炒制苍耳子，以 6 种酚酸类成分为指标，优选砂炒苍耳子的最佳工艺为：炮制温度 160 ℃，炮制时间 7 min 左右；以毒性成分羧基苍术苷含量为指标，优选砂炒苍耳子降低毒性的最佳工艺为：温度 140 ℃，药砂比 1∶15，时间 12 min（图下 -2-17）。

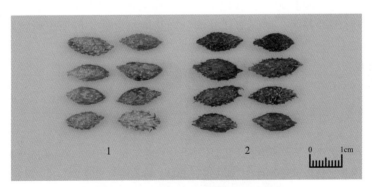

图下 -2-17 苍耳子不同炮制品对比图

1. 苍耳子 2. 炒苍耳子

【炮制作用】 苍耳子味辛、苦，性温；有毒。归肺经。具有散风寒，通鼻窍，祛风湿的功效。苍耳子生用消风止痒力强，多用于皮肤痒疹、疥癣等皮肤病；苍耳子生用毒性较大，可致死。苍耳子炒制后毒性降低，且利于有效成分溶出，偏于通鼻窍，祛风湿，止痛。常用于鼻渊头痛，风湿痹痛。

现代药理学研究表明，苍耳子具有抗微生物、抗炎、镇痛、抗过敏、抗血栓形成及降血糖作用。临床上可用于治疗鼻渊流涕、风寒头痛、风疹瘙痒、湿痹拘挛，为鼻科、风湿病科和皮肤科常用之药。

【炮制机制】 苍耳子主要含有挥发油类、倍半萜内酯类、水溶性苷类和酚酸类成分。

苍耳子炒制有利于水溶性成分的煎出，降低毒性。实验证明，苍耳子毒性与其所含蛋白质、苍耳子油无关。苍耳子水煎液中的贝壳杉烯毒苷类成分苍术苷、羧基苍术苷及其衍生物为其毒性成分，水煎液的毒性与浓度成正比，该成分对肝脏有特异性伤害，毒性机制是对线粒体膜外氧化磷酸化的抑制作用，其中羧基苍术苷的毒性是苍术苷的 10 倍。炒制可使羧基苍术苷转化为苍术苷，并降低苍术苷的含量，从而降低苍耳子的毒性。苍术苷主要存在苍耳子种仁中，刺中含量较低，因此去刺的目的并不能降低毒性，但可有利于调配。

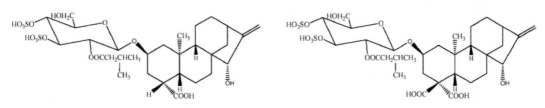

苍术苷 Atractyloside　　　　　　　羧基苍术苷 Carboxyatractyloside

以水浸出物、小鼠扭体镇痛实验、脂肪油含量、毒性实验为指标综合分析苍耳子生品及清炒品的药效，结果显示，清炒苍耳子脂肪油含量会下降，水浸出物的含量增高，镇痛作用增强，毒性降低，且清炒后去刺苍耳子的水浸出物最高，镇痛作用最强，毒性最低。因此苍耳子入药炒后去刺有助于提升镇痛作用，具有较低毒性，可增加安全性，提高临床疗效。

【方剂应用】

1. **苍耳子** 七星剑（《外科正宗》），由苍耳子、麻黄、野菊花、豨莶草、紫花地丁、半枝莲、重楼组成，具有清热解毒，疏邪消散的功效。主治疔疮兼有发热、烦躁、苔黄、脉数，用于颜面疔疮，急性化脓性疖肿、毒血症，淋巴管炎等。

2. **炒苍耳子** 苍耳子散（《济生方》），由辛夷、炒苍耳子、白芷、薄荷组成，具有散风邪，通鼻窍的功效。主治风邪上攻，致成鼻渊，鼻流浊涕不止，前额疼痛，现用于慢性鼻炎、副鼻窦炎见有上述症状者。

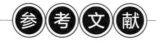

[1] 张典瑞，王集会. 苍耳子炮制历史沿革的探讨 [J]. 时珍国药研究，1996，7（5）：57-58.

[2] 胡迪，安靖，李蒙，等. 多指标综合评价法优选苍耳子炒制工艺 [J]. 中成药，2015，37（5）：1060-1064.

[3] 柳清，洪燕，汪永忠，等.苍耳子清炒改砂炒炮制工艺研究 [J].中草药，2016，47（15）：2656-2662.

[4] 王盈，符彬，张宏棋，等.砂炒苍耳子降低毒性的最佳工艺研究 [J].医药导报，2014，33（1）：93-96.

[5] 赵杰.苍耳子的药理作用与临床应用 [J].中国现代药物应用，2010，4（6）：96-97.

[6] 张典瑞，孟敏.苍耳子炮制工艺的探讨 [J].中成药，1994，16（11）：22-23.

[7] 吴慧.苍耳子炮制前后不同提取部位的急性毒性实验研究 [A].中华中医药学会中药炮制分会 2011 年学术年会论文集 [C].中华中医药学会中药炮制分会，2011：4.

[8] 宋振玉，张凌云，谢明智，等.苍耳子的有毒成分及其药理作用 [J].药学学报，1962，9（11）：678-684.

[9] 朵睿，陈燕，刘玉红，等.苍耳子炒制对羧基苍术苷和苍术苷的影响 [J].中成药，2013，35（2）：353-355.

[10] 陈璐璐.苍耳子毒性成分的检测及毒代动力学研究 [D].广州：广州中医药大学，2013.

[11] 陈健明，黄水强，李汉荣.两种炮制方法对苍耳子成分及药效的影响 [J].内蒙古中医药，2016，35（5）：127-180.

吴茱萸

Wuzhuyu
EUODIAE FRUCTUS

【药材基原】 本品为芸香科植物吴茱萸 *Euodia rutaecarpa* (Juss.) Benth、石虎 *Euodia rutaecarpa* (Juss.) Benth. var. *officinalis* (Dode) Huang 或疏毛吴茱萸 *Euodia rutaecarpa* (Juss.) Benth. var. *bodinieri* (Dode) Huang 的干燥近成熟果实。8—11 月果实尚未开裂时，剪下果枝，晒干或低温干燥，除去枝、叶、果梗等杂质。

【炮制沿革】 吴茱萸始载于《神农本草经》，列为中品。历代医书古籍记载吴茱萸的炮制方法多样，主要包括净制、切制、炒制、盐制、醋制、酒制、黄连制、甘草制、黑豆制、多种辅料制等，近代以来主要以净制、姜制、黄连制、甘草制为主。《中国药典》2015 年版收载吴茱萸和甘草制吴茱萸 2 个炮制规格。

【炮制工艺】

1. **吴茱萸** 除去杂质，干燥。

2. **甘草制吴茱萸** 传统方法 取甘草捣碎，加适量水，煎汤，去渣，加入净吴茱萸，闷润吸尽后，炒至微干，取出，干燥。每 100kg 吴茱萸，用甘草 6kg。

现代工艺 以吴茱萸碱、吴茱萸次碱及柠檬苦素的含量为指标，采用 $L_9(3^4)$ 正交试验设计法，考察甘草用量、闷润时间、炒制温度、炒制时间 4 因素对制吴茱萸炮制工艺的影响，优选甘草制吴茱萸最佳炮制工艺参数为：药材与甘草比例为 100∶6，闷润时间 5h，炒制温度 180℃，炒制时间 10min。

3. **姜吴茱萸** 传统方法 吴茱萸加姜汁拌匀，置炒制容器内，用文火炒至微干，取出，干燥。每 100kg 吴茱萸，用生姜 10kg。

现代工艺 以吴茱萸碱、吴茱萸次碱及柠檬苦素的含量为指标，采用 $L_9(3^4)$ 正交试验设计法，考察姜用量、闷润时间、炒制温度、炒制时间 4 因素对姜制吴茱萸炮制工艺的影响，优选姜制吴茱萸最佳炮制工艺参数为：药材与干姜比例为 100∶7.5，闷润时间 4h，炒制温度 160℃，炒制时间 8min（图下 -2-18）。

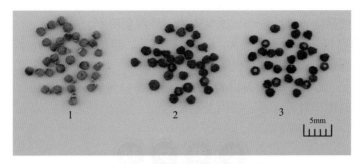

图下 -2-18　吴茱萸不同炮制品对比图
1. 吴茱萸　2. 甘草制吴茱萸　3. 姜吴茱萸

【炮制作用】　吴茱萸味辛、苦，性热；有小毒。归肝、脾、胃、肾经。具有散寒止痛，降逆止呕，助阳止泻的功效。吴茱萸生品多外用，长于祛寒燥湿，不同炮制方法对吴茱萸均有减毒的作用，甘草制降低毒性，黄连制缓其热性可以降逆止呕，醋制能疏肝镇痛，生姜制能散寒止呕，盐制能引药入肾，酒制可治心腹气滞作痛。

现代药理学研究表明，吴茱萸具有镇痛、抗炎、抗胃溃疡、止呕、止泻、扩张血管及降压、强心等作用。挥发油是吴茱萸的主要化学成分之一，目前已从挥发油中分离得到的成分以吴茱萸烯烃类和吴茱萸内酯为主；具有较强的镇痛作用、抑菌作用及促进交感神经 – 肾上腺机能等作用；毒理学研究还发现挥发油能产生一定的急性肝损伤，由此可见挥发油既是吴茱萸药效物质基础，也是毒性物质基础。

【炮制机制】　采用水蒸气蒸馏法提取吴茱萸生品和制品挥发油，用 GC-MS 法鉴定化学成分，采用经典小鼠急性毒性试验，对吴茱萸生、制品挥发油含量、组方、毒性进行比较发现吴茱萸炮制后挥发油含量降低了 13.33%，炮制后减少 3 个组分，新增 3 个组分，LD_{50} 值升高了 19.15%，毒性的降低与挥发油组分及含量的变化具有一定的关系。

以吴茱萸内酯、吴茱萸碱和吴茱萸次碱含量为指标，以加热和辅料为考察因素，选用 2×2 析因试验设计，研究炮制对吴茱萸的影响，加热样品比不加热制品中吴茱萸碱含量显著增高（$P<0.05$），吴茱萸次碱极显著增高（$P<0.01$），吴茱萸内酯含量增高，但无统计学差异，不加甘草汁制品吴茱萸内酯显著高于加甘草汁制品（$P<0.05$），甘草汁对吴茱萸碱和吴茱萸次碱含量的影响无统计学意义，加热和辅料处理的交互作用对吴茱萸内酯含量影响极显著（$P<0.01$），对吴茱萸碱和吴茱萸次碱影响不显著，考虑吴茱萸中含有多种吲哚喹唑啉类生物碱，在一定加热条件下，有些生物碱或许能转化成吴茱萸碱和吴茱萸次碱，使之含量增高，吴茱萸内酯是具有双酯结构的环三萜类化合物，可能是甘草汁中某些成分在常温下使吴茱萸内酯的酯键水解，导致其含量降低。

【方剂应用】

1. **吴茱萸**　单用本品（《古今验方录》）水煎三五沸，外洗患处，用于阴痒生疮，亦可治诸疮。

2. **制吴茱萸**

（1）吴茱萸散（《太平圣惠方》），由制吴茱萸、川芎、姜厚朴、干姜、附子、甘草组成，具有温中散寒的功效，用于小肠虚寒，小腹刺痛，或绕脐结痛，身出冷汗。

（2）加减茱萸汤（《普济方》），由制吴茱萸、枳壳、甘草、防风、细辛等组成，用于产后肿证，脏气暴虚，外感内伤，血气留滞，或腹痛呕利。

（3）橘皮防己汤（《圣济总录》），由制吴茱萸、陈橘皮、防己、槟榔、桑白皮、生姜、甘草、大腹并子组成，用于脚气肿满，上气。

（4）吴茱萸汤（《伤寒论》），由制吴茱萸、人参、生姜、大枣组成，具有温中补虚、降逆止呕的功效，用于肝胃虚寒、浊阴上逆证。

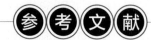

[1] 肖洋，段金芳，窦志英，等 . 吴茱萸炮制方法和功能主治历史沿革 [J]. 中国实验方剂学杂志，2017，23（3）：223-227.

[2] 马青青，陈华国，周欣，等 . 正交试验法优选制吴茱萸的炮制工艺 [J]. 中国实验方剂学杂志，2010，16（13）：35-38.

[3] 马青青，龚小见，周欣，等 . 正交试验法优选姜制吴茱萸的炮制工艺 [J]. 中国实验方剂学杂志，2011，17（19）：81-84.

[4] 杨志欣，孟永海，匡海学，等 . 吴茱萸药理作用及其物质基础研究概况 [J]. 中华中医药学刊，2011，29（11）：2415-2417.

[5] 尹利顺，孙蓉 . 吴茱萸挥发油化学成分与药理毒理研究进展 [J]. 中国药物警戒，2016，13（3）：162-164.

[6] 张晓凤，高南南，李飞，等 . 吴茱萸炮制前后挥发油成分及毒性的比较研究 [J]. 解放军药学学报，2011，27（3）：229-232.

[7] 张晓凤，刘红玉，李飞，等 . 析因设计法研究炮制对吴茱萸中 3 种主要成分的影响 [J]. 中国实验方剂学杂志，2011，17（7）：1-3.

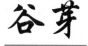

谷芽

Guya

SETARIAE FRUCTUS GERMINATUS

【药材基原】 本品为禾本科植物粟 Setaria italica (L.) Beauv. 的成熟果实经发芽干燥的炮制加工品。将粟谷用水浸泡后，保持适宜的温、湿度，待须根长至约 6mm 时，晒干或低温干燥。

【炮制沿革】 历代对谷芽与稻芽有交叉混用现象，谷芽即稻芽。谷芽一词，首载于《本草纲目》，从明代至《中国药典》1977 年版，均为谷芽，即稻芽。至近现代处方为谷芽，南方多用稻芽、北方多用粟芽，自《中国药典》1985 年版开始，谷芽专指粟的成熟果实。谷芽的炮制加工自古以来主要有炒黄和炒焦两种规格，且沿用至今。《中国药典》2015 年版收载谷芽、炒谷芽和焦谷芽 3 种炮制规格。

【炮制工艺】

1. **谷芽** 取成熟而饱满的净粟谷，用清水浸泡至六七成透，捞出，置能排水的容器内，覆盖，每日淋水 1~2 次，保持湿润，待须根长至 0.5cm 左右时（粟芽须根长 6mm），取出晒干，除去杂质。

2. **炒谷芽** 取净谷芽，置炒制容器内，用文火加热，炒至表面深黄色，大部分爆裂，并有香气溢出时，取出晾凉。本品形如谷芽，表面深黄色。有香气，味微苦。

3. **焦谷芽** 取净谷芽，置炒制容器内，用中火加热，炒至表面焦黄色，大部分爆裂，并有焦香气溢出时，取出晾凉（图下 -2-19）。

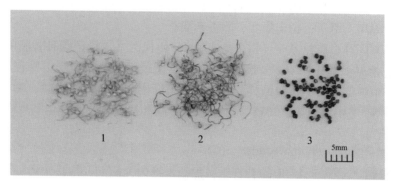

图下 -2-19　谷芽不同炮制品对比图
1. 谷芽　2. 炒谷芽　3. 焦谷芽

【炮制作用】 谷芽味甘，性温，归脾、胃经。具有消食和中，健脾开胃的功效。用于食积不消，腹胀口臭，脾胃虚弱，不饥食少。炒谷芽偏于消食，用于不饥食少。焦谷芽善化积滞，用于积滞不消。

【炮制机制】 谷芽的有效成分为淀粉酶，故能消食化积，开胃进食。但淀粉酶具有蛋白质的特性，不能耐受较高温度，100℃即丧失活力，经过炒、炒焦、沸水煎煮，可能会有损失，在药物的使用上应充分发挥淀粉酶的作用。比较研究谷芽生品、炒黄、炒焦品淀粉酶的效力，结果表明：微炒并不影响淀粉酶的含量，但炒焦则降低很多，可考虑少用。在服用方法上，煎服能损耗淀粉酶；如能研成细粉直接冲服，可以节约用药，建议临床试用。

【方剂应用】

1. **谷芽**

（1）谷芽露（《中国医学大辞典》），单用谷芽蒸露，代茶饮，有养胃进食的作用。

（2）生用治疗食欲不振，常与石斛、麦冬、山药、太子参等同用，能增强养胃和中，促进食欲的功能。

2. **炒谷芽** 治疗中虚食少，常与党参、炒白术、山药、砂仁、甘草等同用，有补脾启运，快胃进食作用，用于脾虚胃弱，食谷不化，大便不实。

3. **焦谷芽** 治疗食积不化，常与麦芽、山楂、神曲、炒槟榔等同用，能增强消积化滞作用，可用于饮食积滞，脘腹痞满，不饥恶食。

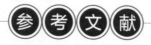

参 考 文 献

[1] 李前进. 与《药典》收载的谷芽稻芽用药的商榷 [J]. 中国医药指南，2010，8（21）：173-175.

[2] 叶定江. 中药炮制学 [M]. 上海：上海科学技术出版社，1996：268-268.

[3] 怀务平，赵泰济. 麦芽谷芽稻芽的炮制研究 [J]. 山东中医杂志，1997，16（9）：417-418.

补骨脂 Buguzhi
PSORALEAE FRUCTUS

【药材基原】 本品为豆科植物补骨脂 *Psoralea corylifolia* L. 的干燥成熟果实。秋季果实成熟时采收果序，晒干，搓出果实，除去杂质。

【炮制沿革】 补骨脂始载于《雷公炮炙论》。历代医书古籍记载补骨脂的炮制方法 28 种，炮制工艺始见于南北朝《雷公炮炙论》。文献记载不加辅料炮制主要有蒸、浸、炒、焙及煮法，加辅料炮制有酒浸、酒拌、盐水炒、芝麻同制、麸炒、面炒、麻子仁炒、胡桃油炒、泽泻制等。《中国药典》2015 年版收载补骨脂和盐补骨脂 2 种炮制规格。

【炮制工艺】

1. 补骨脂 取原药材，除去杂质。

2. 盐补骨脂 传统方法 取净补骨脂，加盐水拌匀，闷润，待盐水被吸尽后，置预热适度的炒制容器内，用文火加热，炒至微鼓起，迸裂并有香气逸出时，取出晾凉。每 100kg 补骨脂，用盐 2kg。

现代工艺 以补骨脂中总香豆素、总黄酮、酚类 3 种结构类型的 12 种有效成分为指标，采用正交试验法，优选盐补骨脂的最佳炮制工艺为：每 100kg 补骨脂加盐 2kg，闷润 2h，150℃炒制 10min。以补骨脂 UPLC 指纹图谱主峰峰面积为指标，采用正交试验法，优选盐补骨脂的最佳炮制工艺为：每 100g 药材，加入 15ml 含盐量为 2.5g 的盐溶液，浸润 5h 后，置锅内，260℃加热，炒制 2～3min。以具有抗骨质疏松活性的成分补骨脂素、异补骨脂素、补骨脂甲素（补骨脂二氢黄酮）、补骨脂乙素（异补骨脂查耳酮）的总含量为指标，采用星点设计－效应面法，优选盐补骨脂的最佳炮制工艺为：闷润 10.3h，170℃炒制 12min。以 UHPLC 图谱中香豆素（补骨脂素、异补骨脂素、补骨脂宁、补骨脂定）、黄酮（新补骨脂异黄酮、补骨脂甲素、补骨脂乙素、补骨脂查耳酮）和萜酚（补骨脂酚）3 类结构类型成分含量为评价指标，采用 D- 最优设计与响应面分析结合方法，优选盐补骨脂的最佳炮制工艺为：每 100g 补骨脂中加入 2.10g 盐，闷润 12 h，80℃炒制 30 min（图下 -2-20）。

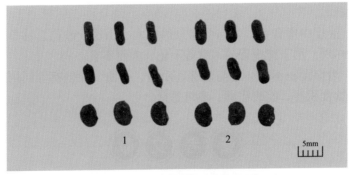

图下 -2-20 补骨脂不同炮制品对比图

1. 补骨脂　2. 盐补骨脂

【炮制作用】 补骨脂味辛、苦,性温。归肾、脾经。具有温肾助阳,纳气平喘,温脾止泻的功效;外用消风祛斑。生品具有温肾壮阳、除湿止痒的功能。多用于制备酊剂、散剂、注射剂等,外用治银屑病,白癜风,扁平疣,斑秃。盐补骨脂可引药入肾,增强温肾助阳、纳气、止泻的作用。用于阳痿遗精,遗尿尿频,腰膝冷痛,肾虚作喘,五更泄泻。另外,补骨脂盐制后可降低毒性,缓和辛窜温燥之性。

现代药理学研究表明,补骨脂具有扩冠、增加冠脉血流量、增强免疫调节、抗炎、抗菌、抗病毒、平喘、抗肿瘤、雌激素样作用、抗氧化、抗抑郁、促进皮肤色素增生、补骨等作用。临床上用于治疗肾虚腰酸、肾虚作喘、遗尿尿频、腹痛泄泻、阳痿、遗精、早泄、白癜风、出血热等病症。另外,补骨脂对肝脏、肾脏有一定的毒性作用,因此临床应用中应加以注意。

【炮制机制】 补骨脂含有香豆素类、黄酮类、单萜酚类、豆甾醇、谷甾醇葡萄糖苷、棉子糖等化合物。其中香豆素类化合物主要含有补骨脂素、异补骨脂素、8-甲氧基补骨脂素、补骨脂酚、补骨脂定、异补骨脂定、补骨脂苷、异补骨脂苷等;黄酮类化合物主要含有黄芪苷、补骨脂甲素、补骨脂乙素、补骨脂异黄酮等;单萜酚类化合物有补骨脂酚、2,3-环氧补骨脂酚等。

补骨脂炮制后主要有效成分补骨脂素和异补骨脂素的含量较生品略有降低,但两者的煎出率明显高于生品,说明炮制后补骨脂质地疏松有利于有效成分的煎出;炮制过程中,加热可破坏部分挥发油,香气溢出可挥去部分挥发油,从而缓和了其辛温之性。另有研究显示,雷公法和酒浸炒炮制品补骨脂素和异补骨脂素的含量明显升高,同时补骨脂苷和异补骨脂苷含量下降,两组成分在炮制过程中发生转化,补骨脂定、补骨脂二氢黄酮和补骨脂酚的含量均有下降;盐制品和清炒品对补骨脂中4类成分的影响不明显,盐制品中的补骨脂素和异补骨脂素略有升高。

补骨脂炮制后毒性降低。文献报道补骨脂中的香豆素类化合物补骨脂素和异补骨脂素存在肝脏、肾脏及生殖毒性,单萜酚类化合物补骨脂酚可能存在肾脏毒性,补骨脂的水提物和乙醇提取物均对实验动物产生一定的毒性。与生品相比,炮制品中补骨脂酚的相对含量均减少,其减少的程度依次为:微波制品 > 雷公制品 > 盐制品,因此炮制能降低补骨脂中骨脂酚的相对含量。另外,通过研究酒制、盐制、蒸制、炒制、雷公制品和生品的毒理学,实验表明盐制品的 LD_{50} 高于生品;酒制品和盐制品对动物的睾丸、包皮腺、前列腺和精囊腺的湿重指数均无明显影响,而生品、蒸制、炒制、雷公制品对上述器官均有不同程度的抑制;补骨脂生品与炮制品均表现出对肾脏的毒性反应,可使肾小球毛细血管丛的内皮细胞及间质细胞核增大,生品毒性大,酒制品毒性最小,酒制品与炮制品和生品之间有显著性差异,与其他炮制品无显著性差异。

补骨脂盐制后可对抗氢化可的松所致的 cAMP/cGMP 升高,能提高肾阳虚小鼠脾脏及胸腺重量,表明盐补骨脂因能够提高机体免疫功能而能够治疗肾阳虚。补骨脂不同炮制品对化疗药物环磷酰胺引起的小鼠白细胞降低有显著地提升作用,其作用强度为:盐制品 >盐蒸品 > 雷公法品、清炒品 > 生品,盐制品显著优于其他炮制品和生品,酒浸炒品作用不明显;补骨脂不同炮制品可拮抗大黄引起的肠运动亢进,以盐制品和酒浸炒品作用最明显,生品和清炒品作用较弱。此结果为补骨脂需以炮制品入药可增强补肾作用的炮制理论奠定了基础。补骨脂经过炮制后生品和盐制品水煎液灌胃大鼠后,补骨脂素和异补骨脂素在大鼠体内吸收增加，起效时间后延但作用维持时间较长，消除较慢，可能是补骨脂炮制增效的原因之一。

【方剂应用】

1. 补骨脂 补骨脂酊（《中药制剂汇编》），补骨脂（40目粉）300g，70％乙醇适量，按间接渗滤法，分3次渗滤，各收集300ml、300ml、400ml渗滤液，合并之后静置24h过滤即得。

2. 盐补骨脂

（1）七宝美髯丹（《本草纲目》引《积善堂方》），由制首乌、茯苓、牛膝、酒当归、枸杞子、盐菟丝子、盐补骨脂组成，具有补益肝肾，乌发壮骨的功效。主治肝肾不足证，用于须发早白，脱发，齿牙动摇，腰膝酸软，梦遗滑精，肾虚不育等。

（2）四神丸（《证治准绳》），由盐补骨脂、煨肉豆蔻、醋五味子、制吴茱萸、生姜、大枣组成，具有温肾暖脾，固肠止泻的功效。主治脾肾阳虚之肾泄证，用于五更泄泻，不思饮食，食不消化，或久泻不愈，腹痛喜温，腰酸肢冷，神疲乏力，舌淡，苔薄白，脉沉迟无力。

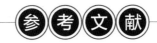

[1] 姚三桃，杨滨．中药补骨脂炮制沿革的研究[J].基层中药杂志，1996，10（1）：17-19.

[2] 殷放宙，李林，李伟东，等．多指标正交法优选盐制补骨脂饮片的炮制工艺[J].中国中药杂志，2013，38（3）：346-349.

[3] 杨荣平，秦伟瀚，林芳，等．补骨脂炮制工艺的超高效液相色谱指纹图谱法优化[J].时珍国医国药，2012，23（3）：699-701.

[4] 黎艳，郭晏华，黄婷，等．星点设计－效应面法优化补骨脂炮制工艺[J].中国现代中药，2013，15（1）：56-59.

[5] 励娜，张小梅，姚媛媛，等．D-最优设计响应面法结合UHPLC优选补骨脂药材炮制工艺[J].中草药，2016，47（2）：233-239.

[6] 吴疆，魏巍，袁永兵．补骨脂的化学成分和药理作用研究进展[J].药物评价研究，2011，34（3）：217-219.

[7] 郭秀芝，刘卫萍，杨杰．补骨脂的药理活性及其开发利用[J].中医药学报，2005，33（5）：52-53.

[8] 沙德智，刘丹凤，李飞．补骨脂炮制机理的研究[J].西北药学杂志，1991，6（1）：28-30.

[9] 宋潇，戚爱棣，王跃飞，等．不同炮制方法对补骨脂中4类化学成分的影响[J].中国中药杂志，2011，36（15）：2071-2075.

[10] 王宇，蒋嘉明，孔思远，等．补骨脂ADME及其相关毒性的研究进展[J].世界科学技术－中医药现代化，2017，19（2）：276-281.

[11] 郭晏华．GC/MS法分析补骨脂炮制前后补骨脂酚的含量变化[A].中药药效提高与中药饮片质量控制交流研讨会论文集[C].中华中医药学会，2009：4.

[12] 姚祥珍，沈鸿，富杭育，等．补骨脂主要炮制品的毒性比较[J].中药材，1997，20（4）：182-184.

[13] 陈杰．补骨脂盐炙前后药理研究及不同品种盐炙对化学成分影响[D].成都中医药大学，2009.

[14] 姚祥珍，沈鸿，富杭育．补骨脂古今主要炮制品药理作用的比较[J].中国中药杂志，1996，21（9）：539-541.

[15] 修彦凤．炮制对补骨脂在大鼠体内药动学特性的影响[A].中华中医药学会中药炮制分会2011年学术

年会论文集 [C]. 中华中医药学会中药炮制分会，2011：617-621.

[16] 曹春林. 中药制剂汇编 [M]. 北京：人民卫生出版社，1983，36：1205.

苦杏仁

Kuxingren
ARMENIACAE SEMEN AMARUM

【药材基原】 本品为蔷薇科植物山杏 *Prunus armeniaca* L. var. *ansu* Maxim.、西伯利亚杏 *Prunus sibirica* L.、东北杏 *Prunus mandshurica* (Maxim.) Koehne 或杏 *Prunus armeniaca* L. 的干燥成熟种子。夏季采收成熟果实，除去果肉和核壳，取出种子，晒干。

【炮制沿革】 苦杏仁始载于《神农本草经》，列为下品。历代医书古籍记载苦杏仁的炮制方法有 20 多种，主要有燀、清炒、麸炒、蛤蚧粉炒、面炒、煮法、焙制、煮法、蒸法、药汁制、煨制、酒制、醋制、制霜等。近代以来，苦杏仁的炮制方法主要有燀法、炒法、蒸法、制霜等。《中国药典》2015 年版收载苦杏仁、燀苦杏仁和炒苦杏仁 3 种炮制规格。

【炮制工艺】

1. **苦杏仁** 除去杂质、残留的硬壳及霉烂者，筛去灰屑，用时捣碎。

2. **燀苦杏仁** 传统方法 取净苦杏仁，置沸水中略烫，至外皮微胀时，捞出，用凉水稍浸，取出搓开种皮，晒干后簸去种皮，取仁。用时捣碎。

现代工艺 以苦杏仁苷的含量和灭酶程度作为综合评价指标，采用正交试验法，优选苦杏仁最佳燀制工艺条件为：燀制时间 10min，加水量 10 倍。

3. **炒苦杏仁** 传统方法 取燀苦杏仁，置炒制容器内，用文火加热至黄色，取出，放凉，用时捣碎。

现代工艺 现代多以烘法代替炒法。以苦杏仁苷为指标，采用正交试验法，优选烘法炮制苦杏仁的最佳工艺：将净苦杏仁置电热干燥箱中，150℃烘烤 30min（图下 -2-21）。

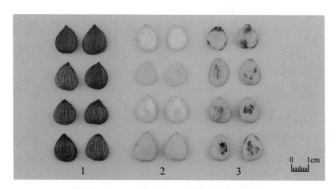

图下 -2-21　苦杏仁不同炮制品对比图
1. 苦杏仁　2. 燀苦杏仁　3. 炒苦杏仁

【炮制作用】 苦杏仁味苦，微温，有小毒。归肺、大肠经。具有降气止咳平喘、润肠通便的功效。用于咳嗽气喘，胸满痰多，肠燥便秘。生品有小毒，性微温而质润，长于润肺止咳，润肠通便，多用于外感咳嗽，肠燥便秘。燀苦杏仁作用与生苦杏仁相同。炒制后性温，具有温肺散寒作用，用于肺寒咳嗽，久患肺喘。

现代药理学研究表明，苦杏仁具有镇咳，平喘，抗炎，镇痛，抗肿瘤，降血糖，降血脂及美容等作用。临床中主要用于咳嗽、慢性支气管炎、慢性咽炎等呼吸系统疾病，胃、十二指肠溃疡等胃病的治疗，产后及老年人便秘等。

【炮制机制】 苦杏仁生品有小毒，具有润肺止咳、润肠通便的功效，燀去皮，除去非药用部位，有利于有效成分的煎出，提高药效。苦杏仁主要成分为脂肪油和苦杏仁苷，在适宜条件下，苦杏仁苷会被共存的苦杏仁苷酶水解，产生氢氰酸，大量氢氰酸可导致中毒，甚至使呼吸麻痹而死亡，所以苦杏仁不能过量使用。苦杏仁苷既是苦杏仁镇咳平喘的主要成分，又是其有毒成分，临床应用时，苦杏仁必须炮制，以达到杀酶保苷的目的。通过对苦杏仁炮制前后化学成分及药理作用的研究初步表明：苦杏仁苷被苦杏仁酶水解释放出氢氰酸，小剂量的氢氰酸可镇静呼吸中枢而起到止咳平喘的功效，而大剂量则会导致中毒。苦杏仁经燀、炒、蒸等加热处理后，酶被破坏，使苦杏仁苷在胃酸的作用下，缓缓分解，产生适量的氢氰酸，发挥镇咳平喘作用而不至于引起中毒反应。

【方剂应用】

1. 燀苦杏仁

（1）麻黄汤（《伤寒论》），由麻黄、桂枝、燀苦杏仁、蜜甘草组成，具有发汗解表，宣肺平喘的功效，用于外感风寒表实证。

（2）麻黄杏仁甘草石膏汤（《伤寒论》），由麻黄、石膏、燀苦杏仁、蜜甘草组成，用于外感风邪，邪热壅肺证。

（3）三仁汤（《温病条辨》），由滑石粉、燀苦杏仁、薏苡仁、豆蔻、通草、竹叶、厚朴、清半夏组成，具有宣畅气机，清利湿热的功效，用于湿温初起及暑温夹湿之湿重于热证。

2. 炒苦杏仁

（1）桑杏汤（《瘟病条辨》），由桑叶、炒苦杏仁、北沙参、浙贝母、淡豆豉、栀子皮、梨皮组成，具有清宣温燥，润肺止咳的功效，用于外感温燥证。

（2）冷哮丸（《张氏医通》），由麻黄、生川乌、细辛、炒花椒、白矾、猪牙皂、半夏曲、胆南星、炒苦杏仁、甘草、蜜紫菀、蜜款冬花组成，用于背受寒邪，遇冷即发喘嗽，胸膈痞满，倚息不得卧。

（3）杏苏散（《瘟病条辨》），由紫苏叶、炒苦杏仁、前胡、桔梗、麸炒枳壳、清半夏、陈皮、茯苓、甘草、生姜、大枣组成，具有清宣凉燥，理肺化痰的功效，用于外感凉燥证。

（4）麻子仁丸（《伤寒论》），由火麻仁、大黄、炒苦杏仁、炒白芍、麸炒枳实、姜厚朴、蜂蜜组成，具有润肠通便的功效，用于脾约证，症见大便干结，小便频数，脘腹胀痛，舌红苔黄干，脉细涩。

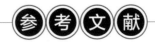

[1] 付佳玉，杨晓梅，姜秀兰，等.中药苦杏仁炮制研究进展 [J].中医药学报，1999（5）：50-51.

[2] 孙飞，王晓清，别甜甜，等.正交试验优选苦杏仁的燀制工艺 [J].中国实验方剂学杂志，2014，20（1）：28-30.

[3] 付志玲，房敏峰，王启林，等．烘法炮制苦杏仁工艺及影响因素研究 [J]．云南民族大学学报（自然科学版），2010，19（2）：140-142.

[4] 侯嵘峤．苦杏仁的炮制原理 [J]．沈阳药科大学学报，1997，14（2）：130-132.

[5] 朱卫星，陈方，李爱光，等．中药苦杏仁炮制的研究概况 [J]．中国药房，2007，18（24）：1907-1908.

枳壳

Zhiqiao
AURANTII FRUCTUS

【药材基原】 本品为芸香科植物酸橙 *Citrus aurantium* L. 及其栽培变种的干燥未成熟果实。7 月果皮尚绿时采收，自中部横切为两半，晒干或低温干燥。

【炮制沿革】 枳壳、枳实类药材以枳实之名首见于《神农本草经》，列为中品。至宋《开宝本草》始有枳壳专条。历代医书古籍记载枳壳的炮制方法有净制、切制、麸炒、炒制、炙制、醋制、制炭、酒制、蒸制、盐制、蜜制等 23 种。其中麸炒的方法沿用时间最长，应用最多。《中国药典》2015 年版收载枳壳、麸炒枳壳 2 种炮制规格。

【炮制工艺】

1. 枳壳 除去杂质，洗净，润透，切薄片，干燥后筛去碎落的瓤核。

2. 麸炒枳壳 传统方法 先将炒制容器加热，至撒入麸皮即刻烟起，随即投入枳壳片，迅速翻动，炒至色变深时，取出，筛去麸皮，放凉。每 100kg 枳壳，用麸皮 10kg。

现代工艺 （1）以新橙皮苷含量、柚皮苷含量、醇溶性浸出物、挥发油含量、性状为指标，采用正交试验方法，优选最佳工艺参数为：加麸量 15%，190℃炒制 150s。

（2）以柚皮苷含量、新橙皮苷含量等为指标，采用正交试验方法，优选江西樟帮法炮制枳壳饮片的最佳工艺参数为：取去内瓤的枳壳，洗净，润 12h，压扁后上木架，置温度 28℃，相对湿度 92% 的环境中培养 3 天，取出，切薄片，干燥后用 25% 麦麸，200℃炒制 120s（图下 -2-22）。

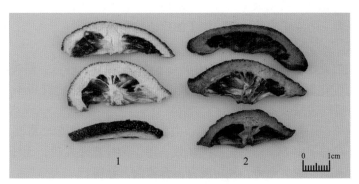

图下 -2-22 枳壳不同炮制品对比图
1. 枳壳 2. 麸炒枳壳

【炮制作用】 枳壳性微寒，味苦、辛、酸，归脾、胃经。具有理气宽中，行滞消胀的功效。枳壳生品较辛燥，作用较强，偏于理气宽中，用于胸胁气滞，胀满疼痛，近年还用于子宫下垂、脱肛、胃下垂等。麸炒可缓和峻烈之性，偏于理气健胃消食，适宜于年老体弱而气滞者，用于食积不化，痰饮内停，胁肋疼痛；亦用于脏器下垂。《医宗粹言》记载："消食去滞，用麸炒，不尔气刚，恐伤元气"。陈嘉谟在《本草蒙筌》记载："麦麸皮制抑酷性勿伤上膈"。

现代药理学研究表明，枳壳对心血管系统、胃肠道、气管平滑肌、子宫平滑肌均具有药理作用，并且具有抗抑郁、抗肿瘤、抗炎抗菌的作用。通过兔离体肠管、兔离体子宫及小白鼠胃肠运动等动物实验，证明枳壳与麸炒枳壳作用相似，但生枳壳水煎液作用较强。

【炮制机制】 枳壳的主要成分为挥发油类、黄酮类、生物碱类成分及微量元素等。

挥发油类既是枳壳的有效成分，又是其辛燥之性的原因。已有研究证实，麸炒后枳壳的挥发油含量下降，种类增多，但因为炮制时的干热使其组织结构发生改变，油室周围的分泌细胞破裂使挥发油的浸出率反而有所增加。利用高效液相色谱指纹图谱分离分析技术（HPLC-FP），发现枳壳与麸炒枳壳的主要差异成分为葡萄内酯。葡萄内酯通过抑制乙酰胆碱酯酶的活性发挥药理作用，从而达到消食去积滞，健胃和中的作用。葡萄内酯在枳壳饮片中含量普遍较低，但麸炒后葡萄内酯含量约增高 10%～20%，使枳壳促进胃肠蠕动等药理作用增强。

黄酮苷类成分包括橙皮苷、新橙皮苷、柚皮苷等，具有抑制大鼠离体肠管平滑肌的收缩作用。枳壳经过麸炒后新橙皮苷和柚皮苷的含量均有所下降，从而减缓了对肠管平滑肌的刺激，缓和枳壳峻烈之性。

生物碱类主要为辛弗林和 N-甲基酪胺，是枳壳升压、抗休克等药理作用的主要有效成分。枳壳经麸炒后，其有机碱含量也急剧下降。

【方剂应用】

1. 枳壳

（1）败毒散（《小儿药证直诀》），由枳壳、柴胡、前胡、川芎、甘草等组成，有散寒祛湿，益气解表的功效，用于治疗憎寒壮热，头项强痛，肢体酸痛，无汗，鼻塞声重，咳嗽有痰，胸膈痞满。其中枳壳生用，主宣肺降气。

（2）荆防败毒散（《摄生众妙方》），由枳壳、羌活、独活、柴胡、荆芥、防风等组成，具有发汗解表，消疮止痛的功效，用于治疗疮肿初起。

2. 麸炒枳壳

（1）木香顺气丸（《中国药典》），由枳壳（炒）、木香、砂仁、醋香附、槟榔、甘草等组成，具有行气化湿，健脾和胃的功效，用于治疗湿浊中阻、脾胃不和所致的脘腹胀痛、呕吐恶心、嗳气纳呆。

（2）参苏饮（《太平惠民和剂局方》），由枳壳（麸炒）、红参、葛根、半夏（姜制）、前胡等组成，具有益气解表，理气化痰的功效，用于治疗恶寒发热，无汗，头痛，鼻塞，咳嗽痰白，胸膈满闷，倦怠无力，气短懒言，舌苔白，脉弱。

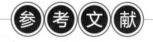

参 考 文 献

[1] 中国医学科学院药物研究所. 中药志（第三册）[M]. 第 2 版. 北京：人民卫生出版社，1984：48.

[2] 柏晓武. 枳壳炮制工艺及作用机理研究 [D]. 南昌：南昌大学，2013.

[3] 张金莲，谢一辉，何敏，等.多指标正交法优选樟帮枳壳饮片炮制工艺[J].中成药，2011，33（2）：287-290.

[4] 杨翠平，苏薇薇，劳业兴，等.枳壳药材 HPLC 指纹特征研究[J].中药材，2003，26（6）：405-408.

[5] 叶国良，吴仪昌，田允超.四种枳壳橙皮苷的含量测定[J].江西中医学院学报，2006，18（1）：31.

[6] 杨武亮，李越峰，任燕冬，等.枳壳中黄酮提取方法的比较[J].江西中医学院学报，2005，17（2）：35-36.

栀子

Zhizi
GARDENIAE FRUCTUS

【药材基原】 本品为茜草科植物栀子 *Gardenia jasminoides* Ellis 的干燥成熟果实。9—11 月果实成熟呈红黄色时采收，除去果梗和杂质，蒸至上气或置沸水中略烫，取出，干燥。

【炮制沿革】 栀子始载于《神农本草经》，列为木部中品。炮制始见于《伤寒论》。历代医书古籍记载栀子的炮制方法有 17 种之多，以净制、切制、炒制、蒸制、辅料制、煨制、制炭等常见，其中辅料制主要以甘草水制、姜汁制、盐制、酒制、蜜制、童便制等为主。栀子的现代炮制方法主要有碾碎、炒黄、炒焦，尚有炒炭、姜炙、酒炙、栀仁与栀皮分用及栀仁与栀皮分别炮制之用等。《中国药典》2015 年版收载栀子、炒栀子、焦栀子 3 种炮制规格。

【炮制工艺】

1. **栀子** 除去杂质，碾碎。

2. **炒栀子** 传统方法 栀子，或碾碎置炒制容器内，用文火加热至黄褐色时，取出，放凉。

现代工艺 以水浸出物、醇浸出物、栀子苷、西红花苷 -1 及西红花苷 -2 为指标，采用正交试验法，优选炒栀子的最佳炮制工艺参数为炒制温度 150℃、炒制时间 15min。

3. **焦栀子** 传统方法 栀子，或碾碎用中火炒至表面焦褐色或焦黑色，果皮内表面和种子表面为黄棕色或棕褐色为度，取出，放凉。

现代工艺 以浸出物、栀子苷含量和炮制品色泽为指标，采用正交试验设计，考察炒制温度、炒制时间对焦栀子炮制工艺的影响，优选焦栀子的最佳炮制工艺参数为炒制温度 200℃、炒制时间 10 min；以小鼠凝血时间、色泽度和炭药吸附力为考察指标，对建昌帮法焦栀子的炮制工艺进行了优选，优选焦栀子的最佳炮制工艺参数为：辅料油砂（20 ~ 40 目），炒制温度 220℃，炒制时间 10min。

4. **姜栀子** 传统方法 取栀子或碾碎，加姜汁拌匀，置锅内，用文火炒至姜汁被吸尽，表面焦黄色取出，晾干，每 100kg 栀子，用生姜 10kg。

现代工艺 以浸出物、栀子苷含量为指标，采用正交试验设计，考察炒制温度、炒制时间和姜汁浓度对姜栀子的炮制工艺的影响，优选姜栀子的最佳炮制工艺参数为：炒制温度 150℃、炒制时间 10 min、姜汁浓度 0.24g/ml；以京尼平苷、藏红花酸糖苷 -1 和藏红花酸糖 -2 含量为指标结合饮片外观性状，采用正交试验法，考察烘制温度、烘制时间和生姜用量 3 个因素对姜栀子的炮制工艺的影响，优选最佳炮制工艺参数为：生栀子饮片加姜汁 12.5%（药材：生姜 =8：1），炒制温度 180℃、炒制时间 6min，生姜用量为最显著因素（图下 -2-23）。

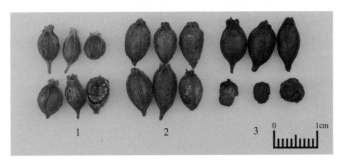

图下 -2-23　栀子不同炮制品对比图
1. 栀子　2. 炒栀子　3. 焦栀子

【炮制作用】　栀子味苦、寒。归心、肺、三焦经。具有泻火除烦、清热利湿、凉血解毒的功效。栀子生用，长于清热泻火，凉血解毒，多用于温病高热，肝火目赤，湿热黄疸，湿热淋证，疮疡肿毒，外治扭挫伤痛。栀子炒后可缓和苦寒之性，以免损伤脾胃，炒栀子多用于清热解郁。焦栀子苦寒之性得以缓和，且增强止血作用，焦栀子凉血止血，多用于血热吐衄，尿血崩漏，栀子经姜制后，可缓和寒性，增强除烦止呕之功。

现代药理学研究表明，栀子具有抗炎、利胆、解热、镇痛、抗氧化、利尿、抗肿瘤、辐射防护、降血脂等多种药理活性。对栀子及其炮制品的解热、镇静、凝血、保肝、抗炎等药理作用进行了系统的研究：①解热作用：对于鲜酵母所致的发热，生栀子解热作用最强，炒黄、炒焦次之；②镇静作用：生品和炮制品之间都有较好的镇静作用，可明显延长异戊巴比妥钠对小鼠的睡眠时间，炒焦、炒炭后镇静作用更明显，与生品有显著差异；③止血作用：栀子经炒炭后，鞣质含量明显升高，具有明显的止血作用，较其他炮制品能缩短小鼠出血时间和凝血时间，对血小板有良好的促凝作用；④调节胃功能作用：栀子生品水煎液对小鼠胃总酸分泌和胃蛋白酶活性均有明显抑制作用，经炒炭炮制后抑制作用减弱或消失；⑤保肝作用：炒品、焦栀子、姜栀子均有较好的护肝作用，但以生品护肝作用最强，炭品无作用；⑥抗炎作用：生品抗炎作用最强，经不同方法炮制后栀子抗炎作用明显减弱，且随着温度的升高抗炎作用逐渐降低，当温度超过 175℃时，抗炎作用消失。

【炮制机制】　栀子炮制前后成分变化明显，栀子炒黄、炒焦后栀子苷、绿原酸、西红花总苷、西红花苷 -Ⅰ、西红花苷 -Ⅱ的含量均降低。栀子炒焦后栀子苷降低 21.47%、绿原酸降低 32.52%、西红花总苷降低 42.35%、西红花苷 -Ⅰ降低 91.85%、西红花苷 -Ⅱ未检出、鞣质增加 68.12%，栀子炒焦后产生新成分，新增含量较高的特征成分为西红花酸。

以 GC-MS 法比较分析发现生栀子、姜栀子的图谱有明显差异，栀子经姜制后挥发油成分在组成和含量上均发生了明显变化，栀子、生姜和姜栀子中挥发油的含量依次为 1.0，1.0，1.5μl/g、从栀子、生姜和姜栀子挥发油中分别检出 42、75 和 77 个色谱峰，总共鉴定了 89 种化合物，其中栀子 30 种、生姜 58 种、姜栀子 67 种，分别占挥发油总量的 94.10%、94.52%、94.38%，栀子经姜制后，除少数成分的含量有所升高，多数栀子和生姜中原有成分的含量有所降低，同时还检测出一些醛酮类新增成分。以 UPLC 法测定栀子姜制前后4个二萜色素类成分的含量，并结合HPLC法测定栀子姜制前后2个环烯醚萜苷类成分的含量发现，栀子经姜制后，二萜色素类成分总量略有降低，而环烯醚萜苷类成分总量略有增加，主成分含量总体上呈增加的变化趋势，但差异并不显著。

【方剂应用】

1. 栀子

（1）栀子柏皮汤（《伤寒论》），由栀子、炙甘草、黄柏组成，具有清热利湿的功效，用于黄疸、热重于湿证，症见身热、发黄、心烦懊恼、口渴、苔黄。

（2）茵陈蒿汤（《伤寒论》）由茵陈、栀子、大黄组成，具有清热利湿退黄的功效。用于湿热黄疸，一身面目俱黄，色鲜明如橘子，腹微满，口中渴，小便不利，舌苔黄腻，脉沉实或滑数。

（3）三子散（《中国药典》2015年版），由栀子、诃子、川楝子组成；具有清热凉血，解毒的功效。用于湿热，血热，新久热。

（4）小儿退热颗粒（《中国药典》2015年版），由栀子、大青叶、板蓝根、金银花、连翘、黄芩等组成；具有疏风解表，解毒利咽的功效。用于小儿外感风热所致的感冒，症见发热恶风、头痛目赤、咽喉肿痛；上呼吸道感染见上述证候者。

2. 炒栀子

（1）栀子豉汤（《伤寒论》），由炒栀子（原方生品先煮）、香豉组成，具有清热除烦的功效。用于发汗吐下后，余热郁于胸膈，身热懊恼，虚烦不得眠，胸脘痞闷，按之软而不痛，嘈杂似饥，但不欲食，舌质红，苔微黄，脉数。

（2）二母宁嗽丸（《中国药典》2015年版），配伍川贝母、知母、石膏、蜜桑白皮等，清肺润燥，化痰止咳。用于燥热蕴肺所致的咳嗽、痰黄而黏不易咳出、胸闷气促、久咳不止、声哑喉痛。

3. 焦栀子

荷叶丸（《中国药典》2015年版），由焦栀子、荷叶、藕节、茅根炭等组成，具有凉血止血的功效。用于血热所致的咯血，衄血，尿血，便血，崩漏。

4. 姜栀子

（1）顺气和中汤（《万病回春》），由姜栀子、盐陈皮、姜半夏、麸炒枳实、土炒白术、醋香附、姜黄连、茯苓、炒砂仁、炒神曲、炙甘草组成，用于噎膈翻胃，嘈杂吞酸，痞闷噫气，心腹刺痛，恶心呕吐痰水。

（2）越鞠保和丸（《古今医鉴》），由炒苍术、炒神曲、制香附、姜栀子（药典）、半夏、酒黄连、酒当归、川芎、苍术、木香、槟榔等组成，具有疏肝解郁，开胃消食的功效。用于气食郁滞所致的胃痛，症见脘腹胀痛、倒饱嘈杂、纳呆食少、大便不调；消化不良见上述证候者。

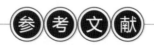

[1] 吴婷，鄢连和，朱美晓．栀子的炮制沿革及炮制品现代研究进展[J]．中国药师，2015，18（6）：1011-1013．

[2] 张学兰，程和丽，李慧芬．栀子炮制的历史沿革研究[J]．中成药，2005，27（11）：1281-1283．

[3] 黄弦，罗光明，左月明，等．正交试验法优选炒栀子的炮制工艺[J]．中国实验方剂学杂志，2013，19

（3）：12-15.

[4] 刘玲，鲍家科.正交试验优化栀子的不同炮制工艺 [J].安徽农业科学，2014，42（24）：8153-8155.

[5] 彭红，付建武，黄丽芸.建昌帮法焦栀子炮制工艺研究 [J].中华中医药学刊，2010，28（5）：940-941.

[6] 李雨田.姜栀子配伍炮制的物质基础内涵研究 [D].北京：中国中医科学院，2012.

[7] 张学兰，孙秀梅，牛序莉，等.炮制对栀子部分成分及解热作用的影响 [J].中药材，1995，18（3）：136-138.

[8] 张学兰，孙秀梅，曲福生.炮制对栀子部分药效的影响 [J].中药材，1994，17（4）：24-26.

[9] 张学兰，孙秀梅，刘玉荣.栀子不同炮制品护肝作用比较研究 [J].中成药，1996，18（2）：18-19.

[10] 张学兰，战旗，王苓，等.栀子及炮制品抗炎作用比较研究 [J].山东中医学院学报，1994，18（6）：416-417.

[11] 徐苹.焦栀子炮制机理及质量研究 [D].济南：山东中医药大学，2005.

牵牛子

Qianniuzi
PHARBITIDIS SEMEN

【药材基原】 本品为旋花科植物裂叶牵牛 *Pharbitis nil* (L.) Choisy 或圆叶牵牛 *Pharbitis purpurea* (L.) Voigt 的干燥成熟种子。秋末果实成熟、果皮未开裂时采割植株，晒干，打下种子，除去杂质。

【炮制沿革】 牵牛子之名始见于梁代《名医别录》，《本草经集注》将其列为下品。《雷公炮炙论》首先记载了酒蒸牵牛子法。历代牵牛子的炮制方法较多，加辅料炮制的方法有生姜汁酒制、童便制、吴茱萸制、牙皂汁制、醋煮、水煮、酒蒸、盐炒、米炒、麸炒、蜜制、石灰炒等；不加辅料的炮制方法有炒熟、炒焦、砂烫、蒸制等。经历代演变和发展，虽然种类较多，但近代已基本不用。炒法始于唐代，此法延续至今，并成为主要的炮制方法。《中国药典》2015 年版收载牵牛子、炒牵牛子 2 个炮制规格。

【炮制工艺】

1. **牵牛子** 取原药材，去净杂质，用时捣碎。

2. **炒牵牛子** 取净牵牛子，置热锅内，文火炒至膨胀鼓起，有爆裂声，颜色加深，断面浅黄色，取出。用时捣碎（图下 -2-24）。

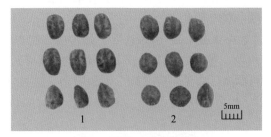

图下 -2-24 牵牛子不同炮制品对比图

1. 牵牛子 2. 炒牵牛子

【炮制作用】 牵牛子味苦，性寒，有毒。归肺经、肾经、大肠经。具有泻水通便、消痰涤饮、杀虫攻积的功效。生品药力较猛，泻下力强，长于逐水消肿，杀虫攻积。用于水肿胀满、二便不通、虫积腹痛。炒后可降低毒性，缓和药性，免伤正气，消积之中略有健脾作用，以涤痰饮、消积滞见长。多用于食积不化，气逆痰壅，亦用于水肿胀满或虫积而体质较差者。

现代药理学研究表明，牵牛子水浸出液能刺激肠黏膜，增进肠蠕动，具有泻下作用；可以加速菊糖在肾脏中的排出，有利尿作用；乙醇提取物对链格孢菌和灰霉菌具有明显的抑菌作用；对动情期离体兔肠及离体小鼠子宫具有明显的兴奋作用；正丁醇萃取物的杀虫活性最为显著，对黏虫、甜菜夜虫等也有一定的触杀作用。牵牛子还能减轻二乙基亚硝胺对肝细胞的损伤，抑制二乙基亚硝胺诱发大鼠肝癌的过度生长。黑丑提取物在体内外均具有明显的抑制肿瘤作用，并可通过稳定 G- 四链体结构进而抑制肿瘤细胞的端粒酶活性，最终导致肿瘤细胞凋亡。另外，黑丑水煎剂能对抗士的宁及氨基脲引起的小鼠惊厥作用，降低死亡率，延长小鼠存活时间。牵牛子苷对胃肠的直接刺激可引起呕吐、腹痛、腹泻及黏液血便，还能刺激肾脏，引起血尿，重者能损及神经系统，发生语言障碍、昏迷等。牵牛子石油醚、氯仿、正丁醇提取物均不同程度表现出急性毒性症状，其毒性强度为正丁醇部位 > 氯仿部位 > 石油醚部位。

【炮制机制】 牵牛子中含油量为 17.50%，脂肪油中含有大量人体必需的不饱和脂肪酸，其主要成分为棕榈酸、硬脂酸、油酸、亚油酸、亚麻酸等。此外，必需氨基酸含量较高，约占总氨基酸 34.98%；非必需氨基酸中谷氨酸含量最高；矿质元素种类齐全，其中 Fe、Mn、Cu、Zn、Ca 等含量较高。高效液相色谱图显示牵牛子炮制后化学成分发生变化，含量有升有降，并有新成分产生。牵牛子炮制后有利于脂肪类油脂、浸出物的析出，水浸出物含量较高，脂肪油的含量炒后呈现上升趋势。咖啡酸对高温不稳定，导致炒制后咖啡酸含量降低为原来的 10% 左右。对于酚酸类成分，HPLC-MS 分析显示牵牛子炮制后咖啡酸、绿原酸、异绿原酸 B 含量降低，新绿原酸、隐绿原酸、异绿原酸 A 及异绿原酸 C 含量升高。炮制后牵牛子所含生物碱成分未见有质的变化，但可以观察到含量减少的趋向。新成分的产生可能是苷类成分水解成新的物质，如牵牛子苷水解生成牵牛子素等，牵牛子苷具有强烈的泻下作用，炮制可使部分水解，起到缓和药性的目的。药理实验显示炮制后牵牛子中的泻下成分遭到破坏，牵牛子的泻下作用明显减弱，毒性降低，这与历来的牵牛子炮制后可缓和其峻猛攻下之力，减弱其毒性的观点相吻合。

【方剂应用】

1. **牵牛子**

（1）山楂化滞丸（《中国药典》2015 年版），由山楂、麦芽、六神曲、槟榔、莱菔子、牵牛子等配伍组成，具有消食导滞的功效。主要用于饮食不节所致的食积，症见脘腹胀满、纳少饱胀，大便秘结。

（2）万应丸（《医学正传》），由槟榔、大黄、黑牵牛子、皂角、苦楝根皮配伍组成，具有泻水通便、杀虫攻积的功效，主治虫积内阻，腹痛拒按、便秘，脉沉实者；近代也用于治疗蛔虫性肠梗阻见上述症状者。

2. **炒牵牛子**

（1）一捻金、一捻金胶囊（《中国药典》2015 年版），由大黄、炒牵牛子、槟榔、人参、朱砂等配伍组成，具有消积导滞、祛痰通便等功效。用于脾胃不和、痰食阻滞所致的积滞，症见小儿停乳停食、腹胀便秘、痰盛咳喘等。

（2）开胸顺气丸（《中国药典》2015 年版），由槟榔、炒牵牛子、陈皮、木香、姜厚朴、醋三棱、醋莪术、猪牙皂等配伍组成，具有消积化滞，行气止痛的功效。主要用于气郁食滞所致的胸胁胀满、胃脘疼痛、嗳气呕恶、食少纳呆等。

（3）木香槟榔丸（《儒门事亲》），由木香、槟榔、陈皮、青皮、醋香附、醋莪术、麸炒黄连、黄柏、大黄、炒牵牛子组成，具有行气导滞，攻积泄热的功效。用于积滞内停，脘腹痞满胀痛，大便秘结，以及赤白下痢，里急后重等。

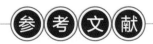

[1] 刘春生，马泽新，常立军. 黑丑和白丑的考证 [J]. 中药材，1995，18（8）：420-421.

[2] 吴家荣. 中药黑白丑的鉴定研究初报 [J]. 贵阳中医学院学报，1979，（1）：93-105.

[3] 田连起，张振凌，张本山，等. 牵牛子药理－毒副作用及临床应用的研究进展 [J]. 光明中医，2008，23（11）：1864-1865.

[4] 敖冬梅，魏群. 牵牛子研究进展 [J]. 中国中医药信息杂志，2003，10（4）：77-80.

[5] 徐向荣，蒋红云，张燕宁，等. 牵牛子萃取物的杀虫活性研究 [J]. 植物保护，2006，32（2）：90-92.

[6] 吴荣敏，方晓燕，凌雁武，等. 牵牛子对二乙基亚硝胺诱发大鼠肝癌的抑制作用 [J]. 医药导报，2015，34（4）：463-466.

[7] 张虹，向俊锋，谭莉，等. 黑丑提取物的体内外抗肿瘤活性及其初步机制 [J]. 解放军药学学报，2010，26（6）：489-491，550.

[8] 刘明月，黄桂林，张少杰，等. 生药黑丑的抗惊厥作用初步研究 [J]. 中草药，2003，34（5）：450-451.

[9] 刘翠华，何金洋. 牵牛子不同提取物对小鼠急性毒性的比较研究 [J]. 大众科技，2016，18（199）：73-75.

[10] 林文群，陈忠，刘剑秋，等. 牵牛子（黑丑）化学成分的初步研究 [J]. 福建师范大学学报（自然科学版），2002，18（2）：61-64.

[11] 田连起，郑玉丽，白吉星，等. 牵牛子炮制前后咖啡酸的含量比较研究 [J]. 中医学报，2011，26（5）：595-597.

[12] 杨世红. 炮制对牵牛子有效成分及药效的影响研究 [J]. 当代医学，2016，22（9）：27-28.

[13] 田连起，石延榜，张本山，等. 黑丑与白丑炒制前后药学初步研究 [A]. 中华中医药学会中药炮制分会 2009 年学术研讨会论文集 [C]，2009：413-417.

[14] 李亭亭，徐新房，王子健，等. 牵牛子生品、炒品酚酸类成分的 HPLC-MS 分析 [J]. 中医药学报，2016，44（1）：11-14.

[15] 王初，孙建宇. 炮制对牵牛子有效成分及药效的影响 [J]. 医药导报，2008，27（7）：781-782.

[16] 田连起，郑玉丽，白吉星，等. 牵牛子（黑丑、白丑）炮制前后咖啡酸的含量比较 [A]. 2010 中药炮制技术、学术交流暨产业发展高峰论坛论文集 [C]，2010：387-391.

莱菔子

Laifuzi

RAPHANI SEMEN

【药材基原】本品为十字花科植物萝卜 *Raphanuss sativus* L. 的干燥成熟种子。夏季果实成熟时采割植株，晒干，搓出种子，除去杂质，再晒干。

【炮制沿革】 莱菔子始载于《日华子本草》。在 1000 多年的药用及临床实践中，历代医家逐步认识到了其"生熟异治""生升熟降"的药性特点。生用能吐风痰，炒用具有消食除胀，降气化痰的功效。莱菔子入药始于生用，但在临床实践中很快发展为以使用炒品为主。随着现代医学的发展，吐法在临床上应用日趋减少，炒莱菔子成为中医用药主流。《中国药典》2015 年版收载莱菔子和炒莱菔子 2 种炮制规格。

【炮制工艺】

1. 莱菔子 风选，水淘洗，80℃以下烘干。

2. 炒莱菔子 传统方法 取莱菔子置炒制容器内，用文火加热，缓缓翻动，炒至微鼓起，取出，放凉。

现代工艺 以外观、水溶性浸出物、醇溶性浸出物、芥子碱和脂肪油的含量为指标，采用均匀设计试验法，优选的最佳工艺：炒制温度 190℃，炒制时间 3min（图下 -2-25）。

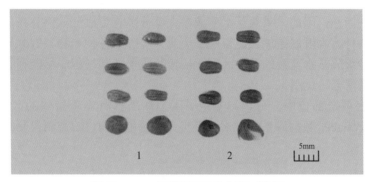

图下 -2-25 莱菔子不同炮制品对比图

1. 莱菔子　2. 炒莱菔子

【炮制作用】 莱菔子味辛、甘，平。归肺、脾、胃经。具有消食除胀，降气化痰的功效。用于饮食停滞，脘腹胀痛，大便秘结，积滞泻痢，痰壅喘咳。李时珍概括其功效为："生用能升，熟用能降"，升则吐风痰、散风寒、发疮疹；降则定痰喘咳嗽、调下痢后重、止内痛。清代《本草求真》亦曰："莱菔子气味甚辛，生用研汁，能祛风痰，有倒墙推壁之功；炒熟则下气定喘，消食宽胀"。近代张锡纯先生认为："莱菔子生用味微辛，性平。炒用气香性温。其力能升能降，生用则升多于降，炒用则降多于升。取其升气化痰宜用生者，取其降气消食宜用炒者"。

现代药理学研究表明，莱菔子具有抗菌、祛痰镇咳平喘、增加消化道运动、降压和抗肾上腺素等作用。在临床上，莱菔子主要用于消化系统病的治疗，如术后腹胀、肠梗阻和慢性萎缩性胃炎用生品治疗效果佳；重用炒莱菔子治疗急性水肿型胰腺炎取得较满意的效果；莱菔子生、炒品都可以用于治疗便秘，生品应用剂量较小，炒品剂量较大。同时对呼吸系统疾病和心血管系统疾病的治疗都有不错的效果，如顽固性咳嗽、高血压等。如需长期服药患者，使用炒莱菔子可减轻胃肠道反应，更加适宜。

【炮制机制】 莱菔子炒制前后功效明显改变，生用能升，吐风痰、散风寒、发疮疹；熟用能降，定痰喘咳嗽、调下痢后重、止内痛。现代研究通过对莱菔子炮制前后化学成分的研究对炮制机制初步探索：生、炒莱菔子气味组成成分不同，生品检出 10 种组分，炒品检出 8 种组分，其中共有组分 8 种，占总检出组分数的 80%。其中，二甲基二硫醚含量超过 61%。组分 1，1- 二甲氧基 -2- 甲基丙烷和棕榈酸仅在生品中检出；二甲基二硫醚、二甲酯硫酸在生品中的相对含量高于炒品，而二甲基三硫醚在炒品中的相对含量明显高于生品。实验首次分析了生、炒莱菔子气味不同的实质变化。

莱菔子生品挥发油中检出 16 种组分，炒品检出 11 种组分，在两者共检出的 25 种成分中共有组分仅 2 种，占总检出组分数的 8 %，存在明显差异。生、炒品挥发油的共有组分相对含量也有较大差异，二甲基三硫醚生品明显多于炒品，1，2- 二甲磺酰氧基乙烷炒品明显多于生品。莱菔子生用研末吞服，可服入挥发性成分。而炒品入煎剂以服入水溶性部位为主，多数挥发油组分得不到利用，这可能是莱菔子饮片生熟异治的机制之一。

硫苷类物质是生、炒品水煎液的主要区别成分之一，硫苷溶液有显著的促进小鼠肠推进的作用，可改善因阿托品引起的肠道平滑肌抑制作用，也有一定程度的抑制小鼠胃排空的作用，说明硫苷类成分有可能是反应莱菔子生、炒品药效区别的成分之一。炒制过程的高温破坏了酶的活性，因此炒莱菔子水煎液中大部分硫苷类成分依然存在。生莱菔子水煎液由于具备了各种酶水解的条件，使得硫苷类成分水解为各种产物。因此硫苷类成分含量的不同便是生炒莱菔子水煎液的根本区别。证实莱菔子炒制过程中可能存有硫代葡萄糖苷类成分的"杀酶保苷"机制。

从莱菔子水煎出部位中，分离、鉴定了生、炒品具有显著量变的区别成分 A209、B221，经 sciencefinder 数据库系统检索，证实为一新化合物，给炮制机制的研究提供了新的思路与方法。

【方剂应用】

1. **莱菔子** 一味莱菔子汤（《医学衷中参西录》），由生、炒莱菔子各半组成，主治伤寒、温病结胸。用于胸膈痰饮，与外感之邪互相凝结，上塞咽喉，下滞胃口，呼吸不利，满闷短气，饮水不能下行，或转吐出；兼治疫证结胸。

2. **炒莱菔子**

（1）保和丸（《中国药典》2015 年版），由焦山楂、炒莱菔子、炒麦芽、六神曲、制半夏、茯苓、陈皮、连翘组成，具有消食化滞，理气和胃。主治食积证。用于脘腹痞满胀痛，嗳腐吞酸，恶食呕逆，或大便泄泻，舌苔腻，脉滑。方中炒莱菔子消食下气化痰，长于消麦面痰气之积。

（2）三子养亲汤（《韩氏医通》），由炒紫苏子、炒白芥子和炒莱菔子组成，具有温肺化痰，降气消食的功效。主治痰壅气逆食滞证。用于咳嗽喘逆，痰多胸痞，食少难消，舌苔白腻，脉滑等。方中莱菔子炒后由升转降，善消食除胀，降气化痰，诸药相合，共奏温化痰饮、降气消食之功。

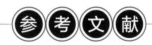

参 考 文 献

[1] 谭鹏 . 莱菔子炮制工艺与质量控制方法研究 [D]. 济南：山东中医药大学，2005.

[2] 吴超杰，汤坤标 . 莱菔子外用治疗术后腹胀 [J]. 中医杂志，1998，39（8）：456.

[3] 彭秋芬，雷小玲，肖月英，等 . 复方莱菔子散外敷防治术后腹胀的临床观察 [J]. 湖北中医杂志，

2002，24（9）：32.

[4] 殷润根. 外用"莱枳散"治疗肠梗阻 [J]. 江西中医药，1988，19（5）：39.

[5] 麦文安. 单兆伟教授运用药对治疗慢性萎缩性胃炎经验 [J]. 天津中医，2002，19（3）：58-59.

[6] 陈树鑫，林诚. 重用莱菔子组方配合西药治疗急性水肿型胰腺炎 21 例 [J]. 福建中医药，1999，30（6）：25.

[7] 余国俊. 莱菔子治便秘、不寐 [J]. 中医杂志，1998，39（8）：455.

[8] 沈顺琴，泮家宁，舒炎高. 三子汤止咳祛痰疗效观察 [J]. 中药通报，1986，11（8）：56-57.

[9] 马群，马健. 莱菔子降血压效佳 [J]. 中医杂志，1998，39（8）：454.

[10] 张欣. 莱菔子饮片成分分析及炮制原理研究（Ⅰ）[D]. 济南：山东中医药大学，2008.

[11] 贾京京. 莱菔子炮制工艺与质量控制方法研究（Ⅱ）[D]. 济南：山东中医药大学，2009.

莲房

Lianfang

NELUMBINIS RECEPTACULUM

【药材基原】 本品为睡莲科植物莲 *Nelumbo nucifera* Gaertn. 的干燥花托。秋季果实成熟时采收，除去果实，晒干。

【炮制沿革】 莲房始载于《食疗本草》。宋代有煅炭（《疮疡》）的方法，明代有"烧存性"（《普济方》）和炒法（《济阳》），清代则沿用前代的方法。目前莲房的炮制方法主要有生切和炒炭 2 种，《中国药典》2015 年版仅收载莲房炭 1 种炮制规格。

【炮制工艺】

1. **莲房** 取原材料，取出杂质，切成碎块。

2. **莲房炭** 传统方法 取净莲房碎块，置铁锅内，上面扣一较小口径的锅，两锅结合处用盐泥封固，盖锅底上贴一白纸条或放数粒大米，并压重物，用文武火加热，煅至白纸或大米呈焦黄色为度，停火，待凉后取出。或置锅内，用武火加热，炒至外表焦黑色，内部焦褐色。喷淋少许清水，灭尽火星，取出晾干。

现代工艺 以槲皮素为指标性成分，采用正交试验设计法，优选莲房炒炭的最佳炮制工艺参数为：炒制温度 310℃，炒制时间 15min（图下 -2-26）。

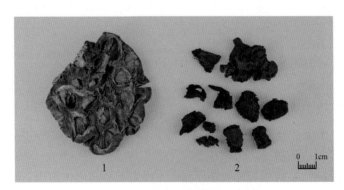

图下 -2-26 莲房不同炮制品对比图

1. 莲房 2. 莲房炭

【炮制作用】 莲房味苦、涩，性温。归肝经。具有化瘀止血的功效。用于崩漏、尿血、痔疮出血、产后瘀阻、恶露不尽。生品少用，偏于化瘀，止血力较弱，可用于胞衣不下、痔疮等。制炭后收涩止血力强，化瘀力较弱，用于血崩、血淋、皮肤湿疮等。莲房生用虽然偏于化瘀，但活血化瘀而不会导致出血；莲房炭虽以固涩止血力胜，但止血而不留瘀，故用于崩漏、尿血而有瘀滞者效果更佳。

现代药理学研究表明，莲房具有止血、抗菌、调节血脂、心肌缺血保护、细胞损伤保护、抗癌、抗氧化等作用。在临床上，莲房炭主要用于诸失血证。

【炮制机制】 中药炭药广泛应用于临床，其炮制方法有炒炭法和煅炭法两种，莲房属于易灰化、较难成炭的药物，因此多采用煅炭法进行炮制；莲房制炭要求"炒炭存性"，制炭后增加药物止血的作用。莲房制炭后止血效果增强的作用机理可能与以下几个方面有关：①止血成分（槲皮素等）变化；②鞣质含量增加；③产生新的止血成分等。

【方剂应用】

1. 莲房

（1）莲房枳壳汤（《疡科选粹》），由莲房、荆芥、枳壳、薄荷、朴硝等组成，煎水熏洗，能祛风清热，化瘀消痔，用于痔疮肿痛。

（2）单用（《岭南采药录》），产后瘀阻，胞衣不下，可用莲房一味，甜酒煎服。

2. 莲房炭

（1）莲壳散（《儒门事亲》），由莲房炭、棕榈炭和炒香附等组成，主血崩，可用于治血崩不止或月经过多。

（2）单用（《经验方》），可单用本品为末，入麝香少许，米饮调服，治血淋等淋证。

（3）单用（《妇人经验方》），陈莲蓬壳，烧存性，研末。每服二钱，热酒下，用治经血不止。

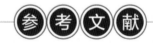

[1] 王春丽，张学兰. 正交设计优选莲房炒炭工艺 [C]. 2010 中药炮制技术、学术交流暨产业发展高峰论坛论文集，2010：229-232.

[2] 林晓兰. 中药炭药的止血应用及作用机理分析 [J]. 首都医药，1998，5（6）：29-30.

桃仁
Taoren
PERSICAE SEMEN

【药材基原】 本品为蔷薇科植物桃 *Prunus persica* (L.) Batsch 或山桃 *Prunus davidiana* (Carr.) Franch. 的干燥成熟种子。果实成熟后采收，除去果肉和核壳，取出种子，晒干。

【炮制沿革】 桃仁始载于《神农本草经》，列为下品。历代医书古籍记载桃仁的炮制方法较多，如浸泡去皮、去皮尖炒用、捣碎研泥、烧后外敷、制霜、蒸、炒、燀等。近代以来，桃仁的炮制方法主要以炒、燀、燀炒为主。《中国药典》2015 年版收载桃仁、燀桃仁、炒桃仁 3 种炮制规格。

【炮制工艺】

1. **桃仁** 除去杂质，用时捣碎。

2. **燀桃仁** 传统方法 取净桃仁，投入沸水中，翻动片刻，燀至种皮由皱缩至舒展、易搓去时，捞出，放入冷水中，除去种皮，用时捣碎。

3. **炒桃仁** 传统方法 取燀桃仁，置炒制容器内，用文火炒至黄色时，取出，放凉，用时捣碎。

现代工艺 取燀桃仁，炒制温度 100～300℃，炒制时间 2～4min（图下 -2-27）。

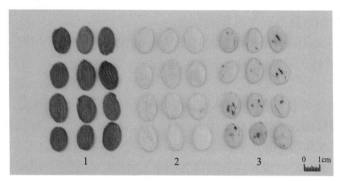

图下 -2-27　桃仁不同炮制品对比图
1. 桃仁　2. 燀桃仁　3. 炒桃仁

【炮制作用】桃仁味苦、甘，性平。归心、肝、大肠经。具有活血祛瘀、润肠通便、止咳平喘的功效。炮制目的主要是为了增效减毒，生桃仁活血破血之力强，炮制后作用缓和偏于润燥，润肠通便之力更强。

现代药理学研究表明，桃仁及其炮制品均具有抗凝血、抗血栓、抗炎、润滑肠道的作用，生桃仁抗凝、抗血栓作用更强，桃仁可通过改善血流动力学，实现活血化瘀的作用；桃仁中含有的脂肪油，可以起到润滑肠道的作用，有利于机体的排便；小剂量口服，桃仁中的苦杏仁苷，能水解产生氢氰酸和苯甲醛，而氢氰酸具有镇咳平喘的作用。炒桃仁总蛋白能提高小鼠 B 细胞功能，刺激机体体液免疫应答，同时可以通过刺激 TNF-α 的分泌发挥抗肿瘤效应。

【炮制机制】不粉碎时，水溶性浸出物含量，燀桃仁＞炒桃仁＞生桃仁，说明炮制有利于成分煎出。粉碎后，水溶性浸出物含量，生桃仁＞燀桃仁＞带皮桃仁＞炒桃仁，说明燀制和炒制的过程中成分有损失，桃仁皮中含有的水溶性成分不容忽视，其含量可达 3.49%，其成分和桃仁肉是否一致并不确定。醇溶性浸出物（具抗凝、溶血、收缩子宫等作用）含量以生品最高，炮制后均不同程度地降低，按得率折算，燀、炒、蒸品分别较生品降低 22.0%，21.4% 和 5.0%。醚溶性浸出物含量按得率折算，燀品与生品基本相同，炒品降低 8.5%。

桃仁燀制具有保苷的作用，生桃仁中苦杏仁苷含量高于燀桃仁中该成分含量，但这仅是从炮制对成分即时影响的角度考虑，通过比较贮存 6 个月前后桃仁生品与制品中苦杏仁苷含量变化，发现贮存后生桃仁苦杏仁苷的含量明显降低，低于同时间段燀桃仁中该成分的含量，而燀桃仁中苦杏仁苷的含量变化不显著。原因可能是燀桃仁含有的苦杏仁苷在长期贮存中因苦杏仁酶早已灭活而未被分解，故含量变化不明显；而生桃仁含有的苦杏仁苷在贮存过程中被自身所含的酶分解而显著降低。焯桃仁去皮具有减毒作用，通过对去皮与未去皮焯桃仁的 LD_{50} 进行比较，发现焯桃仁未去皮的毒性大于去皮的。桃仁焯制后去皮的炮制方式较为合理，符合中药传统炮制作用之"增效减毒"理论。

【方剂应用】

1. 桃仁

（1）桃核承气汤（《伤寒论》），由大黄、桂枝、炙甘草、芒硝组成，具有逐瘀泻热的功效，用于下焦蓄血证。症见少腹急结、小便自利、神志如狂，甚则烦躁谵语，至夜发热，血瘀经闭，痛经，脉沉实而涩者。

（2）桂枝茯苓丸（《中国药典》2015 年版），由桂枝、茯苓、牡丹皮、赤芍组成，具有活血、化瘀、消癥的功效，用于妇人宿有癥块，或血瘀经闭，行经腹痛，产后恶露不尽。

（3）大黄蟅虫丸（《金匮要略》），由熟大黄、水蛭（制）、土鳖虫（炒）等组成，具有活血破瘀、通经消癥的功效。用于瘀血内停所致的癥瘕、闭经，症见腹部肿块、肌肤甲错、面黄暗黑、潮热羸瘦、经闭不行。

（4）颈复康颗粒（《中国药典》2015 年版），由桃仁、羌活、川芎等组成，具有活血通络、散风止痛的功效，用于风湿瘀阻所致的颈椎病，症见头晕、颈肩僵硬、肩背酸痛、手臂麻木。跌打丸（《中国药典》2015 年版），由三七、当归等组成，具有活血散瘀、消肿止痛的功效，用于跌打损伤、筋断骨折、瘀血肿痛、闪腰岔气。

（5）产妇康颗粒（《中国药典》2015 年版），由益母草、当归等组成，具有补血养血、去瘀生新的功效，用于气虚血瘀所致的产后恶露不绝，症见产后出血过多、淋漓不断、神疲乏力、腰膝酸软。

2. 焯桃仁　金嗓散结丸（《中国药典》2015 年版），由金银花、板蓝根等组成，具有清热解毒、活血化瘀、利湿化痰的功效，用于热毒蕴结、气滞血瘀所致的声音嘶哑、声带充血、肿胀，慢性喉炎、声带小结、声带息肉见上述证候者。

3. 炒桃仁　通幽润燥丸（《中药成药制剂手册》），由炒桃仁、郁李仁、当归、炒枳壳、火麻仁、大黄、生地等组成，具有清热润燥的功效，用于大肠燥热、津枯液少、大便秘结、脘腹胀满。

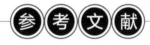

参 考 文 献

[1] 吕文海，王作明 . 桃仁炮制药用研究 [J]. 中药材，1993，16（8）：29-31.

[2] 天津宏仁堂药业有限公司 . 一种桃仁的炮制工艺 [P]. 专利号 CN102100765A，2011-06-22.

[3] 赵永见，牛凯，王拥军，等 . 桃仁药理作用研究近况 [J]. 辽宁中医杂志，2015，42（4）：888-889.

[4] 刘英，张伟兵，张鹏宇，等 . 炒桃仁总蛋白对 TNF-α、IL-2 产生水平的影响 [J]. 中医药学报，2001，29（4）：50-52.

[5] 马新华，熊鹰，贺军 . 桃仁炮制研究初探 [J]. 黑龙江中医药，1990（6）：43.

[6] 吕文海，于少华 . 桃仁炮制的初步实验研究 [J]. 中国中药杂志，1993，18（4）：214-215.

[7] 许亚锚，孙飞，梁生旺，等 . 桃仁焯制机制探讨 [J]. 中国实验方剂学杂志，2014，20（22）：1-4.

益智

Yizhi
ALPINIAE OXYPHYLLAE FRUCTUS

【药材基原】 本品为姜科植物益智 *Alpinia oxyphylla* Miq. 的干燥成熟果实。夏、秋间果实由绿变红时采收，晒干或低温干燥。

【炮制沿革】 益智始载于清代《得配本草》。味辛，性温，具有暖肾固精缩尿，温脾止泻摄唾的功效。历代医书古籍记载益智仁的炮制方法有许多，唐代有去壳炒，宋代出现取仁盐炒用，元代有盐水浸炒，明代出现盐炒、米泔制、姜汁炒、青盐酒煮、蜜制、焙制、酒炒、炒黑为末等，清代有煨法、盐酒炒等法。近代以来，益智仁的炮制方法主要有去壳炒用、蜜糖拌炒和盐水拌炒等。目前益智仁的主导炮制方法是盐制法。《中国药典》2015 年版收载益智仁和盐益智仁 2 种炮制规格。

【炮制工艺】

1. 益智仁 除去杂质及外壳，用时捣碎。

2. 盐益智仁 传统方法 取净益智仁，加盐水拌匀，稍闷，待盐水被吸尽后，置炒制容器内，用文火加热，炒干至颜色加深为度，取出晾凉。用时捣碎。每 100kg 益智仁用食盐 2kg。

现代工艺 （1）以益智仁中挥发油含量和醇浸出物含量为指标，采用正交设计法，优选出最佳炮制工艺参数为：取益智仁生品加 2% 食盐辅料，润药 30min，置于 200℃烘箱中烘制 10min。

（2）以益智仁中挥发油及水浸出物为量化指标，采用正交设计法，优选出最佳工艺参数为：每 100g 益智仁加食盐 2g，加 40ml 水溶解，闷润 30min，在 250℃下炒制 8min（图下 -2-28）。

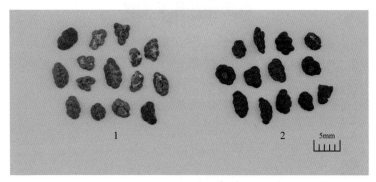

图下 -2-28 益智仁不同炮制品对比图
1. 益智仁 2. 盐益智仁

【炮制作用】 益智仁归脾、肾经，"生品入脾，盐炙入肾"。生益智仁辛温而燥，以温脾止泻，收摄涎唾力胜，多用于腹痛吐泻，口涎自流。盐制可缓和辛燥之性，专行下焦，长于固精缩尿，用于肾气虚寒的遗精、早泄、尿频、遗尿、白浊。《修事指南》中记载益智仁曰："益智仁盐炒，止小便频数"。《开宝本草》曰："夜多小便者，取二十四枚，碎，入盐同煎服，有奇验"。《本草求真》曰益智仁"脾虚而不见食，则用此温里。肾气不温而见小便不缩，则用此盐炒"。

现代药理学研究表明，益智仁具有镇静、催眠，强心，止泻、抑制胃损伤，抗溃疡，抗癌，镇痛，抗过敏，抗衰老、抗氧化的作用。此外，益智仁还有促皮质激素样作用，抗利尿，抗痴呆，提高动物学习能力，提高免疫力，降低血脂，保肝等作用。在临床上，生益智仁主要用于预防和治疗小儿神经性尿频，记忆力减退，老年痴呆，帕金森病，慢性肾脏病。抗氧化，止泻，抑制胃肠收缩。盐益智仁常用于温脾止泻，温肾缩尿，且可缓和辛燥之性。

【炮制机制】 益智仁中含多种化学成分，主要包括黄酮类，黄酮醇类，萜类，甾体类，脂肪酸类等化合物。益智仁生品能够显著降低水负荷小鼠血浆醛固酮浓度，具有保钠排钾的作用。生品和盐制品均随剂量增大而拮抗乙酰胆碱引起的豚鼠离体膀胱平滑肌兴奋，且盐制效果优于生品。盐制可以通过降低益智仁中水分的含量，使其质地更加干燥、松脆，易于粉碎，在水煎时与煎液的接触面和扩散面增大，使其药效成分快速溶出。

【方剂应用】

1. **生益智仁** 益智散（《太平惠民和剂局方》），由生益智仁、干姜、青皮、川乌等组成，用于伤寒阴盛，心腹痞满，呕吐泻痢，手足厥冷及一切冷气奔冲，心胁脐胀满绞痛，有温中散寒以止吐泻的功效。

2. **盐益智仁**

（1）缩泉丸（《中药临床生用与制用》），由盐益智仁、乌药、山药组成，具有温肾祛寒，缩尿止遗的功效，用于下焦虚寒，膀胱不约，小便频数或遗尿。

（2）益智桑螵蛸散（《顾氏医径》），由盐益智仁、桑螵蛸、人参、黄芪、鹿茸、牡蛎、赤石脂组成，用于腹内素有冷气，因产后气虚无阳以输化，小便清长而数者。

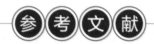

参 考 文 献

[1] 梁华伦，陈康，江秀娟.益智仁盐炙炮制工艺研究 [J].亚太传统医药，2014，10（5）：30.

[2] 李兴迎，胡昌江，林辉，等.正交实验法对中药益智仁盐炙工艺的研究 [J].时珍国医国药，2008，19（7）：1576.

[3] 范碧亭.中药药剂学 [M].上海：上海科学技术出版社，1997：60.

紫苏子

Zisuzi
PERILLAE FRUCTUS

【药材基原】 本品为唇形科植物紫苏 *Perilla frutescens*（L.）Britt. 的干燥成熟果实。秋季果实成熟时采收，除去杂质，晒干。

【炮制沿革】 紫苏子以"苏"为名，始载于《名医别录》，列为中品。历代医书古籍记载紫苏子的炮制方法有杵碎、微炒、蜜炙微炒、酒炒、制霜等。《中国药典》2015 年版收载紫苏子和炒紫苏子 2 种炮制规格。

【炮制工艺】

1. **紫苏子**　除去杂质，洗净，干燥。

2. **炒紫苏子**　传统方法　取净紫苏子，置炒制容器内，用文火加热至有爆声，表面灰褐色，有细裂口，香气逸出时，取出，放凉（图下 -2-29）。

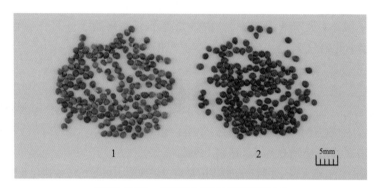

图下 -2-29　紫苏子不同炮制品对比图

1. 紫苏子　　2. 炒紫苏子

【炮制作用】　紫苏子味辛，性温。归肺经。具有降气化痰，止咳平喘，润肠通便的功效。上气喘逆之时，紫苏子可以定喘而下气；痰火奔迫之时，紫苏子可降火而清痰。生紫苏子润肠之力强，尤适用于肠燥便秘或气喘而兼便秘者。炒后辛散之性缓和，温肺降气力强，多用于各种原因引起的喘咳。

现代药理学研究表明，紫苏子具有镇咳、平喘、解热、止吐、抗炎脱敏、降血脂、促进记忆以及抗肿瘤的作用。临床上用于治疗痰壅气逆，咳嗽气喘，肠燥便秘。

【炮制机制】　紫苏子含有两大类抗过敏、炎症物质，即脂肪酸类成分和多元酚类成分。

紫苏子脂肪酸类成分含量高，可达 30% ~ 50%，亦称紫苏油。其中 α- 亚麻酸含量高达 70%，是脂肪酸类成分中起抗过敏作用的有效成分。

多元酚类是紫苏子抗过敏作用的有效成分，以木犀草素为代表的酚类化合物能抑制组胺、白三烯及前列腺素 D_2 的释放，发挥抗过敏作用，但对于释放的组胺介质无拮抗作用。同时多元酚类是高效低毒的抗自由基活性成分，能提供大量的酚羟基还原自由基，从而起到抗自由基作用。紫苏子和炒紫苏子都有多元酚类物质，而且炒紫苏子无论活性，还是所含的量都明显高于紫苏子，表现出明显的抗过敏与抗自由基作用。紫苏子炒后气香、质脆，易于粉碎和提高煎出效果。

【方剂应用】

1. **紫苏子**

（1）三子养亲汤（《韩氏医通》），由紫苏子、芥子、莱菔子组成，用于治疗气喘咳嗽，食痞兼痰。

（2）紫苏麻仁粥（《济生方》），由紫苏子、麻子仁组成，用于顺气、滑大便。

2. **炒紫苏子**

（1）三子养亲汤（《杂病广要》引《皆效方》），由炒紫苏子、炒莱菔子、炒芥子组成，具有温化痰饮，降气消食的功效，用于治疗咳嗽喘逆，痰多胸痞，食少难消，舌苔白腻，脉滑。其中紫苏子宜炒制，主降气消痰，止咳平喘。

（2）苏子降气汤（《太平惠民和剂局方》），由炒紫苏子、清半夏、姜厚朴、肉桂等组成，具有降气平喘，祛痰止咳的功效，用于治疗喘咳痰多，短气，胸膈满闷，呼多吸少。其中紫苏子宜炒制，主降上逆之肺气，消壅滞之痰涎。

（3）紫苏子散（《太平圣惠方》），由炒紫苏子、炒莱菔子、杏仁、青皮、炙甘草等组成，用于治疗小儿嚏气未定，与乳饮之，与气相逆，气不得下。

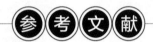

[1] 陈新俊．紫苏的临床应用 [J]．时珍国药研究，1998，9（2）：3.

[2] 李英霞．紫苏子的本草考证 [J]．中医药研究，1996，3（1）：17.

[3] 王钦富，王永奇，于超，等．炒紫苏子醇提取物对过敏模型小鼠的抗过敏作用及机制 [J]．中草药，2006，37（10）：1532-1535.

[4] Ueda H，Yamazaki C，Yamazaki M.Luteolin as an anti-inflammatory and anti-allergic constituent of Perilla frutescens[J]. Biol Pharm Bull，2002，25（9）：1197-2002.

[5] Makino T，Furuta A，Fujii H，et al.Effect of oral treatment of Perilla frutescens and its constituents on type-I allergy in mice[J]. Biol Pharm Bull，2001，24（10）：1206-1209.

[6] Chiang G，Patra P，Letourneau R，et al.Pentosanpolysulfate inhibits mast cell histamine secretion and intracellular calcium ion levels：an alternative explanation of its beneficial effect in interstitial cystitis[J].J Urol，2000，164（6）：2119-2125.

[7] 王钦富，李红娜，王永奇，等．炒紫苏子水提物抗氧化作用的研究 [J]．中西医结合心脑血管病杂志，2003，1（10）：588-589.

酸枣仁

Suanzaoren

ZIZIPHI SPINOSAE SEMEN

【药材基原】本品为鼠李科植物酸枣 *Ziziphus juba* Mill. var. *spinosa* (Bunge) Hu ex H. F. Chou 的干燥成熟种子。秋末冬初采收成熟果实，除去果肉和核壳，收集种子，晒干。

【炮制沿革】酸枣仁始载于《神农本草经》，列为上品。历代医书古籍记载酸枣仁的炮制方法主要有微炒、炒黄、炒爆、炒令香熟等，虽后来有蒸制、辅料炒如醋制、蜜炙等，但应用较少，现代主要以清炒为主。《中国药典》2015 年版收载酸枣仁和炒酸枣仁 2种炮制规格。

【炮制工艺】

1. **酸枣仁** 除去残留核壳。用时捣碎。

2. **炒酸枣仁** 传统方法 取净酸枣仁，置炒制容器内，用文火炒至表面微鼓起，色微变深，微具焦斑时，取出，放凉。用时捣碎。

现代工艺 以斯皮诺素含量为指标，采用正交设计法，对酸枣仁炒制温度和炒制时间进行考察，优选炒酸枣仁的最佳炮制工艺为：炒制温度130℃，炒制时间4min（图下-2-30）。

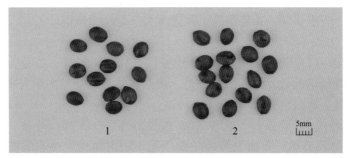

图下-2-30 酸枣仁不同炮制品对比图
1. 酸枣仁 2. 炒酸枣仁

【炮制作用】 酸枣仁味甘、酸，性平。归肝、胆、心经。具有养心补肝，宁心安神，敛汗，生津的功效。古代医家将酸枣仁炮制理论归结为3种，其一，生、熟酸枣仁均可治失眠，这是其原始意图，但在应用中各有所长，如在温剂中用炒酸枣仁，在清剂中用生酸枣仁；对肝胆虚热引起的失眠选用生酸枣仁，肝胆不足，心脾两虚所致失眠宜选用炒酸枣仁，如《本草从新》"生用酸平，专补肝胆；炙熟酸温而香，亦能醒脾，炒香研"；其二，酸枣仁生、熟异治，生用治多眠而熟用则治不眠，这从宋代开始有记载，如宋《证类本草》"睡多生使，不得睡，炒熟"；其三，认为酸枣仁生、熟异治，是将酸枣肉与酸枣仁的功效混淆所致，如《神农本草经》"云疗不得眠，盖其子肉味酸，食之使不思睡，核中仁服之疗不得眠"，正如"麻黄发汗，根节止汗也"。邹澍考证了这一说法，认定酸枣治醒睡，酸枣仁治不眠。从酸枣仁的历史沿革研究来看，酸枣仁最早的炮制方法是炒法，而其原始意图是治疗不眠，至于生熟异治以宋代开始记载，可能是将酸枣肉与仁的功效混淆所致。

现代药理学研究表明，酸枣仁生、制品均具有镇静、催眠作用，酸枣仁总黄酮可明显抑制小鼠的自发活动，可能是酸枣仁中枢抑制作用的有效成分，同时酸枣仁油还有显著的降血脂和抗血小板聚集作用，酸枣仁总皂苷有抗大鼠心肌缺血，抗脂质过氧化作用，酸枣仁提取液对内毒素发热小鼠SOD降低具有保护作用等。

【炮制机制】 酸枣仁中的酸枣仁皂苷A、B和黄酮类化合物是其主要药效成分，炒制利于有效成分煎出，但不能太过，久炒油枯则易失效。酸枣仁炒至后总黄酮的含量有所增加，生品为0.252%，熟品Ⅰ为0.331%，熟品Ⅱ为0.307%，熟品Ⅲ为0.325%；黄酮类成分斯皮诺素是其镇静安神的主要药理活性成分之一，酸枣仁生品含量为0.028%，炒品的含量为0.145%，随着炮制温度的升高，斯皮诺素含量显著增加，但是当炮制时间过长时，斯皮诺素含量又明显减少。所以，炮制温度与时间对斯皮诺素含量影响很大，影响酸枣仁炮制质量，从而影响疗效。

【方剂应用】

1. 酸枣仁

（1）枣仁参苓饮（《幼科证治大全》），由酸枣仁、茯苓、人参组成，用于小儿盗汗。

（2）泻热半夏千里流水汤（《备急千金要方》），由酸枣仁、半夏、宿姜、生地、黄芩、制远志、茯苓、秫米组成，用于胆腑实热，精神不守。

（3）参乌健脑胶囊（《中国药典》2015 年版），由酸枣仁、人参、何首乌、远志、山药、茯神等组成，具有补肾填精、益气养血、强身健脑的功效。用于肾精不足、肝气血亏所致的精神疲倦、失眠多梦、头晕目眩、体乏无力、记忆力减退。

2. 炒酸枣仁

（1）酸枣仁汤（《金匮要略》），由炒酸枣仁、甘草、知母、茯苓、川芎组成，具有养血安神、清热除烦的功效。用于肝血不足、虚热内扰证，症见虚烦失眠、心悸不安、头目眩晕、咽干口燥，舌红，脉弦细。

（2）天王补心丹（《校注妇人良方》），由炒酸枣仁、人参、丹参、当归、地黄、朱砂等组成，具有滋阴清热、养血安神的功效。用于阴虚血少、神志不安证，症见心悸怔忡、虚烦失眠、神疲健忘、手足心热、口舌生疮、大便干结、舌红少苔、脉细数。

（3）心脑康片（《中国药典》2015 年版），由炒酸枣仁、丹参、炙远志、鹿心粉、九节菖蒲等组成，具有活血化瘀，通窍止痛的功效。用于瘀血阻络所致的胸痹、眩晕，症见胸闷、心前区刺痛、眩晕、头痛；冠心病心绞痛、脑动脉硬化见上述证候者。

（4）归脾丸（《中国药典》2015 年版），由炒酸枣仁、党参、炒白术、炙远志、龙眼肉等组成，具有益气健脾，养血安神的功效。用于心脾两虚，气短心悸，失眠多梦，头昏头晕，肢倦乏力，食欲不振，崩漏便血。

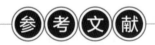

[1] 王和平, 李艳凤, 张晓燕. 酸枣仁炮制的历史沿革及现代研究 [J]. 中医药信息, 2004, 21（2）: 21-23.

[2] 李晓东, 杨培民, 齐立红. 酸枣仁炮制前后有效成分的比较分析 [J]. 山东中医杂志 1999, 18（5）: 225-226.

[3] 耿欣, 李廷利. 正交设计法优化炒酸枣仁的炮制工艺 [J]. 中医药学报, 2016, 44（4）: 60-62.

罂粟壳

Yingsuqiao
PAPAVERIS PERICARPIUM

【药材基原】 本品为罂粟科植物罂粟 *Papaver somniferum* L. 的干燥成熟果壳。秋季将成熟果实或已割取浆汁后的成熟果实摘下，破开，除去种子和枝梗，干燥。

【炮制沿革】 罂粟壳始载于宋代《开宝本草》《本草发挥》等。在古代，罂粟壳的炮制方法有 10 余种。宋代即有蜜制、醋炒、姜制、制炭或清炒，饴糖制、醋煮等，历代临床应用炮制方法以醋炒和蜜炒为主。《中国药典》2015 年版收载罂粟壳和蜜罂粟壳 2 种炮制规格。

【炮制工艺】

1. **罂粟壳** 除去杂质，捣碎或洗净，润透，切丝，干燥。

2. **蜜罂粟壳** 先将炼蜜加适量沸水稀释后，加入净罂粟壳丝中拌匀，闷透，置炒制容器内，用文火炒至放凉后不粘手，表面微黄色，略有黏性。除另有规定外，每 100kg 罂粟壳用炼蜜 25kg。

3. **醋罂粟壳** 取净罂粟壳丝，加醋拌匀，闷透，置炒制容器内，炒干，取出，放凉。醋制时，用米醋。每 100kg 罂粟壳用米醋 20kg（图下 -2-31）。

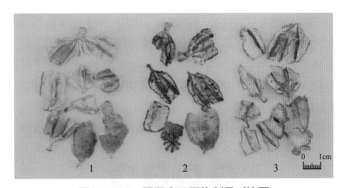

图下 -2-31 罂粟壳不同炮制品对比图
1. 罂粟壳　2. 蜜罂粟壳　3. 醋罂粟壳

【炮制作用】 罂粟壳味酸、涩，性平；有毒。归肺、大肠、肾经。具有敛肺，涩肠，止痛的功效，用于久咳，久泻，脱肛，脘腹疼痛。生品以止痛力胜，收敛作用强。多用于脘腹疼痛，筋骨疼痛；亦可用于久咳少痰或久泻久痢。蜜制能增强润肺止咳，制其寒性的作用，常用于肺虚久咳。《本草便读》有"其性或言温或言寒，究竟酸涩属阴，当以微寒为是，故每蜜炙用之"的论述，《本经逢原》有"蜜炙止咳，醋制止痢"的记载。醋制能增强涩肠止泻作用，用于泻痢长久不愈。如《本草正》云："醋炒甚固大肠，久痢滑泻必用"。《本草备要》"凡使壳，洗去蒂及筋膜，醋炒或蜜炒，性紧涩，不制多令人吐逆"的论述，则阐明炮制能减轻其毒副作用。

现代药理学研究表明，罂粟壳具有显著的镇痛、镇咳作用，能使胃肠道及其括约肌的张力提高、消化液分泌减少、便意迟钝而起止泻作用。罂粟壳还具有呼吸抑制作用，严重可引起呼吸肌麻痹，导致死亡，长期应用具有成瘾性。临床上用于治疗咳嗽、腹泻、急性菌痢等。

【炮制机制】 现代研究表明，罂粟壳的主要成分为吗啡、那可丁、可待因、原阿片碱、罂粟碱等生物碱类。鉴于罂粟壳的成瘾性，其使用需要严格执行麻醉药品管理的相关规定，罂粟壳炮制机制的现代研究相对较少，尚需进一步研究发掘。作为传统中药饮片，罂粟壳在历代使用频繁，古代医家对其炮制与应用就已经有深刻的认识。《景岳全书》曰："醋拌炒用，甚固大肠，久痢滑泻必用，须加甘补同煎……湿热下痢乃非所宜"。指出临床应用"须加甘补"，这可能是醋蜜制、蜜制、饴糖制等炮制方法的理论基础。罂粟壳味酸性涩，功在收敛，加甘补则产生补益作用，在扶助正气方面有协同效果。

【方剂应用】
1. 罂粟壳
（1）百劳散（《宣明论》），由罂粟壳、乌梅组成，用于治疗久咳虚嗽。
（2）洋参保肺丸（《中国药典》2015 年版），由罂粟壳、川贝母、陈皮、枳实、砂仁等组成，具有滋阴补肺，止嗽定喘的功效，用于治疗阴虚肺热，咳嗽痰喘，胸闷气短，口燥咽干，睡卧不安。

2. 蜜罂粟壳

（1）九仙散（《王子昭方》，录自《医学正传》），由蜜罂粟壳、川贝母、乌梅、红参、阿胶珠等组成，具有敛肺止咳、益气养阴的功效，用于治疗久咳伤肺，咳甚则气喘自汗，痰少而黏，脉虚数。方中罂粟壳宜用蜜制品，敛肺止咳。

（2）真人养脏汤（《太平惠民和剂局方》），由蜜罂粟壳、麸煨肉豆蔻、诃子肉、肉桂、土炒白术等组成，具有涩肠固脱，温补脾肾的功效，用于治疗久泻久痢，脾肾虚寒。方中罂粟壳宜用蜜制品，涩肠止泻。

3. 醋罂粟壳 《本草纲目》记载，以罂粟壳醋制为末，蜜丸弹子大，治久痢不止。

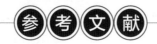

[1] 中国医学科学院药物研究所等．中药志 [M]．北京：人民卫生出版社，1984：685.

[2] 徐敏友，张淼，孙启美．中药罂粟壳古代应用与炮制理论的研究 [J]．中成药，1998，20（6）：26.

薏苡仁
Yiyiren
COICIS SEMEN

【药材基原】 本品为禾本科植物薏苡 *Coix lacrymajobi* L. var. *Mayuen* (Roman.) Stapf 的干燥成熟种仁。秋季果实成熟时采割植株，晒干，打下果实，再晒干，除去果壳、黄褐色种皮及杂质，收集种仁。

【炮制沿革】 薏苡仁始载于《神农本草经》，列为上品。南北朝刘宋时期开始应用炒制薏苡仁，历代均有发展，以清炒法、盐炒法、姜汁炒法、土炒法、糯米共炒法常见。近代以来薏苡仁的炮制方法有麸炒法、烫制、蒸制、土炒、炒焦等。薏苡仁目前常用的炮制方法有清炒法、土炒法和麸炒法。《中国药典》2015 年版收载炒薏苡仁和麸炒薏苡仁 2 种炮制规格。

【炮制工艺】

1. 炒薏苡仁 传统方法 取净薏苡仁，置炒制容器内，用文火加热，炒至表面微黄色，略鼓起，取出晾凉。

现代工艺 以醇溶性浸出物和外观评分为评价指标，优选的最佳炮制工艺参数为：浸润 1h，蒸制 120min，干燥至含水量 25%，280℃炒制 8min。

2. 麸炒薏苡仁 传统方法 取麸皮撒入热锅内，用中火加热至冒烟时，投入净薏苡仁，炒至表面黄色，微鼓起，取出，筛去麸皮，晾凉。每 100kg 薏苡仁用麸皮 10kg。

现代工艺 （1）以薏苡仁中甘油三油酸酯、多糖为指标，采用正交设计法，优选的最佳炮制工艺参数为：温度 210～220℃，时间 60s，麦麸量 20%。

（2）以薏苡仁中甘油三油酸酯为评价指标，采用正交设计法，优选的最佳炮制工艺为：薏苡仁药材加水浸泡 1h，蒸制 15min，于 60℃下干燥，再投入 6 倍量的细砂之中，于 250℃砂温下翻炒 90s（图下 -2-32）。

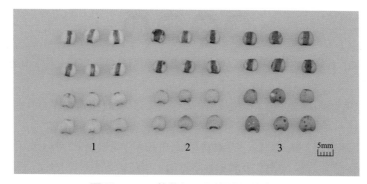

图下 -2-32 薏苡仁不同炮制品对比图
1. 生薏苡仁　2. 炒薏苡仁　3. 麸炒薏苡仁

【炮制作用】薏苡仁归脾、胃、肺经，"清肺生用，理脾微炒"。生薏苡仁性偏寒凉，长于利水渗湿，清热排脓，除痹，用于小便不利，水肿，肺痈，肠痈，风湿痹痛，筋脉挛急。炒薏苡仁和麸炒薏苡仁性偏平和，长于健脾止泻。炒薏苡仁渗湿作用强，麸炒薏苡仁健脾作用略胜，多用于脾虚有湿的泄泻，神疲乏力，面色萎黄等。《本草逢原》曰"入理肺药姜汁拌炒，入利水湿药生用"。《得配本草》则谓"微炒用，治疝气。引药下行，盐水煮或用壁土炒。治泻痢，糯米炒。治肺痈利二便，生用"。

现代药理学研究表明，薏苡仁具有抗肿瘤，抗溃疡，止泻，提高机体免疫力，降血糖，抗炎镇痛，调节血脂代谢等作用。在临床上，生薏苡仁主要用于治疗膝关节滑膜炎、治疗扁平疣和治疗多种恶性肿瘤。麸炒薏苡仁燥性缓和，健脾和胃作用强于生品。

【炮制机制】薏苡仁与麸炒薏苡仁功用相似，炮制后薏苡仁寒性偏于平和，更长于健脾止泻，而薏苡仁则擅于利水。薏苡仁生制品均可提高脾虚模型小鼠小肠推进率和胃排空率，麸炒薏苡仁混悬液较生品混悬液效果更好，说明炮制之后薏苡仁对小鼠胃肠促进作用有所提高，但这一差别的药理机制仍有待于进一步研究。薏苡仁生制品对脾虚小鼠的腹泻指数和脾指数的实验结果表明，薏苡仁生制品均可降低脾虚小鼠的腹泻指数，提高脾虚小鼠的脾指数，且麸炒品作用明显强于生品。

【方剂应用】

1. 生薏苡仁

（1）麻杏苡甘汤（《金匮要略》），由麻黄、杏仁、炙甘草、生薏苡仁组成，具有解表祛湿的功效，用于风湿一身尽疼，发热，日晡所剧者。

（2）苇茎汤（《备急千金要方》），由苇茎、薏苡仁、瓜瓣、冬瓜仁、桃仁组成，具有清肺化痰，逐瘀排脓的功效，用于肺痈，热毒壅滞，痰瘀互结证。

（3）三仁汤（《温病条辨》），由杏仁、飞滑石、通草、白蔻仁、竹叶、厚朴、生薏苡仁、半夏组成，具有宣畅气机，清利湿热的功效，用于湿温初起及暑温夹湿之湿重热证。

（4）四妙丸（《成方便读》），由黄柏、苍术、牛膝、薏苡仁组成，具有清热利湿，舒筋壮骨的功效，用于湿热痿证。

2. 麸炒薏苡仁
参苓白术散（《中国药典》2015 年版），由人参、茯苓、麸炒白术、山药、炒白扁、莲子、麸炒薏苡仁、砂仁、桔梗、甘草组成，具有益气健脾，渗湿止泻的功效，用于脾胃虚弱，食少便溏，气短咳嗽，肢倦乏力。

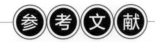

[1] 单国顺，步显坤，孙媛媛，等.麸炒薏苡仁炮制工艺的优化[J].中国实验方剂学杂志，2010，16（6）：42-45.

[2] 王建科，张永萍，李玮，等.薏苡仁贵州炮制方法的工艺优化[J].贵州农业科学，2013，41（8）：173-175.

[3] 孔祥山，王欣，张云端，等.薏苡仁古今炒法初探[J].山东中医杂志，1997，16（1）：29-30.

[4] 李爽，沈晓庆，章琦，等.薏苡仁及其麸炒品对动物胃肠动力的影响[J].亚太传统医药，2012，8（4）：29-32.

橘核

Juhe
CITRI RETICULATAE SEMEN

【药材基原】 本品为芸香科植物橘 *Citrus reticulata* Blanco 及其栽培变种的干燥成熟种子。果实成熟后收集，洗净，晒干。

【炮制沿革】 橘核始载于《日华子本草》。橘核炮制方法简单，历代均以炒法为主，记载有炒法、盐炒、炒焦、青盐拌炒、酒炒、酒焙和盐酒炒等。清代出现的酒制法近代已不用，现今常用盐制法。《中国药典》2015 年版收载橘核和盐橘核 2 种炮制规格。

【炮制工艺】

1. **橘核** 取原药材，除去杂质，洗净，干燥。用时捣碎。

2. **盐橘核** 传统方法 取净橘核，用盐水拌匀，闷润，至盐水被吸尽后，置炒制容器内，用文火加热，炒至微黄色并有香气逸出时，取出晾凉。用时捣碎。每 100kg 橘核，用食盐 2kg。

现代工艺 以醇溶性浸出物和柠檬苦素、诺米林的量为评价指标，对炮制温度、闷润时间进行考察，采用正交试验法，优选最佳炮制工艺参数为：净橘核加入食盐水（水与盐的比例 10∶1）拌匀，闷润 30min，在 100℃下炒至微黄色并有香气逸出。每 100kg 橘核，用盐 2kg（图下 -2-33）。

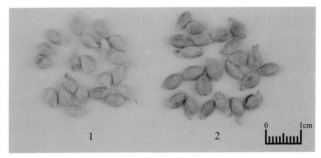

图下 -2-33 橘核不同炮制品对比图

1. 橘核 2. 盐橘核

【炮制作用】 橘核味苦，性平。归肝、肾经。具有理气，散结，止痛的功效。用于疝气疼痛，睾丸肿痛，乳痈乳癖。橘核生品理气散结作用较强，可用于乳痈。盐制后能引药下行，增强理气止痛作用，常用于疝气疼痛。

有研究对橘核生品与盐制品分别进行抗炎、镇痛、小肠推进等试验研究，结果表明橘核生品与盐制品均有较明显的镇痛、抗炎作用和促进小鼠小肠推进运动作用。

【炮制机制】 通过 PCA 和 OPLS-DA 法分析橘核盐制前后指纹图谱的差异，盐制品中圣草枸橼苷、柠檬苦素、诺米林、黄柏酮含量升高，并得到潜在的化学标记物，鉴定为 1(22).7(16)- 二环氧基 -[20.8.0.0(7,16)]- 三环 – 三十烷、柠檬苦素、黄柏酮，可做为区分生品与炮制品的指标成分，橘核盐制后主要有效成分含量增加，这可能是橘核盐制后增效的物质基础。

【方剂应用】 **盐橘核** 茴香橘核丸（《中国药典》2015 年版），由盐小茴香，八角茴香，盐橘核，荔枝核，盐补骨脂，肉桂，炒川楝子，醋青皮，醋延胡索，醋莪术，木香，醋香附，昆布，槟榔，醋乳香，炒桃仁，醋山甲组成。诸药相合，共奏散寒行气，消肿止痛之功，用于寒凝气滞的寒疝。

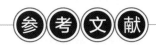

参 考 文 献

[1] 王晓清，别甜甜，孙飞，等 . 多指标正交试验法优选橘核的盐制工艺 [J]. 中成药，2014，36（9）：1933-1936.

[2] 莫书蓉，朱慧，缪舒益，等 . 中药橘核不同炮制品镇痛抗炎作用研究 [J]. 中药药理与临床，2007，23（5）：141.

[3] 付娟，黄林芳，武拉斌，等 . 基于 UPLC-Q-TOF/MS 技术盐炙橘核炮制机理研究 [C]. 2013 全国中药与天然药物高峰论坛论文集，2013.

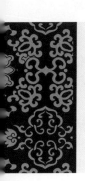

第三章
动物类药

水蛭
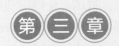
Shuizhi
HIRUDO

【药材基原】本品为水蛭科动物蚂蟥 *Whitmania pigra* Whitman、水蛭 *Hirudo nipponica* Whitman 或柳叶蚂蟥 *Whitmania acranulata* Whitman 的干燥全体。夏、秋二季捕捉，用沸水烫死，晒干或低温干燥。

【炮制沿革】水蛭始载于《神农本草经》，列为下品，其炮制始见于《伤寒论》，曰"熬"，历代医书古籍记载的水蛭炮制品有生水蛭、炒水蛭、煨水蛭、水蛭炭、烫水蛭、石灰制水蛭、米制水蛭、醋水蛭、酒水蛭、蜜水蛭、盐水蛭、油水蛭等，现今常用的为生水蛭和烫水蛭 2 种，《中国药典》2015 年版收载水蛭和烫水蛭 2 种炮制规格。

【炮制工艺】

1. **水蛭** 洗净，切段，干燥。

2. **烫水蛭** 传统方法 取滑石粉置锅内，加热至灵活状态时，投入水蛭段，勤加翻动，拌炒至微鼓起呈黄棕色时取出，筛去滑石粉，放凉，每 100kg 水蛭，用滑石粉 40kg。

现代工艺 以水蛭醇溶性浸出物、水溶性浸出物和总灰分的含量为指标，优选水蛭的最佳炮制工艺参数为：取适量滑石粉加热至灵活状态后，放入净水蛭，不断翻动，烫至 5min 取出约全量的 1/3；10min 后取出剩余部分的 1/2；15min 后再取出剩余部分（图下 -3-1）。

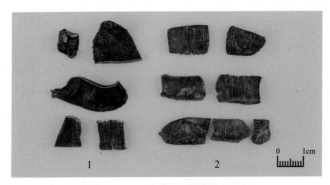

图下 -3-1　水蛭不同炮制品对比图

1. 水蛭　2. 烫水蛭

【炮制作用】水蛭味咸、苦，性平。归肝经。具有破血通经，逐瘀消癥的功效。用于血瘀经闭，癥瘕痞块，中风偏瘫，跌扑损伤等。水蛭生品有毒，多入煎剂，以破血逐瘀为主，用于瘀滞癥瘕，闭经，跌打损伤，瘀滞疼痛等症。滑石粉炒制后能降低毒性，质地酥脆，利于粉碎，多入丸、散剂，用于跌扑损伤，内伤瘀血，心腹疼痛，大便不通等症。

现代药理学研究表明，水蛭具有抗凝血，抗血小板聚集，抑制血栓形成，降血脂，脑保护，抗细胞凋亡，抗肿瘤，抗纤维化和抗炎等药理作用。在临床上，主要用于治疗妇科疾病如痛经、闭经、盆腔炎性肿块、产后瘀血不下而腹痛等；冠心病、心绞痛、急性心肌梗死和肺源性心脏病；血管栓塞性疾病，如静脉炎、闭塞性脉管炎、栓塞性动脉炎等；脑血管疾病和骨科疾病等。

【炮制机制】水蛭主要含有蛋白质、氨基酸、肝素、抗凝血酶、水蛭素及一些人体必需微量元素，临床应用主要以炮制品为主。传统中药炮制理论认为，水蛭经滑石粉炒制后能降低毒性，质地酥脆，利于粉碎和制剂。现代研究发现，炮制对水蛭化学成分及药理作用均有一定影响，水蛭高温炮制的科学合理性有待于进一步探讨和研究。

水蛭素是水蛭中主要的化学成分之一，《中国药典》2015 年版收载的 3 个水蛭品种中均含有水蛭素。其是目前已知最强的凝血酶特异性抑制剂，迄今对水蛭素的研究也最为透彻。有研究表明，水蛭素主要存在于新鲜水蛭的唾液中，水蛭素的热稳定性较差，在碱性条件下加热则失去活性，在 80℃、pH13 的条件下处理 15min 则其活性完全丧失。另有研究表明，水蛭素的含量在生品中最高，经过高温炮制后含量下降，炮制品中的水蛭素部分或完全被破坏，而经过煎煮入口服后，在水解和胃蛋白酶作用下，会损失殆尽。水蛭"鲜品－生品－炮制品"的制备过程即是水蛭素损失的过程，但是毋庸置疑的是，水蛭生品及炮制品仍表现出很强的药理活性，因此，水蛭素是否为水蛭的主要药效成分值得商榷。

有研究对水蛭生品与滑石粉烫制品的氨基酸组成进行比较，结果发现水蛭共含 14 种氨基酸，氨基酸总量水蛭生品为 27.85%，烫制品为 54.89%，烫水蛭的含量明显高于水蛭生品，说明烫水蛭有利于药物有效成分的溶出。临床应用以烫水蛭为佳，符合传统用药习惯。

另有研究采用 SDS-PAGE 检测发现，在高温炮制工艺条件下水蛭的部分水溶性蛋白常被自身释放的蛋白酶降解为小分子肽或游离的氨基酸，由此推测水蛭提取物中所含有的游离氨基酸可能是水蛭产生抗凝血作用的主要有效成分。

【方剂应用】

1. 水蛭

（1）天丹通络片（《中国药典》2015 年版），由水蛭、川芎、丹参、天麻等组成，具有活血通络，息风化痰的功效。用于中风中经络，风痰瘀血痹阻脉络证，症见半身不遂、偏身麻木、口眼歪斜、语言謇涩；脑梗死急性期、恢复早期见上述证候者。

（2）血栓心脉宁片（《中国药典》2015 年版），由水蛭、川芎、槐花、丹参、毛冬青和人工牛黄等组成，具有益气活血，开窍止痛的功效。用于气虚血瘀所致的中风、胸痹，症见头晕目眩、半身不遂、胸闷心痛、心悸气短；缺血性中风恢复期、冠心病心绞痛见上述证候者。

2. 烫水蛭

（1）抵当汤（《伤寒论》），由制水蛭、虻虫、大黄和桃仁组成，具有破血祛瘀的功效。用于下焦蓄血所致的发狂或如狂，少腹硬满，小便自利，喜忘，大便色黑易解，脉沉结，及妇女经闭，少腹硬满拒按者。

（2）地黄通经丸（《妇人良方》），由烫水蛭、熟地黄、虻虫、桃仁等组成，具有破血通经的功效。用于瘀血阻滞，月经闭塞，少腹胀痛，或产后恶露结聚。

（3）抗栓再造丸（《中国药典》2015 年版），由红参、黄芪、烫水蛭、烫穿山甲、人工牛黄、冰片等组成，具有活血化瘀，舒筋通络，息风镇痉的功效。用于瘀血阻窍、脉络失养所致的中风，症见手足麻木、步履艰难、瘫痪、口眼㖞斜、言语不清；中风恢复期及后遗症见上述证候者。

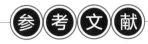

[1] 汤晓，杜中惠，李强 . 水蛭炮制工艺的实验研究 [J]. 中国药业，2004，13（8）：50.

[2] 马莉，马琳，王曙宾，等 . 动物药水蛭高温炮制的科学合理性 [J]. 中国中药杂志，2015，40（19）：3894-3898.

[3] Greinacher N，Lubenow N.Recombinant hirudin in clinical practice：focus on lepirudin[J].Circulation，2001，103（10）：1479.

[4] 陈华友，黄静，蒋芝君，等 . 抗凝良药水蛭素的研究进展 [J]. 生物学通报，2003，38（3）：3-5.

[5] 刘欣，张文清，夏玮，等 . 提取水蛭有效成分初探 [J]. 中成药，2002，24（11）：894-895.

[6] 戴作波 . 水蛭及其炮制品中水蛭素的测定 [J]. 求医问药，2012，10（12）：343-344.

[7] 李艳玲，赵丽 . 水蛭及其炮制品的体内抗凝血活性研究 [J]. 安徽农业科学，2009，37（34）：16894，16942.

[8] 樊小容 . 炮制对水蛭氨基酸成分的影响 [J]. 海峡药学，2000，12（4）：44-45.

[9] 王厚伟 . 低温炮制工艺对水蛭水溶性蛋白组成及纤溶活性的影响 [J]. 中药材，2007，30（3）：272-275.

乌梢蛇

Wushaoshe

ZAOCYS

【药材基原】本品为游蛇科动物乌梢蛇 Zaocys dhumnades (Cantor) 的干燥体。多于夏、秋二季捕捉，剖开腹部或先剥皮留头尾，除去内脏，盘成圆盘状，干燥。

【炮制沿革】乌梢蛇始载于《雷公炮炙论》，历代医书古籍记载的乌梢蛇的炮制方法多以净制、醋制、酒制为主，以去头尾、去皮、苦酒（醋）浸、酒浸、火焙常见。近代以来，乌梢蛇的炮制方法主要有净制、酒浸、油砂烫、麸炒等。《中国药典》2015 年版收载乌梢蛇、乌梢蛇肉和酒乌梢蛇 3 种炮制规格。

【炮制工艺】

1. **乌梢蛇** 去头及鳞片、切寸断。

2. **乌梢蛇肉** 去头及鳞片后，用黄酒闷透，除去皮骨，干燥。

3. **酒乌梢蛇** *传统方法* 取净乌梢蛇蛇段，加黄酒拌匀，闷透，置炒制容器内，用文火炒干，每 100kg 乌梢蛇，用黄酒 10 ～ 20kg（图下 -3-2）。

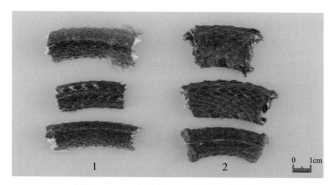

图下 -3-2　乌梢蛇不同炮制品对比图
1. 乌梢蛇　2. 酒乌梢蛇

【炮制作用】 乌梢蛇味甘，性平。归肝经。具有祛风、通络、止痛的功效。在临床上主要用于治疗风湿顽痹、麻木拘挛、中风口眼㖞斜、半身不遂、抽搐痉挛、破伤风等症。乌梢蛇生品以祛风止痒解痉为主，有腥气，酒炙后能增强祛风通络的作用，且能矫臭矫味、防腐、方便服用和贮存。

【炮制机制】 乌梢蛇酒炙可以消灭寄附在药材上的大部分真菌和虫卵，并使药材含水量大幅下降，不利于真菌和虫卵的发育生长。酒制乌梢蛇可改变乌梢蛇的性味，使其由性平转为性温，并改变其药性、引药上行，更借助于酒的芳香行气、能升能散、温经散寒、宣行药势、活血通络功效，可增强乌梢蛇的祛风、通络、止痉之功，同时借酒气味芳香之功，起到矫臭、矫味作用，酒炙后可除去或减弱其腥臭之气，以便于服用和保存。

【方剂应用】

1. 乌梢蛇

（1）乌蛇膏（《宋·太平惠民和剂局方》），由吴茱萸、独活、细辛、白僵蚕、半夏、防风、赤芍、当归、桂心、川芎、香白芷、乌梢蛇、全蝎、附子等组成，用于风邪毒气外客皮肤，熏发成肿，所起不定，游走往来，时发痒痛，或风毒势盛，攻注成疮，赤多脓，疮边紧急，风肿，并皆治之。

（2）乌蛇浸酒方（《奇效良方》），乌蛇、防风、桂心、炒白蒺藜、五加皮、熟干地黄、天麻、牛膝、炒枳壳、羌活组成，治风及白癜紫癜。

（3）通痹胶囊（《中国药典》2015 年版），由乌梢蛇、制马钱子、金钱白花蛇、蜈蚣、全蝎等组成，具有祛风胜湿，活血通络，散寒止痛，调补气血的功效。用于寒湿闭阻，瘀血阻络，气血两虚所致的痹病，症见关节冷痛。屈伸不利；风湿性关节炎，类风湿性关节炎见上述证候者。

（4）麝香抗栓胶囊（《中国药典》2015 年版），由乌梢蛇、人工麝香、羚羊角、三七、制水蛭等组成，具有通络活血，醒脑散瘀的功效。用于中风气血血瘀症，症见半身不遂、语言不清、头昏目眩。

2. 酒乌梢蛇

（1）风湿胶囊（《中国药典》2015 年版），由酒乌梢蛇、制川乌、全蝎、地龙（酒）、黑豆（炒）、蜂房（酒）、人工麝香组成，具有祛风散寒，除湿活络的功效。用于风寒湿痹所致的痹病，症见关节疼痛、局部畏恶风寒、屈伸不利、手足拘挛。

（2）三味乌梢蛇散（《圣济总录》），由酒乌梢蛇、荷叶、枳壳组成，治一切干湿癣。

（3）大活络丹（《兰台轨范》），由酒乌梢蛇、蕲蛇、威灵仙、麝香、冰片等组成，具有祛风活络，扶正祛邪的功效，用于中风瘫痪，痿痹痰厥，拘挛疼痛，及痈疽流注，跌打损伤，小儿惊痫，妇人经闭。

参 考 文 献

[1] 刘冲，梁生旺.乌梢蛇本草考证及研究概况 [J].亚太传统医药，2016，12（24）：42-84.

[2] 顾剑萍，林乾良.乌梢蛇的药理研究初报 [J].浙江药学，1986，3（4）：4-7.

[3] 马哲龙，梁家红，范永升，等.乌梢蛇的抗炎镇痛作用 [J].中药药理与临床，2011，27（6）：58-60.

[4] 李亚.乌梢蛇加工炮制方法探讨 [J].医药导报，2009，6（28）：111-113.

地龙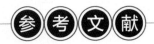
Dilong
PHERETIMA

【药材基原】 本品为钜蚓科动物参环毛蚓 *Pheretima aspergillum* (E. Perrier)、通俗环毛蚓 *Pheretima vulgaris* Chen、威廉环毛蚓 *Pheretima guillelmi* (Michaelsen) 或栉盲环毛蚓 *Pheretima pectinifera* Michaeken 的干燥体。前一种习称"广地龙"，后三种习称"沪地龙"。广地龙春季至秋季捕捉，沪地龙夏季捕捉，及时剖开腹部，除去内脏和泥沙，洗净，晒干或低温干燥。

【炮制沿革】 地龙炮制的记载最早见于《神农本草经》。民间历代关于地龙炮制方法很多，唐代前主要对地龙进行去土净制取理。宋代是地龙炮制发展的鼎盛时期，主要有药制法、炙法、炒制法、醋制法、熬制法、焙制法等。元代及明代对地龙的炮制方法有所新突破，元代主要增加了酒制法、油制法。明代又增加了蛤粉炒、盐制。清代主要沿袭前人炮制方法，仅增加了一种炒炭法。近年来各地的炮制规范中收载的大多是酒制法，现代各省炮制规范中对地龙的炮制方法主要有：酒制法、酒拌砂炒法、滑石粉炒制、甘草汁制、砂炒法，另外还有蛤粉炒制、醋制、盐制等。《中国药典》2015 年版仅收载地龙 1 种炮制规格。

【炮制工艺】

1. **地龙** 除去杂质，洗净，切段，干燥。

2. **酒地龙** 传统方法 2015 年版《中国药典》没有收载酒地龙的炮制方法，《中药炮制学》记载：取净地龙段，加入黄酒拌匀，置锅内，稍闷润，用文火加热，炒至表面呈棕色时，取出，放凉。每 100kg 地龙用黄酒 12.5kg。

现代工艺 以次黄嘌呤的含量为指标，考察酒量、闷润时间、烘干温度三个影响因素，以正交试验方法，优选酒炙广地龙的最佳炮制工艺：每 100kg 饮片，加黄酒 50L，闷润 50min，40℃干燥。

3. **炒地龙** 取净地龙段，置锅内，文火炒至表面色泽变深时，取出，放凉。形如地龙，色泽加深，微带焦斑（图下 -3-3）。

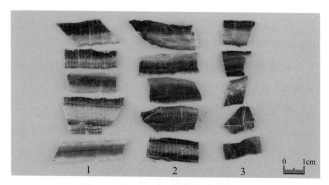

图下 -3-3　地龙不同炮制品对比图

1. 地龙　2. 酒地龙　3. 炒地龙

【炮制作用】　地龙味咸，性寒。归肝、脾、膀胱经。具有清热定惊，通络，平喘，利尿的功效。地龙鲜用，能息风止痉，又善清热。用于壮热惊痫，抽搐等证。生品以清热定惊、平喘、通络、利尿为主，用于痰鸣喘息，可研末单用。地龙酒炙后质地酥脆，便于粉碎和煎出有效成分，不仅能增强通经活络止痛，还能矫正地龙腥味，利于服用，因此地龙在用于祛风作用时用酒炙法比较合理。

现在各地的炮制规范中收载的大多是酒炙法，认为酒能通脉络，资其祛风活络，治疗痹病骨节疼痛，还能矫味除腥。从近代研究结果看来，酒地龙的降低血液黏度、抗血栓作用明显优于其他炮制品。由于蚯蚓品种较多，近年来对各种蚯蚓提取分离其有效成分如蚓激酶等，为开发新药创造了良好的条件。

【炮制机制】　近年来，国内外对地龙的活性成分及药理作用等方面进行了研究。发现地龙富含多种氨基酸、核酸成分，具有降压、抗血栓、抗心律失常、抗癌、增强免疫、抗溃疡、解热镇痛、抗肝纤维化、保护肝脏等作用。地龙蛋白质中亮氨酸和谷氨酸的含量最高，其次有天冬氨酸、缬氨酸、赖氨酸、精氨酸、丙氨酸等，包括了人体必需的 8 种氨基酸。地龙的脂类部分中的高度不饱和脂肪酸如油酸、亚油酸、花生四烯酸、亚麻酸的含量较高，具有较高的药理活性，是地龙活血化瘀、防治心脑血管疾病的有效成分之一。地龙溶栓酶制剂通过抑制小板聚集，促进微循环，防止血栓形成。地龙多肽具有调节免疫功能、拮抗环磷酰胺引起的免疫抑制功能。实验还发现地龙提取物对多种癌细胞具有不同程度的抑制作用。地龙平喘主要有效成分黄嘌呤、次黄嘌呤有扩张支气管作用，能对抗组胺及毛果芸香碱引起的支气管收缩，在水中溶解度较大。实验表明，选用黄酒作为辅料炮制，其炮制品的次黄嘌呤有效成分的含量高于以白酒为辅料的炮制方法，因此酒炙广地龙时，宜选用黄酒作为辅料。另外，不同炮制方法对广地龙中次黄嘌呤的含量均有不同程度的影响，采用蛤粉炮制广地龙，其饮片中的次黄嘌呤的含量高于其他方法，其次是黄酒炙广地龙，这与与中医认为蛤粉制广地龙长于清肺平喘的观点相符合。

【方剂应用】

1. 地龙

（1）补阳还五汤（《医林改错》），由黄芪、当归、赤芍、地龙、川芎、红花、桃仁组成，具有补气活血通络的功效，用于治疗气虚血瘀之中风证，表现为半身不遂，口眼㖞斜等。

（2）以鲜地龙同盐化为水饮服（《本草纲目拾遗》），用于治疗热狂癫痫。

2. 酒地龙 / 炒地龙

（1）小活络丹（《太平惠民和剂局方》），酒地龙配伍制川乌、制草乌、乳香、没药等，具有活血通痹的作用，用于寒湿侵袭经络，肢体不能屈伸。

（2）地龙散（《太平圣惠方》），炒地龙配伍蜥蜴、干姜、川芎等，用于治疗妇人气血不调，腹中积聚。

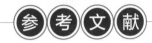

[1] 王碧琼，陆维承．地龙炮制工艺探讨 [J]．海峡药学，2012，24（4）：34-36.

[2] 叶定江，张世臣，吴皓．中药炮制学 [M]．北京：人民卫生出版社：2011，147.

[3] 李焕平．正交试验优选酒炙广地龙炮制工艺 [J]．中医临床研究，2011，3（9）：98-99.

[4] 山东省食品药品监督管理局．山东省中药饮片炮制规范 [M]．济南：山东科学技术出版社，2012：239-241.

[5] 刘亚明，郭继龙，刘必旺，等．中药地龙的活性成分及药理作用研究进展 [J]．山西中医，2011，27（3）：44-45.

[6] 李钟，黄艳玲，李文姗．炮制对广地龙次黄嘌呤和肌苷含量的影响 [J]．中药材，2009，32（1）：31-33.

血余炭
Xueyutan
CRINIS CARBONISATUS

【药材基原】 本品为人发制成的炭化物。取头发，除去杂质，碱水洗去油垢，清水漂洗，晒干，焖煅成炭，放凉。

【炮制沿革】 血余炭始载于《名医别录》。历代有关血余炭的炮制方法很多，汉代有烧灰制法。南北朝出现闷煅制法。唐代有炙制、烧灰研加粉制法。宋代有皂角水洗、剪碎、炒制、煅制等法。元代增加焙制法。明代有煮制、熬制等法。目前，血余炭的炮制方法为制炭。《中国药典》2015 年版仅收载血余炭 1 种炮制规格。

【炮制工艺】

1. 焖煅法 将净毛发置于铁锅内，上覆盖一较小锅，两锅结合处用盐泥贴封严固，待泥稍干，锅盖上压一重物，防止锅内气体膨胀而冲开盖锅。并在盖锅的锅脐处放白米粒少许。用武火加热，煅到米粒呈焦黄色时，表示已煅透，离火，待冷却后剥去封口盐泥，打开锅盖，取出。在煅制过程中需仔细观察两锅合缝之间的冒气情况，煅制中锅内蒸气穿透封固的泥土向外泄气并溢出黑色焦油。

2. 烘法 把净毛发平铺在方盘中，将烘箱调至 27.5 ~ 28.0℃时迅速把方盘放入烘箱内，关闭箱门，烘至温度计器处冒烟，且箱内有腥臭味时，马上取出放凉即可。

3. 罐装煅法 将净毛发装入黄泥煅罐内，用盐泥封固罐口，待盐泥稍干后，置于无烟炭火中煅烧，待到煅罐烧至透红离火冷却，去封泥，取出血余炭（图下 -3-4）。

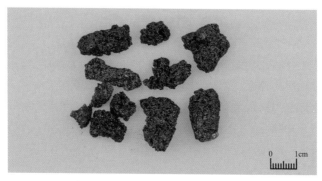

图下 -3-4　血余炭不同炮制品对比图

【炮制作用】　血余炭归肝、胃经，具有收敛止血，化瘀利尿的功能。本品不生用，入药必须煅制成炭，煅炭后有止血作用，用于吐血、咯血、尿血、崩漏下血、外伤出血等。《医学入门》中记载曰"用皂角水洗净，入罐内烧存性，止血，或吹鼻，或酒下，或入药丸补。"《五十二病方》中曰"止血出者燔发，以安其瘠。"

现代药理学研究表明，血余炭具有促凝血作用，止血，抗菌等作用。在临床上，血余炭主要用于预防和治疗多种出血症，外伤出血、口鼻腔及齿龈出血，咯血，呕血，便血，尿血，阴道出血，紫癜，带状疱疹，治疗溃疡病，治疗声带麻痹、慢性声带炎，烧烫伤等。

【炮制机制】　人的头发主含蛋白，此外尚含脂肪及黑色素和铁、锌、铜、钙、镁等。制炭后有机物被破坏，灰分中主含钠、钾、钙、铁、铜、锌等元素。通过对血余炭的水提取液无机离子含量测定，发现血余炭提取液中的钙比正常血清中钙离子浓度高很多。煅成血余炭后，临床药理实验证明确有良好的止血作用。故炮制对其理化性质、药理作用均有一定影响。

现代药理学研究表明，头发炮制后确能明显缩短大白鼠及小白鼠的出血时间。头发水煎液组和头发醇提液组出血缩短时间均在 2min 以下，说明头发无止血作用。而血余炭水煎液组和血余炭醇提液组及止血敏注射液组，出血缩短时间均在 2～3 min，说明头发炮制后（即血余炭）有一定的止血作用。头发炮制后（血余炭醇提液组和血余炭粗晶液组）还有加速大白鼠的血凝作用。此外，头发炮制后可诱发大白鼠血小板聚集。

【方剂应用】

（1）消薄一锭金（《青囊秘传》），由血余炭、羊角、贝母、黄芪、全蝎等组成，具有消毒的功效，用于消毒。

（2）扶脾疏肝汤（《中医妇科治疗学》），由血余炭、党参、白术、茯苓等组成，具有培土抑木，佐以止血的功效，用于气郁脾虚。

（3）扁柏丸（《外科大成》），由血余炭、侧柏叶、柿饼、槐花等组成，具有止血功效，用于下血、吐血、血崩。

（4）滋肾固冲汤（《妇产科学》），由血余炭，生地黄，枸杞子，山萸肉等组成，具有滋阴凉血，清热固冲的功效，用于肾阴不足，冲任血热。

（5）摄血固冲汤（《中医妇科治疗学》），由血余炭、党参、黄芩、白术、龙骨、乌贼骨等组成，具有益气摄血，固冲止崩的功效，用于产后劳倦过度，阴道突然大出血，或动手术后出血不止，色红无块，腰微胀而腹不痛，脉数无力。

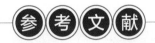

[1] 奚学军.血余炭炮制之浅见 [J].浙江中医学院学报，2000：24（6）：70.

[2] 叶定江.中药炮制学 [M].上海：上海科学技术出版社，2000：230.

[3] 马森，辛有恭，赵元才，等.血余炭、鸡毛、藏雪鸡毛水提取液无机离子含量测定 [J].青海畜牧兽医杂志,1999，29（5）：20-21.

全蝎 Quanxie SCORPIO

【药材基原】 本品为钳蝎科动物东亚钳蝎 *Buthus martensii* Karsch 的干燥体。

【炮制沿革】 全蝎始载于《开宝本草》，味辛、性平，有毒，历代以来的炮制方法较多，如去足、去尾、酒制、酥酒炒、微炒、炙制、制炭、醋制、切制、米炒制、糯米炒黄、火炮、焙制、姜制、药汁制、薄荷制、盐制、蜜炙、土炒法 20 余种。但近代炮制方法主要有水煮法和盐制法等。《中国药典》2015 年版收载全蝎 1 种炮制规格，分清水煮、盐水煮 2 种炮制方法。

【炮制工艺】

1. 淡全蝎 传统方法 （1）将活蝎置清水或淡盐水浸泡，使其吐出腹中内容物，然后放入约 10 倍量沸水中煮 5min，捞出置通风处阴干或低温烘干，分装密封保存。

（2）将活蝎用清水洗后倒入 10 倍量的沸水中，随时补入清水，煮 3h，取出，低温烘干或阴凉处风干。

（3）将清水煮沸，把活蝎倒入沸水中烫死，快速捞出将水沥干，然后置 80℃烘箱中干燥。

现代工艺 （1）将活蝎用清水洗 3 遍，待风干后放入冰箱 –24℃冷冻 12h，取出低温干燥或阴凉处风干。

（2）将活蝎用清水漂洗去净泥沙，冻结，打碎成浆，预冷冻。将预冷冻好的全蝎粉放入冷冻干燥机中，冷阱温度为 –60℃，真空度为 1Pa，物料温度为 25℃，环境温度 25℃，冷冻干燥 24h 即得。

（3）将活蝎置清水中冲洗干净捞出，在 –18℃下冷冻 72h，粉碎成粗粉，在 26℃以下自然风干，4℃低温保存。

2. 盐全蝎 传统方法 （1）将活蝎置清水或淡盐水浸泡，使其吐出腹中内容物，然后放入盐水中，煮至全身僵硬，捞出，置通风处，阴干或低温烘干，分装密封保存。

（2）将活蝎清水洗 3 遍，倒入 10 倍量的 15% 盐水中，随时补入清水，煮 3h，取出，低温烘干或阴凉处风干。

（3）将活蝎置于 15% 盐水里中淹死后，继续浸 8～10h 捞出。将盐水静置澄清，倒入烧杯中煮沸，除去水面浮漂的泡沫，再把腌过的蝎子倒入锅内沸盐水中，约煮 3h，随时补入 15% 盐水，煮至全蝎身体僵硬，脊背上出现凹沟或瓦弧形，变成黄褐色时捞出，置背阳通风处晾干。

（4）将活蝎放入适量清水中浸泡 4h，使其吐出部分腹内容物洗去泥沙，然后放入约 10 倍量 2% 沸盐开水中煮沸 5min，立即捞出，置通风处干燥或低温烘干，分装、密封贮存。

现代工艺 （1）以醇浸出物、总氮为指标，以氯化钠水溶液用量、氯化钠水溶液浓度、煮沸时间为考察因素，采用正交试验法，优选全蝎最佳盐制工艺为：加 4 倍量 15% 氯化钠水溶液，煮沸 5min。

（2）以氨基酸含量为指标，以氯化钠水溶液用量、氯化钠水溶液浓度、煮沸时间为考察因素，优选全蝎最佳盐制工艺为：加 10 倍量的 2% 氯化钠水溶液，煮沸 5min（图下 -3-5）。

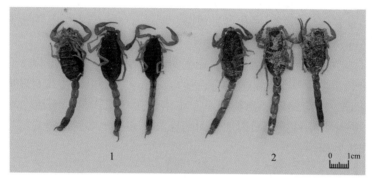

图下 -3-5 全蝎不同炮制品对比图

1. 淡全蝎 2. 盐全蝎

【炮制作用】 全蝎味辛、性平，有毒。归肝经。具有息风镇痉，攻毒散结，通络止痛的功效。生全蝎息风止痉力较强，用于惊风抽搐；其性走窜，又能祛风通络止痛，以毒攻毒，还能解毒散结，入丸、散宜炒焙干研细粉。制后可缓其毒性，祛风镇惊力强，用于息风止痉，癫痫等。

现代药理学研究表明，全蝎具有抗癌、抗凝、抗血栓、促纤凝、镇痛、抗癫痫、免疫调节、抗哮喘等作用。全蝎组织提取物中类组胺化学成分对胃癌细胞有一定的杀伤力，具有抗肿瘤作用。全蝎提取物可抑制人前列腺癌 PC-3 细胞增殖及诱导凋亡，可使 PC-3 细胞停滞于 S 期。全蝎水提物可明显提高巨噬细胞吞噬功能与分泌能力，活化巨噬细胞，有助于疮疡、瘰疬、肿瘤的治疗。全蝎水浸液能通过诱导细胞凋亡杀伤宫颈癌细胞。

【炮制机制】 鲜全蝎中含有蝎毒、牛磺酸、软硬脂酸、棕榈酸、胆甾醇、卵磷脂、蝎酸钠盐等成分。此外，毒腺中还含有一种柱状苦味酸盐。

蝎毒主要含有蛋白成分和非蛋白成分。蛋白成分分为毒性蛋白和酶，毒性蛋白是由 20～80 个氨基酸残基构成的小分子蛋白质；酶部分主要有乙酰胆碱酯酶、透明质酸酶、磷脂酸酶等。非蛋白成分主要包括一些以饱和脂肪酸为主的脂类成分，如组织胺、油酸、有机酸和游离氨基酸等。

蝎毒，是一种类似蛇毒神经毒的蛋白质，能使呼吸麻痹。急性毒性试验结果显示，蝎毒对不同动物的最小致死量分别为兔 0.7mg/kg、小鼠 0.5mg/kg、蛙 0.7mg/kg。中毒症状为四肢强直性痉挛、惊厥、流涎，最后出现瞳孔缩小、呼吸停止。中毒潜伏期约 1～4h。按毒性分级，蝎毒属高毒范围。而经炮制后，可使毒蛋白凝固变性，从而达到降低毒性之目的。因此全蝎药材在应用前必须经过炮制减毒。

　　淡全蝎总氨基酸含量略高，能减少醋酸所致的小鼠扭体反应，具有明显镇痛作用，对扭体反应的抑制作用略强于盐全蝎。清沸水烫死后快速捞出所得全蝎，在处死活蝎的同时兼有清洗泥土作用，烘干使全蝎的各种成分能够最大限度地保留，所得全蝎药材质量较好。

　　目前盐制法，基本沿用了陈嘉谟"入盐走肾仍仗软坚"的炮制理论。研究表明盐全蝎的宏量元素 Ca、Mg 和微量元素 Fe、Pb 含量均高于淡全蝎，Zn、Mn 的含量低于淡全蝎。说明盐制法有利于增加全蝎中有益元素的含量；同时，药材中盐分含量的增加，能够咸味入肾，引药下行，使药材的药理作用有改变的趋势。另外，盐全蝎可利用盐的高渗作用，避免腐烂变质、延长保质期限，固化各种成分，易于干燥与保存，从而提高全蝎药材的浸出物含量，提高药材质量。

　　氨基酸有水溶性且受热易失活，有研究表明蝎毒蛋白加热 30min 以上会逐渐失活，且活蝎骤然受到热刺激也会排出一部分蝎毒，所以冻杀干燥蝎可以使其有效成分得以最大保留。冻杀干燥法加工的全蝎醇浸出物得率、水溶性蛋白量、抗肿瘤活性均强于传统炮制品，可以有效地防止其活性蛋白质因加热而变性失活和被水溶解而造成的损失，显著地提高其蛋白含量和抗肿瘤活性。

【方剂应用】

　　1. 牛黄镇惊丸（《中国药典》2015 年版），由牛黄、全蝎、炒僵蚕、珍珠、人工麝香、朱砂、雄黄、天麻、钩藤、防风、琥珀、胆南星、制白附子、制半夏、天竺黄、冰片、薄荷、甘草等配伍组成，具有镇惊安神，祛风豁痰的功效，用于小儿惊风，高热抽搐，牙关紧闭，烦躁不安。

　　2. 牵正散（《杨氏家藏方》），由白附子、白僵蚕、全蝎组成，具有祛风化痰、通络止痉的功效，用于风痰阻络之口眼㖞斜，症见猝然口眼㖞斜、或面肌抽动、舌淡红、苔白、脉弦。

　　3. 止痉散（《流行性乙型脑炎中医治疗法》），由全蝎、蜈蚣组成，具有祛风镇痉、通络止痛的功效，用于乙脑抽搐不止，对其他疾病出现痉厥，四肢抽搐，以及顽固性头痛、关节痛，亦有较好的疗效。

　　4. 定痫丸（《医学心悟》），由竹沥、胆南星、姜半夏、天麻、制远志、石菖蒲、陈皮、茯苓、川贝母、麸炒僵蚕、全蝎、酒丹参、麦冬、茯神、琥珀等组成，具有涤痰息风，清热定痫的功效，用于痰热痫证，症见忽然发作、眩仆倒地、不省高下、甚则抽搐、目斜口歪、痰涎直流、叫喊作声、舌苔白腻微黄、脉弦滑略数，亦可用于癫狂。

　　5. 小儿回春丹（《敬修堂药说》），由川贝母、陈皮、木香、白豆蔻、枳壳、法半夏、沉香、天竺黄、僵蚕、全蝎、檀香、牛黄、麝香、胆南星、钩藤等组成，具有开窍定惊、清热化痰的功效，用于小儿急惊风，痰热蒙蔽心窍证，症见发热烦躁、神昏惊厥、或反胃呕吐、夜啼吐乳、痰嗽哮喘、腹痛泄泻。

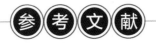

[1] 张振凌，郑玉丽 . 全蝎炮制历史沿革研究 [A]. 中华中医药学会中药炮制分会 2009 年学术研讨会论文集 [C]，2009.

[2] 滕坤，李超英，张海丰．全蝎炮制的研究概况 [J]．长春中医学院学报，2003，19（4）：67.

[3] 侯林，姬涛，田景振，等．不同炮制方法对全蝎有效成分和活性的影响 [J]．中草药，2011，42（5）：897-899.

[4] 张永清，李剑芳．不同方法加工全蝎的对比研究 [J]．中国中医药科技，2006，13（1）：34-37.

[5] 孙静，王集会．全蝎三种产地加工方法的对比研究 [J]．中国现代中药，2016，18（7）：903-906.

[6] 王集会，曲士明，高世杰．全蝎两种产地加工方法的对比研究 [J]．山东中医杂志，2009，28（2）：131-132.

[7] 汤晓．地产全蝎炮制方法沿革及炮制质量的研究 [J]．甘肃中医，2009，22（9）：60-61.

[8] 徐连明，邵杰，付小环，等．正交试验优选全蝎盐制工艺的研究 [J]．中草药，2010，41（11）：1811-1812.

[9] 王振霞，孔凡平．不同炮制工艺的全蝎中氨基酸含量对比 [J]．中国药业，2007，16（24）：64-65.

[10] 刘晓亚，房丹．中药全蝎药理作用研究进展 [J]．内蒙古中医药，2014，14（6）：114-116.

[11] 史磊，张天锡，杜聪颖，等．中药全蝎活性成分、药理作用及临床应用研究进展 [J]．辽宁中医药大学学报，2015，17（4）：89-91.

[12] 朱宏，梁良．全蝎组织提取物抗肿瘤活性的研究 [J]．中华中医药学刊,2014，32（12）：3039-3041.

[13] 周青，何清湖，田雪飞，等．全蝎提取物对人前列腺癌 PC-3 细胞体外抑制作用研究 [J]．中医药导报，2011，17（8）：70-72.

[14] 刘芬，侯睿，费巧玲，等．全蝎水提物对巨噬细胞活化作用研究 [J]．中国免疫学杂志，2016，32（5）：660-664.

[15] 宓伟．全蝎水浸液通过上调 Bax 的表达诱导宫颈癌细胞凋亡 [J]．现代预防医学，2011，38（22）：4723-4724，4727.

[16] 邱赛红，丁雯雯．全蝎内服所致不良反应及原因分析 [J]．湖南中医杂志，2013，29（1）：141-143.

[17] 刘凯娜，王晓云，潘赢，等．全蝎质量评价及标准提高研究 [J]．中国现代中药，2017，19（2）：209-213.

[18] 张盼盼，马明珠，王集会．中药全蝎的研究进展 [J]．药学研究，2014，33（7）：411-414.

[19] 黄亮，张乐佳，郭茂军，等．不同方法加工全蝎的氨基酸含量及药理作用对比研究 [J]．中国医药导报，2009，6（16）：71-73.

[20] 车勇．全蝎质量研究 [D]．济南：山东中医药大学，2005.

[21] 高广生．盐制全蝎的历史初探 [J]．中国药业，2001，10（5）：56.

[22] 蔡丽云，张继平，香卫红，等．盐制法对全蝎宏量与微量元素含量的影响 [J]．中成药，2002，24（8）：599-600.

[23] 王聪聪，李峰，史磊，等．全蝎加工提取和含量测定方法研究进展 [J]．山东中医杂志，2015，34（1）：77-79.

[24] 花胜利，肖热风，赖怀恩．不同加工方法对全蝎药材质量影响观察 [J]．亚太传统医药，2014，10（10）：25-26.

[25] 刘凯娜，王晓云，潘赢，等．市售全蝎炮制现状分析及盐制工艺优选 [J]．中国药师，2017，20（6）：1109-1112.

[26] 姚辉，张继平，吴利，等．断食炮制对全蝎宏量与微量元素含量的影响 [J]．中成药，2006，28（5）：676-677.

牡蛎

Muli
OSTREAE CONCHA

【药材基原】 本品为牡蛎科动物长牡蛎 *Ostrea gigas* Thunberg、大连湾牡蛎 *Ostrea talienwhanensis* Crosse 或近江牡蛎 *Ostrea rivularis* Gould 的贝壳。全年均可捕捞，去肉，洗净，晒干。

【炮制沿革】 牡蛎始载于《神农本草经》，列为上品。牡蛎的炮制始见于《伤寒杂病论》，云"熬"，历代医书古籍记载的牡蛎炮制品种有生牡蛎、炒牡蛎、煨牡蛎、煅牡蛎、醋牡蛎、盐牡蛎等数种，现代常用的为生牡蛎和煅牡蛎 2 种。《中国药典》2015 年版收载牡蛎和煅牡蛎 2 种炮制规格。

【炮制工艺】

1. **牡蛎** 洗净，干燥，碾碎。

2. **煅牡蛎** 传统方法 取净牡蛎，置无烟炉火上或者适宜的容器中，用武火加热，煅至酥脆时取出，放凉，碾碎。

现代工艺 有研究对牡蛎的煅制条件进行了考察，结果表明：牡蛎应在 200～400℃、1～3h 条件下煅制，在此条件下煅牡蛎既能保持生牡蛎的某些特点，又具有煅牡蛎的性质，而且便于粉碎和煎煮。从 pH 值、耗酸量、水溶性钙含量测定趋于一致看出，在 600～800℃、1～4h 条件下，碳酸钙煅炙成氧化钙，这样煅炙的牡蛎就失去了药用意义。另有研究对牡蛎的炮制方法进行了改进，采用电热自动恒温干燥箱煅制法：将牡蛎刷去泥沙杂质，捣碎，按大小分档置烤箱内铁盘中铺平，约 10～15cm 厚，放入烤箱最底层。将温度调至 300℃，保持恒温 3～4h，待凉后取出。煅好的牡蛎呈灰白色或灰褐色，质酥脆，碾碎过 40 目筛即可（图下 -3-6）。

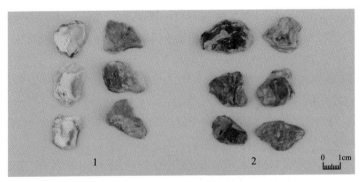

图下 -3-6　牡蛎不同炮制品对比图

1. 牡蛎　2. 煅牡蛎

【炮制作用】 牡蛎味咸，性微寒。归肝、胆、肾经。具有重镇安神，潜阳补阴，软坚散结的功效。用于惊悸失眠，眩晕耳鸣，瘰疬痰核，癥瘕痞块。煅牡蛎收敛固涩，制酸止痛。用于自汗盗汗，遗精滑精，崩漏带下，胃痛吞酸等。煅后质地酥脆，便于粉碎和煎出药效成分，增强了收敛固涩的作用。

现代药理学研究表明，牡蛎具有抗氧化、抗疲劳，抗肿瘤，降低血糖，降低血压和血脂，调节免疫等药理作用。在临床上，生牡蛎主要用于眩晕耳鸣、瘿瘤瘰疬等的治疗，煅制后质地酥脆，增强了收敛固涩的作用，多用于自汗，盗汗，遗精崩带，胃痛吐酸等。

【炮制机制】 牡蛎主要化学成分为碳酸钙（80%～95%），磷酸钙，并含有镁、铝、硅及有机质等，炮制后对其理化性质有一定影响。牡蛎经炮制后，质地酥脆，易于粉碎，并使一部分钙盐受热分解，变为了钙的氧化物，从而一定程度上增强了制酸及收敛的作用。

对牡蛎壳和煅制牡蛎壳的化学成分进行比较研究，发现牡蛎壳与煅制牡蛎壳化学成分之间存在着差异，煅制牡蛎壳中和胃酸效果较强。对牡蛎煅制前后金属元素进行对比分析，发现牡蛎经煅制后，除 Pb 和 Mn 外，其他微量元素的含量均有不同程度的升高；生牡蛎中 Mn 的含量高于煅制品，研究发现肾阴不足与 Mn 有关，因此治疗心神不宁、头晕目眩等肝阳上亢之证宜选用生牡蛎。

有研究对生牡蛎与煅牡蛎的作用进行比较研究，在 0.6mol/L 盐酸、无水乙醇或幽门结扎所致大鼠胃溃疡模型上比较了生牡蛎、煅牡蛎Ⅰ（900℃，1h）、煅牡蛎Ⅱ（350℃，8h）的水煎液的预防作用，结果煅牡蛎Ⅰ可明显提高抗实验性胃溃疡活性。

【方剂应用】

1. 牡蛎

（1）镇肝息风汤（《医学衷中参西录》），由牛膝、赭石、白芍、牡蛎和龙骨等组成，具有镇肝息风，滋阴潜阳的功效，用于类中风，症见头晕目眩，目胀耳鸣，脑部热痛，面色如醉，心中烦热，或时常噫气，或肢体渐觉不利，口眼渐形㖞斜；甚或眩晕颠仆，昏不知人，移时始醒；或醒后不能复原，脉弦长有力。方中龙骨、牡蛎、醋龟甲、白芍益阴潜阳，镇肝息风，共为臣药。

（2）内消瘰疬丸（《医学启蒙》），由浙贝母、玄参、夏枯草、牡蛎等组成，具有化痰软坚的功效，用于痰凝气滞所致的瘰疬痰核，颈项瘿瘤，皮色不变，或肿或痛。

2. 煅牡蛎

（1）牡蛎散（《太平惠民和剂局方》），由煅牡蛎、麻黄根、黄芪、浮小麦组成，具有敛阴止汗，益气固表的功效，用于体虚自汗、盗汗证，症见常自汗出，夜卧更甚，心悸惊惕，短气烦倦，舌淡红，脉细弱。方中牡蛎宜用煅制品，主敛阴潜阳，固涩止汗，为君药。

（2）固冲汤（《医学衷中参西录》），由炒白术、生黄芪、煅龙骨、煅牡蛎、海螵蛸和棕榈炭等组成，具有益气健脾，固冲摄血的功效，用于脾肾虚弱，冲脉不固证，症见血崩或月经过多，或漏下不止，色淡质稀，头晕肢冷，心悸气短，神疲乏力，腰膝酸软，舌淡，脉细弱。方中煅龙骨和煅牡蛎咸涩收敛，合用收涩之力更强，共助君药固涩滑脱，为臣药。

（3）金锁固精丸（《医方集解》），由煅牡蛎、煅龙骨、芡实、莲须和炒沙苑子等组成，具有补肾涩精的功效，用于肾虚不固之遗精，症见遗精滑泄，神疲乏力，腰痛耳鸣，四肢酸软，舌淡苔白，脉细弱。方中煅龙骨、煅牡蛎主收敛固涩，重镇安神，共为佐药。

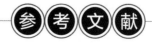

[1] 李社花. 煅牡蛎的加工炮炙条件 [J]. 中国中药杂志，2000，25（1）：53-54.

[2] 孙颖，林清义. 刺猬皮等4种中药传统炮制工艺的改进 [J]. 时珍国医国药，2004，15（3）：149.

[3] 赵玉英，魏凤华，王颖丽.牡蛎壳与煅制牡蛎壳化学成分的比较研究 [J].中国实验方剂学杂志，2014，20（12）：110-114.

[4] 周杰.龙骨与牡蛎煅制前后金属元素对比分析 [J].北方药学，2016，13（3）：19-20.

[5] 聂淑琴，李铁林，江文君，等.生牡蛎与煅牡蛎抗实验性胃溃疡作用的比较研究 [J].中国中药杂志，1994，19（7）：405-407.

龟甲

Guijia
TESTUDINIS CARAPAX ET PLASTRUM

【药材基原】 本品为龟科动物乌龟 *Chinemys reevesii* (Gray) 的背甲及腹甲。全年均可捕捉，以秋冬两季为多，捕捉后杀死，或用沸水烫死，剥取背甲及腹甲，除去残肉，晒干。

【炮制沿革】 龟甲始载于《神农本草经》，列为中品。龟甲从唐代开始使用辅料和采用不同的方法炮制，主要有炙制、醋制、酒制、煅制、童便制、熬制等。现代各地炮制规范中收载的大多是砂烫醋淬法。《中国药典》2015 年版收载龟甲和醋龟甲 2 种炮制规格。

【炮制工艺】

1. 龟甲 传统方法 取原药材，用水浸泡，置蒸锅内，蒸 45min，取出，放入热水中，立即用硬刷除净皮肉，洗净，晒干。或取原药材用清水浸泡，不换水，使皮肉筋膜腐烂，与甲骨容易分离时取出，用清水洗净，日晒夜露至无臭味。

2. 醋龟甲 传统方法 取砂子置锅内，武火加热至灵活状态，投入大小分开的净龟甲，炒至质酥表面黄色时，取出，筛去砂子，立即投入醋中淬之，捞出，干燥。每 100kg 龟甲，用醋 30kg（图下 -3-7）。

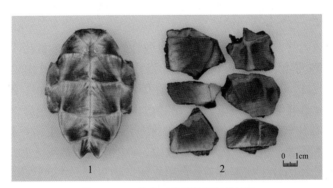

图下 -3-7　龟甲不同炮制品对比图
1.龟甲　2.醋龟甲

【炮制作用】 龟甲味咸、甘，性微寒。归肝、肾、心经。具有滋阴潜阳，益肾强骨，养血补心的功效。生龟甲滋阴潜阳之力较强，用于肝风内动，肝阳上亢等证，但质地坚硬，有腥气。砂烫醋淬后质变酥脆，易于粉碎，利于煎出有效成分，并能矫臭矫味，补肾健骨，滋阴止血力强，用于劳热咯血，脚膝痿弱，潮热盗汗，痔疮肿痛。

现代药理学研究表明，给阴虚小鼠服用龟甲水煎液，使降低的体液免疫和细胞免疫功能得到较好的恢复；能使小鼠腹腔巨噬细胞数量增加，体积增大，伪足增多；可使大鼠萎缩的胸腺恢复生长，使淋巴细胞转化率提高，血清中 IgG 含量增加，提高细胞免疫及体液免疫功能。

【炮制机制】 龟甲含胶质、脂肪及钙、磷等，具有增强免疫功能的作用，炮制对理化性质和药理作用均有一定的影响。

在净制工艺上，传统的水浸泡去除筋膜皮肉，受季节气候影响很大，且药物在浸泡过程中，大量细菌生长繁殖，导致药物腐烂发臭，会影响药物疗效。药典记载的去皮肉法，色泽不好，去皮肉不尽。为此有学者进行了较多工艺改进研究，主要分为热解法和酶解法两大类。热解法主要是蒸法、高压蒸法、水煮法、水煮焖法和砂炒法处理；酶解法则采用蛋白酶法、酵母菌法和猪胰脏法处理。用食用菌炮制龟甲，经分析表明，新法中游离氨基酸、水解后氨基酸、总氮量、水浸出物、乙醇浸出物和灰分含量均高于传统法。其中无机元素 Cr、Ca、Fe、Cu 略高于传统法，Al、Mn 等略低于传统法，对人体有害的 As、Pb 含量低于传统法，认为新法优于传统法。

实验结果表明，龟甲制品较生品的浸出率可提高 4 倍，说明砂炒醋淬龟甲有助于其成分溶出。据报道，龟上甲的生品、砂炒品、砂炒醋淬品的浸出率分别是 8.6%、15.4%、15.2%；总氨基酸含量顺序是醋淬品＞砂炒品＞生品；总含氮量顺序为醋淬品＞砂炒品＞生品。龟背甲和龟腹甲的化学成分基本相同，仅含量上有些差异。如微量元素的含量龟腹甲明显高于龟背甲，砂炒醋淬品浸出率龟腹甲是龟背甲的 1.4 倍，因此提出龟腹甲的质量优于龟背甲，两者不能等质量代替使用。

【方剂应用】

1. 龟甲 大定风珠（《温病条辨》），由白芍、阿胶、龟甲、地黄、火麻仁、醋五味子、牡蛎、麦冬、炙甘草、鸡子黄、鳖甲组成。方中龟甲、鳖甲、牡蛎皆用生品，育阴潜阳，诸药合用具有滋阴养液，柔肝息风的功效，用于温病后期，神倦瘛疭，舌绛苔少，脉弱有时时欲脱之势。

2. 醋龟甲 大补阴丸（《丹溪心法》），由熟地黄、醋龟甲、盐黄柏、盐知母组成。诸药相合，使肾水得充则相火易制，虚火得降则真阴易补，标本兼顾，以滋阴为主，降火为辅。方中选用醋龟甲可增强滋阴止血的功效，用于肺火灼伤肺络所致之咳血咯血。

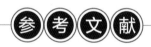

[1] 刘炎文.龟板两种不同炮制品的成分分析[J].中国中药杂志，1989，14（5）：24.

[2] 吕秉森.龟板鳖甲交工方法的改进及其炙片的应用[J].药学通报，1981，16（6）：31.

[3] 方达任.龟板鳖甲炮制前后化学成分的变化[J].中国中药杂志，1989，24（1）：26.

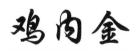

鸡内金
Jineijin
GALLI GIGERII ENDOTHELIUM CORNEUM

【药材基原】 本品为雉科动物家鸡 *Callus gallus domesticus* Brisson 的干燥沙囊内壁。

杀鸡后，取出鸡肫，立即剥下内壁，洗净，干燥。

【炮制沿革】 鸡内金始载于《神农本草经》，列为上品。历代医书古籍记载鸡内金的炮制方法近 20 种，南北朝时期始有㕮咀、烧存性，唐代有煮汁、治下筛、蒸、捣、暴干、阴干、熬、炙，宋代有炒、焙、研、蜜制、麸炒，元朝出现煅制，明代有清炒、酒制，清代有猪胆汁制，现代有清炒法、炒焦、砂烫、醋炒、炒炭，《中国药典》2015 年版收载鸡内金、炒鸡内金和醋鸡内金 3 种炮制规格。

【炮制工艺】

1. **鸡内金** 取原药材，除去杂质，干燥。

2. **砂炒鸡内金** 传统方法 取砂子置炒制容器内，加热至灵活状态，容易翻动时，投入鸡内金，用中火拌炒鼓起、酥脆，呈深黄色时取出，筛去砂子，放凉。或取净鸡内金，置预热适度的炒制容器内，用中火加热，炒至表面黄色或焦黄色，取出，放凉。

现代工艺 以可溶性蛋白质含量为指标，优选砂烫鸡内金的最佳炮制工艺为：每 1kg 鸡内金用砂 40kg 翻炒，锅底温度 200 ~ 210℃，炒制 60s。以淀粉酶和蛋白酶的活力和氨基酸的含量为指标，确定鸡内金经清开水烫制 10min 以下，碱水洗净干燥，或经 0.5% 以下的碱水烫制 5 min 以下，清水洗净干燥后按《中国药典》2005 年版方法炒制，砂炒鸡内金的各项指标和外观性状较优，且避免了外观色泽不一、发泡鼓起不完整、生熟不均、部分焦化粘砂等现象。以可溶性蛋白质提取率为指标，采用星点效应面法，优选机械化炮制鸡内金的最佳工艺为：炒制时间 120s，炒制温度 215℃，翻炒速度 60r/min。

有研究表明，烘法在温度在 260 ~ 290℃，时间 2 ~ 3min 烘制鸡内金，水溶性浸出物含量最高，外观性状最好，煎出率大于砂炒品，两者又远高于生品。有研究显示，土炒鸡内金温度较为稳定，受热比砂炒均匀，升温比砂炒缓慢，炒制温度易于掌握，避免了对鸡内金有效成分的破坏，更不会像砂炒时动作稍慢或炉火稍旺就会使鸡内金焦化和粘砂成炭。本法炮制的鸡内金外观颜色黄亮，更妙的是灶心土又具有温中和胃之功，增强了鸡内金消食健脾之效。

3. **醋鸡内金** 传统方法 取净鸡内金压碎，置预热适度的炒制容器内，用文火加热，炒至鼓起，喷醋，取出，干燥。每 100kg 鸡内金，用醋 15kg。

现代工艺 有研究表明拌醋法好于喷醋法，此法炮制的鸡内金色泽金黄，四周鼓起的小碎块，质地酥脆，气味焦香，且炒焦的鸡内金一般不超过 2% ~ 4%，而喷醋法中，把醋喷到温度较高的热锅内易挥发，去腥效果不佳（图下 -3-8）。

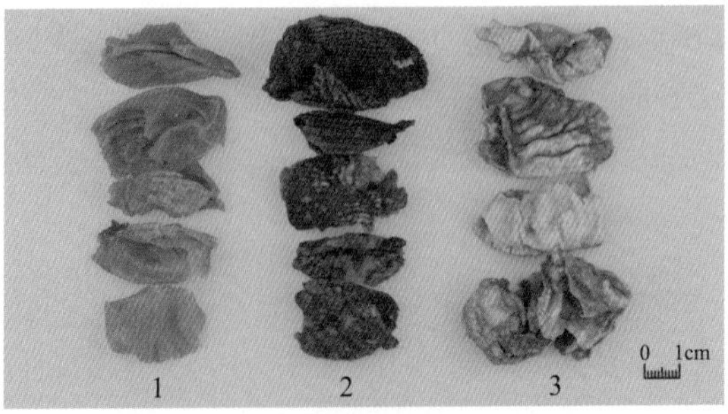

图下 -3-8 鸡内金不同炮制品对比图

1. 鸡内金 2. 砂炒鸡内金 3. 醋鸡内金

【炮制作用】 鸡内金味甘，性平。归脾、胃、小肠、膀胱经。具有健胃消食，涩精止遗，通淋化石的功效。生鸡内金长于攻积，通淋化石，常用于泌尿系统和胆道结石。炒鸡内金质地酥脆，便于粉碎，能增强健脾消积作用，常用于食积不化，肝虚泄泻和小儿疳积。如《握灵本草》载："不煅，其性亦不发。"醋鸡内金质酥易碎，矫正不良气味，有疏肝健脾的作用，用于脾胃虚弱，脘腹胀满。

现代药理学研究表明，鸡内金及炮制品能显著增加胃液量、增加胃蛋白酶活性、抑制小肠推进、降血糖、降血脂、抑制凝血、改善血液流变等作用。临床上常用于治疗食积不化，脾虚泄泻，小儿疳积，遗精遗尿，消渴，砂石淋证，胆结石，口腔溃疡，痈疡，妇女闭经，乳腺增生。

【炮制机制】 鸡内金主要成分为胃蛋白酶、淀粉酶、类角蛋白，并含有维生素、谷氨酸、精氨酸及天门冬氨酸等 17 种氨基酸。

鸡内金砂烫品、烘干品、微波品、清炒品、醋炒品的可溶性蛋白质和总蛋白质含量均高于生品，砂烫品的蛋白质含量较高。鸡内金砂烫前后蛋白质电泳图谱条带有很大变化，砂烫后氨基酸含量增加，微量元素 Ca、Fe、Mg 含量升高。另有研究表明，炒鸡内金氨基酸的含量略低于生品，但醋鸡内金的氨基酸含量高于生品，因醋含有氨基酸，所以醋鸡内金的氨基酸含量高于生品。醋鸡内金的水溶性浸出物含量高于生品，清炒和砂炒鸡内金的含量下降，溶出率为醋制品＞生品＞清炒品＞砂炒品。

鸡内金炮制后淀粉酶活力下降，胃蛋白酶活力增强，不同炮制品淀粉酶活力为：生品＞清炒品＞醋淬品，胃蛋白酶活力为：醋淬品＞清炒品＞生品，这与淀粉酶对温度相对较敏感，加热炮制后活性有所下降，胃蛋白酶在酸性环境中活力较强，对温度不敏感有一定的关系；鸡内金炮制后黏多糖含量为醋淬品＞生品＞清炒品。醋制品和清炒品微量元素含量升高，Pb 含量降低。

【方剂应用】

1. **鸡内金** 砂淋丸（《医学衷中参西录》），由生鸡内金、黄芪、知母、白芍、硼砂、朴硝、硝石组成，主治砂淋，石淋。

2. **炒鸡内金** 玉液汤（《医学衷中参西录》），由山药、黄芪、盐知母、天花粉、粉葛、炒鸡内金、醋五味子组成，具有益气滋阴，固肾止渴的功效。主治气阴两虚之消渴，证见口渴引饮，饮水不解，小便频数量多；或小便浑浊，困倦气短，舌嫩红而干，脉虚细无力。

3. **醋鸡内金** 鸡胵汤（《医学衷中参西录》），由生鸡内金、白芍、生姜、白术、柴胡、陈皮组成，主治肝脾失常，消化失常。

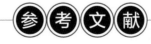

参 考 文 献

[1] 张永清，南云生 . 鸡内金炮制历史沿革初探 [J]. 中成药，1992（11）：22.

[2] 金伶佳 . 鸡内金炮制工艺及质量标准规范化研究 [D]. 沈阳：辽宁中医药大学，2011.

[3] 李卫先 . 从药效分析探讨鸡内金炮制工艺的优选 [J]. 中医药导报，2009，15（4）：101-102.

[4] 汪岩，翟延君，王月珍，等 . 星点效应面法优化机械化炮制鸡内金工艺研究 [J]. 中国现代中药，2017，19（4）：560-563.

[5] 肖林.鸡内金烘法炮制的实验观察 [J].中国药学杂志，1989，24（4）：211-212.

[6] 王新华.鸡内金炮制法改进刍议 [J].江苏中医，1999，20（5）：38.

[7] 冯崇华.醋制鸡内金的炮制方法 [J].中成药，1992，14（7）：49.

[8] 汪岩，王月珍，马千里，等.中药鸡内金研究进展 [J].中国民族民间医药，2014，23（19）：10-12.

[9] 潘德强，李红，孟兆慧.以鸡内金为例探讨中药选用方法 [J].光明中医，2015，30（7）：1571-1572.

[10] 罗江波，胡建平.生鸡内金在实验性乳腺增生症治疗中的作用研究 [J].江西中医药，2008，39（12）：72-73.

[11] 宁雪峰，陈晴.鸡内金治疗消渴的考证与探讨 [J].光明中医，2011，26（3）：600-601.

[12] 传俊，楚胜.鸡内金不同辅料炮制品的酶活性和氨基酸的含量测定 [J].中国现代医生，2009，47（15）：74-75.

[13] 李传勤，卞秀云.鸡内金不同炮制法药效分析 [J].菏泽医专学报，1994，6（4）：22-23.

[14] 蔡真真，程再兴，林丽虹，等.白羽鸡与家养鸡鸡内金不同炮制品中化学成分测定 [J].海峡药学，2015，27（5）：50-52.

[15] 董彩光.炮制对鸡内金微量元素及氨基酸化学成份影响的研究 [J].云南中医杂志，1994，15（6）：33-35.

穿山甲

Chuanshanjia

MANIS SQUAMA

【药材基原】 本品为鲮鲤科动物穿山甲 *Manis pentadactyla* Linnaeus 的鳞甲。收集鳞甲，洗净，晒干。

【炮制沿革】 穿山甲始载于《名医别录》，名曰鲮鲤，后《图经本草》名为穿山甲。历代医书古籍记载穿山甲的炮制方法约有 30 余种，一般不生用，自唐代以来始有炙法，宋代始有醋制法。《中国药典》2015 年版收载穿山甲、炮山甲和醋山甲 3 种炮制规格。

【炮制工艺】

1. **穿山甲** 除去杂质，洗净，干燥。

2. **炮山甲** 传统方法 取净穿山甲，大小分开，将砂炒制灵活状态，投入净穿山甲片，拌炒至鼓起，呈金黄色时，取出，筛去砂子，放凉。

生穿山甲需日晒干燥，不能火烘，越干越好。在砂烫醋淬时，必须严格掌握"穿山甲大小分档、砂温、火候、及时醋淬"四要素，否则易出现"僵片"或"焦片"。穿山甲应选用直径约 0.1 ~ 0.2cm 的河砂为宜，控制温度在 250℃ 左右，砂的用量以能掩盖穿山甲为宜。控温方法可先投入 2 ~ 3 片大小适中的生山甲，观察其发泡速度与程度，便于后面操作的掌握；也可以白纸埋入砂中少顷后取出，若纸质变褐，焦化或燃烧，即温度过高，此时将锅中加入适量冷水并减火，若纸呈深黄色，即温度适中。

现代工艺 远红外恒温电烘箱技术可用于穿山甲炮制，取穿山甲，大小分开，放入小瓷盘中，置烘箱内恒温 200 ~ 220℃，烘烤 3 ~ 4 min，即全部发泡卷曲呈金黄色，迅速取出。以炮制品性状"鼓起，卷曲，呈金黄色或棕黄色，质酥脆"为指标，优选微波炮制穿山甲的最佳工艺为：100 % 的微波火力，烘烤 3.5min，并用水溶性浸出物、蛋白质含量和成品率为指标验证了炮山甲微波法优于砂烫法。

3. 醋山甲 传统方法 取净穿山甲，大小分开，按上法烫至鼓起，趁热倒入醋中，略浸，捞出，干燥。每 100kg 穿山甲，用醋 30kg。

现代工艺 以穿山甲中的有效成分 L- 丝 -L- 酪环肽和 D- 丝 -L- 酪环二肽两种有效成分的含量为指标，采用正交试验法，优选醋山甲的最佳炮制工艺为：砂烫温度 230℃，砂烫时间 8min，加醋量为 30%，醋淬时间 45s（图下 -3-9）。

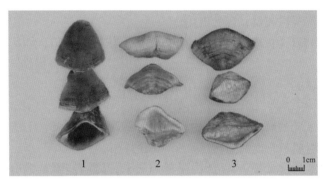

图下 -3-9 穿山甲不同炮制品对比图
1. 穿山甲 2. 炮山甲 3. 醋山甲

【炮制作用】 穿山甲味咸，性微寒。归肝、胃经。具有活血消癥，通经下乳，消肿排脓，搜风通络的功效。穿山甲质地坚硬，不易煎煮和粉碎，有腥臭气，故不生用。砂炒或砂炒醋淬后质地酥脆，易于粉碎和煎出有效成分，并矫正腥臭气味。炮山甲长于消肿排脓，搜风通络，用于疮痈肿毒，风湿痹痛。醋山甲痛经下乳力强，用于经闭不通，乳汁不下。

现代药理学研究表明，穿山甲具有升高白细胞数、降低血液黏度、抗炎、提高小鼠常压缺氧的耐受能力。临床上对妇科血滞经闭、产后乳汁不通、胸痹心痛、瘰疬、疮疡、粉刺、咽炎及前列腺疾病、小儿厌食、夜啼、骨科疾病均有较好的治疗作用。

【炮制机制】 穿山甲主要含有硬脂酸、胆甾醇、二十三酰丁胺、脂肪族酰胺等脂溶性成分以及蛋白质类大分子成分，穿山甲鳞片的蛋白质是由 α 角蛋白和 β 角蛋白两种结构组成。

穿山甲炮制后蛋白质及煎出率大大增加，以醋淬品较好，煎出率与粉碎程度有关。实验显示，醋山甲的水溶性浸出物比烫山甲增加 28.99% ～ 40.94%，穿山甲经炮制后，蛋白质含量会随着温度的升高而降低，经醋制后炮山甲中蛋白质含量会变低，砂炒、醋炒品的游离氨基酸含量高于生品，且醋炒品高于砂炒品。

穿山甲砂烫醋淬后 L- 丝 -L- 酪环二肽及 D- 丝 -L- 酪环二肽含量增加，能够提高小白鼠常压缺氧的耐受能力。另有研究也证实，穿山甲经砂烫炮制前后有 6 个成分变化显著，出现了丝 - 酪环二肽及苯丙 - 脯环二肽及两个未知成分，另外两种未知成分的含量显著升高，因此穿山甲经高温炮制后环二肽等亲水性成分含量显著增加。穿山甲炮制后药效的改变可能是由于穿山甲鳞片中的特殊高酪氨酸蛋白发挥作用，穿山甲片在砂烫高热处理过程中，角质层和釉质层产生了不同程度的破坏，使大量高酪氨酸角蛋白降解，被分解为各种多肽及其他产物，含有酪氨酸或是其他碎片的基团在反应中从肽键中释放出来，形成丝 –

酪环二肽等产物。这些变化的成分属于极性较大的亲水性部位，因此有利于有效成分的煎出，这可能是炮山甲增效的物质基础。

【方剂应用】

1. 炮山甲

（1）仙方活命饮（《校注妇人良方》），由白芷、贝母、防风、赤芍、当归尾、甘草、炒皂角刺、炮山甲、天花粉、乳香、没药、金银花、陈皮组成，具有清热解毒，消肿散结，活血止痛的功效。本品为治疗疮疡肿痛之要药，主治阳证痈疡肿毒初起，用于红肿焮痛，或身热凛寒，苔薄白或黄，脉数有力。

（2）复元活血汤（《医学发明》），由柴胡、天花粉、当归、红花、甘草、炮山甲、酒大黄、桃仁组成，具有活血祛瘀，疏肝通络的功效。主治跌打损伤，胁下瘀血证，用于胁肋瘀肿，痛不可忍。

2. 醋山甲

（1）穿山甲散（《妇科大全》），由醋山甲、赤芍、酒大黄、干漆、肉桂、川芎、醋芫花、当归、麝香组成，既能活血化瘀，又消癥通经。

（2）涌泉散（《医宗宝鉴》），醋山甲单用研末，以酒冲服，为治疗产后乳汁不下之要药，能活血通经下乳。

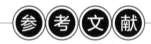

参 考 文 献

[1] 贾良栋. 穿山甲炮制的沿革 [J]. 中药材，2000，23（2）：80-82.

[2] 王玉瑛. 浅谈砂烫醋淬穿山甲 [J]. 浙江中医学院学报，2001，25（5）：77-78.

[3] 丛靖昕，宋强. 炮制中药穿山甲体会 [J]. 湖南中医药导报，2004，10（1）：41.

[4] 肖建平，王宁娜，黄巧儿. 醋淬穿山甲炮制体会 [J]. 海峡药学，2007，19（3）：67.

[5] 罗滋生. 砂烫简易控温法 [J]. 中国医院药学杂志，1992，12（12）：563.

[6] 肖林. 烘法炮制穿山甲 [J]. 中成药研究，1987（12）：44.

[7] 朱卫星. 微波炮制穿山甲的工艺初探 [J]. 中国药房，2008，19（9）：672-673.

[8] 何锦钧，李子鸿，李怀国，等. 醋淬穿山甲的炮制工艺研究 [J]. 中国处方药，2006，49（4）：64-65.

[9] 杨熙东. 穿山甲的药理作用和临床应用 [J]. 中国社区医师（医学专业），2012，14（26）：194.

[10] 王妍，张国民，哈伟. 穿山甲应用及炮制研究进展 [J]. 中国现代中药，2015，17（3）：280-284.

[11] 严襄陵，杜成安，方剑文，等. 穿山甲炮制品释放度的研究 [J]. 中成药，1992，14（6）：19-20，51.

[12] 马雪梅，秦永祺. 穿山甲化学成分的研究 [J]. 药学学报，1988，23（8）：588-592.

[13] 袁娟娟，刘逊. 基于 TOF MS-IDA-MS/MS 分析穿山甲炮制前后的成分变化 [J]. 陕西中医，2017，38（6）：810-811，816.

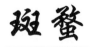

斑蝥　Banmao

MYLABRIS

【药材基原】 本品为芫青科昆虫南方大斑蝥 *Mylabris phalerata* Pallas 或黄黑小斑蝥

Mylabris cichorii Linnaeus 的干燥体。夏、秋二季捕捉，闷死或烫死，晒干。

【炮制沿革】 斑蝥始载于《神农本草经》，列为下品。历代医书古籍记载斑蝥的炮制方法有"去两翅、头、足"、米炒、麸炒、醋制、煨、牡蛎炒、米泔水制、土炒、清炒、烧、焙等。其中，米炒是前人用来炮制斑蝥所最为常用的方法，且是沿用至今的唯一的斑蝥炮制的方法。《中国药典》2015 年版收载斑蝥和米斑蝥 2 种炮制规格。

【炮制工艺】

1. **斑蝥** 取原药材，除去杂质，或取原药材，除去头、足、翅及杂质。

2. **米斑蝥** 传统方法 将米置热锅中，用中火加热至冒烟，投入斑蝥拌炒，至米呈黄棕色，取出，筛去米，除去头、足、翅，摊开放凉。或者投入去头、足、翅的斑蝥与米拌炒，至米呈黄棕色，取出，筛去米，摊开放凉。每 100kg 斑蝥，用米 20kg。

现代工艺 以斑蝥中斑蝥素、甲酸、脂肪油含量为评价指标，将烘品与米炒品比较，并采用毒理实验法，得斑蝥以烘代炒的炮制参数为：110℃恒温干燥 26～30min。碱制的方法是将药典传统的米炒法改为低浓度的碱溶液炮制，以斑蝥素→斑蝥素钠的转化率为指标，采用正交试验法，筛选出最佳碱处理条件为：时间 12h，温度 70～80℃，1.0% NaOH 溶液（图下 -3-10）。

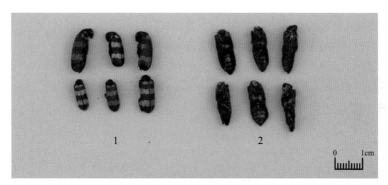

图下 -3-10 斑蝥不同炮制品对比图
1. 斑蝥 2. 米斑蝥

【炮制作用】 斑蝥性辛、热，有大毒。归肝、胃、肾经。具有破血消癥，攻毒蚀疮的功能。生斑蝥多外用，毒性较大，以攻毒蚀疮为主。用于瘰疬瘘疮，痈疽肿毒，顽癣瘙痒。米炒后，其毒性降低，其气味矫正，可内服。以通经、破癥散结为主。用于经闭癥瘕，狂犬咬伤，瘰疬，肝癌，胃癌。

现代药理学研究表明，斑蝥具有抗肿瘤、抗纤维化和抗氧化损伤作用、抗炎、抗病毒、抗菌、促雌激素样作用等。在临床上，主要用于治疗癌症、慢性肝炎、肝硬化和神经性皮炎等疾病。斑蝥毒性大，其毒性成分斑蝥素亦为有效成分，对皮肤黏膜有强烈的刺激性，口服可引起胃肠炎、肾炎、损害肾小管。用米炒制后可降低其毒性。

【炮制机制】 斑蝥中的有毒成分为斑蝥素，能引起肾衰竭或循环衰竭而致死亡，故口服必须经过炮制。由于斑蝥素在 84℃开始升华，其升华点为 120℃，米炒时锅温为128℃，正适合于斑蝥素的升华，又不至于温度太高致使斑蝥焦化。当斑蝥与糯米同炒时，由于斑蝥均匀受热，使斑蝥素部分升华而含量降低，从而使其毒性降低。其次，斑蝥呈乌黑色，单炒难以判断炮制火候，而米炒既能很好地控制温度，又能准确地指示炮制程度。斑蝥通过米炒可使其 LD_{50} 升高，能显著地降低其毒性。

有文献报道，斑蝥胸腹部含斑蝥素最高，头足翅含斑蝥素较低。头足翅毒性非剧，且三者总重只占全虫的 20% 左右，故斑蝥炮制是没有必要去头足翅。但仍有研究说明净选后除去头、足、翅再入药也是非常重要的，药化研究表明，除去头足翅的斑蝥与未去者相比，其抗癌成分 Mg、Zn、Cu 等元素的含量均有所提高，因此作用增强。故是否去头足翅等非药用部位，仍需进一步研究。

【方剂应用】米斑蝥

（1）斑蝥散（《备急千金要方》），由斑蝥、刺猬皮、珍珠、雄黄等组成，用于治疗瘰疬，生于项上，结肿有脓。

（2）斑蝥通经丸（《济阴纲目》），由斑蝥、桃仁、大黄等组成，用于经候闭塞及干血气。

（3）顽癣必效方（《外科正宗》），由斑蝥、川槿皮、雄黄等组成，用于治疗顽癣瘙痒。

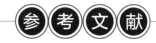

[1] 王正益，张振凌，田圣志，等. 斑蝥烘法新工艺刍探 [J]. 中药通报，1986，11（7）：22-24.

[2] 吴丹丹. 碱处理斑蝥研究报告 [J]. 河南中医药学刊，1996，11（5）：14-15.

紫河车

Ziheche
HOMINIS PLACENTA PULVERATUM

【药材基原】紫河车为健康人的干燥胎盘。

【炮制沿革】紫河车始载于《本草拾遗》，历代以来炮制方法有煅制、黑豆制、煨制、酒煮、米泔煮、烘熟、酒蒸、清蒸、酒醋洗、猪肚蒸、乳香酒蒸、烘、蜂蜜煮、白矾姜与酒同制法十余种。近代炮制方法有酒精洗、米泔水洗、滑石粉炒、土炒、金银花与甘草浸、甘草煮等。现代主要的炮制方法有花椒与黄酒制、酒炒、低温干燥等。

【炮制工艺】

1. 紫河车

（1）将新鲜胎盘除去羊膜和脐带，反复冲洗至去净血液，蒸或置沸水中略煮后，干燥，除去灰屑，砸成小块或研成细粉。

（2）将新鲜胎盘除去羊膜和脐带，反复冲洗至去净血液，加适量花椒、黄酒蒸或置沸水中略煮后，干燥，砸成小块或研成细粉。每100kg紫河车块，用黄酒10kg，花椒2.5kg。

（3）取健康新鲜的胎盘短时间漂洗（小于0.5h），沥干后用甘草5g，花椒5g，生姜10g，加水500ml，煮沸5min，倒入黄酒半杯去腥味，2min后捞出，将药渣冲净，用纱布挤净水分，换纱布摊平，上下用吸水纸20层夹住，使水分渗出，翌日晨将已成半干饼状胎盘快刀切成2mm薄片，摊匀在竹匾内，上加窗纱盖好的防灰纱，置阳光下晒干，（中间翻两次），当日即可烘干研粉。

（4）将洗净的胎盘搅碎呈液体状，入瓷盘内 1.5cm，置真空冷冻器内，于 -55℃使冷冻成固体，在低压条件下使水升华除去，得干燥品备用。

（5）新鲜胎盘除去羊膜和脐带，反复冲洗至去净血液，获得新鲜干净的胎盘。置于研钵内，加入液氮，迅速冷冻，将冻块压碎，并转移至研钵研磨，边研磨边加液氮，直至成细末。将研磨好的胎盘细末转移至冻干瓶中，应用冷冻干燥机冷冻干燥，制成胎盘冻干粉，4℃冰箱保存备用。

2. 酒炒紫河车 取净紫河车块，用酒拌匀，待酒吸尽后，用文火炒至酥脆为度。用时研末。每 100kg 紫河车，用酒 10kg（图下 -3-11）。

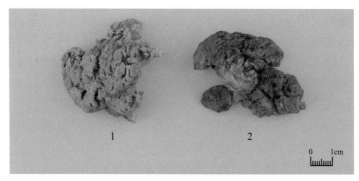

图下 -3-11　紫河车不同炮制品对比图

1. 紫河车　2. 酒炒紫河车

【炮制作用】 紫河车味甘、咸，性温。归心经、肺经、肾经。具有温肾补精，益气养血的功效。生品有腥气，内服易产生恶心、呕吐等副作用，多入片剂或胶囊剂。酒制后可除去腥臭味，便于服用，并使其质地酥脆，便于粉碎，增强疗效。用于肺肾两虚，虚劳咳嗽，阳痿遗精等症。

现代药理学研究表明，紫河车具有激素样作用、免疫调节、抗感染、营养和生长因子作用、抗缺氧耐疲劳等作用。紫河车可改善失血性贫血小鼠的造血功能，使红细胞数量及血红蛋白含量恢复至失血前水平；对环磷酰胺所引起的造血功能损伤、失血性贫血和化学损伤性贫血有明显治疗和预防作用；并可抗贫血和升高白细胞，促进骨髓造血功能，具有显著的补血养血功能。紫河车可对抗记忆获得障碍、记忆巩固损害，改善小鼠信息获取不良；提高机体的血氧利用率，降低机体耗氧量，延长小鼠负荷游泳时间，增加小鼠的耐缺氧时间，且呈现明显的量效关系；同时能提高正常小鼠的 T 淋巴细胞比率，对抗由强的松引起的免疫抑制作用，体现了紫河车的扶正作用。另外，研究还发现紫河车能促进卵泡的发育，增加雌激素分泌，加速卵巢、子宫局部血液循环，促进卵巢功能的改善，降低围绝经期大鼠的激素水平，起到延缓卵巢功能衰退的作用。同时，紫河车能提高子宫内膜雌、孕激素受体的表达，改善子宫内膜微环境及子宫内膜容受性。还能促进骨细胞增殖，改善新骨形成的三项生化指标值（骨碱性磷酸酶、降钙素、骨钙素），对骨质疏松症有明显的治疗作用。

【炮制机制】 紫河车有腥臭味，内服可产生恶心、呕吐等反应。用花椒及黄酒蒸煮后可以矫味除腥。另外，紫河车中含有大量脂肪，经黄酒蒸制后，可使蛋白质凝固，达到去污脱脂的作用，便于干燥和粉碎。同时可增强其脂溶性有效成分的溶解性，提高有效成分的利用度。

紫河车中含有大量激素（如干扰素、促性腺激素、促甲状腺素、催乳素、红细胞生成素等）、酶类（如溶菌酶、激肽酶、组胺酶、尿激酶抑制物、纤维蛋白溶酶原活化物等）、细胞因子、氨基酸、微量元素、维生素、多种抗体、磷脂、多糖等。磷脂类成分具有提高免疫功能、健脑益精、延缓衰老、降低血脂、保护肝脏等生理活性，与紫河车补气、养血、益精、增强机体抵抗力的功效有密切关系。但磷脂类成分不稳定，在受热条件下容易氧化分解。其中磷脂酰胆碱的含量随着炮制温度的上升而降低，炮制温度以 80℃ 直接干燥为最佳。自然晒干或高温蒸煮的炮制工艺容易引起紫河车中蛋白质类活性成分的降解与变性。低温炮制紫河车中蛋白主带数量多于传统炮制工艺，其水溶性蛋白具有较强的溶栓活性，并具有明显的纤溶活性。因此，在保全紫河车蛋白质类药效成分生物活性方面，低温炮制工艺优于传统炮制工艺。同时尚有实验证明冷冻干燥法所得紫河车氨基酸类、促黄体生成素、促滤泡成熟激素、雌二醇、孕酮、人绒促性腺素的含量明显高于传统干燥法。

【方剂应用】

1. 河车丸（《妇人良方》），由紫河车、人参、茯苓、山药组成，具有补肾益气的功效，用于劳嗽，一切劳瘵，虚损，骨蒸等症。

2. 河车大造丸（《中国药典》2010 年版），由紫河车、熟地黄、天冬、麦冬、盐杜仲、盐牛膝、盐黄柏、制龟甲组成，具有滋阴清热、补肾益肺的功效，用于肝肾两亏，虚劳咳嗽，潮热骨蒸，盗汗遗精，腰膝酸软等症。

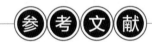

[1] 山东省食品药品监督管理局.山东省中药饮片炮制规范（2012 版）[S].济南：山东科技出版社：2012，667-668.

[2] 王清萍.两种紫河车炮制方法的理化指标对比研究 [J].保健医学研究与实践，2013，10（3）：8-10.

[3] 张培培.两种工艺对紫河车成分含量影响的比较研究 [J].江苏中医，1994，16（4）：35.

[4] 王厚伟.低温炮制工艺对紫河车水溶性蛋白组成及其纤溶活性的影响 [A].中医药生物化学与分子生物学通讯 [C]，2008.

[5] 程敏.紫河车生物活性物质的药理作用及炮制方法研究进展 [J].陕西农业科学，2008（3）：113-114，140.

[6] 吕鹏月.紫河车及其代用品的药理学与质量评价研究 [D].济南：山东中医药大学，2004.

[7] 卢素琳，夏曙华，王葆平，等.紫河车养血作用的实验研究 [J].贵阳医学院学报，1998，23（1）：24-26.

[8] 苏是煌，林志和，陈北阳，等.紫河车对小鼠细胞免疫功能的调节作用 [J].湖南中医杂志，1993，9（6）：44-46.

[9] 曾莉，张丽，刘裕萍，等.紫河车对围绝经期模型大鼠 E2、LH、FSH 干预作用研究 [J].世界科学技术 – 中医药现代化，2014，16（7）：1637-1641.

[10] 崔雅婷.紫河车对子宫内膜容受性的影响研究 [D].杭州：浙江中医药大学，2012.

[11] 桂志芳，曾卫华，谢小芹，等.紫河车对骨质疏松症的治疗效果 [J].中国当代医药，2013，20（32）：122-123.

[12] 许巧慧，蔚秀敏，马艳，等.紫河车在妇科的临床应用 [J].湖南中医杂志，2014，30（1）：55-56.

[13] 张艾华，许益明，王永山，等 . 不同炮制方法对紫河车磷脂成分含量及组成的影响 [J]. 南京中医学院学报，1993，9（2）：28-30，72.

僵蚕
Jiangcan
BOMBYX BATRYTICATUS

【**药材基原**】 本品为香蛾科昆虫家蚕 *Bombyx mori* Linnaeus 4～5 龄的幼虫感染（或人工接种）白僵菌 *Beauveria bassiana* (Bals.) Vuillant 而致死的干燥体。多于春、秋季生产，将感染白僵菌病死的蚕干燥。

【**炮制沿革**】 僵蚕，别名白僵蚕，始载于《神农本草经》，列为上品。不同时期对僵蚕的炮制方法存在异同，历代本草著作记载关于僵蚕的炮制方法有很多，常见的有净制、切制、炒制、面炒制、麸炒制、姜汁制、米泔制等，其中炒制是历代最重要的炮制方法，以清炒和麸炒为主。《中国药典》2015 年版收载僵蚕和炒僵蚕 2 种炮制规格。

【**炮制工艺**】

1. 僵蚕 淘洗后干燥，除去杂质。

2. 炒僵蚕 传统方法 将炒制容器加热，至撒入麸皮即刻烟起，随即投入僵蚕，迅速翻动，炒至表面呈黄色或深黄色时，取出，筛去麸皮，放凉。每 100kg 僵蚕，用麸皮 10kg。

现代工艺 以白僵菌素的含量为指标，采用正交试验法，优选出的最佳麸炒工艺为：每 100kg 僵蚕，用麸皮 10kg，炒制温度 180℃，炒制时间 5min。以乙醇浸出物、草酸铵和白僵菌素三者的含量为指标，采用正交试验法，优选出的最佳蜜麸炒工艺为：每 300g 僵蚕，用麸皮 30g、蜂蜜 20g，炒制温度 180℃，炒制时间 6min（图下 -3-12）。

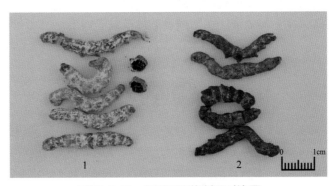

图下 -3-12 僵蚕不同炮制品对比图
1. 僵蚕 2. 炒僵蚕

【**炮制作用**】 僵蚕味咸、辛，性平。归肝、肺、胃经。具有息风止痉，祛风止痛，化痰散结的功效。其气味腥臭，表面被有毛丝。经不同的方法炮制后，其性质也产生了一定的变化。炒、熬、炮等不加辅料炙法，对僵蚕均能起到矫味矫臭的作用，同时也有助于去除其表面毛丝并易于粉碎。其中，炒法至今仍在使用。在僵蚕的加辅料炙法中，以姜为辅料的炮制法能增强化痰散结的作用；醋浸法能增强祛风定惊的作用；盐炒法则能增强化瘰病痰核的疗效。其他加辅料炙法，如米泔浸焙、糯米炒、面炒、蜜炒、油炒、酒炒等，其作用主要是矫味矫臭，以免僵蚕的不良气味损伤患者胃气。麸炒不仅能降低其辛散之性与不良气味，而且色泽金黄，外观艳丽，质地酥脆，更符合"相喜为制"的制药原则。其中酒炒法还能行药势，增强药物的治疗作用。

现代药理学研究表明，僵蚕具有治疗黄褐斑、痔疮、支气管哮喘、糖尿病周围神经病变等作用。

【炮制机制】 现代研究通过比较僵蚕麸炒前后总蛋白含量的差异及炒制后黄曲霉素限量的变化，得出如下结果与结论：僵蚕经麸炒后，高分子蛋白质丰度降低，低分子蛋白质丰度增高，推测是蛋白质降解为小分子多肽。另外，麸炒后毒性成分黄曲霉毒素完全被吸附，麸炒品未检出毒性成分，增加了药材的安全性。

【方剂应用】

1. **僵蚕** 牵正散（《杨氏家藏方》），由白附子、僵蚕、全蝎三味药组成，具有祛风化痰，通络止痉的功效。用于猝然口眼㖞斜，或面肌抽动，舌淡红，苔白，脉弦。方中白僵蚕主要功效为化痰。

2. **炒僵蚕**

（1）消风散（《太平惠民和剂局方》），由荆芥穗、防风、炒白僵蚕、炒甘草、羌活、茯苓、人参、厚朴、陈皮等药味组成，具有祛风活血，理气化湿的功效。用于诸风上攻，头目昏痛，项背拘急，肢体烦疼，肌肉蠕动，目眩旋晕，耳啸蝉鸣，眼涩好睡，鼻塞多嚏，皮肤顽麻，瘙痒瘾疹；又治妇人血风，头皮肿痒，眉棱骨痛，旋晕欲倒，痰逆恶心。其中的炒僵蚕主要功效为祛风。

（2）腰痛宁胶囊（《中国药典》2015年版），由炒僵蚕、土鳖虫、川牛膝、马钱子粉、甘草、麻黄、制乳香、制没药、全蝎、炒苍术组成，具有消肿止痛，疏散寒邪，温经通络的功效。用于寒湿瘀阻经络所致的腰椎间盘突出症、坐骨神经痛、腰肌劳损、腰肌纤维炎、风湿性关节痛，症见腰腿痛、关节痛及肢体活动受限者。其中炒僵蚕主要用以祛风止痛。

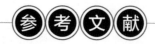

[1] 莫雪林，胡美变，肖禾.僵蚕的本草考证[J].中药与临床，2016，7（5）：47-48.

[2] 张昌文，彭宣文.白僵蚕麸炒炮制工艺研究[J].北方药学，2013，10（4）：39-40.

[3] 赵清，冯静.中药僵蚕炮制工艺研究[J].医学研究与教育，2011，28（6）：66-70.

[4] 谢玉莲.僵蚕治疗黄褐斑[J].中医杂志，2009，50（8）：725.

[5] 王有广，刘云丽.僵蚕治疗痔疮[J].中医杂志，2009，50（10）：917.

[6] 梁文慧.僵蚕治疗支气管哮喘[J].中医杂志，2009，50（10）：916.

[7] 景常林.重用僵蚕治疗糖尿病周围神经病变[J].中医杂志，2009，50（9）：819.

[8] 马莉，王玄，马琳，等.动物药僵蚕高温麸炒的科学合理性[J].中国中药杂志，2015，40（23）：4629-4633.

[9] 国家药典委员会.中华人民共和国药典（2015版一部）[S].北京：中国医药科技出版社，2015：1655-1657.

鳖甲

Biejia

TRIONYCIS CARAPAX

【药材基原】 本品为鳖科动物鳖 *Trionyx sinensis* Wiegmann 的背甲。全年均可捕捉，以秋、冬二季为多，捕捉后杀死，置沸水中烫至背甲上的硬皮能剥落时，取出，剥取背甲，除去残肉，晒干。

【炮制沿革】 鳖甲始载于《神农本草经》，列为中品。历代医书古籍记载鳖甲的炮制方法 10 多种，鳖甲炮制方法最早见于汉代，始有炙法，晋代有捣末、烧末、炙杵末，南北朝有醋制、童便炙，唐代有烧灰捣筛、醋制并捣筛为末，宋明代有酥制、醋制，且有研细粉过筛的记载，清代有酥制法，目前主要是砂烫醋淬法，用时捣碎，没有规定粉碎细度。《中国药典》2015 年版收载鳖甲和醋鳖甲 2 种炮制规格。

【炮制工艺】

1. 鳖甲 传统方法 取原药材，置蒸锅内，沸水蒸 45min，取出，放入热水中，立即用硬刷除去皮肉，洗净，干燥。

现代工艺 以鳖甲蛋白质含量为指标，筛选最佳净制工艺，蒸法制鳖甲的蛋白质含量最高。蒸制前加碱水泡过夜，可缩短蒸制时间、易去筋膜残腐肉及腥臭味，且易控制饮片质量及色泽。

2. 醋鳖甲 传统方法 将砂置炒制容器内，武火加热至灵活状态时，投入净鳖甲，拌炒至表面呈淡黄色，质酥脆时，取出，筛去砂，趁热投入醋中稍浸，捞出，干燥，捣碎。每 100kg 鳖甲，用醋 20kg。

现代工艺 远红外烘烤醋淬法将鳖甲碎片置于不锈钢托盘中，放入烤箱，温度设置在 200～220℃，恒温 25min，取出立即投入醋中淬。最新研究表明，远红外烘烤的鳖甲因质地厚薄不匀、密闭不翻动及受热不匀致色泽不均，砂烫醋淬后的鳖甲外观性状更符合传统工艺的判断标准。以鳖甲外观性状、水浸出物、氨基酸、蛋白质含量作为质量指标，优选砂烫醋淬法炮制的最佳炮制工艺参数为：砂温 250℃，烫制时间 20min，每 100kg 鳖甲用醋 20kg。有文献报道以油砂（1%～2%）、油砂：鳖甲（4：1）时烫制色泽好（图下 -3-13）。

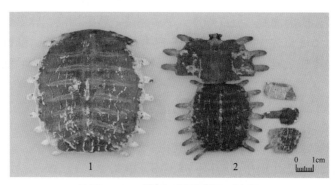

图下 -3-13 鳖甲不同炮制品对比图

1. 鳖甲　　2. 醋鳖甲

【炮制作用】 鳖甲味咸，性微寒。归肝、肾经。具有滋阴潜阳，退热除蒸，软坚散结的功效。鳖甲生用养阴清热、潜阳息风之力较强，多用于热病伤阴或内伤虚热，虚风内动。醋鳖甲质变酥脆，易于粉碎和煎出有效成分，并能矫臭矫味。醋制还能增强入肝消积、软坚散结作用，常用于癥瘕积聚，月经停闭。

现代药理学研究表明，鳖甲具有抗肝纤维化、抗疲劳、抗肿瘤、预防辐射损伤、抗突变、免疫调节作用、补血作用、增加骨密度作用。临床上主要用于治疗阴虚发热、劳热骨蒸、虚风内动、经闭、癥瘕积聚等症。

【炮制机制】 鳖甲主要含有骨胶原、碳酸钙、磷酸钙、氨基酸、无机元素等。

炮制后鳖甲的水煎出率及煎出液中的蛋白质和钙含量增加。人体必需的微量元素 Cr、Mn、Zn、Fe、Se 的含量增加，Cu、Al 含量降低，且 Zn、Fe、Al 的含量较高，与鳖甲益肾坚骨的功效相关。小分子肽类是鳖甲发挥抗肝纤维化和抗乙肝病毒的有效成分，醋制后肽类含量是生品的 6 倍。炮制后霉菌、杂菌等细菌含量降低，起到洁净药物、矫臭矫味的作用。

【方剂应用】

1. 鳖甲

（1）大定风珠（《温病条辨》），由白芍、阿胶、龟板、鳖甲、牡蛎、干地黄、火麻仁、醋五味子、麦冬、炙甘草、鸡子黄组成，具有滋阴息风的功效。主治阴虚风动证，用于温病后期，神倦瘈疭，舌绛苔少，脉弱有时欲脱之势。

（2）三甲复脉汤（《温病条辨》），由炙甘草、干地黄、白芍、麦冬、阿胶、火麻仁、牡蛎、生鳖甲、生龟甲组成，具有滋阴复脉，潜阳息风的功效。主治温病邪热久羁下焦，热深厥甚；脉细促，心中憺憺大动，甚者心中痛；或手足蠕动者。

2. 醋鳖甲

（1）青蒿鳖甲汤（《温病条辨》），由青蒿、醋鳖甲、地黄、盐知母、牡丹皮组成，具有养阴透热的功效。主治温病后期，邪伏阴分证，证见夜热早凉，热退无汗，舌红少苔，脉细数。临床用于治疗原因不明的发热、各种传染病恢复期低热、慢性肾盂肾炎等阴分内热、低热不退者。

（2）秦艽鳖甲散（《医宗宝鉴》），由地骨皮、柴胡、醋鳖甲、秦艽、盐知母、当归、青蒿、乌梅组成，具有滋阴养血，清热除蒸的功效。用于阴亏血虚，风邪传里化热之风劳病，证见骨蒸盗汗，肌肉消瘦，唇红颊赤，午后潮热，咳嗽困倦，脉象微数。

（3）鳖甲饮（《济生方》），由醋鳖甲、白术、黄芪、草果仁、槟榔、川芎、橘红、白芍、炙甘草、姜厚朴组成，具有软坚散结、消积的功效，用于癥瘕、疟疾。

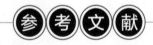

参 考 文 献

[1] 蔡宝昌.中药炮制学 [M].北京：中国中医药出版社，2008：148-149.

[2] 林崇良.鳖甲炮制的历史沿革 [J].浙江中医学院学报，2000，24（3）：25.

[3] 李明善，汤休红，曹国珍，等.龟板、鳖甲炮制方法的研究 [J].中药材科技，1984（6）：27-28.

[4] 张志国，王奇成.与1995年版《药典》"鳖甲龟甲炮制方法"的商榷 [J].新中医，1997（S1）：134.

[5] 吴世强，魏加印.远红外烤箱炮制龟板、鳖甲 [J].时珍国药研究，1998，9（1）：70.

[6] 董玉秀.中药醋鳖甲饮片炮制工艺研究[A].中华中医药学会第四届中药炮制分会学术会议论文集[C].中华中医药学会中药炮制分会，2004：96-102.

[7] 邢延一.鳖甲最佳炮制工艺研究[A].中华中医药学会第四届中药炮制分会学术会议论文集[C].中华中医药学会中药炮制分会，2004：93-95.

[8] 皮晓华，陈爱真，刘立辉.油砂烫制龟板、鳖甲的体会[J].湖南中医药导报，1996，2（3）：33.

[9] 李信梅，王玉芹，张德昌，等.两种不同的鳖甲抗肝纤维化作用的比较[J].基层中药杂志，2001，15（2）：19-20.

[10] 张娅婕，凌笑梅，甘振威，等.鳖甲提取物抗疲劳及耐缺氧作用的研究[J].长春中医学院学报，2004，20（2）：38-39.

[11] 凌笑梅，刘娅，张娅婕，等.鳖甲提取物对体外肿瘤细胞生长的抑制作用[J].中国公共卫生学报，1997，16（1）：8-9.

[12] 凌笑梅，张娅婕，徐桂珍，等.鳖甲粗多糖对受 X 射线照射的小鼠的防护作用[J].辐射防护，1998，18（1）：57-60.

[13] 法京，王明艳，贾敏，等.鳖甲龟板的抗突变效应[J].中国海洋药物，1996（2）：27-29.

[14] 张大旭，张娅婕，甘振威，等.鳖甲提取物抗疲劳及免疫调节作用研究[J].中国公共卫生，2004，20（7）：834.

[15] 张连富，吉宏武，任顺成.药食兼用资源与生物活性成分[M].北京：化学工业出版社，2005：286-287.

[16] 杨珺，邹全明.鳖甲超微细粉增加大鼠骨密度的研究[J].食品科学，2001，22（3）：86-88.

[17] 李虹.浅谈鳖甲的炮制方法[J].中国实用医药，2012，7（1）：239-240.

[18] 方达任，张克兰，刘焱文.龟板、鳖甲炮制前后化学成分的变化[J].中国药学杂志，1989，24（1）：26-28.

[19] 韩秋俊，毕葳，王伟，等.鳖甲炮制前后肽类含量比较[J].中国实验方剂学杂志，2012，18（24）：86-88.

[20] 产美英，庞国兴，乐红霞.鳖甲五灵脂等 12 味中药炮制前后细菌含量的变化[J].中药新药与临床药理，1996，7（1）：38-39，64.

第四章
矿物类药

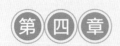石膏

Shigao
Gypsum Fibrosum

【药材基原】 本品为硫酸盐类矿物硬石膏族石膏，主含含水硫酸钙（CaSO₄·2H₂O)，采挖后除去杂石及泥沙。

【炮制沿革】 石膏始载于《神农本草经》，列为上品。历代医书古籍记载的石膏炮制方法有 10 余种，如水飞（甘草水飞）、煅（淬）、炒（糖拌炒）、煨、炮、煮等，所用辅料有生甘草、醋、酒、糖等，现代炮制工艺以煅制法为主，且未沿用历史上应用过的辅料，《中国药典》2015 年版收载生石膏和煅石膏 2 种炮制规格。

【炮制工艺】

1. **生石膏** 打碎，除去杂石及泥沙，粉碎成粗粉。

2. **煅石膏** 传统方法 取净石膏，砸成小块，置无烟炉火上或置适宜的容器里煅至酥脆或红透时，取出，放凉，碾碎。

现代工艺 以煅制品失重情况及水提液中钙离子溶出度为考察指标，采用热分析技术，优选煅石膏最佳炮制工艺参数为：煅制温度 200℃，煅制时间 120min；煅制温度 350℃，煅制时间 30min；煅制温度 400℃，煅制时间 20min（图下 -4-1）。

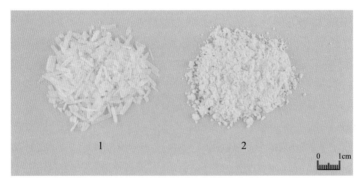

图下 -4-1 石膏不同炮制品对比图
1. 生石膏 2. 煅石膏

【炮制作用】 石膏味甘、辛，性大寒。归肺、胃经。具有清热泻火，除烦止渴的功效，用于外感热病，高热烦渴，肺热咳喘，胃火亢盛，头痛，牙痛。石膏有"降火之神剂，泻热之圣药"之称，石膏的炮制作用古今看法不一，张锡纯在《医学衷中参西录》中

认为石膏煅制则"宣散之性变为收敛",并指出煅石膏性同石灰,不可内服;《景岳全书》认为"欲其缓者,煅用;欲其速者,生用";《本草纲目》记载"近人因其寒,火煅过用,或糖拌炒过,则不妨脾胃。"而《本经逢原》则提出"清胃热煅用,治中热生用"的理论,说明煅制的目的是为了适用于不同证型的热证。传统炮制理论认为石膏生熟异治,生用内服专于清热泻火,除烦止渴;煅熟外用则专于收敛生肌,石膏煅制的目的在于改变药性,产生新的治疗作用。

现代药理学研究表明,生石膏具有解热、镇痉、抗渗、抗过敏、抗炎、调节免疫等作用,其作用机制可能与血中钙离子浓度和微量元素有关,血中钙离子浓度是调节体温中枢的关键,同时钙离子能抑制神经 – 肌肉兴奋性,减少血管通透性。微量元素 Ti 能激活吞噬细胞,加强抗炎作用,微量元素 Fe、Cu 可以调节机体免疫力。煅石膏具有生肌作用,与生石膏相比,煅石膏能够显著促进大鼠伤口成纤维细胞和毛细血管的形成,加快肉芽组织增生,从而加速皮肤创口的愈合。煅石膏具有活血化瘀、抗炎消肿等功效,能够显著改善急性软组织损伤的肿胀、瘀斑,促进软组织的修复与再生,其作用机制可能与抑制 IL-1、IL-6 等炎性因子及抑制 PGE2 的生成有关。

【炮制机制】 生石膏炮制前后红外光谱图和微量元素含量均有明显差异,生石膏经煅制后质地松软,H_2O 的吸收峰消失;Ca、Mg、Zn、Na 元素的溶出明显增加,Al、Se 元素的溶出明显减少。

生石膏煅制后晶型发生改变,杂质在高温下去除,同时 X 射线衍射图谱也发生改变。石膏煅制后未检出有毒元素砷。

【方剂应用】 石膏生熟异治,生用内服专于清热泻火,除烦止渴;煅制外用则专于收敛生肌。

1. 生石膏

(1)白虎汤(《伤寒论》),由生石膏、知母、甘草、粳米组成,具有清热生津的功效,用于气分热盛证,症见壮热面赤、烦渴引饮、汗出恶寒、脉洪大有力。

(2)麻杏石甘汤(《伤寒论》),由生石膏、麻黄、杏仁、炙甘草组成,具有辛凉解表、宣肺平喘的功效,用于外感风邪、邪热壅肺证,症见身热不解、咳逆气急,甚则鼻煽、口渴、有汗或无汗、舌苔薄白或黄、脉浮而数者。

(3)二母宁嗽丸(《中国药典》2015 年版),由生石膏、知母、川贝母、炒栀子、蜜桑白皮等组成,具有清肺润燥、化痰止咳的功效,用于燥热蕴肺所致的咳嗽、痰黄而黏不易咳出、胸闷气促、久咳不止、声哑喉痛。

(4)小儿肺热咳喘口服液(《中国药典》2015 年版),由生石膏、麻黄、苦杏仁、甘草、金银花、连翘等组成,具有清热解毒、宣肺化痰的功效。用于热邪犯于肺卫所致的发热、汗出、微恶风寒、咳嗽、痰黄,或兼咳喘、口干而渴。

2. 煅石膏

(1)清燥救肺汤(《医门法律》),由霜桑叶、煅石膏、甘草、人参、炒胡麻仁、阿胶、麦冬、炒杏仁、蜜枇杷叶组成,具有清燥润肺的功效,用于温燥伤肺证,症见头痛身热、干咳无痰、气逆而喘、咽喉干燥、鼻燥、胸满胁痛、心烦口渴、舌干少苔、脉虚大而数。

(2)复方珍珠散(《中国药典》2015 年版),由煅石决明、煅龙骨、煅白石脂、珍珠、人工麝香、冰片组成，具有收湿敛疮，生肌长肉的功效。用于热毒蕴结所致的溃疡，症见创面鲜活、脓腐将尽。

（3）蛤蚧定喘丸（《中国药典》2015年版），由生石膏、煅石膏、蛤蚧、麻黄、炒紫苏子等组成，具有滋阴清肺、止咳平喘的功效。用于肺肾两虚，阴虚肺热所致的虚劳久咳、年老哮喘、气短烦热、胸满郁闷、自汗盗汗。

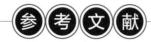

[1] 路红，孟凡余.石膏历代炮制方法探讨[J].中药材，2000，23（3）：142-143.

[2] 高锦飚，陈建伟，李祥，等.石膏炮制工艺研究[J].中成药，2007，29（2）：247-249.

[3] 吕文海.中药炮制学[M].北京：科学出版社，1992：295.

[4] 赖智捷，路锋，倪士峰，等.石膏药学研究新进展[J].辽宁中医药大学学报，2011，13（3）：42-44.

[5] 孙姝.石膏的药理作用与微量元素的探究[J].中国中医药现代远程教育，2009，7（5）：170.

[6] 李祥，刘元芬，项晓人，等.石膏炮制前后的生肌药效比较研究[J].中西医结合学报，2006，4（6）：624-626.

[7] 李心亮，李珂，刘月平，等.煅石膏外用对急性软组织损伤的治疗作用及其机制研究[J].中国中医急症，2015，24（7）：1176-1178.

[8] 包永睿，杨欣欣，王帅，等.红外光谱与ICP-MS研究石膏炮制前后物质基础的差异[J].光谱实验室，2012，29（5）：3193-3195.

[9] 何立巍，李祥，李凡，等.中药石膏炮制品的X射线衍射分析及指纹图谱的建立[J].天津中医药，2008，25（6）：515-517.

[10] 张利民.石膏和煅石膏中砷含量的测定[J].张家口医学院学报，2002，19（3）：5-6.

白矾 Baifan ALUMEN

【药材基原】 本品为硫酸盐类矿物明矾石经加工提炼制成。主含含水硫酸铝钾〔$KAl(SO_4)_2 \cdot 12H_2O$〕。

【炮制沿革】 白矾始载于《神农本草经》，列为上品，原名"矾石"。历代医书古籍记载白矾的炮制方法约有14种。其中不加辅料的炮制，有烧、煅、熬、炼、飞等；加辅料的炮制，有巴豆制、姜汁制、醋制、陈皮制、五倍子制、青梅制等。近代以来，白矾的炮制方法主要有打碎生用、煅枯等。《中国药典》2015年版收载白矾和枯矾2种炮制规格。

【炮制工艺】

1. 白矾 取原药材，除去杂质，捣碎或研细。

2. 枯矾 传统方法 取净白矾，敲成小块，置煅锅内，用武火加热至熔化，继续煅至膨胀松泡呈白色蜂窝状固体，完全干燥，停火，放凉后取出，研成细粉。

现代工艺 （1）明煅法：有学者认为，煅制白矾先以武火快速加热，待白矾全部熔化后继续以武火煮沸90 min，至开始凝固时，改用中火煅1 h左右，至完全凝固，并且无气泡鼓出，再改用文火，并在锅上加一铁盖，再煅约 1 h 左右即可。

（2）烘干法：以硫酸铝钾〔KAl(SO4)₂〕的含量为考察指标，采用正交试验法，优选烘制法炮制枯矾的最佳工艺参数为：烘干温度 240℃，烘干时间 1.5 h，样品粒度 5 mm。

（3）微波法：研究认为白矾质量和微波火力是影响微波煅制白矾效率的 2 个关键因素，结合节能方面考虑，认为最佳工艺为：在功率质量比为 21 时，煅制 9 min，然后将功率质量比降为 17.5，再煅 5 min（图下 -4-2）。

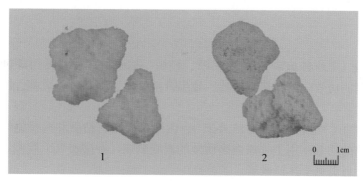

图下 -4-2　白矾不同炮制品对比图

1. 白矾　2. 枯矾

【炮制作用】 白矾味酸、涩，性寒。归肺、脾、肝、大肠经。外用解毒杀虫，燥湿止痒；内服止血止泻，祛除风痰。具有解毒杀虫，清热消痰，燥湿止痒的功效。用于湿疹，疥癣，癫痫，中风，喉痹。外用可解毒止痒，常制成散剂、洗剂、含漱剂使用，高浓度具有腐蚀性，用于胬肉，痔疮，脱肛。内服有清热消痰作用。枯矾酸寒之性降低，涌吐作用减弱，增强了收涩敛疮、止血化腐作用，用于湿疹湿疮，聤耳流脓，阴痒带下，久泄，便血，崩漏，鼻息肉等。

现代药理学研究表明，白矾具有抗菌、抗阴道滴虫、抗癌、止血、利胆等作用。在临床上用于肠炎、腮腺炎、中耳炎、口疮、子宫颈炎、带状疱疹、腰椎骨质增生等。枯矾主要用于治疗口腔溃疡、直肠脱垂、疱疹等。

【炮制机制】 明矾石为碱性硫酸铝钾 $[KAl_3(SO_4)_2(OH)_6]$，白矾为含水硫酸铝钾 $KAl_3(SO_4)_2 \cdot 12H_2O$。

研究表明，白矾煅制时 50℃开始失重，120℃开始出现大量吸热过程，大约 260℃左右脱水基本完成，300℃开始分解，但 300～600℃之间分解缓慢，至 750℃无水硫酸铝钾脱硫过程大量发生，产生硫酸钾、三氧化二铝及三氧化硫，810℃以后持续熔融，成品水溶性差，出现浑浊并有沉淀，故煅制温度应控制在 180～260℃之间。

体外抑菌实验表明，白矾炮制成枯矾后，失去结晶水，有凝固蛋白、增强吸水干燥、收敛、防腐及抑菌的作用。枯矾对铜绿假单胞菌有很强的抑制作用，并对金黄色葡萄球菌、溶血性链球菌、肺炎双球菌、大肠埃希菌、霉菌呈高度敏感性。药理实验研究表明，180～260℃炮制品，抑菌作用较好而对黏膜的刺激作用小，在 180℃恒温烘箱内烘制 3h 条件下炮制的白矾较传统条件下（铁锅内）炮制的白矾对大肠埃希菌的抑菌作用强。

【方剂应用】

1. 白矾

（1）冷哮丸（《张氏医通》），由麻黄、生川乌、细辛、蜀椒、生白矾和猪牙皂等组成，具有温肺散寒，涤痰化饮的功效。用于背受寒邪，遇冷即发喘嗽，胸膈痞满，倚息不得卧。

（2）妇必舒阴道泡腾片（《中国药典》2015 年版），由苦参、蛇床子、大黄、百部和白矾等组成，具有清热燥湿，杀虫止痒的功效。主要用于妇女湿热下注证所致的白带增多、阴部瘙痒。

2. 枯矾

（1）蟾酥丸（《外科正宗》），由蟾酥、轻粉、枯矾、乳香和没药等组成，具有清热解毒，消肿定痛的功效。用于热毒内蕴，致患疔疮、发背、脑疽、乳痈、附骨疽、臀腿等疽及一切恶疮。

（2）安胃片（《中国药典》2015 年版），由醋延胡索、枯矾和海螵蛸组成，具有行气活血，制酸止痛的功效。用于气滞血瘀所致的胃脘刺痛、吞酸嗳气、脘闷不舒；胃及十二指肠溃疡、慢性胃炎见上述证候者。

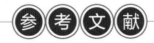
参 考 文 献

[1] 黄锦贵，陈梅凤. 枯矾煅制方法与体会 [J]. 时珍国医国药，2000，11（5）：412.

[2] 张萱，王桂娥，朱天琪. 枯矾炮制工艺的优选实验研究 [J]. 北京中医药大学学报，2000，12（23）：44.

[3] 邹节明，王力生，王睿陟，等. 白矾的微波法煅制研究 [J]. 中成药，2004，26（7）：552.

[4] 韩进庭. 白矾的药理作用及临床应用研究 [J]. 现代医药卫生，2006，22（24）：3763-3764.

[5] 卢长庆，王玥琦. 白矾煅制标准的探讨 [J]. 中成药，1987（4）：18.

[6] 胡昌江. 中药炮制与临床应用 [M]. 成都：四川科学技术出版社，1999：323.

[7] 吴静浦. 枯矾对绿脓杆菌的抑菌观察 [J]. 南京中医学院学报，1985（1）：46.

[8] 乌恩，杨丽敏，白文明. 白矾及其炮制品枯矾体外抑菌作用研究 [J]. 内蒙古医学院学报，2007，29（4）：259-260.

 Zhusha
CINNABARIS

【药材基原】本品为硫化物类矿物辰砂族辰砂，主含硫化汞（HgS）。采挖后，选取纯净者，用磁铁吸净含铁的杂质，再用水淘去杂石和泥沙。

【炮制沿革】朱砂始载于《神农本草经》，列为上品。朱砂有毒，炮制中的加热过程能使朱砂中硫化汞转化为氧化汞，毒性增大。其炮制方法在唐以前以"研"为主；宋至清代，出现童便淬、甘草水煮、醋浸、醋淬等加热炮制的方法。明以后，临床对加热能使朱砂的毒性增大的问题愈加重视。现代主张不宜采用加热的炮制方法，《中国药典》2015 年版收载朱砂粉1种炮制规格，规定朱砂炮制方法为水飞法，且不宜入煎剂。

【炮制工艺】**朱砂粉**

传统方法 取朱砂，用磁铁吸去铁屑，置容器内，加适量水共研成糊状，再加水，搅拌，倾出混悬液。残渣再按上法反复操作数次，合并混悬液，静置，分取沉淀，晾干或40℃以下干燥，研散为朱红色极细粉末，以手指撮之无粒状物，以磁铁吸之，无铁末。

现代工艺 （1）以朱砂粉的形态、粒径、沉降时间及 HgS 含量为指标，采用单因素试验方法，优选最佳工艺参数为：取原药材，用磁铁吸尽铁屑，置乳钵内，加适量清水（1∶5）研磨成糊状，然后加多量清水（1∶50）搅拌，静置6min，倾取混悬液，水飞6次，静置8h后倾去上面的清水，取沉淀于40～60℃晾干，研细即可。

（2）以朱砂中 HgS 的含量和可溶性汞盐的含量为指标，采用正交试验方法，优选最佳工艺参数为：加10倍量的水，研磨30min，研磨6次（图下-4-3）。

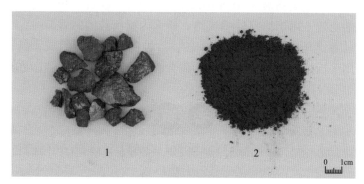

图下 -4-3　朱砂不同炮制品对比图

1. 朱砂　2. 朱砂粉

【炮制作用】 朱砂味甘，性微寒，有毒。归心经。具有清心镇惊，安神，明目，解毒的功效。朱砂炮制前后功效相近，内服能清心镇惊，安神，外用可杀菌解毒，生肌长肉，用于心悸易惊，失眠多梦，癫痫发狂，小儿惊风，视物昏花，口疮，喉痹，疮疡肿毒。朱砂经水飞法炮制的目的主要有三，一是可有效研成极细粉，便于和其他药物混合均匀；二是可除去杂质，降低朱砂毒性；三是可增强疗效。

现代药理学研究表明，朱砂具有镇心安神、抗惊厥、抗心律失常、保护脑损伤等作用。毒理学研究则认为目前《中国药典》规定的朱砂服用剂量是安全有效的，但随着服药次数的增加，组织中汞的蓄积量增加，容易蓄积中毒，特别是在肝肾、神经系统、生殖系统及遗传方面的毒性已有初步研究证实。临床上用于治疗心悸，失眠，惊风，癫痫，咽喉肿痛，口舌生疮等。

【炮制机制】 朱砂药理作用的物质基础是 HgS，毒理作用的物质基础是游离汞、可溶性汞盐及微量的钡、锑、砷等。

HgS 为朱砂的主要成分，在水中的溶解度极小，机体很难吸收。因此，HgS 可以在体内酸效应和络合效应影响下不断解离，源源不断地提供汞离子，使其维持药效必须的浓度，但不致引起中毒。

硫化氢（H_2S）对人体神经系统、消化系统及心血管系统的氧化应激、炎症反应有调节作用，并对神经系统有重要保护作用。S^{2-} 则是人体 H_2S 的重要供体，其生理活性可能是朱砂在众多名方、成药中沿用至今的主要原因及物质基础。朱砂经过水飞后，可溶性硫离子 S^{2-} 水平显著增加，推测是炮制增效的主要原因。

另有研究证实，可溶性汞为朱砂主要的毒性成分，主要是由于汞能与体内的氢硫基（-SH）结合，使体内的内源性酶或蛋白丧失活性。朱砂用水飞法炮制后作用增强且毒性降低得到临床证实，推测原因一是朱砂被研成极细粉，去除所含杂质，使可溶性汞含量降低；二是朱砂中游离 S^{2-} 可以和部分汞对抗，从而降低了朱砂的毒性。

【方剂应用】

1. 朱砂安神丸（《内外伤辨惑论》），由朱砂、黄连、当归、地黄、甘草组成，具有镇心安神，清热养血的功效，用于治疗心神烦乱，失眠多梦，心悸怔忡，或胸中懊侬，舌尖红，脉细数。其中朱砂镇心安神，善清心火。

2. 小儿金丹片（《中国药典》2015 年版），由朱砂、橘红、川贝母等组成，具有祛风化痰，清热解毒的功效，用于治疗外感风热，痰火内盛所致的感冒。

3. 磁朱丸（《备急千金要方》），由朱砂、炒神曲、煅磁石组成，具有益阴明目，重镇安神的功效，用于治疗心肾不交，耳鸣耳聋，心悸失眠，视物昏花，亦治癫痫。

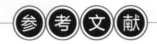

[1] 李超英，滕利荣，魏秀德，等 . 朱砂水飞炮制工艺及质量标准研究 [J]. 中成药，2008，30（12）：1806-1809.

[2] 刘艳菊，王萍，夏艺，等 . 正交试验法优选水飞朱砂炮制工艺 [J]. 湖北中医学院学报，2009，11（6）：33-34.

[3] 刘竹兰，王翠玲，刘建利 . 硫化汞 – 朱砂中的有效成分 [J]. 西北大学学报：自然科学版，2008，38（3）：428-430.

[4] 郭婧潭，张颖花，霍韬光，等 . 水飞法炮制对朱砂中可溶性硫和汞的影响 [J]. 中华中医药学刊，2015，33（05）：1113-1115.

[5] Zhang X，Bian JS . Hydrogen sulfide：a neuromdulator and neuro-protectant in the central nervous system [J]. ACS Chemical. Neuroscience，2014，5（10）：876-883.

[6] Zhou X R，Zeng KW，Wang Q，et al. In vitro studies on dissolved substance of cinnabar：Chemical species and biological properties [J]. J Ethnopharmacol，2010，131（1）：196-202.

[7] 周超凡 . 应加强对朱砂、雄黄药用价值的再评价 [J]. 中国医药指南，2007，16（4）：32-34.

阳起石

Yangqishi
TREMOLITUM

【药材基原】本品为单斜晶系硅酸盐类矿物角闪石族透闪石 Tremolite〔$Ca_2Mg_5(Si_4O_{11})_2(OH)_2$〕为钙镁硅酸盐，或阳起石 Actinolite〔$Ca_2(Mg，Fe)_5(Si_4O_{11})_2(OH)_2$〕为钙镁铁硅酸盐的矿石，采挖后，除去泥土沉沙及杂石。

【炮制沿革】 阳起石始载于《神农本草经》，列为中品。其炮制方法主要有酒渍法、火煅研为粉、酒浸研为粉、驴鞭汁制等法。但历代大多沿用火煅酒淬之法。现代主要炮制方法有火煅酒淬或煅制。

【炮制工艺】

1. 阳起石 取原药材，除去杂质，洗净，干燥，砸成小块。

2. 煅阳起石 取净阳起石小块，置耐火容器内，用武火加热，煅至红透，取出，放冷，研碎。

3. 酒阳起石 取净阳起石小块，置耐火容器内，用武火加热，煅至红透后，倒入黄酒中浸淬，如此反复煅淬至药物酥脆、酒尽为度，取出晾干，研碎。每100kg阳起石，用黄酒20kg（图下 -4-4）。

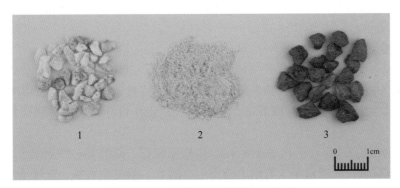

图下 -4-4　阳起石不同炮制品对比图

1. 阳起石　2. 煅阳起石　3. 酒阳起石

【炮制作用】 阳起石味咸，性微温。归肾经。具有温肾壮阳，暖下焦，除冷痹的功能。本品临床上均煅用，阳起石煅后纤维明显分离，有光滑感；气、味皆无；质地酥脆，用手可捻碎，易于粉碎，便于煎出有效成分。酒淬后，阳起石稍带酒气，质地进一步酥脆，利于加工成细粉，并可加强壮阳作用，用于下焦虚寒，腰膝酸软，遗精，阳痿，宫冷不孕，崩漏。

现代阳起石主要用于功能性不孕（如卵巢静止、持久黄体等）、催情等。选用以透闪石为基原的阳起石商品药材，观察其对小鼠交尾作用和血清睾酮水平的影响，结果高剂量阳起石能显著增加正常小鼠交尾次数，提高雄性小鼠血清睾酮含量；以氢化可的松肌内注射小鼠造成阳虚动物模型研究其温肾功效，结果阳起石可明显改善阳虚小鼠外观、增加活动频数、延长低温游泳时间、增强红细胞免疫功能，且基本上呈量效关系。

【炮制机制】 锌、锰、铜、铁等元素对于维持人体生殖内分泌功能活动极其重要，其代谢变化可影响脑、垂体促性腺激素的释放，甚至影响丘脑—垂体—性腺轴功能活动的协调。临床研究发现，与正常人相比，阳虚患者血清中某些微量元素含量有变化，如锌/铜比值明显降低，溴含量明显下降。采用原子吸收光谱法对炮制前后阳起石水煎液中微量元素锌、锰、铜的含量进行测定，结果阳起石炮制品水煎液中锌、锰、铜的含量比生品明显增加，其增加倍数分别为锌3.93倍，锰8.8倍，铜32.85倍。由此可见阳起石中含有丰富的微量元素，故而阳起石能改善"阳虚"小鼠的症状和雄性小鼠的性功能状况。

微量元素常存于矿物晶体中或分散在吸附它们的黏土颗粒之间。炮制可以除去矿物药粒间的吸附水，使矿物药成分发生氧化、分解等反应；使不同组分在不同方向的缩胀比例产生差异，使矿物药粒间出现孔隙，晶体结构发生变化或被破坏，使药物质地变得酥脆。这些变化有利于微量元素的浸出。

黄酒有"助肾兴阳，温寒止痛，和血通脉，助行药势"之功效。阳起石煅后用黄酒淬，一方面可使一部分黄酒与阳起石同入药内，另一方面以酒作溶剂，反应物有可能在药材表面上形成一种新成分的薄膜，从而发挥补肾壮阳之效。

【方剂应用】

1. **阳起石** 黑锡丹（《中华人民共和国卫生部药品标准》中药成方制剂第九册），由黑锡、硫黄、川楝子、胡芦巴、木香、制附子、肉豆蔻、补骨脂、沉香、小茴香、阳起石、肉桂组成，具有升降阴阳，坠痰定喘的功效，用于真元亏惫，上盛下虚，痰壅气喘，胸腹冷痛。

2. **煅阳起石**

（1）阳起石丸（《普济方》），由远志、煅阳起石、沉香、北五味子、嫩鹿茸、酸枣仁、桑螵蛸、白龙骨、白茯苓、钟乳粉、姜制天雄、菟丝子组成，具有助阴壮阳的功效，用于阴阳衰微，阳痿早泄，遗精滑精，胸中短气，盗汗自汗，阴部冷痛瘙痒，生疮出黄脓水。

（2）阳起石丸（《重订严氏济生方》），由煅阳起石、酒鹿茸、炒韭菜子、酒菟丝子、炮天雄、酒肉苁蓉、酒覆盆子、石斛、桑寄生、沉香、酒炙原蚕蛾、五味子组成，具有温肾壮阳的功效，用于男子不育，精清精冷。

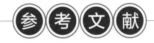

[1] 王庆岩. 浅谈阳起石 [J]. 中药材，1983（1）：26.

[2] 杨明辉，王久源，张蜀武，等. 中药阳起石壮阳作用实验研究 [J]. 中国药业，2010，19（6）：17-18.

[3] 杨明辉，王久源，张蜀武，等. 中药阳起石温肾作用实验研究 [J]. 中国药业，2010，19（3）：9-11.

[4] 杨明辉，王久源，张蜀武，等. 中药阳起石温肾壮阳的作用机理分析 [J]. 中国药业，2010，19（10）：84-86.

[5] 何伟，黄寅墨. 阳起石炮制前后 Zn、Mn、Cu 含量比较 [J]. 山东医药，1990（9）：52.

炉甘石
Luganshi
CALAMINA

【药材基原】 本品为碳酸盐类矿物方解石族菱锌矿，主含碳酸锌（$ZnCO_3$）。采挖后，洗净，晒干，除去杂石。

【炮制沿革】 炉甘石始载于《外丹本草》。历代古籍记载炉甘石炮制方法约有 20 种，如黄连制、黄连童便制、三黄汤制、羌活制、煅制、醋制等。近代以来炉甘石的炮制方法主要有煅炉甘石、黄连汤制炉甘石、三黄汤制炉甘石等。《中国药典》2015 年版收载炉甘石、煅炉甘石 2 种炮制规格。

【炮制工艺】

1. **炉甘石** 除去杂质，打碎。

2. **煅炉甘石** 传统方法 取净炉甘石，置耐火容器中，放无烟炉火内，煅至红透，取出，立即倒入水中浸淬、搅拌，倾取混悬液，未透者沥干后，再煅烧，反复浸淬 3～4 次。合并混悬液，静置，倾去上层清水，干燥研散。

现代工艺 取净制的 40 目炉甘石，700℃煅烧 1h，10 倍量水淬，加水进行水飞，加水量逐次减少，使样品水飞完全即可；水飞时，搅拌后静置 5～10s 倾出混悬液（如煅炉甘石用于眼用制剂，静置 15～20s），混悬液密闭放置 12h 后弃去上层清液，沉淀于 105℃烘干。

【炮制作用】 炉甘石味甘，性平。归胃经。具有解毒明目退翳，收湿止痒敛疮之功效，用于目赤肿痛，睑弦赤烂，翳膜遮睛，胬肉攀睛，溃疡不敛，脓水淋漓，湿疮瘙痒；经煅制后能增强解毒明目退翳、收湿止痒敛疮之功（图下 -4-5）。

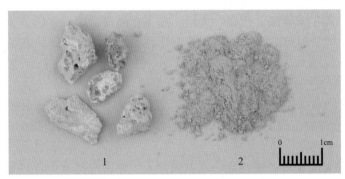

图下 -4-5 炉甘石不同炮制品对比图

1. 炉甘石 2. 煅炉甘石

【炮制机制】 研究表明，炉甘石煅制后，部分 $ZnCO_3$ 分解为有效成分 ZnO，ZnO 具有抗菌、消炎、生肌、收敛、防腐等作用。抑菌活性试验表明，炉甘石中含有的 ZnO 具有抑菌作用，而 $ZnCO_3$ 无抑菌活性，ZnO 含量直接影响炉甘石的抑菌活性。此外，煅后水飞入药，可使其质地纯洁细腻，提高了生物利用度，消除由于颗粒粗糙而对用药部位产生的刺激。

【方剂应用】 **煅炉甘石**

（1）马应龙八宝眼膏（《中国药典》2015 年版），由煅炉甘石、琥珀、人工麝香、人工牛黄、珍珠、冰片、硼砂和硇砂组成。具有清热退赤，止痒去翳的功效，用于风火上扰所致的眼睛红肿痛痒、流泪、眼睑红烂；沙眼见上述证候者。

（2）三石水（《朱仁康临床经验集》），由煅炉甘石、赤石脂、滑石粉、冰片等组成。具有收湿止痒之功效，用于丘疹性湿疹、皮肤瘙痒症、脂溢性皮炎、过敏性皮炎等症。

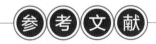

[1] 中华人民共和国药政管理局. 全国中药炮制规范 [S]. 北京：人民卫生出版社，1988：9.

[2] 王孝涛. 历代中药炮制法汇典 [S]. 南昌：江西科学技术出版社，1998：520.

[3] 周灵君等. 炉甘石炮制工艺研究 [J]. 中华中医药杂志，2012，27（6）：1550-1554.

[4] 张杰红. 炉甘石炮制前后物化性质比较及煅炉甘石分散片制备工艺研究 [D]. 成都：成都中医药大学，2009.

紫石英　Zishiying FLUORITUM

【药材基原】 本品为氟化物类矿物萤石族萤石，主含氟化钙（CaF_2）。采挖后，除去杂石。

【炮制沿革】 紫石英始载于《神农本草经》，列为上品。历代医书古籍记载紫石英的炮制方法有 12 种，其中以火煅醋淬法应用较为广泛。紫石英的炮制方法始见于唐代"七日研之"，宋代出现了水煮法、水研、火煅、水飞、醋淬，之后多以"火煅、醋淬、研末水飞"沿用至今。《中国药典》2015 年版收载紫石英和煅紫石英 2 种炮制规格。

【炮制工艺】

1. 紫石英 取原药材，除去杂质，洗净，干燥。捣碎。

2. 煅紫石英 传统方法 取净紫石英块，置耐火容器内，加盖，用武火加热，煅至红透，立即倒入醋中淬制，取出，再煅淬一次，冷却后取出，干燥，捣碎或研粉。每 100kg 紫石英，用醋 30kg。

现代工艺 以相对密度、疏松度、水煎液和人工胃液浸提液中含钙量为指标，采用正交试验法，优选紫石英最佳炮制工艺为：600℃下煅烧 10 min，以总酸含量为 6.19g/100ml 的醋煅淬 3 次，醋用量 30%（V/W）。以醋煅紫石英的水煎液及人工胃液浸液中 Ca^{2+} 的含量为指标，采用正交试验法，优选最佳炮制工艺为：即加热到 600℃，持续 30min，以米醋（含酸量 5%）煅淬 1 次，每 100kg 紫石英用醋 30kg。实验证实，煅制温度为 600℃、700℃、800℃时，对水煎液和人工胃液中 Ca^{2+} 含量几乎无影响，煅制次数和醋含量影响较大，与传统工艺煅淬次数和用醋量相符（图下 -4-6）。

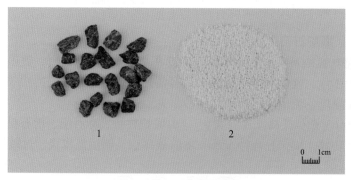

图下 -4-6　紫石英不同炮制品对比图

1. 紫石英　2. 煅紫石英

【炮制作用】 紫石英味甘，性温。归肾、心、肺经。具有温肾暖宫，镇心安神，温肺平喘的功效。生用偏于镇心安神，多用于心悸易惊，失眠多梦。煅紫石英质地松脆，便于粉碎，易于煎出有效成分，降低有害元素，偏于温肺降逆，散寒暖宫力强，多用于肺虚寒咳，宫冷不孕。

现代药理学研究表明，紫石英具有促进卵巢分泌机能、镇静安神的作用。

【炮制机制】 紫石英主要成分为氟化钙。

紫石英煅后质地变得疏松，其相对密度和疏松度数值均会下降，易于煎出有效成分，还可降低有害元素铅、锡、砷、汞、铜总含量。紫石英是一个相当稳定的物质，经醋淬或煅制后光学特性、物相组成、所含微量元素的种类及数量均没有发生本质的变化，但生品经"煅"或"醋淬"后沿一定解理方向裂成小块，这些小块变得酥脆，手捏即可变成粗颗粒，这就是紫石英经炮制后易于粉碎的原因。

紫石英的主要化学成分是氟化钙，煅淬后炮制品和水煎液中的氟化钙含量增加，水煎液中游离 Ca^{2+} 和 F^- 增加，Ca^{2+} 可影响钙代谢，从而影响卵巢激素调节子宫发育，增强子宫生殖功能；适当水平的氟（$1 \sim 3mg/L$）可刺激妇女生殖内分泌系统的功能，使妇女绝经年龄推迟，过高却降低其功能；其所含的锌、铜、锰、铁、钾、钠等多种微量元素参与提高生殖功能。紫石英的镇静安神作用与所含的 Ca、Fe 有一定的关系。

【方剂应用】

1. 紫石英 风引汤（《金匮要略》），由大黄、干姜、龙骨、桂枝、甘草、牡蛎、寒水石、滑石、赤石脂、白石脂、紫石英、石膏组成，具有清热息风，镇惊安神的功效。主治癫痫、风瘫，证见突然仆卧倒地，筋脉拘急，两目上视，喉中痰鸣，神志不清，舌红苔黄腻，脉滑者。

2. 煅紫石英 （《青囊秘方》），由煅紫石英、醋香附、酒当归、酒川芎、土炒白术、枸杞子、熟地黄组成，主治妇人胎胞虚冷，久不受孕，或受孕多小产者。

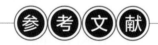

参 考 文 献

[1] 朱传静，常琳，康琛，等．紫石英炮制的历史沿革 [J]．中国实验方剂学杂志，2011，17（6）：270-274．

[2] 房方，李祥，郭戎，等．多指标正交试验法优选紫石英最佳炮制工艺 [J]．中成药，2010，32（10）：1733-1736．

[3] 张贞丽，谢鸿霞，吕海平，等．醋煅紫石英炮制工艺的实验研究 [J]．中成药，1997，19（2）：21-23．

[4] 谭朝阳，袁宏佳，刘文龙，等．煅制对紫石英中有害元素铅、镉、铜、砷、汞影响的研究 [J]．湖南中医药大学学报，2011，31（5）：37-40．

[5] 张贞丽，谢鸿霞，吕海平，等．紫石英炮制品的化学成分研究 [J]．中成药，1999，21（7）：22-24．

[6] 袁苹苹．紫石英对排卵障碍大鼠模型卵巢局部 INH、IGF-Ⅰ影响机制的研究 [D]．长沙：湖南中医药大学，2011．

[7] 陈青莲，王萍，王身艳．紫石英不同炮制品的成分比较 [J]．中药材，1999，22（2）：73-74．

第五章

叶类药

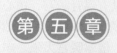
艾叶

Aiye

ARTEMISIAE ARGYI FOLIUM

【药材基原】本品为菊科植物艾 *Artemisia argyi* Levl. et Vant. 的干燥叶。夏季花未开时采摘，除去杂质，晒干。

【炮制沿革】艾叶入药始载于《名医别录》，艾叶的炮制始载于汉代的《中藏经》，方法为"醋煮，炒干焙为末"。历代医术古籍记载艾叶的炮制方法有制炭、熬制、绞汁、盐制、醋制、炒制、米制、焙制、药汁制、蜜制、酒制、泔制、硫黄制、枣制、制绒等多种方法。现代以来，艾叶的炮制方法包括醋制、炒炭、炒艾叶、四制艾叶和艾绒等。《中国药典》2015 年版收载艾叶和醋艾炭 2 种炮制规格。

【炮制工艺】

1. 艾叶　除去杂质及梗，筛去灰屑。

2. 醋艾叶　传统方法 取净艾叶，加米醋拌匀，闷润至透，置锅内，用文火加热，炒干，取出，晾凉。每 100kg 艾叶，用米醋 15kg。

现代工艺 以外观性状和总黄酮含量为评价指标，采用正交试验法，优选最佳工艺参数为：取辅料醋（每 100g 艾叶加醋 15g）与适量水混匀后，加入到净艾叶中拌匀，闷润，炒制温度 220℃，炒制时间 28min，取出，晾凉。

3. 艾叶炭　传统方法 取净艾叶，置锅内，用武火加热，炒至焦黑色，喷淋清水少许，灭尽火星，炒干，取出，晾凉。

现代工艺 以艾叶水浸物、挥发油、小鼠凝血时间及成品收率等为指标，采用单因素试验法，优选出艾叶制炭的最佳方法为：采用砂烫法，将净砂置锅内，武火加热至翻动较滑利状态后，投入净艾叶，翻炒 9 ~ 10min。

4. 醋艾炭　传统方法 取净艾叶，用中火炒至表面焦黑色，喷淋米醋，灭尽火星，炒干，取出，晾凉。每 100kg 艾叶，用米醋 15kg。

现代工艺 以外观颜色性状和总黄酮含量为外在指标，以凝血、止血时间为药理活性指标，采用正交试验法，优选最佳炮制工艺参数为：取净艾叶适量，揉散，保持 360℃（锅底温度）加入 15% 米醋翻炒 1 ~ 2min，至具有醋香气（图下 -5-1）。

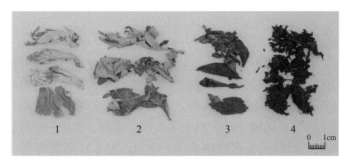

图下 -5-1　艾叶不同炮制品对比图
1. 艾叶　2. 醋艾叶　3. 艾叶炭　4. 醋艾炭

【炮制作用】　艾叶味苦、辛，性温，有小毒。归肝、脾、肾经。具有散寒止痛，温经止血之功效。用于少腹冷痛，经寒不调，宫冷不孕，吐血，衄血，崩漏经多，妊娠下血，外治皮肤瘙痒，为妇科常用药。《中药炮制经验集成》载"艾叶生用温经通络，炒制暖宫安胎，醋制收敛止痛，制炭用于散寒止血"，认为艾叶生品性燥，擅于理气血，散风寒湿邪，艾叶经醋制后可引药入肝经，温而不燥，增强其活血化瘀理气止痛之功效，制炭后辛散之性大减，可增强其止血功效。

现代药理学研究表明，艾叶具有止血，止痛，抗菌，抗病毒，平喘等多种作用。艾叶油对心血管、免疫系统、中枢神经系统均具有一定的调节作用。艾叶制炭后止血作用增强。

【炮制机制】　艾叶醋制入肝经，增强止痛作用，降低毒性。现代研究表明：艾叶的挥发油部位和甲醇部位具有一定的毒性，而醋艾叶的该部位毒性显著降低，表明艾叶醋制后可明显降低其毒性。薄层研究结果显示，醋艾叶甲醇部位的成分较生品发生了很大变化，这些成分的变化可能与艾叶醋制后毒性降低有关。艾叶中的异龙脑经醋制后转化为龙脑，后者的毒性较异龙脑小，这也可能是艾叶醋制后毒性降低的原因，艾叶挥发油中的神经毒性成分侧柏酮的含量经醋制后显著减少，这印证了古代炮制理论中艾叶醋制减毒的科学性。艾叶的抗炎止痛有效部位为挥发油和甲醇部位，醋制后该部位的作用明显增强。

艾叶制炭后可增强其温经止血作用，主要用于虚寒性出血。现代研究表明：艾叶制炭后，不同有效部位和各极性部位化学成分均发生了一定的变化，生品化学成分与炮制品有较大的差异，挥发油、黄酮、鞣质、多糖含量均有不同程度的下降。挥发油、黄酮 TLC 色谱行为发生了改变。小鼠急性毒性试验结果显示，挥发油、甲醇部位具有一定的毒性，而醋艾炭的相应部位毒性显著降低，表明艾叶制炭后可明显降低其毒性。药效学试验结果显示生艾叶 95% 乙醇提部位、总黄酮部位与空白组比较具有显著的抗凝血作用，醋艾炭水提物、醋艾炭 70% 乙醇提取物与空白组比较有显著的凝血作用，醋艾炭 70% 乙醇提取物、醋艾炭总黄酮部位与相应生品比较具有显著的凝血作用，结果表明，艾叶炒炭后抗凝血作用消失，醋艾炭较艾叶更长于止血。艾叶挥发油具有神经毒性、肝、肺毒性等，而炒炭后毒性显著降低；化学研究表明艾叶炒炭后挥发油含量显著降低，同时挥发油化学成分发生了较大变化，指标性成分桉油精几乎损失殆尽，挥发性物质多具辛散之功效，因此推测艾叶炒炭后挥发油"量"的降低和"质"的变化，是炮制后毒性、刺激性、辛散之性、燥性等减弱的重要原因。

【方剂应用】

1. 艾叶

（1）药艾条（《中国药典》2015年版），由艾叶、桂枝、广藿香、高良姜和香附等组成，具有行气血，逐寒湿的功效。用于风寒湿痹，肌肉酸麻，关节四肢疼痛，脘腹冷痛。

（2）胶艾汤（《金匮要略》），由川芎、阿胶、甘草、艾叶、当归、白芍和地黄等组成，具有养血止血，调经安胎的功效。用于妇人冲任虚损，血虚有寒证。症见崩漏下血，月经过多，淋漓不止，产后或流产损伤冲任，下血不绝；或妊娠胞阻，胎漏下血，腹中疼痛。

2. 醋艾炭

（1）化癥回生丹（《温病条辨》），由人参、麝香、片姜黄、丁香、蒲黄炭、桃仁、醋艾炭等组成，具有活血化瘀，破积消坚的功效。用于燥气深入下焦血分而成的癥积，痛或不痛；血痹；疟母、左胁痛，寒热；妇女干血劳，属于实证；闭经，痛经，经来紫黑有块；产后瘀血腹痛；跌打损伤所致的头晕、腰痛而有瘀滞者。

（2）妇康宁片（《中国药典》2015年版），由醋艾炭、白芍、香附、当归和三七等组成，具有养血理气，活血调经的功效。用于血虚气滞所致的月经不调，症见月经周期后错、经水量少、有血块、经期腹痛。

（3）保胎丸（《中国药典》2015年版），由醋艾炭、熟地黄、荆芥穗、平贝母和槲寄生等组成，具有益气养血，补肾安胎的功效。用于气血不足、肾气不固所致的胎漏、胎动不安，症见小腹坠痛，或见阴道少量出血，或屡经流产，伴神疲乏力、腰膝疲软。

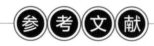

参 考 文 献

[1] 张甜甜，周倩，吴晓文，等. 醋艾叶饮片炮制工艺研究 [J]. 中成药，2012，34（9）：1763-1767.

[2] 张华，刘波，孙永庆. 艾叶炭炮制工艺探讨 [J]. 中药材，1993，16（1）：34-35.

[3] 于凤蕊. 醋艾炭炮制原理初步研究 [D]. 济南：山东中医药大学，2012.

[4] 张甜甜. 艾叶炮制原理的初步研究 [D]. 济南：山东中医药大学，2011.

枇杷叶

Pipaye
ERIOBOTRYAE FOLIUM

【药材基原】 本品为蔷薇科植物枇杷 *Eriobotrya japonica* (Thunb.) Lindl. 的干燥叶。全年均可采收，晒至七、八成干时，扎成小把，再晒干。

【炮制沿革】 枇杷叶始载于《名医别录》，列为中品。枇杷叶从晋代开始有"拭去毛炙"的方法。经历代发展，有蜜炙、枣汁炙和姜汁炙等方法，近年来各地的炮制规范中收载的大多是蜜制法，认为蜜制能增强润肺止咳的作用，可治疗肺燥咳嗽。《中国药典》2015年版收载枇杷叶和蜜枇杷叶2种炮制规格。

【炮制工艺】

1. 枇杷叶 除去绒毛，用水喷润，切丝，干燥。

2. 蜜枇杷叶 传统方法 先将炼蜜用适量开水稀释后，加入枇杷叶丝中搅拌，闷润，用文火炒至老黄色，不粘手时，取出，晾凉。每100kg枇杷叶，用炼蜜20kg。

现代工艺 以熊果酸和齐墩果酸含量为考察指标，采用均匀设计试验法，优选蜜炙枇杷叶的炮制工艺参数为：每100g药材，加炼蜜40g，闷润时间30min，炒制温度（150±10）℃，炒制时间10min。有研究对枇杷叶蜜炙方法改进为：直接用生蜜加水与枇杷叶拌匀，置热锅中，用文火炒至枇杷叶有灵活状感或蜜不粘手时取出。每2kg生枇杷叶用生蜜0.5kg，加适量水，炒制时间25min（图下-5-2）。

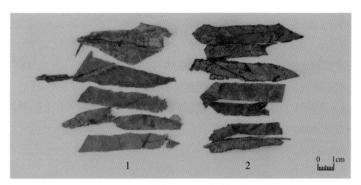

图下-5-2 枇杷叶不同炮制品对比图

1.枇杷叶 2.蜜枇杷叶

【炮制作用】 枇杷叶味苦，性微寒。归肺、胃经。具有清肺止咳，降逆止呕的功效。用于肺热咳嗽，气逆喘急，胃热呕逆，烦热口渴等。生品长于清肺止咳，降逆止呕，多用于肺热咳嗽，气逆喘急，胃热呕逆。蜜制后能增强润肺止咳的作用，多用于肺燥或肺阴不足，咳嗽痰稠等。

现代药理学研究表明，枇杷叶药理活性主要有抗炎、止咳、降血糖、抗癌、抗氧化、抗病毒等作用，主要表现在总三萜酸的药理活性上，其中乌苏酸、齐墩果酸的药理作用不断被发现且研究逐渐深入，因而引起了广泛关注。

【炮制机制】 传统中药炮制理论认为，枇杷叶蜜炙后能增强润肺止咳的作用，多用于肺燥咳嗽等。通过对生枇杷叶和蜜炙枇杷叶的水提物、醇提物止咳化痰平喘作用进行比较发现，蜜炙品水提物能显著延长小鼠（10g/kg）和豚鼠（5g/kg）咳嗽潜伏期、减少小鼠咳嗽次数、增加小鼠呼吸道排泌量、延长豚鼠喘息潜伏期，明显减少豚鼠咳嗽次数，与同剂量的生品水提物、蜜炙品醇提比较均有明显差异，说明蜜炙枇杷叶的止咳化痰平喘总体效果明显优于生枇杷叶，而且水提物优于醇提物，提示枇杷叶蜜炙后确能增强润肺止咳的作用。

【方剂应用】

1. 枇杷叶

（1）枇杷清肺饮（《外科大成》），由枇杷叶、黄连、黄柏、炙桑白皮、人参和甘草等组成，具有清肺化痰止咳的功效，用于治肺风酒刺。

（2）枇杷叶汤（《杂病源流犀烛》），由枇杷叶、前胡、贝母、桑叶等组成，具有降气消痰的功效，能增强清肺消痰作用，可用于痰热阻肺，咳嗽气喘，胀满有痰。

2. 蜜枇杷叶

（1）清燥救肺汤（《医门法律》），由蜜枇杷叶、桑叶、甘草、煅石膏、炒苦杏仁、麦冬、阿胶等组成，具有清燥润肺的功效。用于温燥伤肺，头痛身热，干咳无痰，气逆而喘，咽喉干燥，鼻燥，胸满胁痛，心烦口渴，舌干少苔，脉虚大而数。

（2）儿童清肺丸（《中国药典》2015年版），由蜜枇杷叶、麻黄、炒苦杏仁、石膏、甘草、蜜桑白皮和橘红等组成，具有清肺，解表，化痰，止嗽的功效。用于小儿风寒外束、肺经痰热所致的面赤身热，咳嗽气促，痰多黏稠，咽痛声哑。

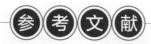

[1] 李焕平. 均匀设计试验优选蜜炙枇杷叶工艺 [J]. 湖南中医药大学学报，2013，33（7）：49-50.

[2] 李贞汉，陈新. 枇杷叶蜜炙方法的改进 [J]. 福建医药杂志，2013，19（8）：127.

[3] 叶广亿，李淑渊，陈艳芬，等. 枇杷叶不同提取物的止咳化痰平喘作用比较研究 [J]. 中药药理与临床，2013，29（2）：100-102.

侧柏叶

Cebaiye

PLATYCLADI CACUMEN

【药材基原】 本品为柏科植物侧柏 *Platycladus orientalis* (L.) Franco 的干燥枝梢及叶。多在夏、秋二季采收，阴干。

【炮制沿革】 侧柏叶始载于《神农本草经》，列为上品，侧柏叶的炮制方法较早出现在《雷公炮炙论》中，主要用酒蒸焙制。历代逐渐增加了炙法、米泔浸、炒黄、烧灰存性、煮制、酒浸、酒蒸、焙、盐水炒、九蒸九晒、炒为末、酒浸焙、炒黑十余种炮制方法。近代炮制方法主要有去枝切段、洗段、炒法（炒黄、炒焦、炒炭）、醋炒、蒸法等。《中国药典》2015年版收载侧柏叶、侧柏叶炭 2 种炮制规格。

【炮制工艺】

1. 侧柏叶 取原药材，除去硬梗及杂质，干燥。

2. 侧柏叶炭 传统方法 取净侧柏叶，置热锅内，武火炒至表面呈黑褐色，内部焦黄色，喷淋清水少许，熄灭火星，取出凉透。

现代工艺 （1）以侧柏炭的止血作用为指标，采用正交试验法，优选侧柏叶炭的最佳炮制工艺为：270℃，煅制 40min。

（2）以槲皮素为指标性成分，采用正交试验法，优选侧柏叶炭的最佳炮制工艺为：280℃，炒制时间 5min；250℃，炒制时间 6min（图下 -5-3）。

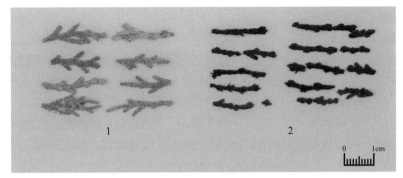

图下 -5-3　侧柏叶不同炮制品对比图

1. 侧柏叶　2. 侧柏叶炭

【炮制作用】　侧柏叶味苦、涩，性寒。归肺经、肝经、脾经。具有凉血止血、生发乌发的功效。生侧柏叶以清热凉血、止咳祛痰力胜，用于血热妄行的各种出血证，咳嗽痰多，湿热带下及脱发。炒炭后寒凉之性趋于平和，专于收涩止血，常用于热邪不盛的各种出血证。

现代药理学研究表明，侧柏叶具有抗菌、抗肿瘤活性、抗炎、抗氧化、止血、神经保护、降血脂、镇静、抗恶性疟原虫、降尿酸等作用。侧柏叶生品和炭品均有一定的止血作用，能不同程度地改善血液流变学及血小板相关参数，且炭品作用优于生品。侧柏叶炭总黄酮部位可以明显缩短小鼠止血时间和大鼠血浆复钙时间。采用蘑菇酪氨酸酶速率氧化法体外测定侧柏叶所含成分对酪氨酸酶的活性，结果显示挥发油、鞣质、总黄酮均表现出抑制作用，树脂表现出较强的激活作用，从而证明侧柏叶中具有乌发作用。侧柏叶黄酮提取液可使小鼠力竭游泳时间极显著延长，降低血清尿素氮含量，降低小鼠肝组织中丙二醛含量，升高超氧化物歧化酶含量，说明侧柏叶黄酮能够通过降低机体中自由基的产生，增强机体的抗疲劳能力。

【炮制机制】　侧柏叶主要成分为挥发油、黄酮类化合物、树脂以及鞣质等。总黄酮部位是侧柏叶止血的主要活性部位，包括槲皮素、阿曼托黄素、新柳杉、双黄酮、扁柏双黄酮、芦丁、柏黄酮和穗花杉双黄酮等。槲皮苷有良好的抗毛细血管脆性和止血作用，鞣质有收缩微血管和促凝血的作用，是侧柏叶的主要止血成分。侧柏叶制成侧柏叶炭后，成分发生变化。实验证明经炮制后侧柏叶中的杨梅苷、槲皮苷、穗花杉双黄酮、扁柏双黄酮含量均降低，总黄酮含量亦降低，而杨梅素、槲皮素、山奈酚的含量相对升高。在制炭过程中，炒制时间固定时，随加热温度的升高，槲皮苷含量逐渐降低；加热温度固定时，随炒制时间的延长，槲皮苷亦逐渐降低，直至损失殆尽。加热时间固定时，槲皮素的变化趋势为随加热温度增高，先逐渐升高，再逐渐降低；加热温度固定时，槲皮素的变化趋势与之相同，亦是先升高，再降低。说明在炮制过程中槲皮苷发生降解或转化，苷键断裂生成槲皮素。侧柏叶经制炭后，微量元素含量也发生变化，大部分元素的含量均有不同程度的升高，尤其是与止血作用密切相关的 Mg、Ca 的含量增加较为明显，且随制炭程度加重，增加越为明显。经高温制炭后，侧柏叶中所含的成分因高温改变了存在的状态，使整个炭药疏松多孔，产生具有收敛性能的炭素（活性炭），加之活性炭本身的收敛作用，进而使炭药的收敛性能加强，两者协同作用，使侧柏叶的止血作用增强。

【方剂应用】

1. 侧柏叶

（1）槐花散（《普济本事方》），由炒槐花、侧柏叶、荆芥穗、麸炒枳壳组成，具有清肠止血、疏风行气的功效，用于风热湿毒壅遏大肠之便血（便前出血，或便后出血，或粪中带血），血色鲜红或晦黯污浊，舌红苔黄或腻，脉数或滑。

（2）四生丸（《妇人大全良方》），由生荷叶、生艾叶、生侧柏、生地黄组成，具有凉血止血的功效，用于血热妄行所致之吐血、衄血，血色鲜红，口干咽燥，舌红或绛，脉弦数。

2. 侧柏叶炭

（1）十灰散（《十药神书》），由大蓟、小蓟、侧柏叶、荷叶、白茅根、茜草、大黄、山栀、牡丹皮、棕榈皮烧灰存性组成，具有凉血止血的功效，用于血热妄行之上部出血证，呕血、吐血、咯血、嗽血、衄血等，血色鲜红，来势急暴，舌红，脉数。

（2）止红肠辟丸（《中国药典》2015 年版），由地黄炭、当归、黄芩、地榆炭、栀子、白芍、槐花、阿胶、荆芥穗、侧柏炭、黄连、乌梅、升麻组成，具有清热凉血、养血止血的功效，用于血热所致的肠风便血、痔疮下血。

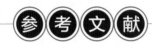

参 考 文 献

[1] 江海燕，陈国佩.侧柏叶炮制方法的历史沿革及探讨[J].基层中药杂志，1996，10（3）：13.

[2] 丁安伟，朱春江.侧柏叶炭炮制工艺及质量标准研究[J].中药材，1994，7（11）：24-27.

[3] 高静，曾祥丽，单鸣秋，等.正交设计法优选侧柏叶炒炭工艺[J].2008，40（9）：65-67.

[4] 姚晓东.侧柏炭质量标准及止血机理研究[D].南京：南京中医药大学，2009.

[5] 潘宪伟，赵宇庆.侧柏叶和果实中黄酮类和萜类物质的现代药学研究进展[J].中草药，2012，43（8）：1641-1646.

[6] 刘晨，柳佳，张丽，等.侧柏叶炮制前后对血热复合出血模型大鼠的止血作用比较[J].中草药，2014，45（5）：668-672.

[7] 陈超，单鸣秋，丁安伟，等.侧柏叶止血作用的药效学研究[A].中华中医药学会中药炮制分会2008年学术研讨会论文集[C]，2008，403-405.

[8] 高旦，刘叶，惠小维，等.侧柏叶乌发活性成分探究[J].中国现代中药，2016，18（3）：318-320.

[9] 李伟，刘霞.侧柏叶中黄酮的抗疲劳作用研究[J].湖北农业科学，2012，51（19）：4342-4344.

[10] 都宏霞.侧柏叶活性成分研究进展[J].广东化工，2013，40（20）：150-151.

[11] 徐振文，鲍世兰，赵娟娟，等.侧柏叶止血成分的研究[J].中药通报，1983，8（2）：30-32.

[12] 谭晓亮，李瑞海.侧柏叶炮制机制初探[J].中国药师，2015，18（8）：1287-1289.

[13] 于生，单鸣秋，丁安伟，等.侧柏叶炮制前后总黄酮的含量变化[J].现代中药研究与实践，2010，24（1）：51-54.

[14] 孙立立，杨书斌，江波，等.炮制对侧柏叶化学成分的影响[J].中成药，2006，28（6）：821-823.

[15] 孙立靖，任建成.中药侧柏叶饮片中无机元素的含量测定[J].山东师大学报（自然科学版），1999，14（4）：400-402.

[16] 陈超，单鸣秋，丁安伟.侧柏叶及侧柏炭饮片吸附力的比较[J].江苏中医药，2009，41（3）：57-58.

荷叶 Heye
NELUMBINIS FOLIUM

【药材基原】 本品为睡莲科植物莲 *Nelumbo nucifera* Gaertn. 的干燥叶。夏秋二季采收，晒至七八成干时，除去叶柄，折成半圆形或折扇形，干燥。

【炮制沿革】 荷叶始载于《食疗本草》。从唐代开始有炒制、炙制等炮制，宋代有烧灰、焙，熬制等，明、清时代以炒、煅法为主。近年来各地炮制规范收载的大多是生用和焖煅法。《中国药典》2015 版收载荷叶和荷叶炭 2 种炮制规格。

【炮制工艺】

1. **荷叶** 取原药材，喷水，稍润，切丝，干燥。

2. **荷叶炭** 取净荷叶置于锅内，上扣一口径较小的锅，两锅接合处用盐泥封固，上压重物，并贴一白纸条或大米数粒，文武火加热，煅至白纸条或大米呈深黄色时，停火，待锅凉后，取出（图下 -5-4）。

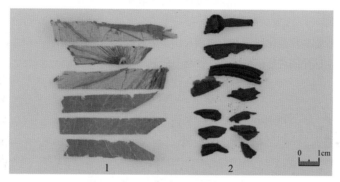

图下 -5-4 荷叶不同炮制品对比图

1. 荷叶 2. 荷叶炭

【炮制作用】 荷叶味苦，性平。归胃、脾、肝经。具有清暑化湿，升发清阳，凉血止血的功效。用于暑热烦渴，暑湿泄泻，脾虚泄泻，血热吐衄，便血崩漏。煅制成炭后，收涩化瘀止血力强。用于多种出血症和产后血晕。

现代药理学研究表明，荷叶具有降脂减肥，抗氧化，抑菌，抗病毒等作用。其中荷叶调节血脂的主要活性成分是生物碱和黄酮。有人研究荷叶水煎剂对高脂血症大鼠血脂及血液流变学的影响，发现荷叶水煎剂能使高脂血症大鼠的血清总胆固醇（TC）下降25.6% ~ 39.3%，甘油三酯（TG）下降 18.9% ~ 39.2%，对高密度脂蛋白（HDL-C）未见显著影响，但随 TC、TG 的降低，低密度脂蛋白（LDL-C）显著下降；同时荷叶水煎剂能降低全血比黏度、红细胞比容，从而改善血液浓黏状态，说明荷叶水煎剂具有显著降脂作用。

【炮制机制】 荷叶含荷叶碱、去甲荷叶碱、荷梗碱等多种生物碱，并含有荷叶苷、鞣质、维生素 C、枸橼酸、苹果酸及黄酮苷类等。荷叶经煅炭或炒炭后，荷叶碱与荷叶总生物碱损失殆尽，鞣质含量有所降低，而槲皮素含量较生品增加 6 倍多。动物实验表明，荷叶生品有较好的止血作用，制炭后止血效果增强。荷叶制炭后其止血作用报道并不一致，有待进一步研究。另外，荷叶含有多种成分，经高温制成炭后，其所含成分有何影响，亦值得研究。

【方剂应用】

1. **荷叶** 清络饮《温病条辨》，由鲜荷叶、鲜金银花、西瓜翠衣、鲜扁豆花、丝瓜皮、鲜竹叶等组成。以上诸药皆用鲜品，皆系清暑轻品，以解肺络中无形之热。凡暑伤肺经气分之轻证，皆可用之。叶天士谓之"清肺轻剂"。

2. **荷叶炭** 十灰散《十药神书》，由大蓟炭、小蓟炭、荷叶炭、侧柏炭、茅根炭、茜草炭、栀子炭、大黄炭、牡丹皮炭、棕榈炭等组成。诸药炒炭存性，加强收敛止血之力。全方集凉血、止血、清降、祛瘀诸法于一方，但以凉血止血为主，使血热清，气火降，则出血自止。

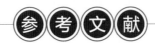

[1] 赵骏，高岚，齐召鹏，等．荷叶总生物碱及其盐的提取和降脂作用的比较 [J]．天津中医药，2005，22（2）：161-162.

[2] 董春永．荷叶饮片炮制规范化研究 [D]．济南：山东中医药大学，2010.

[3] 娄松年．山东省中医药研究所研究资料，1978（11）.

淫羊藿

Yinyanghuo

EPIMEDII FOLIUM

【药材基原】 本品为小檗科植物淫羊藿 *Epimedium brevicornu* Maxim.、箭叶淫羊藿 *Epimedium sagittatum* （Sieb. et Zucc.）Maxim.、柔毛淫羊藿 *Epimedium pubescens* Maxim. 或朝鲜淫羊藿 *Epimedium koreanum* Nakai 的干燥叶。夏、秋季茎叶茂盛时采收，晒干或阴干。

【炮制沿革】 淫羊藿始载于《神农本草经》，列为中品。历代医书古籍记载淫羊藿的炮制方法近 20 种，包括羊脂炙、蜜水炙、醋炒、酒炒、酒拌蒸等，以"羊脂炙法"记载最多，可以追溯到南北朝刘宋时代，并沿用至今。《中国药典》2015 年版收载淫羊藿和炙淫羊藿 2 种炮制规格。

【炮制工艺】

1. **淫羊藿** 除去杂质，喷淋清水，稍润，切丝，干燥。

2. **炙淫羊藿** 传统方法 取羊脂油加热熔化，加入淫羊藿丝，用文火炒至均匀有光泽，取出，晾凉。每 100kg 淫羊藿，用羊脂油（炼油）20kg。

现代工艺 （1）以活性黄酮类成分淫羊藿苷和宝藿苷 I 含量为指标，采用正交试验方法，优选最佳工艺参数为：加热温度 160～170℃，加热时间 5～7min。

（2）以淫羊藿苷含量为指标，采用正交试验方法，优选电烤工艺最佳工艺参数为：淫羊藿加 10% 水润湿，30% 的羊脂油融化拌匀，烤箱预热到 110℃开始烤 40min，取出，放凉（图下 -5-5）。

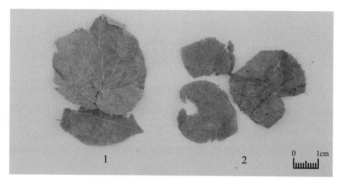

图下 -5-5 淫羊藿不同炮制品对比图
1. 淫羊藿 2. 炙淫羊藿

【炮制作用】 淫羊藿味辛、甘，性温。归肝、肾经。具有补肾阳，强筋骨，祛风湿的功效。生淫羊藿祛风湿、强筋骨力胜，用于筋骨痿软，风湿痹痛，麻木拘挛。经羊脂油炙后，能温散寒邪，温肾助阳作用增强，多用于肾阳虚衰，阳痿遗精。历代临床用药以炮制品为主，在《雷公炮炙论》中就有描述："凡使，须用夹刀夹去叶，四畔花尽后，细锉，用羊脂相对拌炒过，待羊脂尽为度。每修事一斤，用脂四两"。

现代药理学研究表明，淫羊藿在生殖、免疫、呼吸、代谢、心血管以及抗衰老方面具有多种功效。在临床上，淫羊藿主要用于治疗生殖、骨关节以及呼吸系统疾病。

【炮制机制】 淫羊藿含有多种化学成分，主要包括黄酮类化合物、多糖、木质素、生物碱、挥发油以及一些必要的微量元素。淫羊藿经炮制后总黄酮量降低，主要成分没有改变，但是炮制后黄酮成分组成比例发生明显变化，更易被机体吸收的黄酮含量相对增加，从而达到增效的目的。炮制过程可分为"加热"和添加炮制辅料"羊脂油"两个部分。

淫羊藿黄酮苷渗透性差，溶解度低是其在肠道吸收较差的主要原因。其中，淫羊藿苷和宝藿苷Ⅰ更易吸收，是主要的黄酮类活性成分。炮制过程中，控制炮制温度可以促使肠道不易吸收的黄酮苷类成分转化成淫羊藿苷和宝藿苷Ⅰ（含量增加 2～3 倍），从而增强疗效。

羊脂油作为淫羊藿炮制辅料，能增加活性黄酮成分的溶解度，增加其吸收，从而达到增效的目的。

【方剂应用】

1. 淫羊藿

（1）仙灵脾散（《太平圣惠方》），由淫羊藿、威灵仙等组成，用于治疗风寒湿痹，走注疼痛。

（2）固牙散（《奇效良方》），淫羊藿单用，治疗牙疼。

2. 炙淫羊藿

（1）海马保肾丸（《北京市中药成方选集》），由炙淫羊藿、海马、鹿茸、枸杞子、锁阳等组成，具有滋阴益气，补肾助阳的功效，用于治疗肾气虚寒，精神衰弱，脑亏健忘，四肢无力。

（2）三肾丸（《全国中药成药处方集》），由炙淫羊藿、狗肾、人参、鹿茸、熟地黄等组成，具有滋阴益气，补肾壮阳的功效，用于治疗肾气衰弱，阳痿不举。

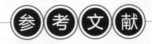

[1] Yan C，Yan HZ，Xiao BJ，et al. Intestinal absorption mechanisms of prenylated flavonoids present in the heat-processed epimed iumkoreanum Nakai（YinYanghuo）[J]. Phamaceut Res，2008，25（09）：2190-2199.

[2] 张晓燕，熊辉，代元英，等 . 正交法优选淫羊藿羊脂油炙电烤工艺 [J]. 时珍国医国药，2005，16（01）：21-22.

[3] 王亚乐 . 淫羊藿黄酮苷类物理、生物转化及其机理研究 [D]. 镇江：江苏大学，2008.

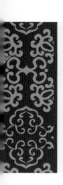

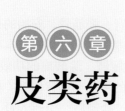

第六章
皮类药

杜仲
Duzhong
EUCOMMIAE CORTEX

【药材基原】 本品为杜仲科植物杜仲 *Eucommia ulmoides* Oliv. 的干燥树皮。4—6 月剥取，刮去粗皮，堆置"发汗"至内皮呈紫褐色，晒干。

【炮制沿革】 杜仲首载于《神农本草经》、列为上品。杜仲的炮制历史，最早可以追溯到汉代《华氏中藏经》，杜仲炮制辅料，古文记载大概有 14 种。历代应用均强调炮制后入药，《中国药典》和各地炮制规范炮制杜仲亦要求"刮去残留粗皮，洗净。"杜仲熟制首见宋代《太平惠民和剂局方》"……令无丝为度，或只锉碎以姜汁拌炒，令丝绝亦得。"《中国药典》2015 年版一部炮制方法为"取杜仲块或丝，照盐炙法炒至断丝、表面焦黑色。"自古至今，炒断丝作为杜仲的炮制标准被世代相传。盐制是杜仲炮制应用最普遍的方法。此外还有清炒杜仲、砂烫杜仲、杜仲炭、烘培杜仲等多种炮制方法。《中国药典》2015 年版收载杜仲和盐杜仲 2 种炮制规格。

【炮制工艺】

1. 杜仲 刮去残留粗皮，洗净，切块或丝，干燥。

2. 盐杜仲 传统方法 取杜仲块或丝，用盐水拌匀，闷透，置锅内用文火加热，炒至丝断，表面焦黑色，取出放凉。本品形如杜仲块或丝，表面黑褐色，内表面褐色，折断时胶丝弹性较差，味微咸。每 100kg 杜仲，用盐约 2.0kg。

现代工艺 （1）以醇溶性浸出物重量为指标，结合断丝率、外观炭化程度等作为参考，采用"引火入锅"法炒制盐杜仲，即把杜仲胶加热软化，至临界状态时，引入明火，锅内有一个短时间的高温状态，使杜仲胶快速燃烧、分解，但药材本身温度并不太高，防止了药材的焦化现象，最大限度地保证了其有效成分不被破坏。

（2）砂烫杜仲：取杜仲，用盐水闷润 5min，使盐水吸尽。锅内置适量细砂，武火加热，炒至灵活状态，投入杜仲块，炒约 12min，待杜仲表面颜色加深，丝易断时，取出放凉，筛去碎屑。平均每 100kg 杜仲用砂约 50kg，用盐约 2kg（图下 -6-1）。

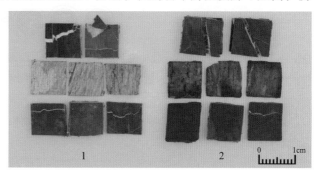

图下 -6-1 杜仲不同炮制品对比图

1. 杜仲 2. 盐杜仲

【炮制作用】 杜仲味甘，性温，归肝、肾经。具有补肝肾，强筋骨，安胎的作用。用于肝肾不足，腰膝酸痛，筋骨无力，头晕目眩，妊娠漏血，胎动不安。《神农本草经》记载"杜仲味甘、微辛，性温，无毒，具有补肝肾、强骨、益腰膝、除酸痛的功效"。生杜仲性温偏燥，能温补肝肾，强筋骨。适用于肾虚而兼夹风湿的腰痛和腰背伤痛。杜仲临床以制用为主，根据中药炮制理论"盐炙入肾"，可知杜仲经过盐制后，引药入肾，直达下焦，温而不燥。盐咸寒入肾，主沉降，与杜仲配伍后，可利用盐的治疗作用，缓和药性并增强其补肝肾，强筋骨，安胎的作用。常用于肾虚腰痛，筋骨无力，妊娠漏血，胎动不安和高血压症。

【炮制机制】 一般去粗皮后生用或制用。杜仲粗皮占整个药材的 20%～30%，属非用药部位，去净粗皮，可提高药物纯度。未去粗皮的生杜仲较去粗皮的生杜仲，煎出率低，故自古以来认为杜仲去粗皮入药是必要的。

杜仲的降压、补肾、镇静、利尿、安胎等作用，均是制品优于生品，炮制杜仲要求炒断丝其实质就是破坏其中的杜仲胶，从而提高有效成分的溶出度。现代研究表明，脾、肾阳虚证的形成与自由基的脂质过氧化作用有关。杜仲盐制后，其清除二苯基苦基苯肼自由基（DPPH）活性大于生品。生物体内代谢过程中不可避免的产生活性氧自由基，自由基导致的脂质过氧化作用造成生物膜损伤，与阳虚证的病理原因也有密切的关系。所以采用清除自由基能力评价盐制杜仲"盐制入肾"是科学可行的合理指标。

此外，杜仲还有免疫调节作用，表现为增强机体非特异性免疫功能，对细胞免疫显示双向调节作用。

【方剂应用】

1. 杜仲 独活寄生汤（《备急千金要方》），由杜仲、独活、桑寄生、牛膝、细辛等组成，具有祛风湿，止痹痛，益肝肾，补气血的功效，用于痹症日久，肝肾两亏，气血不足所致的腰膝疼痛、肢节不利或麻木。

2. 盐杜仲

（1）青娥丸（2015版《中国药典》），由盐杜仲、盐补骨脂、炒核桃仁、大蒜组成，具有补肾强腰的功能，用于肾虚腰痛，起坐不利，膝软乏力。

（2）杜仲丸（《证治准绳》），由盐杜仲、续断组成，能增强补肾安胎作用，可用于肝肾亏虚，胎动不安。

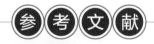

参 考 文 献

[1] 赵冬霞，刘志庆，李钦. 杜仲炮制的历史沿革 [J]. 河南大学学报（医学版），2012，31（1）：65-66.

[2] 马展飞，毛晓娟，刘芳. 盐杜仲炮制工艺的改良探索--"引火入锅"法 [J]. 中国中医药科技，2014，21（3）：281-282.

[3] 董媛媛，石智华，邓翀，等. 从抗氧化角度评价杜仲"盐制入肾"的炮制机理 [J]. 现代中医药，2013，33（1）：77-79.

桑白皮

Sangbaipi
MORI CORTEX

【药材基原】 本品为桑科植物桑 *Morus alba* L. 的干燥根皮。秋末叶落时至次春发芽前采挖根部，刮去黄棕色粗皮，纵向剖开，剥去根皮，晒干。

【炮制沿革】 桑白皮始载于《神农本草经》，列为中品。汉代《金匮要略方论》中开始有"烧灰存性，勿令灰过"的炮制记载，之后的医学典籍中对桑白皮的炮制加工方法逐渐增多，主要有桑白皮炭，炒桑白皮，蜜桑白皮，酒桑白皮，蜜酒制桑白皮，米泔水和豆制桑白皮，蜜麸制桑白皮等，其中最常见并沿用至今的炮制方法是炒制和蜜制，现代以蜜制为主。《中国药典》2015 年版收载桑白皮和蜜桑白皮 2 种炮制规格。

【炮制工艺】

1. **桑白皮** 取原药材，刮净粗皮，洗净，稍润，切丝，干燥，筛去碎屑。

2. **蜜桑白皮** 〔传统方法〕 取炼蜜，加适量开水稀释，淋入净桑白皮丝中，拌匀，闷润，置炒制容器内，用文火加热，炒至深黄色、不粘手时，取出晾凉。每 100kg 桑白皮丝，用炼蜜 25kg。

〔现代工艺〕 以传统外观质量和内在质量（总黄酮量、东莨菪内酯量）为评价指标，采用综合质量评分法，优选出桑白皮最佳蜜炙工艺为：炼蜜 25kg 加入 37.5kg 沸水稀释，淋入 100kg 桑白皮净制饮片中拌匀，闷润 60min，置炒制容器内，240℃炒制 18min，取出晾凉（图下 -6-2）。

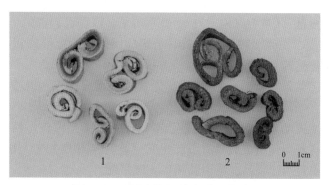

图下 -6-2　桑白皮不同炮制品对比图
1. 桑白皮　2. 蜜桑白皮

【炮制作用】 桑白皮味甘，性寒。归肺经。具有泻肺平喘，利水消肿的功效。明代《医学入门》首载桑白皮的生熟异用理论，曰："利水生用，咳嗽蜜蒸或炒"，此后的很多医籍对生熟异用及炮制前后的作用也有明确记载。由古代文献记载来看，桑白皮生品用于利水及风寒新嗽，用蜜炙法炮制后可减其凉泻之性，防其伤肺泻气，同时兼有润肺止咳之功，更适合虚痨久咳患者。

现代药理学研究表明，桑白皮具有止咳平喘，利尿，降血糖，镇痛抗炎，舒张血管，抗癌，抗病毒等作用。在临床上，生桑白皮多用于水肿尿少，面目肌肤浮肿，肺热痰多的咳喘。蜜炙后性寒偏润，能缓和寒泻之性，增强润肺止咳作用，多用于肺虚咳喘，常与补气药或养阴药合用。

【炮制机制】桑白皮蜜炙前后功效明显改变，生桑白皮长于利尿，而蜜桑白皮止咳平喘作用更强。桑白皮中主要含有黄酮类、香豆素类、苯骈呋喃衍生物、多糖类、甾体和萜类、挥发油等多种成分。东莨菪内酯为桑白皮平喘、利尿的有效成分，研究发现蜜桑白皮较生品中东莨菪内酯成分略有增加。蜜炙所采用的炮制时间、温度和方法对桑白皮总黄酮含量有一定的影响，其中总黄酮含量为：微波制＞生品＞烘制＞炒制。药理实验结果表明，蜜桑白皮对组胺所引起的豚鼠离体气管收缩有明显的解痉作用，对组胺引起的气道痉挛也有明显保护作用，在镇咳、利尿实验中，蜜炙后的桑白皮利尿作用减弱，而镇咳作用增强。通过小鼠浓氨水引咳和气管酚红排泌实验，发现桑白皮蜜炙后止咳化痰作用加强。

对于蜜桑白皮炮制原理历代也有描述，一般认为"利水生用，咳嗽蜜炙"。现代认为蜂蜜能补中益气，润肺燥，安和五脏，用以炮制桑白皮，可增强桑白皮入肺平喘之功，又可防其泻肺气。

【方剂应用】

1. 桑白皮

（1）桑白皮汤（《景岳全书》），由桑白皮、半夏、苏子、杏仁、贝母、山栀、黄芩、黄连、生姜组成，用于清肺降气和化痰止咳，其中桑白皮宜用生品，治水饮喘咳。

（2）五皮散（《华氏中藏经》），由茯苓皮、大腹皮、陈皮、生姜皮、桑白皮组成，具有利水消肿，理气健脾的功效，用于水停气滞之皮水证。其中桑白皮肃降肺气以通调水道，生用为宜，取其泻肺行水力强。

2. 蜜桑白皮

（1）葶苈桑白皮散（《麻科活人》），由炒葶苈子、汉防己、杏仁、贝母、炒莱菔子、炒紫苏子、蜜桑白皮、枳壳、黄芩、炒白芥子组成，用于治疗麻疹正收及收后，胸高气喘，因肺经热甚而胀起者。

（2）一清饮（《仁斋直指》），由柴胡、赤茯苓、蜜桑白皮、川芎、炙甘草组成，用于治疗疟证发热。

（3）九仙散（《医学正传》），由红参、蜜款冬花、蜜桑白皮、桔梗、醋五味子、阿胶、乌梅、贝母、蜜罂粟壳组成，具有敛肺止咳，益气养阴的功效，用于久咳伤肺，气阴两伤证。方中桑白皮宜用蜜制品，清泄肺热，止咳平喘。

（4）泻白散（《小儿药证直诀》），由蜜桑白皮、地骨皮、蜜甘草组成，具有清泻肺热，平喘止咳的功效，用于肺热喘咳证。

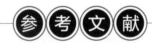

参 考 文 献

[1] 李群. 桑白皮生熟应用及炮炙历史沿革探讨 [J]. 中成药，2013，35（1）：151-153.

[2] 李群，王瑾，张会敏. 正交试验法优选桑白皮蜜炙工艺 [J]. 中草药，2013，44（3）：286-290.

[3] 李群. 桑白皮化学成分、质量控制、药理及炮制研究进展 [J]. 齐鲁药事，2011，30（10）：596-599，602.

[4] 吴志平，谈建中，顾振纶，等. 中药桑白皮化学成分及药理活性研究进展 [J]. 中国野生植物资源，2004，23（5）：10-12，16.

[5] 孙静芸，徐宝林，张文娟．桑白皮平喘、利尿有效成分研究 [J]．中国中药杂志，2002，27（5）：366-367.

[6] 徐小飞，陈康，陈燕霞，等．桑白皮蜜炙前后东莨菪内酯含量变化研究 [J]．广东药学院学报，2011，27（6）：579-581.

[7] 缪征．桑白皮蜜炙前后及不同方法总黄酮含量的比较研究 [J]．求医问药（下半月），2013，11（11）：133-135.

[8] 李崧，王澈，贾天柱，等．炮制对桑白皮止咳平喘、利尿作用的影响 [J]．中成药，2004，26（6）：43-45.

[9] 王爱洁，隋在云，李群，等．蜜炙对桑白皮止咳祛痰作用的影响 [J]．时珍国医国药，2015，26（5）：1131-1133.

黄柏

Huangbo

PHELLODENDRI CHINENSIS CORTEX

【药材基原】 本品为芸香科植物黄皮树 *Phellodendron chinense* Schneid. 的干燥树皮。剥取树皮后，除去粗皮，晒干。

【炮制沿革】 黄柏始载于《神农本草经》，列为上品。历代本草记载的炮制方法有蜜炙、醋渍、酒炒、盐水炒、烧炭、乳汁炒、童便炒、姜制、附子汁制等。现代多以切丝生用、盐制、酒炙、炒炭用。《中国药典》2015 年版收载黄柏、盐黄柏和黄柏炭 3 种炮制规格。

【炮制工艺】

1. 黄柏 取原药材，除去杂质，喷淋清水，润透，切丝，干燥。

2. 盐黄柏 传统方法 取黄柏丝，用食盐水拌匀，稍润，用文火炒干，取出，放凉。每 100kg 黄柏，用食盐 2kg。

现代工艺 通过单因素研究，选择炒制温度、炒制时间、加盐量和闷润时间为考察因素，以盐酸小檗碱和盐酸小檗红碱含量为指标，采用正交设计优选出黄柏盐制工艺为：每 100kg 黄柏，加入盐 2kg，闷润 1h，在 150～160℃条件下炒 8min。

3. 黄柏炭 取黄柏丝，置热锅内，用武火炒至表面焦黑色，内部焦褐色，喷淋清水少许，灭尽火星，取出，及时摊晾，凉透（图下 -6-3）。

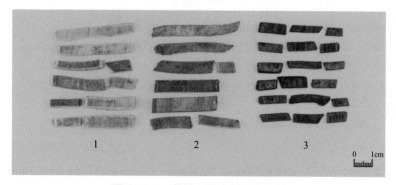

图下 -6-3 黄柏不同炮制品对比图

1. 黄柏 2. 盐黄柏 3. 黄柏炭

【炮制作用】 黄柏味苦，性寒。归肾、膀胱经。具有清热燥湿，泻火除蒸，解毒疗疮的功效。黄柏性寒苦燥而沉，长于清热、燥湿、解毒，多用于热毒疮疡，湿疹，痢疾，黄疸。盐制后可缓和苦燥之性，不伤脾胃，长于滋阴降火，用于肾虚火旺之痿痹、带下、骨间疼痛等。黄柏炭善于止血，多用于便血、尿血、崩漏。

现代药理学研究表明，黄柏最主要的药理作用是抗病原微生物，对多种球菌和杆菌均有抑制作用。对一些致病性皮肤真菌亦有不同程度的抑制作用，对钩端螺旋体和阴道滴虫亦能杀灭。值得强调的是黄柏对乙型肝炎表面抗原也有选择性的抑制作用。黄柏的广谱抗菌作用为黄柏在临床上用于治疗泻痢、疮痈、骨蒸等提供了科学依据。

【炮制机制】 黄柏主含小檗碱，并含少量木兰花碱、黄柏碱、掌叶防己碱等。黄柏盐制后，其成分发生了质变和量变，盐酸小檗碱部分转化为盐酸小檗红碱，盐酸黄柏碱的含量增加。盐酸黄柏碱具有降压，免疫抑制等活性，对神经内分泌免疫网络具有调控作用，黄柏炮制后滋肾阴作用增强，除了因为盐酸小檗碱部分发生了转化，可能还与盐酸黄柏碱的含量变化有关。黄柏制炭后其小檗碱损失殆尽，抗菌消炎作用随之减弱，所以中医用黄柏炭治疗崩漏以止血，但其止血、止崩的治疗机制是什么，有效物质是什么，值得进一步研究。

【方剂应用】

1. **黄柏** 黄连解毒汤《外台秘要》，由黄连、黄芩、黄柏、栀子等组成。方中以大苦大寒之黄连清泻心火为君，臣以黄芩清上焦肺腑之火；佐以黄柏泻下焦之火；栀子清泻三焦之火，导热下行，引邪热从小便而出。

2. **盐黄柏** 易黄汤《傅青主女科》，由麸炒山药、麸炒芡实、炒白果仁、盐黄柏、盐车前子等组成。方中重用麸炒山药、麸炒芡实补脾益肾，固涩止带，共为君药。炒白果仁收涩止带，兼除湿热，为臣药。用少量盐黄柏苦寒入肾，清热燥湿；车前子（现多用盐车前子），甘寒入肾，清热利湿，均为佐药。诸药合用，重在补涩，辅以清利，使肾虚得复，热清湿祛，则带下自愈。

3. **黄柏炭** 黄柏炭与槐角、地榆、防风等同用，能清肠止血，可治湿热蕴结大肠，伤及血络之便血及痔疮出血等。

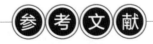

参 考 文 献

[1] 祁东利. 黄柏炮制原理及质量标准研究 [D]. 沈阳：辽宁中医药大学，2010.

[2] 叶定江，张世臣，吴皓. 中药炮制学 [M]. 北京：人民卫生出版社，2016：445.

椿皮

Chunpi

AILANTHI CORTEX

【药材基原】 本品为苦木科植物臭椿 *Ailanthus altissima* (Mill.) Swingle 的干燥根皮或干皮。全年均可剥取，晒干，或刮去粗皮晒干。

【炮制沿革】 椿皮始载于《新修本草》。在《新修本草》中，椿皮就分椿木与樗木，《本草纲目》谓"香者为椿，臭者为樗"，因此古代称臭椿皮为樗皮，香椿皮称为椿皮，《中国药典》1977 年版将苦木科臭椿定名为椿皮。椿皮的炮制规格有椿皮、炒椿皮、麸炒椿皮、醋椿皮和椿皮炭，《中国药典》2015 年版收载椿皮和麸炒椿皮 2 种炮制规格。

【炮制工艺】

1. 椿皮 取原药材，除去杂质，刮去粗皮，稍浸，洗净，润透，切丝，干燥。

2. 麸炒椿皮 取麸皮撒入热锅中，用中火加热，等冒烟时，加入椿皮丝，拌炒至表面呈深黄色，取出，筛去麸皮，放凉。每 100kg 椿皮，用麸皮 10kg。

3. 椿皮炭 取净椿皮丝，置热锅内，用武火炒至表面黑色，内部褐色，取出，喷淋少量清水，灭尽火星，取出，及时摊晾，凉透（图下 -6-4）。

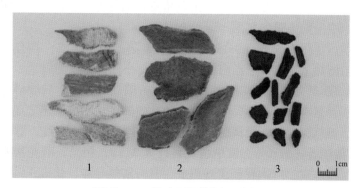

图下 -6-4　椿皮不同炮制品对比图
1. 椿皮　2. 麸炒椿皮　3. 椿皮炭

【炮制作用】　椿皮味苦、涩，性寒。归大肠、胃、肝经。具有清热燥湿、收敛止带、止泻、止血的功效。用于赤白带下，湿热泻痢，久泻久痢，便血崩漏。椿皮生品苦燥且寒，长于清热燥湿，用于清湿热。麸炒椿皮降低苦寒之性，缓和燥性，并能矫臭。椿皮炭收涩作用增强，长于固肠止泻、止血。《本草通言》"樗白皮，专以固摄为用，故泻痢肠风，遗浊崩带者，并主之。然必病久而滑，始为相宜，若新病蚤服，强勉固涩，必变他症而成瘤疾矣。凡用刮去粗皮，生用则能通利，醋炙即能固涩。"

现代药理学研究表明，椿皮具有抗肿瘤、抗疟、抗菌、抗病毒、阿米巴痢疾、抗溃疡性结肠炎等多方面药理活性。临床上用于治疗湿热下注，赤白带下，久泻久痢，便血痔血，崩漏，疥癣湿疮等证。

【炮制机制】　椿皮主要含有苦木苦味素、三萜类化合物、生物碱、挥发性成分等。

关于椿皮炮制机制的文献较少。现代研究证明，椿皮所含的苦木苦味素是主要有效成分，对人类鼻咽癌细胞 KB 细胞和淋巴瘤都表现出良好的活性，对肿瘤血管生成有一定的抑制作用，对治疗宫颈癌、结肠癌、直肠癌有一定作用，在最低浓度时对人胃癌细胞和人肝癌细胞具有一定抑制作用。椿皮中生物碱铁屎米酮对白念珠菌和金黄色葡萄球菌均具有较强的抑制作用。臭椿皮水煎液及乙醇处理后的水煎液对大肠杆菌 C83902、大肠杆菌 K88 分离株、沙门菌 C500 无抑菌作用，对葡萄球菌 CAU0183 有一定的抑制作用，最小抑菌浓度为 0.25g/ml。椿皮（0.2g 生药 /kg）水煎剂止泻作用较强，止泻作用机制为减缓胃肠蠕动。椿皮提取物对小鼠结肠炎具有一定的治疗作用，水提醇沉物效果显著，而水提取物不显著。不同提取物能促进机体免疫器官器质性功能恢复，提高系统免疫功能，改善结肠病理变化；调节模型小鼠机体氧化还原反应，清除含氧自由基及其有害产物，使氧化还原反应体系趋向还原态，从而缓解结肠炎发病的程度，阻止炎症过程；能够调节炎性物质生成与代谢，介导炎症部位的病变进程，促进炎症的消退；提取物能激发淋巴细胞的凋亡机制，钝化淋巴细胞，抑制免疫反应的发生，促进结肠组织炎症的恢复；提取物能增强结肠运动，加快有害物质排出，减轻炎症病变程度。因此椿皮提取物抗结肠炎是多因素、多机制参与和协同作用的结果。

【方剂应用】

1. 椿皮

（1）椿根皮汤（《古今医统大全》），由臭椿皮、荆芥穗、藿香组成，具有燥湿祛风，收敛止痒的功效。主治妇人阴痒突出。

（2）樗树根丸（《摄生众妙方》），由黄柏、良姜、白芍组成，具有清热燥湿、收敛止带的功效。主治湿热下注，带下赤白，淋漓腥臭，小便黄赤或刺痛。

2. 麸炒椿皮 固经丸（《丹溪心法》），由盐黄柏、酒黄芩、麸炒椿皮、醋香附、炒白芍、醋龟甲组成，具有滋阴清热，固经止血的功效。主治阴虚血热之崩漏。证见月经过多，或崩中漏下，血色深红或紫黑稠黏，手足心热，腰膝酸软，舌红，脉弦数。

3. 椿皮炭 痢疾香连散（《全国中药成药处方集》），白芍、双花炭、牛黄、黄芩、椿皮炭、山楂炭、广陈皮、广木香、黄连组成，具有清热导滞，化痢止泻，通气止血的功效。主治头痛身热，口渴烦躁，腹痛下痢，里急后重，胃胀呕吐，红白痢疾，脓血夹杂，脐腹绞痛，饮食积滞。

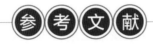

[1] 叶定江.椿皮与樗皮不应混淆[J].南京中医学院学报，1985（4）：50.

[2] 南京中医药大学.中药大辞典[M].上海：上海科学技术出版社，2006：154-156.

[3] 山东省食品药品监督管理局.山东省中药饮片炮制规范[M].济南：山东省科学技术出版社，2012：689-690.

[4] 王乐飞.椿皮化学成分及药理活性研究[D].济南：济南大学，2011.

[5] 麦景标.椿皮的化学成分研究[D].成都：成都中医药大学，2012.

[6] 胡苗芬，宋新波，张丽娟，等.椿皮中铁屎米酮的分离及其体外抗菌活性研究[J].辽宁中医药大学学报，2013，15（12）：75-77.

[7] 陈元坤，欧红萍，房春林，等.香椿皮及臭椿皮体外抑菌活性测定[J].四川畜牧兽医，2011，38（5）：27-28.

[8] 王前，李爽，刘文静，等.椿皮与石榴皮的止泻作用[J].现代中医药，2016，36（1）：83-85.

[9] 程富胜.樗白皮提取物治疗小鼠溃疡性结肠炎的研究[D].兰州：甘肃农业大学，2008.

第七章
花类药

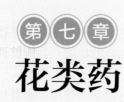
Xuanfuhua
INULAE FLOS

【药材基原】 本品为菊科植物旋覆花 *Inula japonica* Thunb. 或欧亚旋覆花 *Inula Britannica* L. 的干燥头状花序。夏、秋二季花开放时采收，除去杂质，阴干或晒干。

【炮制沿革】 旋覆花始载于《神农本草经》，列为下品。历代本草中有关旋覆花的收载很多，"诸花皆升，旋复独降"。南北朝刘宋时代有蒸法（《雷公炮炙论》：取花蕊，蒸，从巳至午，晒干用。），此法沿用至清代。宋代增加了炒法（《圣济总录》）。明、清时代又有焙法（《医宗必读》、《本草通玄》）。目前旋覆花的炮制方法主要是蜜制。《中国药典》2015 年版收载旋覆花和蜜旋覆花 2 种炮制规格。

【炮制工艺】

1. 旋覆花 除去梗、叶及杂质。

2. 蜜旋覆花 取炼蜜，加适量开水稀释，淋入净旋覆花内拌匀，稍闷，置炒制容器内，用文火加热，炒至不粘手时，取出晾凉。每 100kg 旋覆花，用炼蜜 25kg（图下 -7-1）。

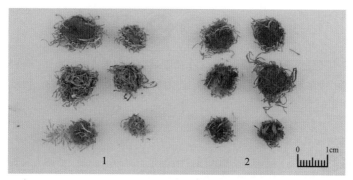

图下 -7-1　旋覆花不同炮制品对比图
1. 旋覆花　2. 蜜旋覆花

【炮制作用】 旋覆花味苦、辛、咸，性微温。旋覆花归肺、脾、胃、大肠经，蜜炙甘缓而润肺。生旋覆花苦辛之味较强，以降气化痰止呕力胜，止咳作用较弱，多用于痰饮内停的胸膈满闷及胃气上逆的呕吐、喘息、肢肿。蜜制后，苦辛降逆止呕作用弱于生品，其性偏润，作用偏重于肺，长于润肺止咳，降气平喘，多用于咳嗽痰喘而兼呕恶者。元代《汤液本草》中记载"去膈上痰以蜜"。明代《医学入门》亦曰："入肺药蜜制"。《景岳全书》曰："蜜炙性温，能补虚损"。

现代药理学研究表明，旋覆花具有镇咳，平喘，抗溃疡，抗菌，杀虫，保肝，抗炎，抗肿瘤和毒细胞作用，能增加冠脉流量，增加心肌营养性血流的功能，对中枢神经系统亦有兴奋作用。蜜旋覆花润肺和补益作用增强。

【炮制机制】 蜂蜜常作为辅料与药物共制，以达到协同增效的作用。蜜炙用蜂蜜多为炼蜜，且蜂蜜含有较丰富的营养成分，具有滋补作用。旋覆花经蜜制后，一能增强润肺祛痰、止咳平喘的功效，用于痰涎壅肺，咳喘痰多等证。二能增加补中益气的作用，可用于治疗因脾胃气虚、痰湿上逆所致的呕吐噫气，心下痞满之证。

现代研究证明，旋覆花所含成分较为复杂，含旋覆花次内酯、单乙酰基大花旋覆花内酯、二乙酰基大花旋覆花内酯、环醚大花旋覆花内酯、氧化大花旋覆花内酯、旋覆花酸、槲皮素、山柰酚、蒲公英甾醇、棕榈酸、甘油三硬脂酸酯等。旋覆花黄酮对组氨引起的支气管痉挛性哮喘具有明显的保护作用，对组氨引起的气管痉挛有对抗作用，但旋覆花黄酮的镇咳和祛痰作用不明显。旋覆花的热水提取物有保肝作用，其煎剂对金黄色葡萄球菌、炭疽杆菌有明显的抑制作用。旋覆花素和旋覆花内酯有保护肾脏的作用还可以对血管内皮细胞产生抗炎和抑制内膜增生的作用。

【方剂应用】

1. **旋覆花** 旋覆花汤（《外台秘要》），由旋覆花、半夏、黄芩、炙甘草、茯苓等组成，具有理气通阳，活血散瘀的功效，用于产后外感风寒暑湿，咳嗽喘满，痰涎壅塞，坐卧不安及妇人胸中作痛，呕吐黄痰清水。

2. **蜜旋覆花** 旋覆代赭汤（《伤寒论》），由蜜旋覆花、人参、生姜、代赭石、甘草、半夏、大枣等组成，具有降逆化痰，益气和胃的功效，用于伤寒发汗，心下痞硬，噫气不除。

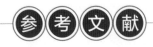

[1] 阴建，郭力弓 . 中药现代研究与临床应用（2）[M]. 北京：中医古籍出版社，1995：336.

[2] 中华本草编委会 . 中华本草精选本 [M]. 上海：上海科学技术出版社，1998：1954.

款冬花

Kuandonghua

FARFARAE FLOS

【药材基原】 本品为菊科植物款冬 *Tussilago farfara* L. 的干燥花蕾。12 月或地冻前当花尚未出土时采挖，除去花梗和泥沙，阴干。

【炮制沿革】 款冬花始载于《神农本草经》。历代医书古籍记载款冬花的炮制方法有炒法、焙法，现代主要的炮制方法是蜜炙法，此外还有甘草汁炙。蜜款冬花最早文献记载见于明代《医宗必读》，而款冬花的甘草制法则收载于较之更早的《雷公炮炙论》，明代《本草蒙筌》也有记载。目前款冬花的炮制方法主要是蜜炙。《中国药典》2015 年版收载款冬花和蜜款冬花 2 种炮制规格。

【炮制工艺】

1. **款冬花**　除去杂质及残梗。

2. **蜜款冬花**　传统方法　将炼蜜加适量沸水稀释后，加入款冬花中拌匀，闷润，置炒制容器内，用文火加热，炒至不粘手，取出，放凉。每100kg 款冬花，用炼蜜 25kg。

现代工艺　以外观性状、醇溶性浸出物以及款冬酮的含量为指标，采用正交试验法，优选的最佳工艺：100kg 款冬花用炼蜜 40kg，闷润时间 4h，炒制温度 100～110℃，炒制时间 6min。

3. **甘草炙款冬花**　现代工艺　以总生物碱、醇浸出物以及款冬酮含量为指标，采用正交试验法，优选的最佳工艺：100kg 款冬花用甘草 10kg，水煎煮 3 次，烘制温度 90℃（图下 -7-2）。

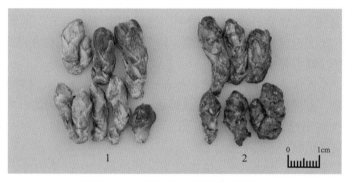

图下 -7-2　款冬花不同炮制品对比图
1. 款冬花　　2. 蜜款冬花

【炮制作用】　款冬花味辛、微苦，性温。归肺经。具有润肺下气，止咳化痰的功效。款冬花蜜炙后药性温润，能增强润肺止咳的作用，减毒增效。主要用于新久咳嗽，喘咳痰多，劳嗽咳血等。甘草本身具有补脾益气、祛痰止咳、缓急止痛、清热解毒、调和诸药的功效，款冬花经甘草制后不仅能缓和药性、降低毒性，更长于增强祛痰止咳作用。

现代药理学研究表明，款冬花具有止咳、祛痰和平喘、抗炎、抗肿瘤、抗结核、神经保护、抗菌、升血压、抑制血小板活化因子聚集和降血糖等作用。同时还具有生物毒性，因此一些国家对款冬花禁止使用，导致款冬花的使用受限，严重阻碍了推广和应用。在临床上，款冬花广泛用于各种呼吸系统疾病，如新久咳嗽、支气管炎哮喘和慢性阻塞性肺疾病。

【炮制机制】　现代研究通过对款冬花蜜炙前后化学成分的研究初步表明：其蔗糖、葡萄糖、芦丁、反式阿魏酸、棕榈酸、款冬酮的含量升高，绿原酸、芹菜素、亚麻酸、亚油酸的含量降低，肝毒吡咯里西啶生物碱成分（克氏千里光碱）含量下降，其成分的化学变化是蜜炙后减毒增效的物质基础。对款冬花生物碱类成分研究表明，款冬花中含有 6 种生物碱，其中 4 种生物碱为非毒性吡咯里西啶生物碱（pyrrolizidine alkaloids，PA），另外 2 种生物碱具有肝脏毒性，称为肝毒吡咯里西啶生物碱（hepatotoxic pyrrolizidine alkaloids，HPA），是目前已知最重要植物性肝毒成分。现代研究通过对款冬花炮制前后总生物碱含量变化的研究初步表明：款冬花生品经炮制后，总生物碱含量发生变化且炮制方法不同，总生物碱含量变化不同。蜜炙品的总生物碱含量最高，生品次之，甘草炙品最低。款冬花经蜜炙后总生物碱含量升高，但是并不代表其具有毒性的吡咯里西啶类生物碱含量也升高，根据文献报道，蜂蜜中也含有吡咯里西啶生物碱，故款冬花中肝毒吡咯里西啶生物碱的含量变化具体过程以及蜜炙的合理性还需进一步研究。

【方剂应用】

1. 款冬花

（1）款冬花汤（《圣济总录》），由款冬花与知母、桑叶、川贝母组成，主治肺热咳嗽。

（2）百花膏（《济生方》），由款冬花和百合组成，打成细粉，炼蜜为丸，主治喘嗽不已，或痰中带血。

2. 蜜款冬花

（1）射干麻黄汤（《伤寒论》），由射干、麻黄、生姜、细辛、蜜紫菀、蜜款冬花、大枣、姜半夏、五味子组成，具有宣肺祛痰，降气止咳的功效。主治痰饮郁结，气逆咳喘证。用于咳而上气，喉中有水鸡声。

（2）九仙散（《医学正传》），由蜜款冬花、人参、蜜桑白皮、桔梗、醋五味子、阿胶、乌梅、川贝母、蜜罂粟壳组成，具有敛肺止咳，益气养阴的功效，主治久咳伤肺，气阴两伤证。用于久咳不已，咳甚则气喘自汗，痰少而黏，脉虚数。方中款冬花宜用蜜制品，降气平喘、化痰止咳。

（3）定喘汤（《摄生众妙方》），由蜜麻黄、炒白果仁、蜜桑白皮、酒黄芩、炒紫苏子、蜜款冬花、炒苦杏仁、法半夏、甘草组成，具有宣降肺气，清热化痰的功效，主治痰热内蕴，风寒外束之哮喘。用于咳喘痰多气急，痰稠色黄，或微恶风寒，舌苔黄腻，脉滑数。

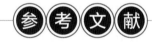

[1] 刘效栓，高小恒，李喜香.正交试验法优选蜜炙款冬花的炮制工艺 [J]. 中国实验方剂学杂志，2012，18（24）：56-58.

[2] 李明晓，周臻，田素英，等.正交试验法优选甘草制款冬花的炮制减毒工艺 [J]. 中国实验方剂学杂志，2016，12（18）：17-20.

[3] 朱自平，张明发，沈雅琴，等.款冬花抗炎及对消化系统作用的实验研究 [J]. 中国中医药科技，1998，5（3）：160.

[4] 张秀昌，刘华，刘玉玉，等.款冬花粗多糖体外诱导人白血病 K562 细胞的凋亡 [J]. 中国组织工程研究与临床康复，2007，11（22）：2029-2031.

[5] 罗强，李迎春，任鸿，等.款冬花多糖对肺腺癌 K549 细胞生长及凋亡的影响[J].河北北方学院学报：自然科学版，2013，29（4）：63-66.

[6] 余涛，宋道，赵鹏，等.款冬花多糖对荷瘤小鼠的抑瘤率及对白血病小鼠生存期的影响 [J]. 中南药学，2014，12（2）：125-128.

[7] Li H，Lee HJ，Ahn YH，et al. Tussilagone suppresses colon cancer cell proliferation by promoting the degradation of β-catenin[J].Biochem Biophys Res Commun，2014，443（1）：132-137.

[8] Zhao JL，Evangelopoulos D，Bhakta S，et al.Antiubercular acticity of aretium iappa and *tussilago farfara* extracts and constituents[J]. J Ethnopharmacol，2014，155（1）：796-800.

[9] Cho J，Kim HM，Ryu JH，et al. Neuroprotective and antioxidant effects of the ethyl acetate fraction prepared from *Tussilago farfara L.*[J].Biol Pharm Bull，2005（3）：455-460.

[10] Lim HJ，Dong GZ，Lee HJ，et al.In vitro neuroprptective activity of sesquiterpenoids from the flower buds of *Tussilago farfara*[J].J Enzvme Inhib Med Chem，2014，29：1-5.

[11] 冯延琼，李爱平，支海娟.款冬提取物对PICK1蛋白功能的影响[J].山西大学学报：自然科学版，2013，36（3）：455-459.

[12] 李一平，王筠默.款冬花酮的升压机理[J].中国药理学报，1986，7（4）：333.

[13] 韩桂秋，杨燕军，李长龄，等.款冬花抗血小板活化因子活性成分的研究[J].北京医科大学学报，1987，19（1）：33.

[14] Gao,H.,Y.N.Huang,B.Gao,et al. α-Glucosidase inhibitory effect by the flower buds of Tussilago farfara L[J]. Food Chem，2008，106：1195-1201.

[15] Xue SY，Li ZY，Zhi HJ，et al. Metabolic fingerprinting investigation of *Tussilago farfara* L. by GC-MS and multivariate data analysis[J]. Biochem Syst and Ecol，2012，41：6-12.

[16] 钟云青.款冬花散治疗慢性阻塞性肺疾病急性加重期（痰热郁肺证）临床观察[J].中国中医急症，2017，1（26）：149-151.

[17] 李红军，王增绘，李文涛，等.UPLC-Q-TOF/MS法分析款冬花蜜炙前后的化学成分变化[J].中国药房，2015，26（6）：792-794.

[18] 濮社班，徐德然，张勉，等.中药款冬中肝毒吡咯里西啶生物碱的LC/MS^{n}检测[J].中国天然药物，2004，2（5）：293-295.

[19] 王明芳，李坤，孟祥龙，等.款冬花炮制前后总生物碱含量比较[J].中国药事，2015，2（29）：178-182.

[20] 孟丽峰，刁青云.健康的潜在威胁——蜂蜜中的吡咯里西啶类生物碱[J].中国蜂业，2012，25（10）：52-54.

[21] 吕辰，丁涛，马昕，等.高效液相色谱－串联质谱法测定蜂蜜中的5种双稠吡咯啶类生物碱[J].色谱，2013，31（11）：1046-1050.

蒲黄

Puhuang

TYPHAE POLLEN

【药材基原】 本品为香蒲科植物水烛香蒲 *Typha angustifolia* L.、东方香蒲 *Typha orientalis* Presl 或同属植物的干燥花粉。夏季采收蒲棒上部的黄色雄花序，晒干后碾轧，筛取花粉。剪取雄花后，晒干，成为带有雄花的花粉，即为草蒲黄。

【炮制沿革】 蒲黄始载于《神农本草经》，列为上品。历代医书记载蒲黄的炮制方法有蒸、焙、炒黄、纸包炒、炒黑等，其中以炒黄、炒炭为主，并一直沿用至今。现代对蒲黄的炮制方法有炒炭、炒黄、酒炒、醋炒等。《中国药典》2015年版收载生蒲黄和蒲黄炭2种炮制规格。

【炮制工艺】

1. 生蒲黄 取原药材，揉碎结块，除去花丝及杂质，过筛。

2. 蒲黄炭 传统方法 取净蒲黄，置炒制容器内，用中火加热，炒至棕褐色，喷淋少量清水，灭尽火星，取出晾干。

现代工艺 以止血作用为指标，采用正交试验法，优选蒲黄炭炮制的最佳工艺条件为：温度 140℃，烘制 4min。以总黄酮含量为指标，采用正交试验法，优选蒲黄炭炮制的最佳工艺条件为：炒制温度控制在 210℃，炒制时间为 8min（图下 -7-3）。

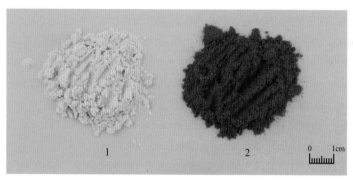

图下 -7-3 蒲黄不同炮制品对比图

1. 生蒲黄 2. 蒲黄炭

【炮制作用】 蒲黄味甘，性平。归肝、心包经。有止血，化瘀，通淋的功效。用于吐血，衄血，咯血，崩漏，外伤出血，经闭痛经，胸腹刺痛，跌扑肿痛，血淋涩痛。生品主要有活血祛瘀，止痛，利尿的作用，用于治疗心腹疼痛，经闭腹痛，产后瘀痛，痛经，跌扑肿痛，血淋涩痛，带下，口疮，出血证等。炒炭性涩，能增强止血作用，多用于咯血，吐血，尿血，便血，崩漏及外伤出血。

关于蒲黄的炮制作用，《证类本草》首先提出"破血、消肿即生使，要补血、止血即炒用。"蒲黄具有多种药理作用，其黄酮类化合物为其主要有效成分，具有镇痛，抗凝促凝，促进血液循环，降低血脂，防止动脉硬化，保护高脂血症所致的血管内皮损伤，提高体内环磷酸腺苷水平，防治冠心病、高脂血症和心肌梗死，兴奋收缩子宫、增强免疫力等作用，还有促进肠蠕动，抗炎，抗微生物等药理作用。在临床上，生蒲黄多用于瘀血所致的胸腹疼痛、经闭疼痛等，蒲黄炭多用于崩漏等各类出血。

【炮制机制】 蒲黄中的有效成分为黄酮类，如柚皮素、槲皮素、香蒲新苷等，还含有止血成分鞣质，此外还含有甾类、烷烃类及糖类等。研究发现生蒲黄具有延长小鼠凝血时间的作用，而蒲黄炭能缩短小鼠凝血时间，这与传统认为蒲黄生品性滑偏于活血行瘀，炮制后性涩偏于止血基本一致。蒲黄经炮制后，鞣质含量增加，蒲黄中鞣质含量为 2.53%，蒲黄炭中鞣质含量为 3.69%。而鞣质具有收敛性，可增强止血作用。蒲黄炭的总黄酮部位可明显缩短小鼠凝血时间，由此可初步认为总黄酮部位为蒲黄炭止血作用的主要活性部位，黄酮苷表现出抑制凝血作用，而其苷元却没有显著性影响。在蒲黄炒炭过程中，受温度影响，黄酮苷含量减少而苷元减少不明显，这可能是蒲黄主要有活血化瘀作用，而炒炭后止血作用增强的物质基础。

【方剂应用】

1. 蒲黄

（1）失笑散（《太平惠民和剂局方》），由五灵脂、蒲黄组成，具有活血祛瘀，散结止痛的功效。用于治小肠气及心腹痛，或产后恶露不行，或月经不调，少腹急痛。现用于心绞痛，胃痛，痛经，产后腹痛，宫外孕等属于瘀血停滞者。

（2）蒲黄散（《太平惠民和剂局方》），由炙干荷叶、牡丹皮、延胡索、生干地黄、炙甘草、蒲黄组成，用于治疗产后恶露不快，血上抢心，烦闷满急，昏迷不省，或狂言妄语，气喘欲绝。

（3）三黄散（《疡医大全》），由生地、蒲黄、牛黄、冰片组成，具有活血解毒消肿的功效，用于颈、面、腮部诸痈，小儿丹毒等。

（4）少腹逐瘀汤（《医林改错》），由盐小茴香、醋延胡索、醋没药、当归、川芎、肉桂、赤芍、蒲黄、醋五灵脂等组成，具有活血祛瘀，温经止痛的功效，用于治疗少腹瘀血积块。

2. 蒲黄炭

（1）连蒲散（《赤水玄珠》），由黄连、蒲黄炭、黄芩、当归、生地黄、麸炒枳壳、槐角、芍药、川芎、甘草组成，具有清肠止血的功效，用于大肠湿热，阴络受伤所致便血。

（2）小蓟饮子（《济生方》），由小蓟、地黄、蒲黄炭、藕节炭、滑石粉、木通、淡竹叶、炒栀子、当归、蜜甘草组成，具有凉血止血，利水通淋的功效，用于热结下焦之血淋、尿血。

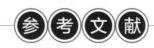

参 考 文 献

[1] 丁安伟，黄芳.蒲黄炭炮制工艺及质量标准研究 [J].南京中医药大学学报，1995，11（2）：93.

[2] 严辉，陈佩东，丁安伟，等.蒲黄炭饮片炮制工艺的规范化研究 [J].中草药，2006，37（12）：1796-1798.

[3] 刘成彬，张少聪.中药蒲黄的药理与临床研究进展 [J].世界中西医结合杂志，2009，4（2）：149-152.

[4] 李芳，陈佩东，丁安伟.蒲黄化学成分研究 [J].中草药，2012，43（4）：667-669.

[5] 孔祥鹏，陈佩东，张丽，等.蒲黄的化学成分研究 [J].吉林中医药，2011，31（1）：66-68.

[6] 刘斌，陆蕴如，孙建宁，等.蒲黄不同炮制品药理活性的比较研究 [J].中成药，1998，20（3）：25-26.

[7] 马红飞，刘斌，张桂燕，等.蒲黄炒炭前后亲脂性成分的 GC-MS 分析 [J].中国中药杂志，2006，31（3）：200-202.

[8] 陈佩东，孔祥鹏，李芳，等.蒲黄炒炭前后化学组分的变化及谱效相关性研究 [J].中药材，2012，35（8）：1221-1224.

槐花

Huaihua

SOPHORAE FLOS

【药材基原】 本品为豆科植物槐 *Sophora japonica* L. 的干燥花。夏季花开放或者花蕾形成时采收，及时干燥，除去枝、梗及杂质。前者习称"槐花"，后者习称"槐米"。

【炮制沿革】 槐花始载于《日华子本草》。历代记载槐花炮制有微炒、炒黄、炒焦、麸炒、地黄汁炒、醋煮、烧灰存性、酒浸炒等。现代多用炒黄、炒炭，《中国药典》2015年版收载有槐花、炒槐花和槐花炭 3 种炮制规格。

【炮制工艺】

1. **槐花** 取原药材，除去杂质及梗，筛去灰屑。

2. **炒槐花** 取净槐花，置炒制容器内，用文火加热炒至深黄色，取出晾凉。

3. **槐花炭** 取净槐花，置炒制容器内，用中火加热，炒至焦褐色，喷洒少许清水，灭尽火星，炒干，取出凉透（图下 -7-4、图下 -7-5）。

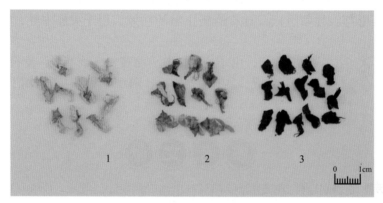

图下 -7-4 槐花不同炮制品对比图

1. 槐花 2. 炒槐花 3. 槐花炭

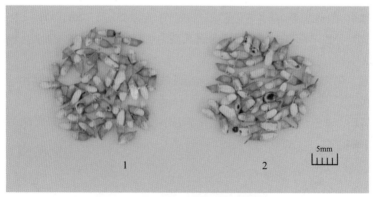

图下 -7-5 槐米不同炮制品对比图

1. 槐米 2. 炒槐米

【炮制作用】 槐花味苦，性微寒。归肝、大肠经。具有凉血止血，清肝泻火的功效。槐花生品长于清肝泻火，清热凉血，多用于血热妄行，肝热目赤，头痛眩晕。炒制品可缓和槐花苦寒之性，不致伤中且有利于有效成分的保存。其清热凉血作用较生品弱，止血作用较生品强而逊于槐花炭，多用于脾胃虚弱的出血患者。槐花炭清热凉血作用极弱，具涩性，以止血力胜。多用于咯血、便血、痔血、崩漏下血等多种出血证。

现代药理学研究表明，槐花所含芦丁能维持毛细血管的抵抗力，降低其通透性及脆性，促进细胞的增生和防止血细胞的凝集，此外尚有抗炎、抗过敏、利尿、解痉、镇咳、降血脂、强心、保护溃疡面等作用。

【炮制机制】 现代对槐花的炮制研究主要是以芦丁和鞣质的含量等为成分指标，以出、凝血时间为药理指标，对槐花炒制的程度进行了实验比较。槐花炒黄后芦丁的含量减少甚微，鞣质增加 1 倍；炒炭后芦丁大量损失，但鞣质增加 4 倍。因此认为，槐花炒炭后止血作用的增强可能是鞣质增加的缘故。但亦有报道，用传统方法所制槐花炭，鞣质含量显著减少，而止血作用亦明显增强，故认为鞣质不是槐米炭的止血成分。推测芦丁似能拮抗槐米的止血作用，槐米炒炭后大部分芦丁被破坏，使止血作用增强。还有研究推测，槐花止血机理可能并不是通过某一环节或途径发生作用的，而是对机体多个环节通过多种渠道来调整及达到动态平衡的。

【方剂应用】

1. **槐花** 槐花散《丹溪心法》，由麸炒苍术、厚朴、陈皮、当归、麸炒枳壳、槐花、甘草、乌梅等组成。方中重用槐花凉血止血，配伍苍术、厚朴燥湿理气，可治胃肠有湿，胀满下血。

2. **炒槐花** 槐花散《普济本事方》，由炒槐花、侧柏叶、荆芥穗炭、麸炒枳壳等组成。方中炒槐花苦寒，泄热清肠，凉血止血，为君药。诸药合用，既能凉血止血，又能疏风行气。本方寓行气于止血之中，寄清疏与收涩之内，相辅相成。

3. **槐花炭** 槐香散《圣济总录》，由槐花炭、麝香组成。将槐花烧炭存性，研为末，加入麝香少许，温糯米汤送下，可治疗吐血不止。

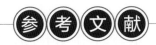

参 考 文 献

[1] 赵伟康 . 中药槐花米熬汁的初步化学研究 [J]. 上海中医药杂志，1963（1）：31.

[2] 王爱芳 . 槐米炭的炮制研究 [J]. 药学通报，1982，17（10）：55.

[3] 李惠 . 槐花饮片及其提取物止血作用的研究 [J]. 中国中西医结合杂志，2004，24（11）：1009.

第八章

全草类药

肉苁蓉　Roucongrong
CISTANCHES HERBA

【药材基原】本品为列当科植物肉苁蓉 *Cistanche deserticola* Y. C. Ma 或者管花肉苁蓉 *Cistanche tubulosa* (Schenk) Wight 的干燥带鳞叶的肉质茎。春季苗刚出土时或秋季冻土之前采挖，除去茎尖。切段，晒干。

【炮制沿革】肉苁蓉始载于《神农本草经》，列为上品。肉苁蓉最早的炮制方法见于《雷公炮炙论》，其后历代医书著作记载了酒浸蒸、酒浸炙、酒浸焙、酒浸煎、酒浸煮、酒洗、炒制、焙制、酥炒、油炙、笼蒸法等炮制方法。近代以来肉苁蓉的炮制方法有酒浸法、单蒸法、四蒸四晒法、黑豆复制法等。《中国药典》2015 年版收载肉苁蓉片和酒苁蓉 2 个炮制规格。

【炮制工艺】

1. 肉苁蓉片　传统方法　除去杂质，洗净，润透，切厚片，干燥。

现代工艺　以松果菊苷和毛蕊花糖苷的含量为指标，采用正交试验方法，优化肉苁蓉片炮制工艺参数为：隔水蒸 2h，将肉苁蓉软化，然后切成 6mm 厚片，70℃烘干。

2. 酒苁蓉　传统方法　取肉苁蓉片，加入黄酒拌匀，置炖罐内，密闭，隔水加热炖透。或置适宜的容器内，蒸透，至酒完全被吸尽，表面黑色时取出，干燥。每 100kg 肉苁蓉用黄酒 20kg。

现代工艺　（1）以甜菜碱和毛蕊花糖苷含量为指标，采用正交试验法，优化工艺参数为：净肉苁蓉片加入黄酒 30%，水 25%，拌匀闷润后，置锅内常压蒸炖 12h。

（2）以松果菊苷的含量为指标，采用正交试验法，优选管花肉苁蓉酒浸的最佳工艺参数为：饮片厚度 6mm，米酒浸制 120min。

（3）以松果菊苷的含量为指标，采用正交试验法，优选酒苁蓉最佳炮制工艺参数为：取净肉苁蓉干燥肉质茎 30g，加入黄酒 30ml，浸泡 8h，蒸制 16h，取出略放凉，切成约 1mm 厚的饮片，阴凉通风处干燥至干（图下 -8-1）。

【炮制作用】肉苁蓉味甘、咸，性温。归肾、大肠经。具有补肾阳，益精血，润肠通便的功效。有"沙漠人参"之称。肉苁蓉生品以补肾止浊、滑肠通便力强，多用于肾气不足之便秘，白浊。酒制后泄下作用缓和，增强补肾壮阳之力，多用于阳痿、腰痛、不孕。《本草新编》曰："别用清水蒸，即下大便，正取其补虚而滑肠也。"严西亭《得配本草》曰："润大便不须炙"。

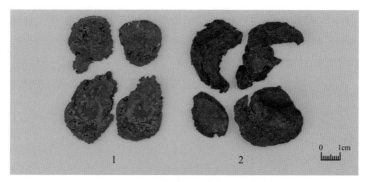

图下 -8-1　肉苁蓉不同炮制品对比图
1. 肉苁蓉片　2. 酒苁蓉

现代药理学研究表明，肉苁蓉具有保护肺损伤，保肝，调节免疫，抗衰老，补肾壮阳，健脾通便，抗辐射，改善记忆力，保护脑缺血损伤，保护神经，抗疲劳的作用。在临床上，肉苁蓉主要用于提高免疫力，增强体质，延缓衰老，治疗老年痴呆症和记忆力减退，习惯性便秘，产后尿潴留，糖尿病等症。酒苁蓉则常用于温肾壮阳，多用于阳痿，腰痛，不孕等症。

【炮制机制】 肉苁蓉炮制后功效略有改变，肉苁蓉生品补益精血，润肠通便，酒制后通便作用减弱，温肾助阳作用增强。通过不同方法炮制的肉苁蓉对"阳虚"动物 DNA 合成率及微量元素的测定表明，肉苁蓉经蒸制有增加 DNA 合成率的作用，并含有较高的与温肾助阳密切相关的锌、锰、铜、铁等元素。在药理研究中，肉苁蓉生品和炮制品均能非常明显的增加大小鼠的精囊、前列腺及睾丸的重量，生品明显增加大鼠脾重，酒制品则明显增加胸腺重量。肉苁蓉生品和炮制品均可显著增强巨噬细胞的吞噬百分率和吞噬指数。

【方剂应用】酒苁蓉

1. 济川煎（《景岳全书》），由当归、牛膝、酒苁蓉、泽泻、升麻、枳壳组成，具有温肾益精，润肠通便的功效，用于肾阳虚弱，大便秘结。

2. 地黄饮子（《圣济总录》），由熟地黄、巴戟天、山茱萸、酒苁蓉、石斛、附子、五味子、肉桂、麦门冬、茯苓、石菖蒲、远志等组成，具有滋肾阴，补肾阳，开窍化痰的功效，用于下元虚衰，痰浊上泛之喑痱证。舌强不能言，足废不能用，口干不欲饮，足冷面赤，脉沉细弱。

3. 苁蓉益肾颗粒（《中国药典》2015 年版），由酒苁蓉、五味子、茯苓、菟丝子、车前子、巴戟天组成，具有补肾填精的功效，用于肾气不足，腰膝疲软，记忆力减退，头晕耳鸣，四肢无力。

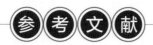

[1] 姜勇，鲍忠，孙永强，等 . 肉苁蓉片的炮制工艺研究 [J]. 中国药学杂志，2011，46（14）：1074-1076.

[2] 陈妙华，张思巨 . 肉苁蓉最佳炮制方法的筛选 [J]. 中药材，1996，19（10）：508-509.

[3] 刘雯霞，谭勇，李盈，等 . 正交试验法优选管花肉苁蓉酒浸炮制工艺的研究 [J]. 石河子大学学报：自然科学版，2013，30（6）：735-738.

[4] 陈静，李宁，张秀兰，等．RP-HPLC-DAD 法测定酒制肉苁蓉中松果菊苷含量 [J]．宁夏医科大学学报，2010，32（8）：931-933．

[5] 钟平．沙漠人参肉苁蓉 [J]．森林与人类，2004，24（11）：25．

[6] 雷丽，宋志宏，屠鹏飞，等．肉苁蓉属植物的化学成分研究进展 [J]．中草药，2003，34（5）：473-476．

麻黄

Mahuang

EPHEDRAE HERBA

【药材基原】 本品为麻黄科植物草麻黄 *Ephedra sinica* Stapf、中麻黄 *Ephedra intermedia* Schrenk et C.A.Mey. 或木贼麻黄 *Ephedra equisetina* Bge. 的干燥草质茎。秋季采割绿色的草质茎，晒干。

【炮制沿革】 麻黄始载于《神农本草经》，列为中品。历代医书古籍记载麻黄的炮制方法庞杂，有记载的有 20 多种，归结起来主要以净制（去节），切制（切段、挫末等），蜜炙、醋制、酒炙、姜汁炙较为常见。近代以来，麻黄的炮制方法主要有净制、切段、蜜炙等。《中国药典》2015 年版收载麻黄和蜜麻黄 2 种炮制规格。

【炮制工艺】

1. **麻黄** 除去木质茎、残根及杂质，洗净，切段。

2. **蜜麻黄** 传统方法 取麻黄段，加入水稀释后的炼蜜，拌匀，闷透，置炒制容器内，用文火炒至不粘手，麻黄段表面深黄色，取出，放凉。每 100kg 麻黄，用炼蜜 20kg。

现代工艺 （1）以盐酸麻黄碱含量、豚鼠平喘潜伏期和外观性状为指标，采用正交试验法，优选蜜麻黄最佳炮制工艺参数为：每 100kg 麻黄，用炼蜜 20kg，炒制温度 110℃，炒制时间 10min。

（2）以麻黄总生物碱含量为考察指标，采用均匀设计法，优选蜜麻黄最佳炮制工艺参数为：炼蜜用量 10%，润蜜时间 0.5h，炒制温度 90℃±5℃，炒制时间 11min（图下 -8-2）。

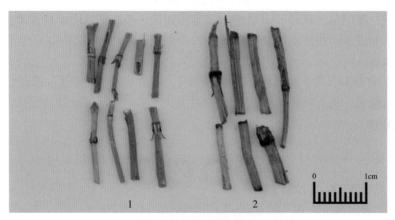

图下 -8-2　麻黄不同炮制品对比图

1. 麻黄　2. 蜜麻黄

【炮制作用】麻黄味辛、微苦，性温。归肺、膀胱经。生麻黄发汗解表，利水消肿力强，其发汗之力峻猛，多用于伤寒表实证，对于虚证大都不可使用，如清代顾靖远《顾松园医·卷一·礼集草部》记载麻黄"非冬月伤寒及腠理不密之人，皆禁用。汗多亡阳，能损人寿，戒之戒之"。蜂蜜性味甘平，麻黄经蜜制后味甘而微苦性温偏润，辛散发汗作用缓和，增强了宣肺平喘止咳的效力。

现代药理学研究表明，麻黄具有发汗、平喘、抗炎、抗过敏、镇咳，正性肌力，调控血压，抗菌，抗病毒，中枢兴奋，利尿，抗肿瘤等作用。麻黄碱能松弛平滑肌具有平喘作用，伪麻黄碱具有利尿、抗炎作用，挥发油能兴奋汗腺，具有发汗作用，其机制与下列环节有关：①兴奋支气管平滑肌β受体，松弛平滑肌；②兴奋支气管黏膜血管平滑肌α受体，收缩血管，降低血管壁通透性；③促进肾上腺素能神经末梢和肾上腺髓质嗜铬细胞释放递质，发挥拟肾上腺素作用；④阻止过敏介质释放；⑤抑制抗体产生。麻黄碱也能抑制单胺氧化酶的活性，使肾上腺素和肾上腺素能神经的化学传导物质的破坏减慢，从而引起交感神经系统和中枢神经系统兴奋，对呼吸系统和血管运动中枢的影响尤为显著。

【炮制机制】传统经验认为麻黄经蜜炙后辛散发汗力减弱，宣肺平喘作用增强。现代研究认为，麻黄发汗解表的作用成分是挥发油，而止咳平喘的有效成分是生物碱，麻黄碱能松弛支气管平滑肌，有平喘作用；伪麻黄碱有明显的利尿和缓解支气管平滑肌痉挛的作用。麻黄蜜炙后，其挥发油含量显著降低，减少约 1/2，挥发油中所含的成分、各成分含量比例都发生变化，蜜炙后麻黄碱和伪麻黄碱含量也有所下降，致使在减弱了麻黄辛散发汗的作用及缓和了麻黄药性的同时，相对突出了止咳平喘的作用，且蜜能与麻黄的止咳平喘功效起协同作用，从而增强其宣肺止咳的效力。

【方剂应用】

1. 麻黄

（1）麻黄汤（《伤寒论》），由麻黄、桂枝、苦杏仁、炙甘草组成，具有发汗解表，宣肺平喘的功效，用于外感风寒表实证，症见恶寒发热、头身疼痛、无汗而喘、舌苔薄白、脉浮紧。

（2）三拗汤（《太平惠民和剂局方》），由麻黄、苦杏仁、甘草、生姜组成，具有宣肺解表的功效，用于风寒袭肺证，症见咳嗽声重、咳嗽痰多、痰白清稀、急性支气管炎见上述证候者。

（3）越婢加术汤（《金匮要略》），由麻黄、石膏、生姜、甘草、白术、大枣组成，具有疏风泄热，发汗利水的功效。用于水肿之皮水，症见一身面目悉肿、发热恶风、小便不利、苔白、脉沉。

（4）儿童清肺丸（《中国药典》2015 年版），由麻黄、炒苦杏仁、石膏、甘草、蜜桑白皮等组成，具有清肺解表，化痰止咳的功效，用于小儿风寒外束、肺经痰热所致的面赤身热、咳嗽气短、痰多黏稠、咽痛声哑。

（5）九分散（《中国药典》2015 年版），由麻黄、马钱子粉、制乳香、制没药组成，具有活血散瘀，消肿止痛的功效。用于跌打损伤，瘀血肿痛。

2. 蜜麻黄

（1）定喘汤（《寿世保元》），由蜜麻黄、蜜款冬花、蜜桑白皮、炒白果、炒苏子、法半夏、炒苦杏仁、炒黄芩、甘草组成，具有宣肺平喘、清热化痰的功效。用于风寒外束，痰热壅肺，哮喘咳嗽，痰稠色黄，胸闷气喘，喉中有哮鸣声，或有恶寒发热，舌苔薄黄，脉滑数者。现用于支气管哮喘，哮喘性支气管炎，急性支气管炎、慢性支气管炎急性发作者。

（2）葶贝胶囊（《中国药典》2015年版），由葶苈子、蜜麻黄、川贝母、苦杏仁等组成，具有清肺化痰，止咳平喘的功效。用于痰热壅肺所致的咳嗽、咳痰、喘息、胸闷、苔黄或黄腻；慢性支气管炎急性发作见上述证候者。

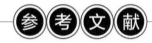

[1] 陈康，林励，林文津，等.麻黄炮制历史沿革研究 [J].现代中药研究与实践，2005，19（1）：35-37.

[2] 钟凌云，祝婧，龚千锋.多指标正交试验法优选麻黄蜜炙工艺 [J].中药材，2008，31（8）：1126-1128.

[3] 陈康，林文津，文惠玲.利用均匀设计法优化蜜麻黄的炮制工艺 [J].中药材，2004，27（1）：15-16.

[4] 杨昕宇，肖长芳，程磐基，等.麻黄临床应用与药理作用研究进展 [J].中华中医药学刊，2015，33（12）：2874-2876.

[5] 沈映君，陈长勋.中药药理学 [M].上海：上海科学技术出版社，2012.

[6] 杨金燕，祝晨蔯，陈康，等.麻黄蜜炙前后麻黄碱和伪麻黄碱含量的变化 [J].华西药学杂志，2007，22（5）：559-561.

[7] 陈康，许晓峰，林文津，等.麻黄蜜炙前后挥发性化学成分的气相－质谱联用分析 [J].时珍国医国药，2005，16（6）：465-466.

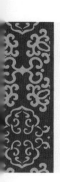

第九章
其他类药

神曲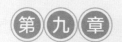

Shenqu
MASSA MEDICATA FERMENTATA

【药材基原】本品为辣蓼、青蒿、杏仁等药加入面粉混合后经发酵而成的曲剂。

【炮制沿革】神曲始载于《药性论》。历代医书古籍记载神曲的发酵和炮制方法多样，汉代始见有曲，南北朝时期有烘焙法，唐代有微炒、炒黄等法，宋代有火炮微黄、炒令香等制法，元代有湿纸裹煨制法，明、清有酒制、制炭、枣肉制、煮制等炮制方法。目前神曲的炮制主要有炒、麸炒、炒焦等。

【炮制工艺】

1. 神曲　传统方法　取杏仁、赤小豆碾成粉末，与面粉混匀，杏仁、赤小豆、面粉的比例为4:4:10，再将鲜青蒿，鲜辣蓼，鲜苍耳草用适量水煎汤（占原料的25%~30%），将汤液陆续加入面粉中，揉搓成捏之成团，掷之即散的粗颗粒状的软材，置磨具中压制成扁平方块（33cm×20cm×6.6cm），用粗纸或鲜苘麻叶包严，放入箱内，按品字形堆放，上面覆盖鲜青蒿。置30~37℃，相对湿度70%~80%，曲粉温度超过40℃时除去覆盖物。经4~6天即能发酵，待药面生出黄白色的霉衣时取出，除去粗纸或苘麻叶，切成2.5cm见方的小块，干燥。

现代工艺　以淀粉酶、蛋白酶活力为指标，采用单因素试验，考察发酵相对湿度及药汁加入量对神曲恒温恒湿发酵的影响，优选最佳工艺参数为：发酵温度为32℃，相对湿度为80%，麸面中药汁加入量为0.65ml·g^{-1}。

2. 炒神曲　传统方法　将神曲块置预热适度的炒制容器内，用文火加热，不断翻炒，至表面呈微黄色，取出，放凉。

3. 麸炒神曲　传统方法　取麦麸均匀撒于预热适度的炒制容器内，待烟起，加入神曲，快速翻炒至神曲表面呈棕黄色，取出，筛去麸皮，放凉。每100kg神曲，用麦麸10kg。

4. 焦神曲　传统方法　将神曲块投入预热适度的炒制容器内，用文火加热，不断翻炒，至表面呈焦黄色，内部微黄色，有焦香气时，取出，放凉（图下-9-1）。

【炮制作用】神曲味甘、辛，性温。归脾、胃经。具有健脾和胃，消食调中的功效。生神曲健脾开胃，并有发散作用，以治感冒食滞为主，麸炒神曲具有甘香气，以醒脾和胃为主，焦神曲消食化积力强，以治食积泄泻为主。

现代药理学研究表明，麸炒神曲具有较强抑菌、杀菌能力，麸炒品和炒焦品能较好地促进胃分泌功能和增强胃推进功能，增强和胃之效。

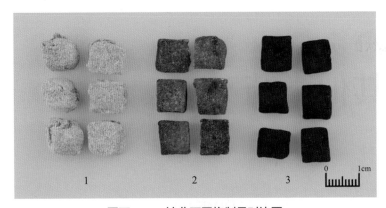

图下 -9-1　神曲不同炮制品对比图

1. 神曲　2. 炒神曲　3. 焦神曲

【炮制机制】　神曲生品和炒制品均含有淀粉酶和蛋白酶成分和促进胃肠动力效应，生品的淀粉酶活力为（164.49±5.11）U/g，炒制后活力显著下降（$P < 0.01$），为（19.86±0.65）U/g，神曲生品蛋白酶活力为（15.38±1.92）U/g，炒制后活力显著增强（$P < 0.01$），为（22.74±0.96）U/g。生品和炒品均能改善病理模型小鼠小肠的推进功能（$P < 0.05$），且生品优于炒品（$P < 0.05$），但这与部分学者的实验结论不同，有学者认为不同神曲样品对小鼠消化功能的影响不同，神曲炒焦后，对小鼠胃肠推进功能显著增强，神曲炒制后淀粉酶及蛋白酶活力均为 0。

另有研究报道，神曲不同炮制品所含化学成分不同，炒神曲和焦神曲中不含或少含草酸钙，可减少体内结石的产生，起到增效减副之功。

目前神曲炮制机制尚不明确，还需进一步研究探讨。

【方剂应用】

1. **神曲**　保济丸（《丹溪心法》），由神曲、陈皮、山楂、半夏、茯苓、连翘、莱菔子组成，具有消食和胃的功效。用于食滞胃脘证，症见脘腹痞满胀痛、嗳腐吞酸、恶食呃逆，或大便泄泻、舌苔厚腻、脉滑。

2. **（麸）炒神曲**

（1）枳实导滞丸（《内外伤辨惑论》），由大黄、炒枳实、炒神曲、茯苓、黄芩、白术、黄连、泽泻组成，具有消导化积、清热利湿的功效，用于湿热食积证，症见脘腹胀痛、下痢泄泻，或大便秘结，小便短赤，舌苔黄腻，脉沉有力。

（2）越鞠二陈丸（《寿世保元》），由炒神曲、炒苍术、焦栀子、炒香附、陈皮、姜半夏、炒枳壳等组成，治气、湿、痰、热、血、食六郁。

（3）越鞠丸（《丹溪心法》），由苍术、香附、川芎、炒神曲、炒栀子组成，具有行气解郁的功效。治气、血、痰、火、湿、食等郁，胸膈痞闷，症见脘腹胀痛，吞酸呕吐，饮食不化。

3. **焦神曲**

（1）曲术丸（《三因极一病证方论》），由焦神曲、炒苍术、陈皮、生姜组成，治宿食、停饮，脘痛吞酸，嘈杂嗳腐，口吐清水。

（2）儿童清热导滞丸（《中国药典》2015 年版），由焦神曲、炒鸡内金、姜厚朴、焦山楂、法半夏、焦槟榔等组成，具有健胃导滞，消积化虫的功效。用于食滞肠胃所致的疳症，症见不思饮食、消化不良、面黄肌瘦、烦躁口渴、胸膈满闷、积聚痞块，亦用于虫积腹痛。

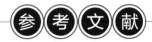

[1] 吴皓，胡昌江. 中药炮制学 [M]. 北京：人民卫生出版社，2012：344.

[2] 赵亚丽. 神曲的炮制工艺 [J]. 中国现代药物应用，2014，8（2）：224-225.

[3] 刘晓瑜，陈江宁，贾天柱，等. 不同发酵方式对神曲消化酶活力及化学成分的影响 [J]. 中国实验方剂学杂志，2017，23（3）：14-17.

[4] 李冀. 方剂学 [M]. 北京：中国中医药出版社，2012：246-247.

[5] 王玉霞，周霞，万军，等. 六神曲炮制历史沿革及现代研究 [J]. 时珍国医国药，2017，28（5）：1182-1183.

[6] 高鹏飞，张文意，史新元，等. 神曲对小鼠消化功能的影响 [J]. 中华中医药学刊，2016，34（2）：362-364.

[7] 张露蓉，江国荣，王斐，等. 六神曲生品和炒制品的消化酶活力及胃肠动力比较 [J]. 中国临床药学杂志，2011，20（30）：148-149.

[8] 高慧. 神曲发酵及炮制工艺研究 [D]. 沈阳：辽宁中医药大学，2003.

药名中文笔画索引（按笔画排序）

58检